天池正骨

赵文海　冷向阳　**主编**

全国百佳图书出版单位
中国中医药出版社
·北 京·

图书在版编目（CIP）数据

天池正骨 / 赵文海，冷向阳主编 . —北京：中国
中医药出版社，2024.4
ISBN 978-7-5132-8318-2

Ⅰ . ①天… Ⅱ . ①赵… ②冷… Ⅲ . ①中医伤科学—中医流派—研究—吉林
Ⅳ . ① R274

中国国家版本馆 CIP 数据核字 (2023) 第 141248 号

中国中医药出版社出版

北京经济技术开发区科创十三街 31 号院二区 8 号楼
邮政编码　100176
传真　010-64405721
北京盛通印刷股份有限公司印刷
各地新华书店经销

开本 710×1000　1/16　印张 34.5　字数 633 千字
2024 年 4 月第 1 版　2024 年 4 月第 1 次印刷
书号　ISBN 978-7-5132-8318-2

定价　178.00 元
网址　www.cptcm.com

服 务 热 线　010-64405510
购 书 热 线　010-89535836
维 权 打 假　010-64405753

微信服务号　zgzyycbs
微商城网址　https://kdt.im/LIdUGr
官 方 微 博　http://e.weibo.com/cptcm
天猫旗舰店网址　https://zgzyycbs.tmall.com

如有印装质量问题请与本社出版部联系（010-64405510）

《天池正骨》

编委会

前　言

　　天池伤科流派为中医骨伤科重要学术流派之一，始于清代，植根于天池流域，为我国北方独具特色的流派。天池伤科历经百年发展，由家传到学院，依托长春中医药大学，在一代一代传承人的共同努力下，打造了一个学术思想鲜明、理论体系完整、诊疗经验丰富的骨伤学术流派。

　　本书全面总结了天池伤科流派的学术思想及治疗体系，总体分为上、中、下三篇。上篇从流派的形成与学术思想、正骨技术、临证用药、特色针灸疗法、临床护理等方面进行了全面介绍；中篇则从骨伤科常见病临证出发，结合具体医案，阐述天池伤科的诊疗技术；下篇主要介绍天池伤科流派优势病种。通过三篇的讲述，将天池正骨独特的诊疗思想与技法呈现给广大同道。

　　本书由天池伤科传承人精心编写，也收到了许多来自同道的宝贵意见及建议，整理者们竭力虔心，如有不足或欠妥之处，敬请业内专家和读者不吝赐教，以便再版时修订，使本书更加严谨、完善和实用。

《天池正骨》编委会

2023 年 12 月

目 录

上篇 天池伤科学术思想及治疗体系

中篇　天池伤科临证经验

下篇 天池伤科流派优势病种临床路径

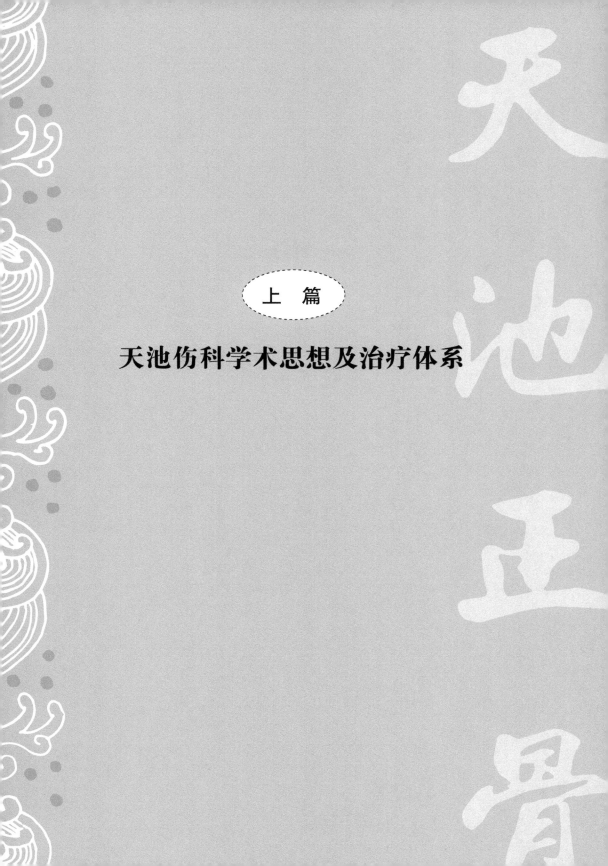

上　篇

天池伤科学术思想及治疗体系

第一章　流派形成与学术思想

第一节　起源与发展

中医骨伤科是中医学的重要组成部分，有着悠久的历史，历代医家经过不断的临床实践总结，至今已形成了一整套完整、独特的理论体系和治疗方法，亦形成了一批有清晰学术传承脉络和一定历史影响与公认度的学术派别。

天池正骨流派是中医骨伤科的重要学术流派之一，流派肇始于清代名医刘德玉。刘德玉在清代光绪年间于吉林省三岔河镇悬壶济世，并将精湛的医术传给后代。第三代传人刘柏龄先生，将东北的地理环境及丰富的道地药材与家传医术相融合，开创了天池正骨流派。

刘柏龄祖籍山东莱州府昌邑县，其家族迁来东北已有 200 多年的历史，祖辈皆以医为业。刘柏龄 1946 年秋即悬壶于三岔河镇，专事骨伤科；1955 年考入吉林省中医进修学校（长春中医学院前身），毕业后留校任教。在他的传承及带领下，天池骨伤流派影响日以扩大，经第四代传人、全国著名骨伤科专家赵文海等几代人的不断努力，使天池伤科流派技艺不断快速发展，誉满海内外。

天池，古称温凉泊、图们泊、他们泊。光绪三十四年（1908 年）至宣统三年（1910 年），安图县知事刘建封对长白山天池有较详细的调查。天池是地球上同纬度地带原始状况保存最好、物种最丰富、药用植物品种繁多、生态系统最完整的自然保护区，是欧亚大陆北半部山地生态系统的典型代表。

天池伤科流派起源于天池形成的三江（松花江、鸭绿江、图们江）流域及松嫩平原，在汉、满、蒙、朝等民族文化的熏陶下而成长，流派擅长正骨科和疡科（外科）的诊治。依据本地气候特点，充分发挥道地药材的优势，根据先祖秘方，并结合正骨、理筋手法经验，形成了独特的骨伤疾病诊疗体系。

第二节　流派的学术体系构建

中医对疾病的研究离不开地理环境、人文历史环境、个人体质等因素，人类的各个群体在相当长的一段时期内彼此隔离地生活在不同的自然地理区域之中，人的身上便留下了各自居住环境的烙印。地理环境影响着疾病的发生特点，而人文历史环境决定着不同的生活习性、饮食习惯，且个人的体质也存在着一定的差异。《医学源流论》指出："天下有同此一病，而治此则效，治彼则无效，且不唯无效，而及有大害者，何也？则以病痛人异也。"个人因素间接影响着疾病的发生发展。各地医家经过不断医疗实践，逐渐形成了具有地方特色的诊疗体系，天池伤科流派就是这样一步步依托天池流域的地理、人文、气候等因素，不断总结发展，形成了自己的学术思想。

一、诊疗思路与学术特色

1. 从血论治　《灵枢·营卫生会》云："血者，神气也。"《灵枢·平人绝谷》云："血脉和利，精神乃居。"这表明血液是构成人体和维持人体生命活动的基本物质，《素问·五脏生成》云："肝受血能视，足受血而能步，掌受血而能握，指受血而能摄。"血液充实，则筋骨强劲，肌肉丰满，感觉和运动灵活。《正体类要》讲"肢体损于外，则气血伤于内"，《杂病源流犀烛·跌扑闪挫源流》指出"跌扑闪挫，卒然身受，由外及内，气血俱伤病也"，当人体受到外力损伤后，常导致气血运行紊乱，形成血瘀，而瘀血阻滞，经脉不通，不通则痛，因而本流派强调治疗伤病当"从血论治"，"以活血化瘀为先"。

2. 肾主骨　肾位于腰部，脊柱两侧，左右各一。肾主藏精，主水液、主纳气，为人体脏腑阴阳之本，生命之源，称为先天之本。肾与骨的生长发育密切相关。《素问·上古天真论》讲："女子七岁，肾气盛，齿更发长……三七肾气平均，故真牙生而长极；四七，筋骨坚，发长极，身体盛壮……丈夫八岁，肾气实，发长齿更……三八，肾气平均，筋骨劲强，故真牙生而长极；四八，筋骨隆盛，肌肉满壮；五八，肾气衰，发堕齿槁……七八，肝气衰，筋不能动；八八，天癸竭，精少，肾脏衰，形体皆极，则齿发去。"说明了肾与生长发育之密不可分的关系。《灵枢·本神》讲："肾藏精。"《素问·宣明五气》强调："肾主骨。"《素问·六节藏象论》讲："肾者……其充在骨。"《素问·五脏生成论》讲："肾之合骨也。"《素问·阴阳应象大论》讲："肾生骨髓，其体在骨。"

说明肾藏精，精生髓，髓养骨，所以骨的生长、发育、修复均须依赖肾精的滋养。如果肾精不足，髓不能养骨，则骨的生长、发育、修复就会出现障碍。唐代孙思邈认为补肾药能长骨髓，在治疗骨伤科疾病时多用补肾药；蔺道人在治疗骨伤的系列药中亦多用到补肾药。元代《外科集验方》中提出了"肾实则骨有生气"的论点，发展了《黄帝内经》（以下简称《内经》）的理论，在治疗上力主补肾治疗骨伤科疾病。在继承《内经》及总结前人的理论基础上，结合现代疾病的特点，本流派创制了治疗骨伤科病的一系列方法和药物。

3. 治肾亦即治骨　临床上如肾的精气不足，可见小儿的骨软无力、囟门迟闭，以及某些骨骼的发育畸形；对成人而言，肾精不足，骨髓空虚，不能养骨，易致下肢痿弱而行动困难，或骨质疏松、脆弱，易于骨折等。《诸病源候论·腰痛不得俯仰候》云："肾主腰脚。""劳损于肾，动伤经络，又为风冷所侵，气血搏击，故腰痛也。"《医宗必读》认为腰痛的病因："有寒、有湿、有风热、有挫闪、有瘀血、有滞气、有积痰，皆标也，肾虚其本也。"所以肾虚者，易患腰部扭闪和劳损等，而出现腰酸背痛、腰脊活动受限等症状。又如骨伤折断，必内动于肾，因肾生精髓，故骨折后如肾精不足，则无以养骨，骨折难以愈合。临床治疗时，必须用补肾之法，以续骨、接骨。此所谓"治肾亦即治骨"也。

4. 筋骨为重，不离气血　伤筋损骨亦可累及肝肾之精气。唐·孙思邈在《备急千金要方》中云："肾应骨，骨与肾合""肝应筋，筋与肝合。"实践证明，举凡人之肝肾精气充足，则可使筋骨强壮有力。反之，若其人素质不壮，或久病体虚，肝肾之精气不充盛，则筋骨疲软。对比起来，如遭受同一暴力，则后者遭受轻微外力，即可易发生骨折或脱骱。因此，筋骨伤后，若能注意调补肝肾，充分发挥精生骨髓、血荣筋络的作用，就能更好地促进筋骨的修复。所以骨伤科临床，在三期分治的原则下，强调补益肝肾、益精填髓、固本培元的法则，是非常重要的。

在临床上，筋骨是肝肾的外合，故有肝之合筋与肾之合骨的论说。肝主筋，肝又为藏血与调血的重要脏器，在正常的情况下，肝脏通过筋的作用，主"动"与"握"。如果肝病，不但藏血的作用发生障碍，而且容易使风自内生。外风过亢，也能伤肝。这两种致病因素，都能使筋的活动能力失常，呈现抽搐挛急或痿软无力等病理现象。故《素问·阴阳应象大论》曰："肝生筋在变动为握……风伤筋。"又《素问·痿论》曰："肝主身之筋膜，筋膜干，则筋急而挛，发为筋痿。"这是说在无病的情况下，肝血能濡润营养筋骨，而肢节才"能步""能摄"。一旦肝病，则筋病丛生，如筋痿、筋软、筋挛等等。不仅如此，凡一切行动坐卧的支持能力，也都是以筋的充盛与否为转移。故而"疾走伤筋""肝厥好卧"，说明肢体的运动，完全取决于筋的机能是否正常，而筋的机能是通过肝脉来营养的。所以，骨伤科临床特别强调柔肝以养筋，活血和血以舒筋，补血养血以续肌，是具有重要意义的。

5. 痰湿瘀兼顾，虚实分清 骨伤科疾病多以"肾虚"为本，所以本流派提出"治肾亦即治骨"。这里的"治肾"实质上就是"补肾"，善用补肾中药治疗骨伤科疾病，但在临床上并非一味单纯地用补肾中药治疗所有骨伤科疾病，而是以补肾中药为主，兼顾其他致病邪气，这样往往能收到良好的疗效。反对按图索骥，主张灵活应用、辨证论治来治疗骨伤科疾病。比如，腰椎疾病往往在肾虚的基础上合并有痰湿、瘀血等，但往往都是以素有肾亏为本，兼夹其他邪气，所以治疗过程中以补肾为主，兼顾痰湿瘀；"筋骨的濡养不离气血"，所以除应用补肾中药外，还应用益气养血及活血药物，一并兼顾痰湿瘀之邪。

《素问·通评虚实论》云："邪气盛则实，精气夺则虚。"对于膝关节疾病，如关节软骨损伤、滑膜炎等，如果关节腔内积液比较重，说明有湿有瘀，久之瘀阻不通，必化痰。治疗时，往往应用祛痰湿利关节之药物为君药，而以补肾中药为辅，这就是疾病病因的虚实之分。湿瘀或日久化痰，必阻滞经络关节，为肿为痛，这时是以实证为主，所以一般以祛痰湿化瘀的药物来治疗；对于退行性骨关节疾病，关节软骨破坏较重、肝肾亏虚明显、关节腔缺少润滑液而伴关节疼痛、屈伸活动受限者，往往辨证以虚证为主，给予补肾中药为主，兼顾痰湿瘀邪，给予通络药物。

二、诊疗特色

1. 正骨手法 正骨手法是中医骨伤科学中的治疗特色，流派主要传承人刘柏龄先生强调整体与局部并重，内外兼顾，尤其注重手法的应用与研究，他荟萃隋、唐以来骨伤手法精华，整理研究，自成体系，将手法归纳为正骨和理筋两大类。正骨手法归纳为拔伸、屈转、端挤、提按、分顶、牵抖、拿捏、按摩八法。在理筋手法治疗中，强调经络辨证，治疗中因人施术，自创了"二步十法"治疗腰椎间盘突出症，"理筋八法"治疗腰肌劳损；同时强调手法与针刺配合应用，创立了"一针一牵三扳法"治疗腰椎小关节紊乱症，疗效显著。手法治疗应秉承"机触于外，巧生于内，手随心转，法从手出""辨证施治知根底，端提挤按显功夫"的理念，施术时"重而不滞，轻而不浮，稳而见准；法之所施，使患者不感觉痛苦"。

2. 内外固定 固定是中医骨伤治疗中的重要组成部分，其目的是防止手法整复后的再移位，并可促进肌肉、韧带、关节囊等软组织的修复。《医宗金鉴·正骨心法要旨》云："跌打损伤，虽用手法调治，恐未尽得其宜，以致有治如未治之苦，则未可云医理之周详也。爰因身体上下、正侧之象，制器以正之，用辅手法之所不逮，以冀分者复合，欹者复正之，高者就其平，陷者升其位，则危症可转于安。"说明伤折经手法复位等治疗后，需辅以器械固定。固定的应用也要因症施治。夹板固定时，一般不超上下关节，这样可以有利于关节屈伸及早期功能锻炼，又不妨碍肌肉的收缩功能；而石膏固定时，近关节位置骨折应采用超关节固定。而根据骨折移位情况，则采用形状不同的固定垫固定。若骨折近段断端向前向外移位，远段断端向内后移位，可将棉垫放置在近段断端的前、外侧，远段断端之后、内侧，做不超关节的固定。

经过反复的临床研究，天池伤科独创了蛙式固定器，用于先天性髋关节脱位。蛙式固定器具有固定可靠、使用方便、方法灵活等特点，在临床上收到了良好的疗效。

3. 遣方用药 中药是治病的重要武器，历代医家经过长期的医疗实践，积累了丰富的用药经验，值得我们继承发扬。

骨伤科疾病的病因可分为内因和外因。外因多因外界暴力作用于人体，对人体局部造成损伤，临床上常分为三期。

初期：由于筋骨脉络损伤，血离经脉，瘀积不散，气血凝滞，经络受阻，伤处肿痛，痛处固定，坐卧不利，颈部刺痛，痛有定处，僵硬，舌质紫暗，或有瘀点瘀斑，舌苔黄或薄白，脉数或弦涩。治宜活血祛瘀、消肿止痛。

中期：肿胀逐渐消退，疼痛明显减轻，但瘀肿虽消而未尽，骨尚未连接，活动受限，舌质暗、苔薄白、脉弦。治宜和营生新、接骨续筋。

后期：疼痛消退，已有骨痂生长，但骨不坚强，且病久体虚，筋骨润养不足，舌质淡暗、苔薄白、脉弦细。治疗上宜补肝肾、壮筋骨、养气血；外治宜舒筋活络。

内因常与皮肉筋骨、气血津液、脏腑经络有关。在临床应用中，本流派虽重补肾，但反对按图索骥，主张详察病情，随证为治以求效。根据证之阴阳、寒热、虚实、瘀湿之不同，随证加减，灵活变通，效应更佳。

可根据损伤部位辨证施法，损伤虽同属瘀血，但由于损伤的部位不同，治疗的方药也不尽相同。《活法机要·坠损》云："治登高坠下，重物撞打……心腹胸中停积瘀血不散，以上、中、下三焦分之，别其部位，上部犀角地黄汤，中部桃仁承气汤，下部抵当汤之类下之，亦可以小便酒同煎治之。"亦可根据损伤部位，善用引经药物，使药力作用于损伤部位，加强治疗效果。

4. 善用针刺 针灸是中医学体系中最具特色的学科之一，也是中医骨伤治疗中不可或缺的手段。《灵枢·九针十二原》载："欲以微针通其经脉，调其气血，营其顺逆出入之会……令各有形，先立针经。"针灸可以刺激经络腧穴，疏通调节气血。《针灸资生经》记载："刺水沟，可治腰脊强痛。"水沟（人中）系督脉经穴，督脉循行于脊中，纵贯腰背，诸阳经均与之交会，故有"阳脉之海"之称。又腰为肾之府，《玉龙歌》云："脊背强痛泻人中，挫闪腰痛也可攻。"故针此穴可达疏通督脉经气之效，使瘀散肿消而使病痊愈。因此，在骨科疾病的治疗中，应善用针刺，做到辨证施治。经过大量的文献古籍整理及临床探索，天池伤科特色疗法针刺人中穴治疗急性腰扭伤为《中华人民共和国针灸穴典》所收录。

第三节　流派的主要传承人

一、流派创始人——刘柏龄

刘柏龄（1927—2022），吉林省扶余人。自幼受祖辈医学事业的影响，耳闻目睹骨伤患者的痛苦及康复后的喜悦，他幼小心灵深处埋下了一颗将来要继承祖业，立志做一名治病救人的好医生的决心。由于先天的悟性和酷爱医学的追求，从过5岁生日起他就随祖父学习，背诵《药性歌括四百味》《药性赋》《汤头歌诀》；8岁读初小和高小期间祖父病故，刘柏龄即跟随叔父继续学习中医医学入门著作，如《濒湖脉学》等；16岁毕业于伪满（长春）国民高等学校，嗣后即投身到叔父刘秉衡老中医身边继续学习中医基础理论，边学习边临床实践，边接受刘氏正骨手法之真传。1946年即悬壶于三岔河镇，专事骨伤科。1948年他率先参加了中医联合诊所。1951年，县人民政府把他调到扶余县第十八区（即现在三岔河镇）人民卫生所（今扶余县人民医院前身），成为当地一名年轻有为的医生。1955年就学于吉林省中医进修学校，毕业后留校任教。1958年长春中医学院成立，被学院选送到北京培养深造。在北京中医学院学习期间深得全国名老中医任应秋、秦伯未、宋向元、董建华、刘寿山等老一辈名师的精心指导和深情教诲。

刘柏龄教授为国医大师、全国首届"中医骨伤名师"、吉林省中医终身教授，长春中医药大学附属医院（吉林省中医院）主任医师，博士生导师，国家500名名老中医之一，全国第一、二、三、四、五批老中医药专家学术经验继承工作指导老师。并被美国国际中医药学院授予荣誉博士，曾担任黑龙江中医药大学博士生导师、中华中医药学会终身理事；中国中医科学院客座研究员；广东省中医院、广州中医药大学第二临床学院国家名老中医学术经验继承工作指导老师。广东省佛山市中医院骨伤科医学顾问、主任导师；河南省洛阳正骨医院国家名老中医学术经验继承工作指导老师。吉林省"真中医"人才培养工程第一批老中医药专家学术经验项目指导老师。曾兼任中华中医药学会骨伤科分会副会长兼学术部长、世界中医药学会联合会骨伤科专业委员会顾问、全国高等中医院校骨伤教育研究会常务副会长兼骨病学委员会主任委员、中国骨伤外固定学会副理事长、中华骨伤医学会终身荣誉会长、世界中医骨科联合会资深主席、世界骨伤专家协会副主席、国际华佗中医学院教授兼副院长、美国世界健康组织协会常务理事、吉林省中医药学会顾问。《中国中医骨伤科》杂志编委会副主任委员、《中医正骨》杂志编委会副主委兼副总编、《中国骨伤》杂志编委会顾问。中国普通高等教育中医药类规划教材编审委员会委员等。

刘柏龄教授1992年起享受国务院政府特殊津贴，他是"20世纪中国接骨学最高成就奖"（吴阶平副委员长颁发全国九名中西医获奖专家）之一，以及"全国华佗金像奖"和"吉林英才"奖章获得者。中华中医药学会授予"国医楷模"称号及"首届中医药传承特别贡献奖"和"成就奖"，国家中医药管理局授予"全国老中医药专家学术经验继承工作优秀指导老师"荣誉称号。他还是吉林省先进科技工作者、省优秀科技人员、省医药先进科技工作者、全国杰出科技人才、当代华佗医学教育家（金杯奖）、跨世纪骨伤医学杰出人才（金杯奖）、世纪骨伤杰出人才（环球金杯奖），以及吉林省和长春市资深名医，获中华中医药学会"国医楷模"荣誉称号，获中国人才研究会骨伤人才分会、全国高等中医院校骨伤研究会、世界骨伤专家协会、世界杰出人才学会"中华骨伤医学大师"称号，获评为第二届"国医大师"。

刘柏龄教授多年来取得颇多科研成果和奖励。①治疗骨质增生、骨质疏松的"骨质增生丸"的研究，获长春发明与革新奖一等奖。该项研究于1991年获吉林省科技进步奖一等奖、1992年获国家中医药管理局科技进步奖三等奖。②治疗风湿、类风湿关节炎的"风湿福音丸"获吉林省科技进步奖三等奖。③治疗骨质疏松的"健骨宝胶囊"获省科技进步奖三等奖。④治疗颈肩腰腿痛的"壮骨伸筋胶囊"获吉林省科技进步奖二等奖。⑤治疗股骨头缺血性坏死的"复肢胶丸"获省科技进步奖三等奖。⑥刘柏龄"二步十法"治疗腰椎间盘突出症的研究（DVD光盘）获吉林省高等院校教育技术成果奖二等奖。⑦"刘柏龄治疗腰病手法"获卫生部医学视听教材及CAI课件奖一等奖。⑧治疗软组织伤痛及风湿骨病的"汉热垫"（具有理疗与药物治疗的双重效果）的研究获省科研成果奖二等奖。⑨治疗软痛与风湿骨病的"药柱灸"的研究，1991年通过省级科研成果鉴定，并转让吉林市灸疗厂批量生产。

刘柏龄教授以继承先贤、启迪后学为己任，半个多世纪以来笔耕不辍，他在诊疗之余，教学之暇，致力于理论著作和实践经验总结。刘柏龄教授在国内外学术刊物上发表学术论文 50 余篇，独著（7 部）、主编（10 部，包括高校教材4 部）、参编、担任编委（6 部，包括高校教材 3 部、丛书 3 部）出版学术著作共 23 部，为临证诊疗提供了系统的理论和实践技术，其骨伤科手法治疗亦形成了北派手法的独特风格，在全国范围内得到公认与应用。

刘柏龄先生为中国中医药事业培养了一大批专业人才，主要弟子、学生、传人：张万芳、夏德林、陈相明、张文泰、赵文海、谭振刚、李志刚、黄铁银、李新建、王晶石、闻辉、黄丹奇、冷向阳、齐万里、李振华、刘钟华、李绍军、罗宗建、刘茜、赵长伟、蔡文君等。

二、流派负责人——赵文海

赵文海，1951 年出生，吉林省双辽人。全国名中医，长春中医药大学终身教授、主任医师、博士生导师；国务院政府特殊津贴获得者；全国老中医药专家学术经验继承工作指导老师；全国教材建设先进个人；中华中医骨伤名师；吉林省高级专家；吉林省拔尖创新人才；吉林省有突出贡献中青年专家；吉林省名中医。现任长春中医药大学附属医院骨伤科重点学科、专科带头人。国家一流课程、精品课程、资源共享课程"中医骨伤科学"学科带头人、负责人；国家中医药管理局重点学科、重点专科，吉林省重点学科学术、学科带头人；中华中医骨伤科学会副会长，世界中医药学会联合会骨伤科专业委员会执行会长，全国高等院校教育学会骨伤学会副会长。国家药品审评委员会委员，国家科技奖、国家自然科学基金评审专家，国家中医药管理局审评专家，中华中医药学会、中国中西医结合学会科技奖审评专家，国家级杂志《中国中医骨伤科杂志》副主编。

1977 年开始跟随刘柏龄老师工作，1982 年作为徒弟（助手）跟随刘柏龄老师工作学习，1987 年成为刘柏龄、刘冠军教授研究生。1990 年成为首批国家名老中医药刘柏龄老师徒弟，1993 年结业并获全国首批高徒奖。

40 多年来，一直工作在医疗、教学、科研第一线，立足于中医理论，精勤不倦，勇于实践，不断探索，潜心研究骨伤科领域存在的各种难题，运用现代的科学方法，提出新的科学见解，攻克了一个又一个医疗科研技术难关，取得了累累硕果。

在医学学术上，率先在国内开展中医对骨坏死病、骨关节炎、骨质疏松症的认识，以及病因病理、辨证施治方面的研究，传承创新了"治肾亦治骨"学术思想的精髓，证实了骨病"肾虚、寒瘀痹阻"证候，创立了"益肾除痹"的诊疗思路，形成了"益肾通瘀、祛寒除痹"辨证体系,得到了国内同道的认同和尊重。

教学中秉承"以学生发展为中心"的理念,拓展课堂教学环境,使学生系统地掌握中医骨伤科学的基础理论和常见病的辨证论治规律,培养学生临床思维能力和解决临床复杂问题的综合能力,多次被评为"三育人"先进个人、优秀教师。培养的博士、硕士研究生,毕业后已成为当地行业内的骨干力量。

近年来,承担国家自然基金面上项目、国家科技攻关项目等省部级以上科学研究与教学项目 20 余项;主编国家普通高等院校规划教材、研究生教材、学术专著等 40 余部;获省部级科技进步奖一等奖、二等奖、三等奖 10 余项,省部级著作奖三等、优秀教材奖二等各 1 项;国家发明专利 2 项;发表科技核心、中文核心及 SCI 等学术论文 110 余篇。

三、流派传承人

冷向阳,男,汉族,1966 年 5 月出生,大安人,医学博士,教授、主任医师,博士生导师,享受国务院政府特殊津贴,现任长春中医药大学校长。兼任教育部高等学校中西医结合类专业教学指导委员会副主任、中华中医药学会骨伤专业委员会副主任委员、中华中医药学会精准医学专业委员会副主任委员、世界中医药学会联合会中药上市后再评价专业委员会副会长、世界中医药学会联合会骨伤专业委员会副会长等社会职务。国家科技部奖励评审专家、国家科技部支撑计划项目评审专家、国家自然科学基金项目终审专家、国家食品药品监督管理总局药审专家等。目前主持在研省部级以上课题 5 项,其中国家重点研发项目 1 项,国家自然基金面上项目 1 项,吉林省科技厅项目 2 项,吉林省财政厅项目 1 项。发表SCI 论文、中文核心等论文 20 余篇;近年获省部级科技进步奖 3 项,其中吉林省科技进步奖一等奖 2 项、二等奖 1 项。

齐万里,男,汉族,1968 年 6 月出生,长春人,教授、主任医师,硕士生导师,现任长春中医药大学附属医院骨科中心主任。兼任吉林省中西医结合学会骨关节专业委员会主任委员、吉林省健康管理学会创伤骨科学专业委员会副主任委员、吉林省医学会第九届骨科专科分会创伤学组副组长等社会职务。主持省部级以上课题 2 项,其中吉林省科技厅项目 1 项,吉林省发改委项目 1 项。发表中文核心等论文 10 余篇;近年获省部级科技进步奖 1 项,其中吉林省科技进步三等奖 1 项。获得吉林中医药科学技术奖三等奖 1 项。

王晶石,男,汉族,1964 年 4 月出生,长春人,医学硕士,教授,硕士生导师。骨科主任。任吉林省中西医结合学会脊柱微创委员会主任委员。中国医师协会骨科医师分会骨伤科专家委员会委员，长春市医学会运动医学专科专业委员会委员，吉林省骨伤专业委员会常务委员。目前主持及参加省部级以上课题6项。发表论文20余篇。

黄丹奇，男，汉族，1964年5月出生，长春人，医学博士，主任医师、教授，骨伤科医生，第四批全国老中医药专家学术经验继承人。在国家级杂志上发表论文20余篇，参与编写著作10部，以主持省级科研3项，获国家级专利8项。

闻辉，男，汉族，1964年12月出生，湖北武汉人，学士，主任医师，硕士生导师。长春中医药大学附属医院骨伤科研究所所长。吉林省中西医结合学会骨伤康复学会副主任委员。目前主要参与省级科研课题1项。发表论文1篇。

李振华，男，汉族，1972年7月出生，长春人，医学博士，教授，博士及硕士生导师。骨科主任，中医骨伤科学教研室主任。中华中医药学会骨伤分会副秘书长、常委；世界中医药学会联合会骨关节疾病分会常务理事，中国中医药研究促进会运动医学分会副会长，中国中医药研究促进会脊柱专业委员会副主任委员；吉林省中医药学会中医骨伤专业委员会秘书长。国医大师刘柏龄吉林省真中医人才培养工程首批师承弟子。主持科研课题13项。科研成果12项，获科研奖励8项，其中吉林省科技进步奖一等奖2项，二等奖1项。发表学术论文35篇，其中SCI收录1篇。

罗宗键，男，满族，1977年12月出生，辽源人，医学博士，教授，硕士生导师。长春中医药大学附属医院副院长。现为中华中医药学会骨伤专委会青年委员会委员，中华中医药学会适宜技术国际推广合作共同体常务理事，世界中医药学会联合会中药上市再评价委员会理事，世界中医药学会联合会中医临床思维委员会理事，中国中药协会骨伤科药物研究专业委员会青年委员会常务委员，吉林省中医药学会骨伤专委会副秘书长，吉林省中西医结合学会骨关节专委会副主任委员，吉林省中西医结合学会骨伤康复专委会副主任委员。近5年主持及参与国家及省部级课题10项，近年获省部级科技进步奖2项，获得成果8项、专著2项，发表论文20余篇。

赵长伟，男，汉族，1980年8月出生，长春人，医学硕士，教授，研究生导师。国家第六批名老中医药专家学术经验继承人、国家中医药管理局天池伤科流派工作室传承人、国家自然科学基金通讯评审专家、校级优秀教师。任中华中医药学会外治分会副主任委员、中国中医药促进会骨伤专业分会骨内科专业委员会副主任委员、世界中医药学会联合会骨伤专业委员会常务理事、中国中西医结合学会骨伤分会青年委员、吉林省老龄健康促进与教育协会骨伤专业委员会主任委员、吉林省中西医结合学会针刀医学专业委员会副主任委员、吉林省中医药学会骨伤专业委员会秘书长；国家自然科学基金项目通讯评审专家、吉林省卫生健康委员会应急专家库专家。目前主持及参加国家自然科学基金面上项目、国家重点研发计划、中国中医科学院、吉林省科技厅等省部级以上教学与科研课题 10 余项；完成吉林省科技成果登记项目 15 项；发表学术论文 50 余篇，其中 SCI 论文 3 篇；国家级著作，主编 5 部、副主编 1 部；国家级教材编委 1 部；获全国微课大赛二等奖，省部级科技进步奖一等奖 1 项、二等奖 1 项、三等奖 3 项，学术著作奖三等奖 1 项，厅局级科技进步奖一等奖 2 项、二等奖 1 项。

第四节　流派的主要成果与著作

一、主要成果

1. 脊柱疾病的研究　脊柱退行性疾病主要由于多种因素导致的脊柱生理曲度改变和椎间盘、关节突等组织的退行性变化，出现脊柱各椎体或小关节骨质及周围组织的增生、钙化，进而引发一系列临床表现的疾病，是目前骨科临床的常见、多发病之一，主要包括颈椎间盘突出症、颈椎病、颈椎管狭窄症、腰椎间盘突出症、腰椎管狭窄症等。

本学派经几十年临床经验总结，以"肾主骨"理论为指导，推创理筋手法、精选处方，研制出有效的中成药、高效的治疗手法，在颈、腰椎疾病诊治方面取得了显著的成绩，研制了治疗颈腰椎退行性疾病的"壮骨伸筋胶囊"中药新药，具有补益肝肾、强筋健骨、活络止痛之效，获吉林省科技进步奖二等奖（2000年）、中华中医药学会科技奖三等奖（2003 年）。

研发的治疗腰椎管狭窄、腰椎间盘突出症中成药腰腿痛宁胶囊作为院内制剂临床应用多年，具有舒筋活络、活血止痛、补益肝肾之效，在吉林省科学技术厅及吉林省教育厅、吉林中医管理局资助下，通过药效、药理方面研究，发现该药能改善局部循环，改善腰部神经、血管、肌肉的功能状态，消除局部炎症，另外还能兴奋脊髓神经及其所支配的肌群，调整失衡的椎体，对坐骨神经疼痛反应有明显的抑制作用，疗效显著。该药于 2008 年获国家知识产权局的专利。作为国家中医药管理局重点专科协作组组长单位，腰腿痛宁胶囊已经列为重点优势病种及临床路径的治疗药物。

中医学认为，人之生存，必须依赖于气血，举凡脏腑经络、骨肉皮毛，都必须有气血来温煦濡养。经络是人体气血循行的路线，它的分布领域，内连脏腑，外达肌表，贯通而网络整个机体，在人体来讲，是无微不至的。正如《医宗金鉴》所说，"按其经络以通郁闭之气，摩其壅聚以散瘀结之肿"，其患可愈也。说明营卫不和，经络气血滞而不宣，故病生麻木不仁，宜用推拿和药酒宣通经络，调和营卫，使气血周流，其病可瘥。我们经挖掘、整理传统手法，结合临床实践经验，精选有效手法，并合理配伍，创立"二步十法"（即"按、压、揉、推、搽、摇、抖、扳、盘、运"）治疗腰椎间盘突出症，其特点在于"重而不滞，轻而不浮，稳而见准；法之所施，使患者不觉其痛"。手法可操作性强，安全、高效，在国家"十五"科技攻关项目资助下，此手法作为规范手法已在全国行业内广泛推广应用，出版学术专著《刘柏龄治疗脊柱疾病撷要》，并出版手法治疗的音像教材。"二步十法"治疗腰椎间盘突出症作为国家中医药管理局重点专科重点优势病种及临床路径的治疗手段之一，于2011年获得吉林省科技厅登记成果。

2. 骨性关节炎的研究 骨性关节炎系多种因素包括生物因素（如遗传、年龄、炎症等）及机械性损伤等造成关节软骨的破坏。病变初发于髌股关节或股胫关节，然后波及全关节，主要病理变化是关节软骨受损、破坏，髌骨和股骨有软骨片剥脱，形成游离体，骨骼异常增生形成骨赘。滑膜、关节囊和髌下脂肪垫充血、增生、肥厚和纤维化。本病属于中医"痹症""骨痹"范畴。《素问·痹论》曰："风寒湿三气杂至，和而为痹也……痹在于骨则重，在于脉则血凝而不流，在于筋则屈而不伸，在于肉则不仁。"

本流派经多年基础理论及临床实践研究，基于"肾主骨""治肾亦即治骨"的理论基础，认为骨性关节炎以中老年人的肾气虚等内在因素为根本，以外伤的积累为诱因，故以20世纪60年代研制的"骨质增生丸"（已收入《药典》，1987年获长春发明与革新一等奖，1991年获吉林省科技进步奖一等奖、1992年获国家中医药管理局科技进步奖三等奖）为治疗该类骨关节病的基础药物。

在此骨质增生丸研发基础上，其改进药物骨质增生止痛丸 [长卫药制字（94）0530号] 已作为院内制剂应用多年。提出了"二补一健一通法"，即补肝肾、健脾胃、通经络，本治疗方法从整体观念出发，将其当作全身性疾病治疗，围绕肾、肝、脾三脏立法组方，以滋补肾阳为基础，温煦肢节、气化水湿，同时从"肝肾同源""肝主筋"理论出发滋补肝阴、柔筋利节，治疗骨性关节炎临床研究疗效明显，深受广大患者欢迎。此药物已经列为国家中医药管理局重点专科"十一五"优势病种——膝骨关节炎的诊疗及临床路径中的治疗药物之一。该治疗药物于2008年获得国家专利。

我们根据传统医学理论，以营卫气血、经络学说为基础，经几十年的临床筛选、整理，总结经验手法——四步八法。

第一步顺筋：①筋肉放松法，②肌腱揉按法，③肌肉弹拨法；

第二步拿髌（调整髌骨法）：④髌周按摸法，⑤髌骨拨理法；

第三步调膝：⑥按压屈伸关节法，⑦提拉环转法；

第四步点穴：⑧指穴法。

该套治疗膝骨性关节炎独具风格的手法，疗效可靠。2010 年在吉林省中医药管理局的资助下，通过对诊疗方案、手法方面进行深入研究，证实该手法具有行气活血、舒筋通络止痛之效，又能松解韧带、肌肉，梳理松动关节，改善或恢复肌肉间不协调的力学关系，减轻或消除疼痛，并且恢复或改善关节功能。为国家中医药管理局重点专科优势病种——膝骨性关节炎临床路径的治疗手段之一。

3. 骨质疏松症的研究 骨质疏松症为骨科临床中常见、多发、疑难病之一，是以骨量减少、骨质微观结构退化为特征的，致使骨脆性增加，易发生骨折为特征的全身代谢性骨病。该病患者女性多于男性，常见于绝经后妇女和老年人。中医属腰痛、骨痿、骨痹范畴。《内经》有"肾脂枯不长"为骨痹、"骨枯而髓减"为骨痿的论述。《素问·痿论》曰："肾主身之骨髓……肾气热，则腰脊不举，骨枯而髓减，发为骨痿"。《素问·逆调论》曰："是人者，素肾气盛，以水为事，太阳气衰，肾脂枯不长……一水不能胜二火，故不能冻慄，病名曰骨痹，是人当挛节也。说明久病的虚亏则损于骨。"《素问·阴阳应象大论》曰："肾生骨髓。"《素问·六节藏象论》曰：肾"其充在骨"。《素问·解精微论》曰："髓者，骨之充也。"肾主骨，骨的生长发育及功能的发挥，需依赖肾精的充养。肾藏精，精生髓，髓养骨。因此肾精充足，则骨骼坚韧，不易折断，肢体活动有力。若肾精不足，则骨骼生长发育不良，骨质脆弱，易于骨折。故骨质疏松症致病因素系年老体衰、肾虚不足，或劳伤久病，药物伤及于肾，肾虚精气亏损，不能充髓养骨而致骨痿脆弱无力。

本流派针对疾病的特点、难点进行较系统研究与分析，以"肾主骨"理论为指导，研制的以东北道地药材鹿茸为主药的"复方鹿茸健骨胶囊"及"健骨宝胶囊"，取得了良好的临床疗效，并作为院内制剂临床应用多年。复方鹿茸健骨胶囊经过新药的研发，于 1999 年获国家药品监督管理局临床研究批号（1999ZL-36），成果转让给白求恩医科大学药厂，创经济效益百万元。2006 年，复方鹿茸健骨胶囊获新药生产批号，批量生产，投放临床使用，获良好的经济效益和社会效益。一种治疗骨质疏松症新药的制备方法于 2008 年获国家专利。复方鹿茸健骨胶囊治疗骨质疏松的研究于 2008 年获吉林省科技进步奖二等奖，2011 年获中国中西医结合学会科学技术奖三等奖（2011-9-1B）。"复方鹿茸健骨胶囊产业化开发"

获得吉林省科技厅资助，2011 年， "复方鹿茸健骨胶囊"成为吉林省科技厅登记成果。

4. 骨坏死的研究 骨坏死病是近 20 多年来发病率急剧上升、致残率极高的疾病，本病的机理主要因长期应用激素或酒精中毒，引起高脂血症、脂肪肝、血液流变学异常等，从而形成脂肪栓子，使血管栓塞，骨内压增高，静脉瘀滞，最终导致股骨头血液供应障碍，股骨头坏死甚至塌陷。多采用手术和无创伤保守治疗，但效果不甚理想。

中医认为与股骨头坏死病变关系最为密切的脏腑为肝、肾。其主要机制是以肝肾不足、血瘀阻络为主。肾藏精，主骨，肝主筋、藏血，且精血同源，则肝肾同源，精血荣衰与共，精血充盈，故骨坚则筋强，反之，骨痿则筋弱。《素问·生气通天论》记载： "岐伯曰：……因而强力，肾气乃伤，高骨乃坏。"《内经》说 "正气存内，邪不可干" "邪之所凑，其气必虚"，先天不足，卫外不固，极易受各种外因的作用而发生本病。

本流派于 20 世纪 80 年代，在国内率先开展对骨坏死的中医认识及病因病理、辨证施治方面的研究，并以传统中医理论为指导，从疾病的病因病理及辨证施治方面入手，经万余例临床患者观察和大样本流行病学的研究，在国内首先提出了一整套对股骨头坏死病因病机、诊断及治疗的独特方法及诊治标准，其诊疗规范已作为中华中医药学会标准在业内实施。针对股骨头坏死的病因病机和临床特点，研制出以 "二补一活一通法"（即补肝肾、活血、通络法）治疗股骨头坏死的 "复肢胶囊"系列新药，已获国家药品监督管理局临床研究批号，其治疗研究先后于 2003 年获吉林省科技进步奖三等奖、2005 年获中国中西医结合学会科技奖二等奖， "股骨头无菌性坏死的病因病机及临床应用研究"于 2010 年获中华中医药学会科学技术奖三等奖；治疗股骨头坏死的中成药获 2008 年国家知识产权局的专利。

5. 鹿茸的相关基础研究

（1）鹿茸对脊髓神经元细胞保护作用的研究：脊髓损伤目前临床发病呈上升趋势，早期干预继发损伤的发生和发展，寻找合适的神经保护药物，是目前重要的治疗策略。目前在鹿茸内分离得到两种具有促进神经细胞增殖作用的蛋白单体，且表现出较高活性。现代药理研究证明，鹿茸中的多肽提取物对中枢神经系统损伤修复作用显著，表现出明显促进中枢神经细胞增殖的活性。目前前期工作证实鹿茸多肽具有抑制辐射诱导脊髓神经细胞凋亡的作用，为进一步明确其作用机制，我们推断：鹿茸中含有具有抑制脊髓神经细胞凋亡的低分子量多肽单体成分。现对鹿茸中提取的活性多肽混合物进行分离筛选，可明确其药效的物质基础，获得抑制脊髓神经元细胞凋亡作用的多肽单体，并采用酵母双杂交技术确定其在分子识别中的细胞信号转导受体，结合蛋白质组学手段，建立鹿茸活性分子作用后的特异蛋白表达谱，在分子水平上对其作用机制作出初步探索，为研究治疗脊髓损伤的药物作理论准备。该项研究已获得国家自然科学基金的资助（编号：81072829）。2009 年，"鹿茸多肽对脊髓损伤大鼠的保护作用及机制研究"获得吉林省科技进步奖三等奖（证书号 2009J30067）。

（2）鹿茸对周围神经损伤的修复研究：周围神经损伤的修复与再生是医学领域至今尚未解决的问题之一。因此，神经损伤缺损部位存在瘢痕形成，阻碍轴突再生、再生轴突生长速度缓慢、对远端靶器官不能有效支配等问题一直是周围神经损伤的研究热点。bFGF 对神经前体细胞的增殖分化、类神经元的分化、诱导神经递质或合成酶的释放、对神经胶质细胞的分裂增殖等均有广泛的促进作用，还可通过它的促血管生成作用来影响中枢神经系统和周围神经系统的发育。目前的研究进展，应用 LIF、bFGF 基因转染骨髓间充质干细胞，进行促进周围神经损伤修复，利用骨髓间充质干细胞作为载体表达 LIF、bFGF 蛋白持续作用损伤部位，促进周围神经损伤修复及抑制瘢痕形成，采用生长因子类药物 - 鹿茸多肽进行干预，以通过基因表达与细胞培养技术，解决周围神经损伤修复过程中神经轴突的再生能力、瘢痕形成，以及营养物质的问题。为提高外周神经损伤修复，从而恢复受损组织功能，提供理论依据。基于 LIF、bFGF 基因探讨鹿茸多肽对周围神经损伤修复的研究已获得国家自然科学基金项目资助（编号 81273773）。

（3）鹿茸多肽对软骨细胞保护作用的相关研究：骨性关节炎主要病理变化是关节软骨受损、破坏，从髌骨和股骨有软骨片剥脱，形成游离体，骨骼异常增生形成骨赘。关节软骨病变是骨性关节炎病理演变的出发点。目前，临床普遍认同的观点是骨关节炎软骨发生退行性病变，最常见的为降解性的退行性变，即软骨细胞完全丧失合成胶原蛋白的能力，导致软骨结构破坏，软骨细胞坏死，功能逐渐丧失。而另一观点认为，骨性关节炎发病并非完全退行性改变，而是病变部位既有增生修复，又有退行性改变，增生性修复贯穿病程始终。

在国家自然科学基金项目"骨性关节炎关节软骨细胞修复紊乱机制研究"（编号：30472224）资助下，已经证明骨关节炎早期有明显的软骨细胞代偿性增生修复过程，而不是简单的软骨退行性变。同时也证明，骨性关节炎代偿增殖的软骨细胞出现异常表型，导致软骨细胞异常分化，生成骨赘和纤维化软骨等异常结构，最终软骨正常结构破坏，关节功能丧失。鹿茸多肽对骨关节炎软骨细胞有一定的保护作用。"骨性关节炎关节软骨细胞紊乱及鹿茸多肽对软骨细胞的保护作用研究"于 2011 年获吉林省科技进步奖三等奖（证书号 201J30092）。

现代研究表明，由于机械性外伤或炎症等因素造成软骨损伤，从而使软骨成分暴露，诱导自体免疫性关节炎，并产生一些细胞因子、趋化因子、含氮氧化物及一些具有损伤机体作用的酶。它们能破坏软骨基质，使一些软骨抗原反应暴露于免疫反应中，引起自身免疫反应性损伤。鹿茸多肽有促伤口愈合、提高免疫功能、抗氧化、抗炎等多方面的药理活性。作为生长因子类药物，其促进再生和加速创伤愈合功能给人们留下了深刻的印象。研究发现，鹿茸多肽的保护作用机制研究中抗氧化损伤方面证实：骨关节炎软骨细胞中活性氧水平显著增高，培养上清液中抗氧化损伤酶 SOD、GSH-PX 分泌降低，彗星实验中代表 DNA 断裂损伤的拖尾细胞比例升高，说明骨关节炎软骨细胞的确存在氧化损伤。鹿茸多肽对骨关节炎软骨细胞的氧化损伤有逆转作用，提示抗氧化损伤可能是鹿茸多肽保护软骨细胞，但其具体作用靶点尚不明确。现正深入研究鹿茸多肽保护软骨细胞抗氧化损伤中的作用机制，并利用 iRNA 技术探索 Notch 信号通路在促进软骨细胞分化与增殖、软骨细胞氧化损伤方面存在干预因素。观察鹿茸多肽保护软骨细胞抗氧化损伤机理，以及 Notch 信号通路在该机制中的干预因素，为鹿茸多肽防治骨性关节炎的作用机制奠定理论基础。此外，进一步阐明鹿茸多肽逆转骨性关节炎病理变化发展的机理，同时探讨有效调整软骨细胞信号传导通路的作用靶点。

（4）鹿茸多肽复合基因纳米载体治疗骨缺损的研究：骨缺损（bone defect）由于某种因素（如外伤、感染、肿瘤切除或先天性疾病等）而使骨丧失了一些骨质，形成较大的间隙。因创伤及病理因素导致的骨缺损、骨不连的治疗，在临床上一直是一个棘手的难题。目前，应用基因技术治疗骨缺损已成为热点，其中聚合物基因载体因其生物相容性好、降解产物无不良反应等优点而更受青睐。纳米药物载体技术是以纳米微粒作为载体，将药物包裹在纳米微粒中或吸附在其表面，同时结合特异性配体、单克隆抗体等，通过靶向分子与细胞表面特异性受体结合，实现安全有效的靶向治疗。纳米载体应用于中药制剂的研发，不仅有助于中药剂型的改良，也有利于中药疗效的提高。

骨形态发生蛋白能在体内外诱导骨髓 MSCs 和骨母细胞分化为成骨细胞和软骨细胞而诱导新骨形成。IGF-1 可介导生长激素对骨骼的刺激效应，促进膜内成骨，修复骨缺损。但实验也发现，双基因表达载体的作用有限，随时间推移，成骨能力逐渐减弱。而通过纳米技术可延长药物作用时间，提高稳定性及生物利用度，且毒副作用低。故拟将鹿茸多肽作为基因递送载体，同含有 BMP-2 和 IGF-1 基因的重组质粒结合，观察其对于 BMSCs 向成骨细胞转化，以充分发挥其药用价值，以及可作为基因载体的双重特性，构建中药纳米基因转染平台。此项目为国家自然基金资助项目（编号：81173281）："鹿茸多肽符合 BMP-2、IGF-1 双基因纳米载体治疗骨缺损的实验研究"。

二、天池伤科流派的代表性著作

1. 创始人刘柏龄先生代表性著作 《腰痛诊疗》《中医骨伤各家学说》《中医骨伤科临床手册》《中国骨伤治疗彩色图谱》

2. 流派负责人赵文海代表性著作 《中医骨伤科临床技能》《骨与关节损伤的临床研究》《骨与关节损伤治疗学》《骨折与脱位疾病临床诊治》《中国骨伤手法治疗图谱》

3. 流派经验传承典籍 《天池伤科流派传薪》《天池伤科刘柏龄》《天池伤科流派手法治疗图谱》《天池伤科流派诊疗技能》《国医大师刘柏龄》《刘柏龄医案集》《刘柏龄骨科学术思想传承》《刘柏龄脊柱病学》《刘柏龄脊柱疾病临证经验集》

第二章　正骨技术

第一节　骨折治疗基本手法

骨折治疗手法一般是指以《医宗金鉴·正骨心法要旨》外治法中的"摸、接、端、提、按、摩、推、拿"八法为基础而发展形成的"正骨八法"。

1. 手摸心会　骨折整复前后，必在患处仔细触摸，先轻后重，由浅入深，从远到近，两头相对，以了解骨折移位的情况及整复结果。

2. 拔伸牵引　是正骨八法中的重要步骤，也是整复骨折、脱位的基本手法，主要克服肌肉抗力，矫正重叠移位，恢复肢体的长度。按照"欲合先离，离而复合"的原则，开始牵引时，肢体先保持在原来的位置，沿肢体纵轴，由远近骨折段对抗牵引，然后，按照正骨步骤改变肢体的方向，持续牵引。牵引力的大小因人而异，小儿、老年人及女性患者，牵引力不能太大；反之，青壮年男性患者肌肉发达，需用大力。对肌肉丰厚的患肢如股骨干，则应结合骨牵引。但肱骨干骨折，虽然肌肉比较发达，在麻醉下重叠移位比较容易纠正，因而不能用力过大而招致断端分离。

3. 旋转屈伸　主要矫正骨折断端间的旋转及成角。接近躯体的近侧骨折段位置不易改变，而远侧骨折段因已失去连续，故可移动。在牵引下将骨折的远段或旋转或屈伸，使其与近侧骨折段方向一致，用远端对近端，将骨折的远近两段恢复到正常轴线上，使成角畸形得以矫正，重叠移位也易于克服。如伸直型肱骨髁上骨折，须在拔伸牵引手法下屈曲，屈曲型则须伸直。多轴性关节，如肩、髋关节附近的骨折，一般在三个平面上移位（矢状面，冠状面及水平面），复位时要改变几个方向，才能将骨折复位。如肱骨外科颈内收型骨折在复位时，牵引方向是先在内收内旋位，而后外展，再前屈上举过顶，最后内旋扣紧骨折，把上举的肩关节慢慢落下，方能矫正骨折断端的嵌插重叠、向外向前成角及旋转移位。总之骨折断端最常见的四种移位经常是合并发生的。所以，在拔仰牵引下，为矫正旋转及成角移位而必须应用旋转屈伸，或外展内收手法。

4. 端挤提按 又称提按端挤或端提捺正，主要用于纠正侧方移位。侧方移位可分为前后侧（即上下侧）和内外侧（即左右侧）移位。前后侧移位以提按为主，内外侧移位用端挤手法。操作时，术者借助掌、指分别置于骨折断端的前后、左右，用力挤压，迫其复位。手法应用力要适当，方向要明确，部位要确实，着力点要稳固。术者的手指与患部皮肤要紧密相贴，透过皮下软组织而直接作用于骨折断端，切忌在皮肤上来回摩擦。

5. 摇摆触碰 该手法主要用于横断骨折、锯齿形骨折和短斜形骨折，纠正其尚存的裂隙。术者可用双手固定骨折部，由助手在维持牵引下稍稍左右或上下摇摆骨折远段，待骨折断端骨擦音逐渐变小并消失后，骨折断端即紧密吻合。横断骨折易发生于骨骺端松、密质骨交界处时，骨折复位固定后，可用固定骨折部的夹板，另一手掌轻轻叩击骨折远端，使骨折部紧密联插，复位后更加稳定。

6. 按摩推拿 主要用于调理骨折周围的软组织，使受扭曲的肌肉、肌腱随着骨折复位而得以理顺，这对关节附近骨折更为重要。操作时手法要轻柔，按照肌肉肌腱的走行方向自上而下进行。

7. 夹挤分骨 主要用于纠正并列骨的骨折，如尺桡骨、胫腓骨双骨折，骨折段因骨间肌或骨间膜的收缩而互相靠拢。复位时，应以两手拇指及食、中、无名三指，由骨折部的掌背侧夹挤骨间隙，使靠拢的骨折断端分开，远近骨折段相应稳定，并使双骨折就像单骨折一样一起复位。

8. 折顶回旋 用于横断或锯齿形骨折，若患者肌肉发达，牵引力量不够而不能完全矫正重叠移位时，用折顶手法。术者两拇指用力按压突出的骨折端，加大骨折端原有成角。依靠拇指感觉，估计远近断端的骨皮质已经相连，而后骤然反折。反折时环抱于骨折段的四指将下陷一端猛一上提，而拇指仍然用力将突出的骨折另一端继续向下推。用力大小据原来重叠移位的多少而定。单纯前后方重叠移位者，正位折顶，同时有侧方移位者，侧向折顶，此手法多用于前臂。

回旋手法多用于骨折断端之间有软组织嵌入的股骨干或肱骨干骨折或经过不正确处理造成背向移位的斜面骨折。有软组织嵌入的横断骨折，需加重牵引，使两骨折段分离，嵌入的软组织常可自行解脱，而后放松牵引。术者两手分别握住远近骨折段，按原来骨折移位的方向逆向回旋，导引断端相对，从断端触碰音的有无和强弱来判断嵌入的软组织是否完全解脱。

背向移位的斜面骨折，虽大力牵引亦不能使断端分离，必须参照受伤原理，判断背向移位的径路，以骨折移位时的相反方向，施行回旋手法。回旋时，必须谨慎，以免损伤血管、神经。如感有软组织阻挡，即应改变回旋方向，使背对背的骨折断端变成面对面后，再整复其他移位。

第二节　脱位治疗基本手法

脱位亦称为脱骱、脱臼或脱髎，是指组成关节各骨的关节面失去正常的对合关系。脱位可分为先天性、外伤性、病理性和习惯性脱位四种。如按脱位程度来分，可分为半脱位和全脱位。按脱位后的时间来分，又可分为新鲜脱位和陈旧性脱位（指脱位超过3周以上者）。脱位的关节必须进行复位，以恢复其功能，整复脱位的手法谓之"上骱""上髎"。脱位整复手法属正骨手法的一个组成部分，但由于解剖关系的不同，关节脱臼的手法与骨折断裂的手法不尽相同。清《伤科汇纂》云："上髎不与接骨同，全凭手法及身功，宜轻宜重为高手，兼吓兼骗是上工，法使骤然人不觉，患如知也骨已拢。"突出强调了拔伸的牵引力量与手法的灵活性。

脱位手法所用力量的大小，需根据关节脱臼部位的筋肉痉挛性收缩与僵硬程度决定，再配合敏捷灵活的手势技巧，这是脱位手法的关键。对于陈旧性脱位，则需先用熏洗药物熏洗局部，并用理筋手法按摩舒筋数日，再行整复手法。陈旧性关节脱位因时日已久，筋肉痉挛僵硬较重，所用的力量比治疗新鲜脱臼相对要大一些。

1. 手摸心会　通过手法仔细触摸，辨明脱臼是全脱、半脱还是后侧方移位等，做到了然于胸。

2. 拔伸牵引　既是手法整复脱臼的三大原则之一，亦是整复脱臼的基本手法，自古以来在整复手法中都很重要。要按照"愈合先离""离而复合"的原则进行拔伸牵引。

在四肢关节脱位时，杵骨头从关节臼中脱出，欲将其复位，必须克服肌肉的痉挛性收缩，故拔伸牵引必不可少，在《伤科汇纂》中称之为"拉""拽"。在脱位手法治疗时，还可应用布带协助牵拉，或借助于脚蹬，手拉足蹬同时进行。此外，还可借助患者自身重量，进行悬吊牵引。

3. 屈伸收展与旋转回绕　当肩、髋等关节脱臼后，杵骨头常被关节周围的关节囊、肌腱、韧带等软组织卡住或锁住，越拉越紧，不易拔伸，这时需采用屈伸收展与旋转回绕，两法可使其循原路复位。收展即内收、外展，在行脱臼复位手法时，与拔伸牵引及旋转回绕关系极为密切。操作时，常一面拔伸，一面外展，一面旋转，一面内收，数法复合应用，尤对陈旧性关节脱臼极为重要。

4. 端提捺正　是端、提、挤、按法的综合应用，此法是复位各种脱臼时的重要步骤，常与拔伸牵引配合。脱臼复位时，对于力学原理非常考究，杠杆作用，力点、支点、力臂等等，端提捺正，都应加以考虑。早在《仙授理伤续断秘方》中就有利用椅背协助脱臼整复的记载。目前常用的有膝顶复位法及杠杆上骱法。

第三节　理筋治疗基本手法

理筋治疗手法即伤科治筋手法，由推拿按摩手法组成，是治疗软组织损伤的主要方法，其作用为活血散瘀，消肿止痛；舒筋活络，解除痉挛；梳理经络，整复错位；松解粘连，通利关节；通经活络，驱风散寒。

1. 滚擦法　将纱布浸湿药酒，稍挤干后放在患处，医者以右手掌心压在纱布上，做圆形或直线形搓擦。应用腕部及肘部的力量，使药纱布在患处皮肤上滚动，直至受伤的局部皮肤出现瘀血点或瘀血斑为止。若直接用手掌搓揉患处称为揉法。

2. 拍击法　手指并拢伸直，蘸伤湿药酒，然后在酒精灯上点燃，使其着火，手腕活动，以手指末节指腹拍打局部皮肤，由轻到重进行，动作要灵活、连续，用力均匀，直至局部皮肤出现散在性淤点为止。若有高血压、心脏病、肺炎及妊娠等则禁用手法。肝区、心前区拍打时要轻拍轻打。空腹时忌用。若出现头晕、脸色苍白、出冷汗、手脚发冷等现象，须停止拍打，并给以糖水口服。皮肤有破损者，禁用药酒和拍打法。

拍击后行端正手法，胸部顺肋骨方向推拿数次；脊背部顺脊柱方向推拿至骶椎，并用两拇指八字形扒动脊椎数次；胸背部拍击后推拿上肢；腰部拍击后推拿下肢。

3. 按摩法　适用于各种跌打损伤。按法即用拇、食指指腹或肘后部按压患处及穴位，由轻到重做旋转性的掀压动作，用力较重，刺激较深，起抑制、泻实的作用。适用于体质强健，伤患局限且深在，病史较陈旧者。

摩法即用手掌掌面或食、中、无名指的指腹在患处做环圆形摩擦，用力较轻，刺激较浅，起兴奋和补虚的作用。适用于体质虚弱，伤患较散在且浅表，病史较短者。

4. 推拿法　推拿可理顺肌肉，疏通经络，消瘀退肿，畅通气血。适用于筋伤、扭伤、肌痉挛、淤血、肿痛等症。推法即用指掌贴患处，做直线平推摩擦动作；拿法即用拇、食指合拿拨肌肉，动作要和缓。上肢推拿配合内关、外关、曲池等穴位按摩。下肢推拿配合委中、环跳、昆仑、风市、殷门等按摩。

5. 常用理筋按摩推拿基本手法

（1）按揉：按，是用拇指或食、中指的指腹，或用手掌的大小鱼际肌部位，接触于肢体体表的特定部位或穴位上，按压。用力大小应视病情需要和患者耐受程度而定。揉，是指在按的基础上，不离原位，或左或右旋转揉动，揉时应用腕力。临床上按揉手法往往同时合并使用。点穴按揉或小面积按摩常用指，大面积按揉常用掌。按揉能散瘀结，调气血，解痉止痛，新伤、陈伤、劳损等都可用，常作为一治疗方案或数种理筋手法合用时的第一步。

（2）推摩：推，是用指或手掌大小鱼际部，平稳地置于肢体体表，稍加按压之力，缓缓向上下或左右推动。摩，是在推的基础上摩动、滑擦，较推法用力略小，速度稍快，两手法亦常常配合使用。下推则上摩，上推则下摩，部位小用指推摩，面积大用掌推摩。推摩手法，要求有刚有柔，刚柔并重，体表感觉轻柔，内里力量刚劲，并非在表皮摩来擦去。该手法可舒筋活络，通经散结，散风祛寒，是治疗各种软组织损伤的常用手法，特别对陈旧性损伤和劳损效果更佳。

（3）捏拿：捏拿是用拇指与食、中、无名指相对，捏住筋肉稍提起，然后放松的手法。捏时应稍加用力，指劲要柔韧，提时只有上提之意，并非将筋肉提起。放松时手背不要离开体表。捏拿时应顺筋肉的走行方向，从上而下依次进行。捏拿法能解经，疏通气血，常用于四肢及颈项部的陈旧性软组织损伤和劳损。急性损伤时捏拿手法应轻柔。

（4）拨筋：是用拇指或食、中、无名指按于筋肉之一侧，顺筋肉走行的垂直方向用力弹拨筋肉，反复进行，并自筋肉一端依次向另一端弹拨，用力大小应视病情与患者耐受程度而定。拨筋法可起顺筋、解痉、松解粘连的作用。多用于陈旧性和慢性劳损，四肢关节部及颈、背、腰、臂等部位均可应用。

（5）转摇：转即旋转和环转，摇即摇摆晃动，是用手握住肢体，使其在某一方向或几个方向上旋转和摆动，进而环转运动的手法。用于肢体各关节部位，使关节在其生理活动限度之内做某种运动，以恢复其正常的活动范围。转摇手法应轻柔，循序渐进，活动范围由小到大，转摇的次数应由少到多，以不引起剧痛为原则，环摇时关节部最好用一手握持，以起保护和体察作用。转摇手法主要用于治疗肢体大关节部位的损伤，陈旧性损伤及劳损。能舒筋解痉、松解粘连、滑利关节、恢复关节的生理活动范围。疑有肌肉、韧带、肌腱断裂者禁用。

（6）屈伸：是使关节做被动屈伸活动的手法。操作时一手握住关节部位，一手握住肢体远端，稍加拔伸之力，顺其生理活动方向，缓慢轻柔地做屈伸活动。屈伸活动度由小到大，达到一定活动度时，在患者能耐受的情况下，猛力做一次屈伸动作，以活动错缝关节或松解粘连，恢复其最大生理活动范围。屈伸手法的作用与转摇大致相同。但只有肩、髋和脊柱等能作旋转运动的关节，才可作转摇手法。而屈伸手法，则只适用于肘、膝、踝等以屈伸运动为主的关节。

（7）斜扳：为颈、腰部的常用理筋手法之一。以腰部为例，患者侧卧，一腿在下取伸位，一腿在上取屈曲位。术者立于其背侧，一手置于患者臀部高处，一手从患者肩背部绕至腋部，两手反向用力进行推扳数次，活动范围逐渐加大，并嘱患者全身放松，至最大活动度时，作一次稳重的最大活动范围的推扳动作，此时往往能听到清脆的响声。必要时可再改换患者为对侧卧位，术者换手再作对侧斜扳。腰部斜扳亦可由两人操作。患者卧法同前，术者分别立于两侧，一人将两手同时置于臀部，另一人将两手同时置于肩部进行推扳，作推扳时必须动作协调一致，因两人操作，尤其须防止用力过猛。斜扳手法用于颈部扭伤、落枕、腰部扭伤、腰部小关节紊乱、滑膜嵌顿、腰部劳损等症，可松解痉挛，活动关节，使关节恢复功能。有时亦须和其他手法配合应用。

（8）叩击：用手掌或小鱼际部或拳叩击所伤部位的体表，自上而下，或自左而右反复叩击，稍微用力，太轻不起作用，但过重会产生疼痛或震动不适，要求叩击时要"蓄力收提"，击于体表的时间短暂，使患者甚感舒适。叩击手法多用于陈旧性损伤和劳损，且肌肉丰满的部位较适宜，能舒筋解痉，疏通气血，常和其他理筋手法配合运用，新鲜损伤则不宜使用。

（9）㨰法：用手的小鱼际尺侧缘及3、4、5掌指关节的背侧按于体表，利用腕力和前臂的前后旋转，反复㨰动（掌指与指间关节半屈位），顺着筋肉的走向，自上而下或自左而右，按部位顺序操作。力的大小需根据病情和患者的耐受程度及部位而定。筋肉薄弱处宜轻，筋肉丰满处宜重；新伤宜轻，体壮宜重。㨰法常于陈旧性损伤和急性劳损用之最多。面积大的部位如肩、背、腰、臀等更为适宜，用以舒筋活血，疏通经络，祛风散寒，解痉止痛。

（10）搓法：两手掌相对，自然按于肢体两侧，如环抱状，来回搓动，顺筋肉之走行方向，自上而下反复数遍。两手对挤的力量视部位与病情而定，一般不宜过大，动作应轻快、柔和、协调，且嘱患者尽量放松筋肉。搓法常用于四肢及腰部损伤，对于缓解肌肉痉挛与紧张效果较好，一般多用于其他理筋手法后的调理。

（11）牵法：用手握住肢体远端向远端牵拉（常由助手配合同时行反向牵引），同样需要嘱患者放松肌肉。牵引时力量需要持续加重，牵引力量的大小和持续时间的长短，需根据病情需要和部位而定，肌肉丰满部位牵力拉大，时间亦应较长。牵法主要用于腰部的陈旧性损伤和劳损。许多手法若能在持续牵引下进行效果更好，如作推摩、转摇、㨰法等。而有的手法如抖法，则必须在牵引下进行。

牵引的作用有舒筋解痉、拉开粘连、解除嵌顿等，新鲜损伤应慎用，以免加重病情。

（12）抖法：是用手握住肢体远端，在向远端牵拉的基础上，将肢体作快速的上下或左右抖动，反复多次，抖动幅度亦由小到大，抖法同样应由助手协助作反向牵引。用力大小由部位决定，大关节和肌肉丰满部位抖力应大，抖法主要用于四肢和腰部。抖法的作用、适应证与牵法相似，且与牵法有相辅相成的作用。

6. 手法的实施与禁忌

（1）在施行手法之前，必须充分了解病情，以明确诊断，并制订出具体的治疗方案，其中包括手法的先后次序、力量的大小和时间等。

（2）在施行手法之前，应做好充分准备，包括患者的合适体位，助手的配合和患者本身的配合等。

（3）在施行手法时，应先洗手。除患者面部以外，操作部位最好盖上治疗巾，在巾外作手法操作。初次治疗，手法宜轻宜简，年高体弱者尽可能采用卧位。

（4）手法操作应做到刚柔相济，繁简适中。其强度一般应以患者诉说有疏通感、发热感、缓痛感、松快感为度，若发现有头晕、面色苍白、出冷汗和恶心、呕吐等，应立即停止手法操作，使患者平卧，并适当放低头部。

（5）年老、体弱者和孕妇应禁用或慎用手法治疗，尤其对老年性骨质疏松、高血压患者和妊娠3个月左右的孕妇，应绝对禁用手法。

（6）疑有或已确诊为软组织肿瘤、骨关节结核、骨髓炎或其他某些疾病，如血友病、类风湿关节炎的活动期应绝对禁用手法。

（7）创伤局部有炎症，皮肤有开放性伤口，肌腱或韧带有大部分或已完全断裂，亦应绝对禁用手法。

（8）精神病患者不适宜用手法治疗。

第四节　天池伤科特色理筋手法

一、二步十法治疗腰椎间盘突出症

1. 术前准备

（1）施手法前嘱患者排空大小便，脱去外衣，仅着单薄内衣，解去腰带，俯卧在按摩床上，小腿部垫枕，背部盖上按摩巾，两臂自然地平放于身旁，在十分舒适并使肌肉放松的体位下施行手法。

（2）术者不能用出汗的手进行操作，否则会影响效果。

（3）术者的位置要站在患者俯卧位的左侧，运用轻而不浮、重而不滞、稳而且准的手法，循序渐进地施术。

（4）医患之间都必须建立信心，密切配合，否则影响疗效。

（5）凡疑有脊柱其他疾患（如骨折、结核等）、高热、高血压、严重皮肤病、心脏病及妇女妊娠或行经期，皆不宜施行手法。

2. 推拿手法及步骤

[第一步]运用按、压、揉、推、擦五个轻手法。

按法：术者以两手拇指掌面侧（指腹）自患者上背部沿脊柱两旁足太阳膀胱经的第二条经线，由上而下按摩至腰骶部，连续3次。（图2-4-1）

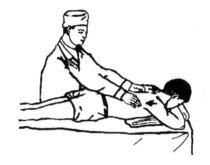 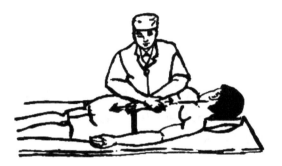

图 2-4-1　按法　　　　　　　　　　　图 2-4-2　压法

压法：术者两手交叉，右手在上，左手在下，以手掌自患者第1胸椎开始沿棘突（即督脉）向下按压至腰骶部，左手于按压时稍向足侧用力，连续3次。（图2-4-2）

揉法：术者单手虎口张开，拇指与中指分别置于两侧肾俞穴，轻轻颤动，逐渐用力。（图2-4-3）

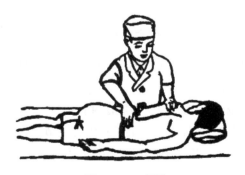 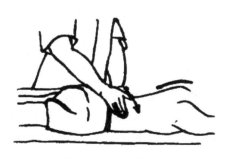

图 2-4-3　揉法　　　　　　　　　　　图 2-4-4　推法

推法：术者以两手大鱼际，自下腰部中线向左右两侧分推。（图2-4-4）

揉法：术者用手背或手背之掌指关节的突出部，沿患者足太阳膀胱经之两条经线，自上而下揉动，至腰骶部时稍加用力，在患侧揉至足跟部，反复3次。（图2-4-5）

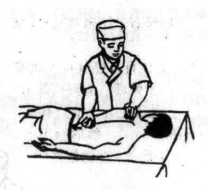

图 2-4-5　揉法

[第二步] 运用摇、抖、扳、盘、运五个重手法。

摇法：术者两手掌置于患者腰臀部，推摇患者身躯，使之左右摆动，连续数次。（图2-4-6）

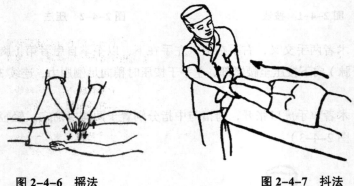

图 2-4-6　摇法　　　　　　　　　　图 2-4-7　抖法

抖法：术者立于患者足侧，以双手握住其双踝，用力牵伸与上下抖动，使患者身体抖起呈波浪形动作，连续3次。（图2-4-7）

扳法：分俯卧扳法和侧卧扳法两种，俯卧扳法又分为扳腿法和扳肩法。

①俯卧扳腿法：术者一手按压患者第3、4腰椎，一手托对侧膝关节，使关节后伸至一定程度，双手同时相对交错用力。恰当时可听到弹响声，左右各做一次。（图2-4-8a）

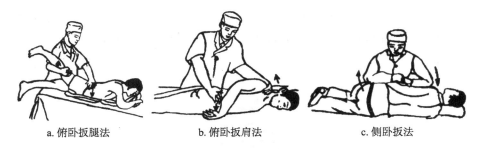

a.俯卧扳腿法　　　　　　　b.俯卧扳肩法　　　　　　　c.侧卧扳法

图 2-4-8

②俯卧扳肩法：术者一手按压于患者第 4、5 腰椎处，一手扳起其对侧肩部，双手同时交错用力，左右各做一次。（图 2-4-8b）

③侧卧扳法：患者侧卧，健肢在下伸直，患肢在上屈曲，术者立于患者腹侧，屈双肘，一肘放于患者髂骨后外缘，一肘放于患者肩前（与肩平），相互交错用力，然后换体位，另侧再做一次。（图 2-4-8c）

盘法：分仰卧盘腰与侧卧盘腿两种。

①仰卧盘腰法：患者仰卧，屈膝屈髋，术者双手握其双膝，使贴近胸前，先左右旋转摇动，然后推动双膝，使腰髋膝过度屈曲，反复做数次，继之以左手固定患者右肩，右手向对侧下压双膝，扭转腰部，然后换右手压患者左肩，左手向相反方向下压双膝，重复 1 次。（图 2-4-9a）

②侧卧盘腿法：患者侧卧，健腿在下伸直，患肢在上屈曲，术者站于患者腹侧，一手从患腿下绕过按于臀部，前臂托拢患者小腿，以腹部贴靠于患者膝前方，一手握膝上方，前后移动躯干，使患者骨盆产生推拉动作，带动腰椎的活动，然后使患者屈髋，使膝部贴胸，术者一手向下方推屈膝部，一手拢住臀部，以前臂托高患肢小腿，在内旋的动作下，使患肢伸直。（图 2-4-9b）

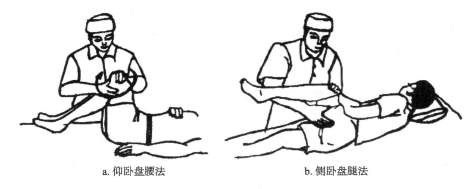

a.仰卧盘腰法　　　　　　　b.侧卧盘腿法

图 2-4-9

运法：术者以左手握患者膝部，右手握其踝部，运用徐缓加提的运动手法，使患肢作屈曲伸展逐渐升高和略行拔伸的动作，运展的时间稍持久为好。（图2-4-10）

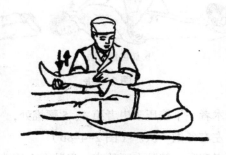

图 2-4-10　运法

施手法后，患者卧床休息30分钟。每天可有规律地做腰背肌锻炼；避免在腿伸直的姿势下搬取重物，以防扭伤腰部，引起病情加重或复发；汗后避风冷，预防感冒。

【按语】　手法治疗本病的理论基础，是建立在营卫气血、经络学说的基础上。中医学认为，人之生存，必须依赖于气血，举凡脏腑经络、骨肉皮毛，都必须有气血来温煦濡养。经络是人体气血循行的路线，它的分布领域，内连脏腑，外达肌表，贯通而网络整个机体，在人体来讲，是无微不至的。所以《灵枢·邪气脏腑病形》说："经络之相贯，如环之无端。"使气血周流不息，维持阴阳平衡，内外相互协调，气血不和，则病变丛生。《素问·血气形志》说："经络不通，病生不仁，治之以按摩醪药。"说明营卫不和，经络气血滞而不宣，故病生麻木不仁，宜用推拿和药酒宣通经络，调和营卫，使气血周流，其病可痊。

就腰椎间盘突出症的临床证候来看，属于腰背部"督脉"和"足太阳膀胱经"两经气血运行失调所致。然本病又多有外伤史者，巢氏《诸病源候论》说："伤损于腰而致痛也，此由损血搏于背脊所为。"基于上述理论基础，运用手法治疗，使经络气血得以宣通，则骨正筋柔，其痛自止。正如《医宗金鉴》所说，"按其经络以通郁闭之气，摩其壅聚以散瘀结之肿"，其患可愈。

又据本病乃椎间盘突出物压迫脊髓神经根为其主要因素，只行一推一拿之法，对本病之治尚恐有所不及，因而用摇、抖等重手法，可以改变病变椎间盘的位置，加宽椎间隙，利用纤维环外层及后纵韧带的张力，逼使突出的椎间盘还纳。再通过扳、盘等重手法，以分离粘连及受压的神经根，特别是侧扳手法，可使上下两椎体相互旋转、扭错，将突出物带回原位或变小，此乃治其根本之法。

二、三步八法治疗腰椎间盘突出症

1. 术前准备　禁食水，排空大小便。准确定位，划好标记。术前 30 分钟注射阿托品 0.5mg。

2. 麻醉　将硫苯妥钠 1g 溶于 40mL 蒸馏水，由静脉缓慢注入。在患者达到麻醉三期一级时施行手法。

3. 推拿手法及步骤

[第一步] 仰卧位。

（1）对抗牵伸法：助手一人固定患者两侧腋部，另一助手与术者各握持踝关节上部，作对抗性逐渐用力牵伸，此法需重复 3 次。（图 2-4-11）

（2）屈膝屈髋按压法：术者将患者髋、膝作强度屈曲，并用力向后外方作顿挫性按压。（图 2-4-12）

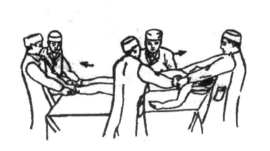 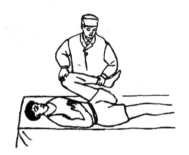

图 2-4-11　对抗牵伸法　　　　图 2-4-12　屈膝屈髋按压法

（3）屈髋牵张法：将患肢作直腿抬高达 90° 左右，助手在抬高的足底前部作背屈动作 3 次。（图 2-4-13）

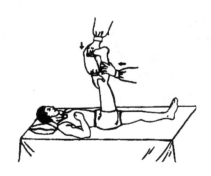

图 2-4-13　屈髋牵张法

以上两法双侧交替进行。

[第二步] 健侧卧位。

（4）腰部推扳法：患肢在上，呈屈曲位，健肢在下，呈微屈位。术者在患者身后，双手扶持患者臀部，助手在患者身前，双手扶持肩胸部，二人协同向相反方向作推和扳的动作，使患者腰部获得充分旋转活动。推和扳要重复 3 次。（图 2-4-14）

（5）患侧腰髋引伸法：术者拇指用力按压于患者腰椎旁压痛点。另一手握持患者大腿下端，将小腿置于术者肘关节上部，将患肢外展 40°，拉向后方，使腰髋过伸 30°左右。此时配合拇指在上述部位作顿挫性按压，随之作屈膝屈髋活动，如此交替进行，重复 3 次。（图 2-4-15）

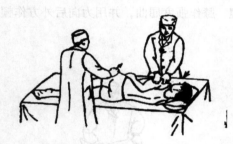
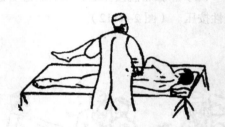

图 2-4-14　腰部推扳法　　　　　图 2-4-15　患侧腰髋引伸法

[第三步] 俯卧位。

（6）对抗牵伸法：同仰卧牵伸法。当牵伸时，术者在患者腰部痛点上，作揉、按、压等手法。此法重复 3 次。（图 2-4-16）

（7）双侧腰髋引伸法：助手将患者两下肢抬高 45°，作椭圆形晃动，术者双手拇指按压腰部压痛点，作弹性顿挫性按压。此手法 1 次即可。（图 2-4-17）

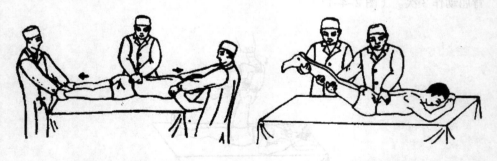

图 2-4-16　对抗牵伸法　　　　　图 2-4-17　双侧腰髋引伸法

（8）单侧腰髋引伸法：术者一手拇指用力按压于腰椎旁压痛点，另一手握持

患肢，抬高到腰髋过伸状态，并作髋关节回旋动作，左右交替施行各 3 次。（图
2-4-18）

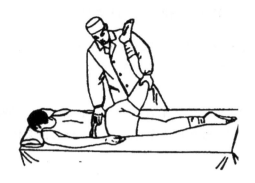

图 2-4-18　单侧腰髋引伸法

4. 术后处理

（1）术后，患者立即卧床，嘱在 4 小时内不准翻身活动，4 小时后可以翻身，
但不能坐起或离床活动。卧床 5 天后，可逐步作有规律的腰背肌锻炼（在医护人
员指导下进行）。

（2）离床后做石膏腰围固定 1 个月，拆除石膏后，继续加强腰背肌锻炼，可
随时扎宽腰带，或带宽腰围子保护，以巩固疗效和防止再损伤。

（3）术后 1 个月以后观察疗效不显著，可重复施行推拿术。

【按语】　治疗腰椎间盘突出症的二步十法和三步八法，虽都治疗同样疾病，
但在具体的应用上，却又各不相同。二步十法，手法轻，不须麻醉，仅术者一
人（或用一助手协同），多次手法完成治疗，可应用于各类腰椎间盘突出症，若
能按手法要求，分步骤、依次循序进行，其疗效多能满意。而三步八法，手法重，
在麻醉下，须助手多人协同操作，一次手法完成治疗，对病势急、病情重者尤为
适宜。但对病史长，经久治不愈，证明神经根已粘连者，疗效亦佳。不过对中央
型腰椎间盘突出症是在禁忌之列。

三步八法的整个操作与二步十法的后五个手法的作用基本相仿，不过其手法
较重，着力较强，对分离粘连和受压的神经根作用较大，同时第(4)手法使上下两
椎体互相旋转扭错，使突出物带回原位或变小，可一次完成。而第(7)、(8)与第(5)
种手法意义相同，不过患者的卧位不同，使脊椎间隙拉宽的程度及方向也不同，
总的目的是使脊椎间隙前宽后窄，将还纳的椎间盘进一步移向前方，加强回缩效
果。所以通过以上推拿手法后，患者大部分能伸腿平卧，腿痛或下肢感觉障碍解

除或恢复正常。即使病程较长的病例，多数也能取得上述效果。于此可见，上举两法之效应都很理想，临证可随机选用。

三、一牵三扳法治疗腰椎小关节紊乱症

1. 术前准备 患者俯卧于治疗床上，术者立于患者的足侧。或一助手站在患者头前，拉着患者两腋部，与术者行对抗牵伸。

2. 手法

（1）一牵法：患者仰卧位，术者立于患者足侧，以双手握住患者双踝上，把双腿提起，使腰部后伸，缓缓用力牵伸（与助手行对抗牵伸），重复3次。（图2-4-19）

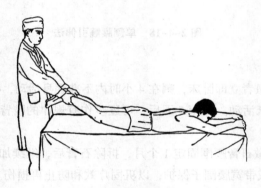

图 2-4-19　一牵法

（2）三扳法

一扳：仰卧位。

①扳肩压腰法：术者一手以掌根按压患者第4-5腰椎，一手将肩扳起，与压腰的手交错用力。对侧再做1次。（图2-4-20）

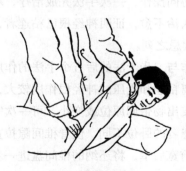

图 2-4-20　扳肩压腰法

②扳腿压腰法：术者一手以掌根按压患者第 3-4 腰椎，一手将一侧大腿外展抬起，与压腰的手上下交错用力，对侧再做 1 次。（图 2-4-21）

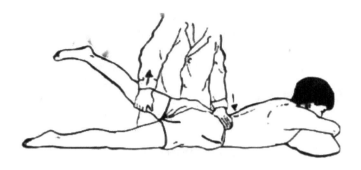

图 2-4-21　扳腿压腰法

③双髋引伸压腰法：术者一手以掌根按压患者第 3-4 腰椎，一手与前臂同时将双腿抬高，前后左右摇摆数圈，然后上抬双腿，下压腰部，双手交错用力。（图 2-4-22）

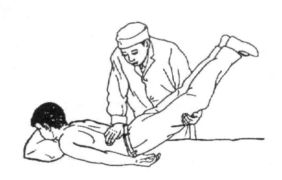

图 2-4-22　双髋引伸压腰法

二扳：侧卧位。

①腰部推扳法。患肢在上屈曲，健肢在下伸直，术者立其背后，双手扶持患者臀部，助手在前，双手扶持其胸背部，二人协同向相反方向推和扳，使患者腰部获得充分的旋转活动。此法重复 3 次。（图 2-4-23）

②单髋引伸压腰法。术者一手用力按压患者腰部，一手握持患者大腿下端，并外展 40°向后方位，使腰髋过伸 30°左右，然后再做屈膝、屈髋动作。如此交替进行，重复 3 次。（图 2-4-24）

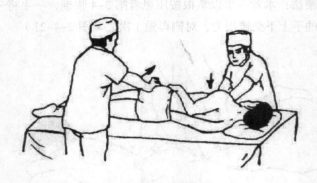

图 2-4-23　腰部推扳法

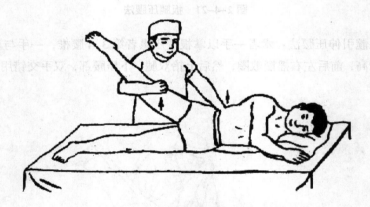

图 2-4-24　单髋引伸压腰法

三扳：仰卧位。

患者屈髋屈膝，术者双手握其双膝，过屈贴近胸前，先做左右旋转活动，然后推动双膝，使腰及髋、膝过度屈曲，反复数次。（图 2-4-25）

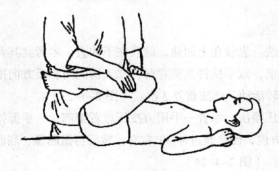

图 2-4-25　仰卧扳腰法

术后让患者卧床休息 30 分钟再活动。

【按语】　腰椎小关节紊乱症，又称"腰椎后关节微移位""腰椎后关节炎""腰椎后关节滑膜嵌顿"，中医多称为"腰椎小关节错缝""弹背""闪腰"等，是指由于外力的作用，使腰椎小关节位置发生轻微改变，固定于某一特殊位置，并伴有腰部剧烈疼痛、活动障碍者。

以前人们对本病的认识不足，大多以急性腰扭伤命名。随着医学的发展，人们认识的提高，现在已将其与急性腰肌扭伤区别开来，并独立命名。最近有人认为，关节突关节错位与关节滑膜嵌顿是两种疾病。我们认为，小关节紊乱中几乎都伴有滑膜嵌顿，二者是一种疾病的两种病理变化。尤其在临床上很难加以区分，一般只要纠正了小关节的错位，滑膜嵌顿也就不复存在了，故似无区分的必要。

本病临床较常见，有人曾在某地区农村调查发现患病率高于 45%。多发生于青壮年，男多于女。发病与职业有密切关系，特别是久坐、久立、长期持重、固定体位性工作、习惯性姿势不良及需要腰部运动的职业，如运动员、店员、司机及机关干部等较多见。

治疗本病首选"一牵三扳"手法，往往取得很好疗效，多数患者经过 1~3 次治疗即可治愈。

四、点刺与揉搓推扳法治疗急性腰肌扭伤

1. 术前准备　患者取坐位，仰头、张口，术者发现患者上唇系带之粟米大小的硬结时，则选用三棱针 1 枚和 1 寸毫针 1 枚，常规消毒后施用。

2. 点刺法　先用三棱针将上唇系带之粟粒大小的硬结刺破。然后将上唇捏起，用毫针刺人中穴（针尖斜向上 45°左右）。重刺激，留针 30 分钟，每 10 分钟捻转 1 次。针刺后嘱患者深呼吸，活动腰部。往往针后立见功效。

3. 手法

揉法：术者单手张开虎口，拇指与中指分别置于两侧肾俞穴，轻轻颤动，逐渐用力。

搓法：术者用手背掌指关节的突出部，沿患者足太阳膀胱经的经线自上而下地搓动，至腰部时稍加力，直至下肢（患侧）足跟部，反复 3 次。

推法：术者以两手大鱼际自腰骶部中线向左右两侧分推。

扳法：分俯卧扳法和侧卧扳法两种，俯卧扳法又分扳腿法和扳肩法。（详见"二步十法"插图）

【按语】　急性腰肌扭伤，俗称"闪腰岔气"，是腰痛中最常见疾病，多见

于从事体力劳动者，或平素缺乏锻炼的人。其发病急、症状重，往往影响人们的正常生活、工作和生产劳动。所以对急性腰肌扭伤的诊断、治疗、预防，是腰痛防治的重点。早期治疗效果较好，否则会遗有长期腰痛，造成治疗困难的不良后果。

治疗本病首选刘柏龄"一针法"，即点刺"暴伤点"（配刺人中穴）治疗。这是刘老临床多年的实际经验，效果非常理想可靠。大凡急性腰肌扭伤患者，几乎都在上唇系带上出现"暴伤点"，该点位于督脉循行路线的尾端。《难经·二十八难》记载督为阳脉，起于前后二阴之间之会阴穴，上行合并脊柱之中，继而上行至风府穴入属于脑，又经过头顶的百会穴，由鼻柱之中间至上齿龈之"龈交穴"而出。"暴伤点"的出现，可能是由于腰肌扭伤后，行于腰部正中的督脉经气受到损伤。督脉总督一身之阳经，为"阳脉之海"，阳经受损，均可反映于督脉。经络受损，经气不利，影响气血的运行，循督脉上行传至唇系带（龈交穴）遂现"经结"，即"暴伤点"。这种认识是否确切，有待进一步深入探讨。

点刺"暴伤点"有活血祛瘀、行气止痛之效，符合《内经》"菀陈则除之"的治疗原则。另外《灵枢·终始》有"病在上者，高取之"，《玉龙歌》曰"脊背强痛泻人中，挫闪腰痛亦可针"，故配合针刺"人中穴"亦增强疗效；而"人中穴"亦督脉之络也，如此，可以激发督脉之经气，并借以调节诸阳之气，使气血流畅，从而改善损伤局部的气血瘀滞状态，达到"通则不痛"的疗伤止痛目的。

治疗后，适当卧床休息很重要，一则修复损伤组织需要一定时间，二则可以防止日后复发或后遗慢性腰痛。本方法操作简单，见效快，治愈率高，患者易于接受，值得推广。

五、理筋八法治疗慢性腰肌劳损

1. 术前准备 患者俯卧于治疗床上，充分放松腰部肌肉，术者立于患者俯卧位的左侧，以便于施术。

2. 手法 理筋八法。

按法：患者俯卧位，术者站其身旁（俯卧位左侧），以右手掌根置于患者腰背部，沿脊柱即督脉及两旁之足太阳膀胱经经线，自上而下按压至腰骶部，反复作数次（图2-4-1）。

揉法：术者单手虎口张开，拇指与中指分别置于患者两侧肾俞穴，轻轻颤动，逐渐用力（图2-4-3）。

推法：术者以两手大鱼际，自脊柱中线（背及腰部）向两侧分推（图2-4-4）。

擦法：术者用手背或掌指关节的突出部，着于患者的皮肤上，沿背部足太阳膀胱经两条经线及督脉，自上而下擦动，直至腰骶部（图2-4-5）。

劈法：术者双手小鱼际劈打患者背部（图2-4-26）。

击法：术者用双手十个指头指端叩击患者腰背部（图2-4-27）。

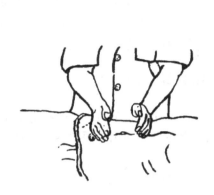

图 2-4-26　劈法

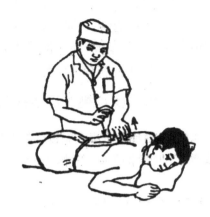

图 2-4-27　击法

摇法：术者将双手掌置于患者腰臀部，推患者身躯，使之左右摇动（图2-4-6）。

晃法：患者取仰卧位，屈髋屈膝，术者双手握住其双膝，并屈膝贴近胸前，做环转摇晃（图2-4-28）。

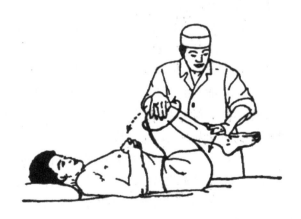

图 2-4-28　晃法

【按语】　腰部劳损系指腰部积累性的肌肉、筋膜、韧带、骨与关节等组织的慢性损伤，是引起慢性腰痛的常见病。从症状上看，它与腰纤维组织炎等病相似，但在发病机制方面有所区别。因对生活和劳动生产影响较大，故应积极进行预防和治疗。能够引起本病的原因很多，如长期从事持续性弯腰劳动，以及长期的腰部姿势不良，引起腰背肌肉、筋膜、韧带劳损，或有慢性撕裂伤，以致瘀血凝滞，痹阻太阳经脉而腰痛；另如腰部急性扭挫伤之后，未能获得及时而有效的治疗，迁延而成慢性腰痛；平素体虚，肾气不足，感受风寒湿邪，致气血运行不畅，腰肌拘挛，不得舒展，而现慢性腰痛；腰骶部骨骼有先天性变异和解剖缺陷，常为腰部慢性劳损的内在因素。如腰椎骶化、骶椎腰化、骶椎隐裂、游离棘突等，都可引起肌肉的起止点随之发生异常，或该部慢性扭捩而造成劳损。

六、推揉揉捻挑刺法治疗第 3 腰椎横突综合征

1. 术前准备　患者俯卧在按摩床，术者立其俯卧位的左侧，先以右手掌根按摩患者的腰部（以第 3 腰椎为中心）以松解腰部的紧张肌肉，缓解疼痛，便于施术。

2. 手法　在按摩的基础上，术者于患者腰部（第 3 腰椎为中心）施行分推法和揉法，然后将拇指按在第 3 腰椎横突的顶端，用揉、捻法。揉捻的时间宜长些。最后在腰部（第 3 腰椎为中心）再行浅度按摩法，逐渐进行深度按摩法，使腰部肌肉充分放松。

3. 挑刺　局部常规消毒，于第 3 腰椎横突纤维性硬结处，用三棱针挑刺，以挑破表皮、挑断部分肌纤维为度。每周 1 次，最多 3 次。

【按语】　第 3 腰椎横突综合征，又称"第 3 腰椎横突周围炎""腰 3 横突滑囊炎""第 3 腰椎横突痛"等，是以第 3 腰椎横突部位明显压痛为特征的腰部损伤性疾患。以前对本病的认识不足，多笼统归于"慢性腰痛""腰肌纤维组织炎"及"风湿病"等疾病。本病好发于从事体力劳动的青壮年，多有轻重不等的腰部外伤史。因腰 3 是腰椎生理前凸的顶点，居于 5 个腰椎之中，是腰椎前屈后伸、左右旋转时的活动枢纽。腰 3 横突最长，故所受杠杆作用最大，附于其上的韧带、肌肉、筋膜、腱膜所承受的应力最大，故最易于损伤。

本病应注意与腰椎间盘突出症及急慢性腰肌扭伤等相鉴别。①腰 3 横突综合征的疼痛特点是持续的；②急性损伤者，疼痛可放射至臀、腿部，但一般不超过膝关节；③症状可不因腹压增高（如咳嗽、喷嚏等）而加重；④腰 3 横突端有明显压痛点，有的可触及活动的肌肉痉挛结节；⑤X 线摄片检查：腰 3 横突过长，左右不对称。

对本病的治疗首选手法，对其纤维硬结可采用挑刺法，以舒散筋结、缓解痉挛、宣通经气、活血散瘀，其患可愈。

七、按揉弹拨法治疗臀上皮神经综合征

1. 术前准备　患者俯卧于按摩床上，术者立于患者俯卧位的左侧，先于腰臀部施行轻度按摩法，使其放松紧张的肌肉，以便于施术。

2. 手法　术者用掌根于患者痛点处行按揉法（由浅及深）3～5分钟，拿捏臀部条索状物。然后用双拇指顺臀中肌纤维方向，向下推压3～5分钟，并弹拨之。继而点揉腰臀部痛点及承扶、委中穴，最后在患侧腰及下肢后侧施行擦法3～5分钟，结束治疗。每日1次，7次为1个疗程，效果较显著。

【按语】臀上皮神经综合征，亦称"臀上皮神经嵌压症""臀上皮神经损伤""臀上皮神经炎""臀上皮神经痛""臀上神经综合征"，以及"臀上皮神经长压综合征"等，是以一侧腰臀部疼痛为主要症状的急慢性损伤性疾患。本病在腰腿痛疾患中颇为多见，国内有资料报告，在腰部急性软组织损伤中，本病占40%～60%，青壮年发病率最高，病程长短不一，急性损伤较多见。本病属中医学中的"筋伤""筋出槽"等范畴。

一般认为，臀上皮神经由L1-L3脊神经后支的外侧支构成。有的学者认为，臀上皮神经可来自T12～L4神经后支的外侧支，并且各腰神经后支的外侧支间均有吻合。

臀上皮神经行程较长，穿行于肌肉、筋膜及骨纤维性骨之中，全程有6个固定点：①出孔点，从椎间孔发出后穿出骨纤维管处；②横突点，即行经横突的背面和上面时被纤维束固定的部分；③入肌点，即该神经进入骶棘肌处；④出肌点，即穿出骶棘肌处；⑤出筋膜点，即走出深筋膜并穿行皮下浅筋膜层处；⑥入臀点，即走行皮下，跨越髂嵴进入臀部的部分。当腰部伸屈、旋转活动时，由于该神经较为固定，故容易受到牵拉，特别是在入臀点处，要通过浅表的骨纤维管道，腰部活动时此段神经移动幅度较大，易致劳损、变性和增生，以致整个神经干变粗，从而影响其在骨纤维管中的活动。

臀部的软组织外伤、出血、水肿致骨纤维管道发生炎性改变，也可压迫该神经。髂骨部位的各种手术，可影响该神经的正常解剖关系，故手术时宜注意保护。有人认为，臀上皮神经综合征患者，大多数髂骨发育有缺陷，站立或端坐时髂嵴下方内凹明显，向前弯腰或身体旋转时，有一分力促使臀上皮神经与其下剥离，不利于平复，易在外力作用下发病。

本病的临床表现：腰臀部尤其是臀部刺痛、酸痛或撕裂样疼痛；急性期疼痛剧烈，弯腰起坐均感困难；臀部髂嵴下4～5cm和距后正中线外13～14cm范围内有明显的局限性压痛点，常可触摸到条索状物或小结节，深压时可有下肢的疼痛

或酸胀感，其放射痛多不过膝。

本病应注意与腰椎间盘突出症、腰椎管狭窄症、腰椎小关节紊乱症、第3腰椎横突综合征、梨状肌综合征及髂骨肿瘤等相鉴别。

中医学将本病归属于"筋痹"的范围，筋伤血瘀、经络不通，复感风寒湿等外邪，致筋失所养，从而出现筋脉拘挛，"筋有弛纵、翻转离合"的各种症状。故其治，首选"按揉弹拨"手法，以疏散筋结，理顺筋络，活血化瘀，其病可愈。或配用中药，急性期宜用"复元活血汤"加减，慢性期则用"六味地黄"合"桃红四物汤"治之。

八、分筋弹拨深压捋顺法治疗梨状肌综合征

1. 术前准备　患者俯卧于按摩床上，使其肌肉充分放松（可在臀部痛点处行轻度按揉法）。术者立于患者俯卧位的左侧，便于施术。

2. 手法　术者用拇指按压梨状肌肌腹，继之用分筋法沿与梨状肌纤维垂直的方向来回拨动。必须注意：拇指按压时不能只在皮肤上揉擦，而是要用力深压，使力量透过皮肤、皮下组织、臀大肌，直接作用于梨状肌。然后再顺梨状肌纤维走行方向施行捋顺手法，最后再按压梨状肌。目的是分离粘连，解除痉挛，促进血液循环，使梨状肌恢复正常功能。

【按语】　由于梨状肌病变刺激或压迫坐骨神经而引起臀腿疼痛者，称为梨状肌综合征，或梨状肌损伤综合征。

1928年，Yoeman报道坐骨神经痛与梨状肌有关；1937年，Freibrg曾作梨状肌切断术，治疗不明原因的坐骨神经痛，12例中10例有效。自20世纪70年代以来，我国医务工作者开展了以手法为主的中医疗法，总有效率达98.7%，对其发病机制有了更进一步的认识。

髋部突然扭闪、久站久蹲及感受风寒等，都可使梨状肌受损。损伤后，发生充血、水肿、痉挛、肥大、增生甚至挛缩，刺激或压迫坐骨神经而出现臀腿痛。有人报道，当骶髂关节和髋关节有病变或骨盆底横膈肌病变时，可累及梨状肌。还有人报道在髋关节炎及人工髋关节手术后也可导致梨状肌综合征。

梨状肌下孔受压机会较多，故可累及臀下神经及阴部神经，出现臀肌萎缩及会阴部不适等相应症状。

一般临床表现：臀部疼痛、酸胀、发沉，多伴有下肢放射痛，偶有小腿外侧麻木；重者臀部有"刀割样"或"烧灼样"疼痛，双下肢屈曲、大小便或咳嗽时患者自觉下肢窜痛；自觉患肢变短，走路跛行，或间歇性跛行；腰臀部疼痛可向

小腹部及小腿后侧扩散，会阴部不适或阴囊、睾丸抽痛，阳事不举；梨状肌部位可触及钝厚的条索状物，且有明显压痛，或见臀肌萎缩；直腿抬高 60°以前受限，疼痛明显，超过 60°疼痛反而减轻；梨状肌张力试验阳性，即患者平卧位，内收、屈曲、内旋髋关节时疼痛加重，又称 Tbiele 试验。

本病应注意与腰椎间盘突出症、腰椎小关节紊乱症、臀上皮神经综合征等相鉴别。

治疗本病首选中医推拿手法，将可取得较显著疗效。若臀部疼痛剧烈、行走困难的急性期患者，乃气血瘀滞，经络不通，宜配用活血化瘀、行气止痛药，如桃红四物汤加川牛膝、没药、延胡索、青皮、苏木等；若久病体虚、气血不足，其疼痛较缓和，可有臀肌萎缩、患肢麻木、乏力等慢性期症状。宜配用补养气血、活血舒筋中药，如养血壮筋汤等。

九、按摩理筋法治疗肩关节周围炎（轻型）

1. 术前准备 患者取坐位（最好坐于矮凳上），患肩、臂充分暴露，先于患肩部涂擦按摩后，术者用右手在患肩及上臂进行拿捏按摩约 3 分钟，以缓解肩、臂部的紧张肌肉，以便于施行手法，提高治疗效果。

2. 手法 在按摩理顺的基础上，术者施行推拿捻揉手法，以进一步理顺筋络，并以开叉的虎口对患者肩臂，自肩髃穴附近起向下揉按拿捏，使痉挛的肌肉进一步舒缓后，将上臂充分外展，再内收及屈臂后伸，施捻法，然后将肩关节再作一环行运动，先低摇，然后根据病情逐渐提高，应前摇一周，后摇一周，相向而行，可由 5~7 遍逐渐增加，使三角肌各部的肌纤维都受到牵拉，再将患臂提起作抖动运展活动。如此运展，使肩关节的每个肌肉都被照顾到，以患者感到症状减轻为度。

【按语】 肩关节周围炎是肩关节周围软组织（关节囊、肩轴、韧带等）的退行性病变，有渗出液渗出或细胞浸润，继而出现纤维化和粘连。又称肩凝、冻结肩、漏（露）肩风、五十肩等。本病多发于 40 岁以上的人，以 50 岁左右为多见，不外乎年老体弱、筋脉失养、慢性劳损、内分泌紊乱，复感风寒湿邪侵袭肩部，筋脉拘急而发病；或继发于肩部损伤，骨折、脱位后长期固定不动，组织挛缩粘连，功能活动受限，逐渐发展到整个肩关节的各方活动受限。疼痛剧烈，尤以夜间明显，甚至痛醒，影响睡眠，患者多取侧卧位。日久肌肉萎缩，腋窝的前后壁、胸大肌的筋膜、背阔肌筋膜均呈挛缩僵硬状态。

本病应与冈上肌肌腱炎、冈上肌肌腱破裂、肱二头肌肌腱炎、肩部滑囊炎（肩峰下或突下滑囊）等疾患相鉴别。而上述疾患，肩部疼痛并不广泛，往往有某局限性的疼痛和压痛，肩关节活动限制并不像肩关节周围炎那样严重。风湿性肩关节炎与天气变化有关，多发关节痛，且呈游走性。颈部疾患放射到肩部痛，如颈椎病、颈椎间盘突出症、颈椎半脱位等，多为神经根受刺激所引起的放射性神经痛，而肩部并无活动受限，疼痛常因颈部活动或被动性检查时疼痛加剧，重者可放射至前臂和手指，肩部和上肢往往有感觉受累，晚期可出现上肢肌肉萎缩。

本病的治疗要掌握肩关节周围炎的病因、病理、病程及发展规律，在临床中遇到每一具体的患者时，要分析是急性期还是慢性期。

急性期：首先于局部施用药物热敷（熏洗二号），然后用按摩理筋手法进行治疗。

慢性期：首选推拿松解法（见第 11 节），以解除粘连，帮助功能活动。

十、推拿松解法治疗肩关节周围炎

1. 术前准备　患者术前禁食水，排空大小便，仰卧于治疗床上，先以硫苯纳 0.5g，以注射用水 20mL 稀释后，缓慢注入肘窝静脉内，候其肌肉完全松弛时，用拿捏搋揉等手法在肩臂部按摩理顺，为施行具体手法操作做好准备。

2. 手法（治肩八法）　①拔伸，②内旋，③外展，主要松解冈下肌、肩胛下肌、大圆肌、小圆肌和三角肌之挛缩和粘连。④内收，⑤外旋，主要松解三角肌、冈上肌、胸大肌、背阔肌和大圆肌等肌肉之挛缩与粘连。⑥前屈，⑦后伸，⑧上举，主要松解三角肌、胸大肌、肱肌和肱二头肌等之挛缩与粘连。从而彻底达到完全松解之目的。手法松解后被动活动患肢，以肩关节各方活动不受限为度，然后将患肢置于前屈过顶位 2 小时，每日可用轻柔手法按摩患者，内服中药以促进血液循环，消肿止痛。并嘱患者逐步做肩关节功能锻炼，如上举爬墙、屈肘后伸、外展、内收等方法。

注意事项：术前要拍摄肩部 X 线片，以除外肩部其他疾病，如有严重骨质疏松、骨疾病、高血压、心脏病、妇女妊娠期等应慎用或禁用本法。手法要轻柔稳健，切忌粗暴，以防造成骨折或其他意外。

第五节　固定技术

固定是治疗骨折的重要方法之一，其目的是为了防止骨折手法整复后的再移位，有利于骨折的愈合，防止关节再脱位，并可促进肌肉、韧带、关节囊等软组织的修复。正如《医宗金鉴》所说："跌打损伤，虽用手法调治，恐未尽得其宜，以致有治如未治之苦，则未可云医理之周详。爰因身体上下、正侧之象，制器以正之，用辅手法之所不逮，以冀分者复合，欹者复正之，高者就其平，陷者升其位，则危症可转于安。"这说明伤折之病经手法复位等治疗后，应辅以器械固定。

一、夹板固定

骨折复位后采用不同材料（如柳木、纸板、杉树皮等），根据肢体塑形，制成适用于各部位的夹板，并通过缚带及纸压垫来保持复位后位置，这种固定方法称夹板固定。夹板的选材须具备可塑性、韧性、弹性、易透性的特点。

（一）夹板固定的适应证

1. 四肢闭合性骨折，包括关节内和近关节骨折经手法整复成功者。股骨骨折，因大腿部肌肉收缩力强，常须配合皮肤牵引或骨牵引。

2. 四肢开放性骨折，创面小或经处理创口已闭合者。

（二）禁忌证

1. 较严重的开放性骨折及伤口感染严重者。

2. 难以整复的关节内骨折。

3. 躯干骨骨折。

4. 固定不易牢靠部位的骨折。

（三）夹板固定器材的制备及应用

1. 夹板　要求采用具有弹性、韧性和可塑性的材料制成。常用材料有树皮（如杉树皮、杜仲皮、桉树皮等）、木板（如柳木、杉木、椴木、杨木等）、竹（如毛竹）、胶合板（如三合板）、纸板（如工业硬纸板、马粪纸等），以及某些金属（如铝片、铁丝等）。近年来，已有人试用聚氯乙烯树脂为主体制成塑料夹板。

夹板的大小、厚薄要适宜，夹板的长度视骨折的部位不同而异。不超关节固定适用于骨干骨折，夹板长度以等于或接近骨折段肢体的长度，并且不妨碍上下关节活度为度；超关节固定适用于关节内或关节附近的骨折，其夹板通常超关节外 2～3cm，以能被缚带为度。夹板固定一般用 4 块，也有的部位用 5 块、3 块或 2 块。夹板之间要有一定的空隙，夹板不宜过厚或过薄，以有足够的支持力为原则。北方较常用的柳木夹板可根据肢体大小、伤病部位，统一规格、型号大批生产。南方较常用的为杉树皮，制作时选取较厚、无虫蛀、无纵裂、无节的原材料，削去其表层，按规格大小裁剪。板的两端要剪成弧形，并稍压软，以免压坏皮肤。如需弯曲的夹板，为防止断裂，可贴上胶布后再压弯。

夹板的衬垫外套：为不使夹板直接压迫皮肤，常在接触皮肤的一面贴上衬垫，并在外表套上或缠上一层外套。衬垫应质地柔软，有一定的吸水性，可散热，对皮肤无刺激。常用棉花、海绵、棉毡为原料，制成厚度 0.3～0.5cm，表面平整、厚薄均匀、大小以覆盖夹板的面及边缘为度的衬垫。外套以绷带或具有一定弹性的针织布料制作较好。

2. 固定垫 又称压力垫，一般全放在夹板与皮肤之间，以维持骨折端在整复后的良好位置，并起到轻度矫正残余移位的作用。固定垫必须质软，有一定的韧性和弹性，能维持一定形态，有一定的支持力，能吸水、可散热、对皮肤无刺激，可用毛头纸、棉花或棉毡等材料制作。固定垫的形状、厚薄、大小应根据骨折的部位、类型、移位情况，以及局部肌肉是否丰厚等情况而定。其形状则应与形体相适应，以保持局部皮肤压力的均衡，其大小、厚度及硬度宜适中。常用的固定垫有以下几种。

（1）平垫：为长方形或方形，厚薄均匀的压垫。用于肢体平坦的部位，如四肢长管状骨骨干骨折。

（2）塔形垫：为中间厚而形略小，两边渐薄而形渐大，外形像宝塔样的固定垫。用于关节附近的陷处。

（3）梯形垫：为一边较厚，一边较薄，呈梯形台阶式的固定垫。用于肢体斜坡处。

（4）高低垫：为一边厚、一边薄的固定垫。用于锁骨骨折或复位后固定不稳的桡尺骨骨折。

（5）抱骨垫：呈半月状的固定垫，用于尺骨鹰嘴骨折及髌骨骨折。

（6）葫芦垫：为厚薄一致，两头大、中间小，像葫芦状的固定垫，用于桡骨头脱位。

（7）大头垫：用棉花或棉毡包扎于夹板的一头，做成蘑菇状的固定垫，用于肱骨外科颈骨折。

（8）横垫：为长条形、厚薄均匀的固定垫，一般长 6～7cm，宽 1.5～2cm，厚约 0.3cm，用于桡骨下端骨折。

（9）合骨垫：为两头高、中间凹陷的固定垫，用于桡尺下关节分离。使用时为防止压迫尺骨小头，应将相应部位剪一寸孔。

（10）分骨垫：用一根铅丝为中心，外用棉花卷成圆柱样，直径 1～1.5cm、长 6～8cm 的分骨垫。用于尺桡骨骨折、跖骨骨折及掌骨骨折。

（11）空心垫：在平垫中剪一圆孔即为空心垫，用于内、外髁骨折，胫腓骨下段骨折。

3. 扎带　为捆扎于夹板外层的布带，又称缚带、横带，可用 1.5～2cm 宽的双层白布缝成，也有用绷带或小布带作为扎带的。近年来有人使用橡皮剪成条状后制成皮带式的扎带。捆缚夹板时一般用 3 条或 4 条，先捆缚中间的 1 条或 2 条，再捆远端 1 条，最后捆缚近端的 1 条。扎带之间距离要均等，捆缚时将扎带缠绕 2 周后，双手同时用力打活结，活结打在前侧或外侧板上，扎带的松紧度以能在夹板面上下移动 1cm 为宜。

（四）夹板固定的包扎方法

1. 续增包扎法　先在骨折的外部敷贴平整、均匀、厚薄适中的外用药物，再从伤肢远端开始向近端包扎绷带 1～2 层，然后放置固定垫，安放对骨折起主要作用的两块夹板，以绷带包扎两圈后，再放置其他夹板，再用绷带包扎覆盖。最后缚扎带 3～4 条。此法的优点是夹板不易移动，肢体受的压力均匀，固定较牢靠。

2. 扎带捆缚法　先在骨折的外部敷贴平整、均匀、厚薄适中的外用药物，再包扎 1～2 层绷带，然后放置压垫，并将几块夹板依次安放在伤肢的四周，用 3～4 条扎带捆缚固定。此法操作简单，使用的绷带较少，但夹板易移动，故应经常检查、调整。

（五）具体操作

1. 外敷药　骨折复位后，在骨折部敷上外敷药，涂药面积要大，必须涂敷均匀平整，不留空，免生水疱，用绷带松弛缚绕 4～5 层。

2. 放压垫　将备好的压垫准确放于肢体的相应部位，并用粘膏固定好。要求放置的部位和方向要正确，否则会削弱固定力，甚至造成再错位。根据骨折的类型、移位方向，按力学原理采用两点或三点的压法。

3. 安放夹板　首先放好后侧板，再放好前侧及两侧板，在这一过程中，需助手扶持固定骨折端，以免移位。

4. 捆扎布带　用 4 条或 3 条寸带捆扎夹板，先捆中间两道，近侧端一道最后捆扎，捆时两手平均用力，切忌一手用力捆紧，以免造成夹板在肢体上旋转，影响固定力。最后检查布带的松紧度，以布带能上下移动 1cm 为宜。X 线检查，凡骨折对位满意，固定物位置适当为好。

（六）夹板固定后的注意事项

1. 抬高患肢，以利肢体肿胀消退。

2. 严密观察肢端血运，特别是固定后 1～4 天更应注意肢端动脉搏动，以及温度、颜色、感觉、肿胀程度、手指或足趾主动活动等。若有血运障碍，须及时放松扎带，如仍未见好转，应拆开绷带，重新包扎。若出现肢体剧痛、麻木，应警惕肢体血运障碍，须及时作出诊断和必要的处理。

3. 若在夹板两端或骨突处出现疼痛点，应拆开夹板检查，以防发生压迫性溃疡。

4. 注意经常调整夹板的松紧度。若肢体肿胀严重，应适当放松扎带；肿胀逐渐消退，应逐渐紧缩扎带。保持扎带一定的松紧度。

5. 定期做 X 线透视或拍片，检查骨折对位情况。特别是固定后 2 周内，一般每周 2 次，2 周后如位置良好，也应定期复查，直至骨折触合。

6. 及时指导患者进行功能锻炼，发挥其主观能动性，以加速骨折愈合。

二、石膏固定

1. 适应证

（1）骨折及关节脱位复位后的固定。

（2）关节扭挫伤及肢体软组织创伤后固定。

（3）肢体神经、血管、肌腱断裂或损伤手术修复后固定。

（4）骨关节的急、慢性炎症。

（5）矫形术后的固定。

2. 禁忌证

（1）整体身体情况较差，不适宜固定者。

（2）心、肺、肾功能不全者。

（3）进行性腹水。

（4）年龄过大或年龄过小。

（5）孕妇忌做腹部石膏固定。

3. 常见部位石膏固定的位置

（1）肩关节：外展 45°～60°，内旋肘关节屈曲 90°，拇指尖对准患者鼻尖为准。

（2）肘关节：屈曲 90°，前臂中立位。

（3）腕关节：背伸 30°，略尺偏斜。

（4）拇指：对掌位，即食指尖与拇指尖作圆形对合，此时拇指的位置即它的功能位。

（5）髋关节：屈髋 25°，外展 5°～10°，外旋 5°～10°。

（6）膝关节：屈曲 5°～10°。

（7）踝关节：中立位。

4. 具体操作方法

（1）准备好足够数量的石膏卷、石膏带、水桶、各种衬垫及其他需用物品。

（2）根据肢体的长度与粗细选择石膏绷带的长度及宽度，石膏托宽度为肢体最大周径的一半。

（3）把石膏卷或石膏带平放至水底，待水疱出净后，用双手握其两端，向中心轻轻挤出过多的水分，随即放入第2个石膏卷或带，石膏卷或带不可泡水过久，过久则硬固，影响使用。

（4）石膏带浸湿后，应放在平滑的板上标直、抹平，才能使用。

（5）缠石膏卷时，要随缠随用手在石膏上涂抹，使各层石膏紧贴且光滑无皱褶。石膏卷应在肢体上滚动，不可用力缠绕。

5．石膏固定的注意事项

（1）皮肤应清洗干净，若有创口应更换敷料。纱布、粘膏条应纵行放置，禁用环行包扎。

（2）肢体或关节须固定在功能位或所需要的特殊位置上，打石膏过程中，应用支架悬吊或专人扶持肢体，始终保持此位置。

（3）扶持肢体时要尽量用手掌托，忌用手指抓提，防止变形。

（4）包扎石膏时不宜过紧或过松。

（5）四肢石膏固定应将指、趾远端露出，以便观察血运、知觉和活动能力。

（6）石膏固定完毕后，可用有色铅笔写明上石膏和拆石膏日期，以及其他注意事项。

6．石膏固定后的处理

（1）抬高患肢，以利消肿。

（2）注意患肢血运，观察指、趾端皮肤的颜色、温度，感觉及运动能力，如发现发绀、苍白、温度降低或知觉减退，以及指、趾不能主动运动，应考虑有血运障碍或神经受压，必须立即拆除石膏，寻找原因，并给予必要处理。

（3）石膏未干时，不可用被物覆盖。温度低、湿度大，石膏自干有困难时，可用灯泡加温烘烤，注意防止烧伤。

（4）如患者诉某一固定区剧痛不止，应注意有无皮肤压疮发生，必要时开窗或拆开检查。

（5）注意保持石膏的整洁，勿使尿、粪或饮食物沾污石膏，翻身或改变体位时注意保护石膏型，避免折裂。

7．石膏包扎的并发症

（1）局部血循环障碍。

（2）远端肢体的肿胀。

（3）压迫性溃疡。

（4）肢体畸形。

（5）神经麻痹，肌肉萎缩和关节僵直。

（6）胃肠道症状。

（7）坠积性肺炎，褥疮。

（8）肾结石。

8. 常用石膏型

（1）肩人字石膏

适应证：肩或肱骨干损伤或疾病。

石膏范围：上端包括肩部，下端包括髂嵴。

衬垫：用棉毛衫或棉花缠绕身躯，锁骨、两髂嵴、髂前上棘用棉花衬垫。

（2）长臂石膏（包括管型或石膏托）

适应证：肘部和前臂的骨折或疾病。

石膏范围：上起自腋下，下端达掌指关节近侧。

衬垫：棉纸或棉花绕患肢。

（3）前臂石膏（包括管型或石膏托）

适应证：前臂骨折。

石膏范围：上端自肘窝以下，下端到掌心。

衬垫：棉纸或棉花绕患肢。

（4）髋人字石膏

适应证：髋关节和股骨的损伤或疾病。

石膏范围：自乳腺向下，包括躯干和患侧整个下肢。

衬垫：两髂嵴、尾骶部和棘突处各放棉垫，胸部和踝部用棉花包缠。

修边与开窗：臀部石膏不可修切太多，只须露出臀部内下侧 1/4 左右即可；健侧腹股沟应暴露出，使健侧髋关节能屈曲 90°；腹部开窗，以利呼吸与进食。

（5）长腿石膏（包括管型或石膏托）

适应证：膝关节和胫腓骨干的损伤和疾病。

石膏范围：上端起自腹股沟下，下端跖侧起自趾尖，背侧达跖趾关节。

衬垫：大架上端到趾用棉花或棉纸绕 1 周或穿袜套。后者应在膝踝骨突处加棉卷。

（6）小腿石膏（包括管型或石膏托）

适应证：踝和足部损伤或疾病。

石膏范围：上端前面到胫骨结节，后面到腓骨小头下方；下端同长腿石膏。

衬垫：同上。

（7）石膏背心

适应证：第 9 胸椎到第 2 腰椎范围内的骨折或疾病。

石膏范围：前上端到胸骨上缘，前下端到耻骨联合，后上端到肩胛骨下角，后下端到骶尾部，侧旁上端距腋窝一掌宽，侧旁下端到股骨大粗隆。第 9 胸椎以上病变，需包括肩和颈，颈椎病变应固定头部，第 2 腰椎以下病变固定一侧大腿。

衬垫：躯干用棉毛衫及棉花衬垫，自棘突、胸骨上、两髂嵴和耻骨联合处各用棉垫。

修边和开窗：两腋下修齐，两侧腹股沟处修平，使髋关节可以屈曲 90°。腹部开窗约 15cm×20cm 的洞，上缘到肋缘下，下缘到脐部附近。

（8）石膏托

适应证：脊椎结核，脊椎融合术后及脊椎骨折者。

石膏范围：上至头部枕骨粗隆下方，下至臀横纹，必要时达大腿。

衬垫：颈、胸、腰脊部及双下肢后方放上棉毛衬和棉毡子。

修剪和开窗：硬固后修剪边缘，肛门周围剪一约 15cm×15cm 的窗洞，以利排便。

9. 石膏管型的剪开、开窗、加固与修补

（1）剪开：如肢体远端肿胀严重，甚至疑有血运障碍者，将石膏剪开减压。剪开时应包括石膏管型的全长，并应将石膏内的衬垫及敷料完全打开直至皮肤，使能彻底减压。

（2）开窗：疑有局部压疮或由于换药的需要，有时在石膏上开窗。切下之石膏块应保持完整，换药后再覆盖上去用绷带包扎，以免开窗处软组织肿胀外凸。

（3）加固与修补：石膏折断需要加固与修补时，可于折断区用小刀刮出粗糙面，以水浸湿，然后用石膏带或石膏卷加以固定。如发现骨折成角畸形，可在成角畸形处截断石膏，以石膏矫正之。

三、牵引

牵引既可用于复位，又是固定的一种方法。它可整复骨折、脱位，维持复位后的位置，防止与矫正关节畸形，解除肌肉痉挛与疼痛，可作为术前、术后的辅助治疗。常分为皮肤牵引、骨牵引及布兜牵引。

（一）皮肤牵引

1. 适应证

（1）12 岁以下股骨干骨折。

（2）儿童的肱骨髁上骨折，手法复位失败或不宜手法复位者。

（3）防止关节挛缩，减轻疼痛。

2. 具体操作方法　先将患肢清理干净，剃毛擦干，涂复方安息香酸酊。取8cm见方和中央带孔的扩张板放在6~8cm宽、有适当长度的粘胶条中间，在扩张板孔处将粘胶条钻孔，穿绕打结，将粘胶条两端沿中线撕开10~30cm，用棉絮垫好骨突部，然后拉紧粘胶条，平稳地粘贴在伤肢内、外侧皮肤上，外用绷带包扎固定，把患肢置于牵引架上后，装上滑轮和牵引装置，抬高床脚，借患者体重进行对抗牵引。一般皮肤牵引5~6kg。牵引时间最多4~6周。皮肤有创伤、静脉曲张、慢性溃疡、皮炎，或对粘胶条过敏者，不宜用此方法。

（二）骨牵引

常用骨牵引适用于股骨下端牵引、胫骨粗隆牵引、跟骨牵引、颅骨牵引、尺骨鹰嘴牵引及尺桡骨下端牵引。

1. 股骨下端牵引

（1）适应证

①适用于需要牵引力量较大的股骨干骨折、股骨转子间骨折、髋关节中心型脱位，以及骨盆骨折合并骶髂关节脱位的患者。

②用于陈旧性髋关节脱位或先天性髋关节脱位术前准备。

③用于软组织挛缩引起的髋关节畸形，皮肤牵引无效者。

（2）术前准备：准备钢针，牵引弓、牵引绳，滑车、牵引架及手术刀。

（3）麻醉与体位：采用局部浸润麻醉。体位取仰卧位，患肢伸直或略屈曲。

（4）手术步骤

①穿针部位：术者用手扪及股骨下端内侧的内收肌结节，在其上方2cm处。

②穿针方法：常规消毒铺巾，助手将患侧大腿皮肤拉紧，在穿针部位及相对侧作一长0.5~1cm的纵切口，经小切口使克氏针与大腿呈垂直方向刺入软组织直达骨皮质，助手按住患肢。用骨锤将钢针慢慢打入骨质并通过对侧骨皮质，当钢针到达对侧皮下时，将该处皮肤也做一小切口，穿出钢针，继续锤打骨折端，钢针穿入、穿出皮肤处用无菌纱布或酒精纱布包扎。

③牵引：上好牵引弓及牵引绳，将腿垫高15~20cm，滑过滑轮，牵引重量达体重的1/10~1/6，一般为6~10kg。

（5）术中、术后注意事项

①钢针应由内侧穿入外侧，避免刺伤大腿内收肌、股动脉、股静脉及分支或隐神经。

②穿针的方向应与大腿纵轴方向成直角，防止进针部位偏前或偏后，刺伤髌上滑液囊、腘神经及血管。

③术后经常注意牵引绳方向是否歪斜，牵引绳是否坚固，以及牵引弓的螺丝钮是否松动。

④要保持钢针的针眼处清洁，以防感染，发生滑膜炎。

⑤注意调整好牵引重量，防止过牵或牵引力不够，影响复位效果。

⑥在牵引过程中要早日练习股四头肌的收缩和膝、踝关节活动，以防发生肌萎缩及关节僵硬。

⑦拔出钢针时，应将钢针两端及皮肤用碘酒、酒精消毒，局部针眼经包扎后，数日可愈。

2. 胫骨粗隆牵引术

（1）适应证：适用于股骨转子间骨折、股骨干骨折和髋关节中心型脱位的治疗，以及陈旧性髋关节后脱位或先天性髋关节脱位的治疗。

（2）术前准备：同股骨下端牵引术。

（3）麻醉与体位：采用局麻，仰卧位，患肢略屈曲，膝关节后部垫以扁枕。

（4）手术步骤

①穿针部位：由胫骨粗隆到腓骨头连线的中点。

②穿针方法：由外侧向内侧。具体操作详见股骨下端牵引。

③牵引：详见股骨下端牵引术

（5）注意事项：穿针应由外侧向内侧，防止损伤腓总神经。其他事项见股骨下端牵引术。

3. 跟骨牵引

（1）适应证：适用于胫骨上端平台骨折，不能用手法复位的不稳定性胫腓骨干骨折，以及小腿开放性骨折污染严重或已发生感染者。

（2）术前准备和麻醉、体位：与股骨下端牵引术同。

（3）手术步骤：踝关节保持中正位置，在局麻下，在内踝尖端至足跟后下缘连线中点或自外踝尖向下 2~2.5cm 再向后 2~2.5cm 处穿针。

（4）注意事项：注意进针方向由内向外，进针时外踝高、内踝低，这样既可防止伤及踝内侧肌腱、神经、血管，又可恢复胫的生理弧度。

4. 颅骨牵引

（1）适应证：适用于颈椎骨折脱位，尤其是移位较大的骨折。

（2）手术步骤：仰卧、剃头，在头皮上画两条线：一条是头前后方向的正中线，另一条是由两侧孔突尖作一垂直通过颅顶的连线，直、横两线交叉处即为中点。皮肤灭菌后将颅骨牵引钳放在横线上，将牵引轴对准两线交叉点。以横线为定点测定两钳尖的距离，务使两尖与中点距离相等，并标记。

在局麻下于标记处各作一小横切口直达颅，以专为颅骨牵引用的特别颅骨钻头，经切口在颅骨外板上各钻一孔。此颅骨钻头之直径正适合于钳钩尖的大小。钻头稍上部有一保护环，使钻头只能穿过颅骨外板。将钳钩安嵌入颅骨钻孔内。旋转螺丝以固定颅钩，然后用纱布覆盖伤口，进行牵引。

（3）颅骨牵引并发症

① 钳钩滑脱。

② 切口感染。

③ 颅骨钻穿透外板造成硬膜外血肿。

5. 尺骨鹰嘴牵引

（1）适应证：用于肱骨干或髁部骨折。

（2）手术步骤

① 肘关节屈曲 90°，常规消毒皮肤，局麻。

② 在尺骨鹰嘴突下 1cm 处，由内向外击入钢针，或以布口钳代替。

6. 尺桡骨下端牵引

（1）适应证：用于治疗桡、尺骨干粉碎性骨折，斜形、螺旋形骨折。

（2）手术步骤

① 常规消毒皮肤，在尺、桡骨下端以上 3~5cm 的两侧和骨间作局麻。

② 由桡骨茎突尖近端 3~5cm 处，向尺侧横行击入钢针 1 枚。

③ 术中注意勿伤及桡、尺侧血管、神经。

【骨牵引的注意事项】

1. 保持牵引部位干燥、清洁，预防针眼感染。

2. 经常检查牵引效果，滑动部是否受限。

3. 经常测量患肢长度并与健侧对比，防止过牵。

4. 必要时床边拍片或透视，了解骨折对位情况，以便调整。

5. 检查牵引力线是否正确。

6. 鼓励、指导患者练功。

第三章 临证用药

第一节 内服药物

1. 骨质增生止痛丸

[处方] 熟地黄、淫羊藿、鹿衔草、骨碎补、肉苁蓉、鸡血藤、莱菔子。

[功能] 补益肝肾，强筋健骨，活血止痛。

[主治] 肥大性脊柱病、颈椎病、足跟痛、增生性骨关节病、大骨节病等。

[用法] 每次服 2 丸，每日 3 次。

[禁忌] 孕妇忌服。

[方解] 方中以熟地黄为君，取其补肾中之阴（填充物质基础），臣药淫羊藿兴肾中之阳（生化功能动力），以及肉苁蓉的入肾充髓，骨碎补、鹿衔草的补骨镇痛；再加入佐药鸡血藤，配合骨碎补等诸药，在补益肝肾、益精填髓的基础上，进一步通畅经络，行气活血，不仅能增强健骨舒筋的作用，而且可收到"通则不痛"的功效；使以莱菔子之健胃消食理气，以防补而滋腻之弊。

2. 壮骨伸筋胶囊

[处方] 熟地黄、淫羊藿、鹿衔草、骨碎补、肉苁蓉、鸡血藤、人参、延胡索、茯苓、葛根、威灵仙、狗骨、豨莶草、姜黄、桂枝、山楂、洋金花。

[功能] 补益肝肾，强筋健骨，活血化瘀，通络止痛。

[主治] 颈椎病、腰椎间盘突出、腰椎管狭窄症、骨质疏松，以及增生性（退行性）骨关节病等。

[用法] 每次 6 粒，每日 3 次，口服。

[禁忌] 孕妇及青光眼者忌服。

[方解] 本方选用熟地黄以滋肾阴，淫羊藿以兴肾阳，为方中之君药。合臣药肉苁蓉之入肾充髓，骨碎补、鹿衔草、延胡索的补骨镇痛，再加入鸡血藤，配合骨碎补等诸药，在补肾益精、滋肝舒筋的基础上，进一步通畅经络，行气活血。如此，君臣药力集中，不仅可补肾生髓，髓充则骨健，而且可养血滋肝，肝疏则筋

展，于是改善由肝肾虚损所导致的筋骨退行性变而致的颈臂痛及腰腿痛等证。佐以威灵仙、豨莶草、狗骨、葛根、姜黄、桂枝等舒筋络、止痹痛之品，通十二经以利关节也。使以人参、白茯苓之补气健脾，安神益智，目的有二：一可扶正，二可和调气血，因"气运乎血，血本随气以周流"（《杂病源流犀烛·跌仆闪挫源流》），虽所谓"痛无补法"，但与行散药相结合，可提高患者的抗病能力，促进医病的功效。方中洋金花少量，与诸药偕行，其解痉、止痛之力尤著。更用生山楂之健胃消食理气，以防补而滋腻之弊，这是本方的特点所在。故本方药对颈肩臂痛、腰膝酸软疼痛不仅有良效，而且无不良反应，是一安全可靠、符合中医药理论的中药新药配方。

3. 健骨保胶囊

[处方] 淫羊藿、熟地黄、鹿角霜、骨碎补、肉苁蓉、龟甲、黄芪、牡蛎、鹿衔草、鸡血藤、当归、杜仲、三七、陈皮、怀山药、鹿角胶、莱菔子。

[功能] 补肾健骨，益血舒筋，通络止痛。

[主治] 骨质疏松、骨质增生、骨无菌性坏死等。

[用法] 每次服6～8粒，每日3次。

[禁忌] 孕妇慎服。

[方解] 方中淫阳藿入肝肾经，补命门、兴肾阳、益精气，以"坚筋骨"也，主腰膝酸软无力，肢麻、痹痛，为君药；合臣药肉苁蓉、鹿角霜、鹿角胶之入肾充髓、补精，养血益阳，与君药相配伍，其强筋健骨之力益著；佐熟地黄、龟甲之滋阴益肾健骨，骨碎补、鹿衔草以入肾补骨镇痛，归芪之补血，牡蛎、杜仲益气敛精，盖有形之血赖无形之气而生，故久病或年老体衰，气血不足，精少、力疲，骨痿筋弱者，由此将会获得很大裨益；加入鸡血藤、三七之活血补血，通经活络住痛，以收"通则不痛"之功。怀山药、陈皮、莱菔子理气健脾和胃，且可拮抗本方滋补药腻膈之弊，皆为佐使药。以上诸药相伍，有补命门、壮肾阳、滋阴血、填精髓、通经络、坚筋骨之功效。

4. 颈痛胶丸

[处方] 天麻、钩藤、葛根、血竭、儿茶、当归、乳香、没药、自然铜、川芎、白芷、半夏、茯苓、桂枝、姜黄、砂仁、陈皮。

[功能] 活血化瘀，平肝息风，清眩镇痛。

[主治] 颈僵痛、肩臂痛、手足麻木，以及头痛、眩晕、恶心呕吐、耳鸣等症。

[用法] 每次服6～8粒，每日3次。

[禁忌] 孕妇及妇女月经期忌服。

[方解] 方中以血竭活血化瘀、散滞血诸痛，为君药；配乳香、没药、自然铜之通十二经，散结气、通滞血、伸筋镇痛，为臣药；天麻、钩藤、葛根、姜黄、桂枝、白芷平肝息风、解痉、清眩晕、止头痛、除项强、止耳鸣。当归、川芎与君臣诸药同用，不仅能补血活血，而且可行气开郁、止肢体麻痛，皆为佐药；使以陈、夏、苓、砂并儿茶之化痰生津，理脾和胃，固护中州。诸药君臣佐使相伍，共奏活血化瘀、解痉镇痛、清眩晕、止头痛、镇呃逆、除项强、解肢痛之功效。

5. 舒筋片

[处方] 马钱子、川乌、穿山龙、麻黄、桂枝、独活、千年健、地枫、当归、郁金、豨莶草、络石藤、苍术、威灵仙、延胡索、蜈蚣。

[功能] 舒筋活络，驱风散结，解痉止痛。

[主治] 治筋络（软组织）伤痛，风寒湿邪侵注，关节挛痛，以及神经痛等证。

[用法] 每次服6~8片，每日2~3次。

[禁忌] 儿童须遵医嘱，孕妇忌服。

[方解] 马钱子又名番木鳖，入肝、脾经，以其有"开通经络，透达关节之力"且能消肿散结，化瘀定痛，为方中之君药，合臣药川乌、穿山龙、麻黄、桂枝、独活、延胡索、蜈蚣以宣痹解痉住痛；配千年健、地枫、豨莶草、络石藤、威灵仙、苍术之祛风湿、通经络、除肢痛，为佐药；当归虽为之使，但以其有补血、活血、养血之力，与上述诸药相伍，其功甚著。故本方具有通经利节、驱风除湿、温经化瘀、宣痹止痛之功效。

6. 活血丸

[处方] 血竭、红花、土鳖虫、三七、骨碎补、续断、苏木、五灵脂、蒲黄、地龙、赤芍、大黄、当归、木香、乳香、没药、马钱子、琥珀、朱砂、冰片、麝香。

[功能] 活血化瘀，消肿止痛。

[主治] 治跌打损伤，初、中期瘀血肿胀，筋骨疼痛等证。

[用法] 每次6~8片，每日3次。

[禁忌] 儿童须遵医嘱，孕妇忌服。

[方解] 方中血竭入心、肝经，专入血分，"散血滞诸痛"（《本草纲目》）；红花亦入心、肝经，善"活血润燥，止痛散肿，通经"（《本草纲目》），共为君药。合土鳖虫、三七、苏木、五灵脂、蒲黄、赤芍以及乳香、没药等主血药，而且兼入气分，其辅君药活血化瘀、通经止痛之力益著，为臣药；骨碎补、续断、当归、地龙补肝肾，益气血，利关节，是为佐药；木香理气和中，大黄气味重浊，直降下行，走而不守，血瘀能化，血滞能散，血痛可止，合马钱子之开通经络，透达关节，琥珀、朱砂以安神益智，冰片、麝香之通关开窍，活血散结，皆为使药。

于是君臣佐使相互配伍，共奏活血化瘀、消肿止痛、舒筋展痹之功效。

7. 接骨丹

[处方] 血竭、黄瓜子、三七、红花、土鳖虫、自然铜、方海（螃蟹）、龙骨、骨碎补、续断、补骨脂、陈皮、硼砂、白及、儿茶、乳香、没药、琥珀、朱砂、冰片、麝香。

[功能] 破瘀生新，接骨续筋。

[主治] 骨折筋伤。

[用法] 每次服 5~7.5g，每日 3 次。

[禁忌] 少儿须遵医嘱，孕妇忌服。

[方解] 方中血竭入心、肝经，专入血分，"散血滞诸痛"，黄瓜子主骨折筋伤，共为君药；合三七、红花、土鳖虫、自然铜、方海以活血化瘀，疗筋伤骨折，为臣药；骨碎补、续断、补骨脂、龙骨入肝、肾经，以补骨续筋，与君臣药相伍，其接骨续筋之力益著，是为佐药；硼砂、儿茶、白及化瘀生津，止内出血有良效，益以乳香、没药之通十二经、分行气血而止痛，琥珀、朱砂以安神，冰片、麝香之通关开窍，皆为使药。于是君臣佐使诸药相伍，共奏接骨续筋之效。

8. 风湿骨痛胶丸

[处方] 榛蘑、马钱子、狗骨、乌梢蛇、蜈蚣、麻黄、桂枝、地枫、千年健、乳香、没药、羌活、独活、防风、牛膝、木瓜、杜仲、草薢、甘草。

[功能] 通经络，驱风湿，散寒痹，止疼痛。

[主治] 风湿、类风湿关节炎，神经痛等症。

[用法] 每次服 1 丸，每日 2~3 次。

[禁忌] 儿童须遵医嘱，孕妇忌服。

[方解] 方中榛蘑、马钱子为君药，取其"开通经络，透达关节"，驱风化痰，强健筋骨之功；合狗骨、乌蛇、蜈蚣及麻黄、桂枝、羌活、独活、地枫、千年健、防风、草薢祛风湿、逐寒邪、温经络、强筋骨、止痹痛，为臣药；用乳香、没药以通十二经，解痉镇痛，杜仲、牛膝、木瓜、桂枝等引经药偕诸药直达病所也，是为佐药；使甘草以调和诸药，共奏奇功。

9. 伤湿止痛丸

[处方] 薏苡仁、苍术、防己、土茯苓、鸡血藤、红花、桃仁、豨莶草、泽泻、山慈菇、黄柏、生石膏、茜草。

[功能] 清热利湿，通经散结，化瘀止痛。

[主治] 静脉炎、滑膜炎、类风湿关节炎初期、风湿热，以及结节性红斑等症。

[用法] 每次服 5~7.5g，每日 3 次。

[禁忌] 儿童须遵医嘱，孕妇忌服。

[方解] 方中以薏苡仁之渗湿、健脾、除痹，"解筋急拘挛，不可伸屈"，为君药；苍术、防己、土茯苓、泽泻为臣药，化湿、通络、除痹之力益著；鸡血藤、桃仁、茜草、豨莶草养血、补血、活血化瘀、通经络，祛风湿，进一步化解经络阻遏之虞，为佐药；山慈菇能行肢体脉络，消坚散结，合石膏、黄柏以凉血化斑，此其妙用之处，为使药。上述诸药相互配伍，共奏活血化瘀、渗湿通络、散结止痛之效。

10. 壮骨伸筋丹

[处方] 熟地黄、狗脊、杜仲、骨碎补、鹿衔草、地龙、桑寄生、独活、羌活、乳香、没药、无名异、麻黄、桂枝、红花、土鳖虫、马钱子、自然铜、牛膝、香附。

[功能] 补肾壮腰，活血通经，舒筋健骨。

[主治] 腰椎间盘突出症、腰扭伤等。

[用法] 每次 1 丸，日 3 次，白开水送下。

[禁忌] 孕妇忌服。

11. 通督活络丸

[处方] 鹿角霜、鹿衔草、狗脊、杜仲、当归、黄芪、牛膝、丹参、地龙、五加皮、骨碎补、三七、乌药、天麻、乌蛇、泽泻、延胡索、没药、红花。

[功能] 通督活络，壮腰健肾。

[主治] 腰椎管狭窄症、慢性腰部劳损等症。

[用法] 每次 1 丸，日 3 次，白开水送下。

12. 土龙散

[处方] 地龙、白花蛇、土鳖虫、僵蚕、豨莶草、鸡血藤、蜈蚣、洋金花。

[功能] 祛风散寒，温经止痛。

[主治] 类风湿关节炎、风湿症、神经痛等症。

[用法] 每次服 2.5g，日服 2~3 次。

13. 骨结核散

[处方] 蜈蚣、土鳖虫、全蝎、守宫、百部、川贝母、甲珠、乳香、没药、骨碎补、露蜂房、三七。

[功能] 解毒消肿，抗痨。

[主治] 骨关节结核，可长期服用至病愈。

[用法] 成人服 5g，日服 2 次，或用黄芪 50g 煎汤冲服。

14. 骨痨丸

[处方] 熟地黄、土鳖虫、鳖甲、山慈菇、当归、陈皮、白芥子、肉桂、麻黄、炮姜、附子、守宫、甘草、鹿角胶。

[功能] 温阳散寒，化瘀软坚。

[主治] 骨关节结核初中期。

[用法] 每次服 1~2 丸，日服 2~3 次。

15．骨结核丸

[处方] 百部、熟地黄、当归、鹿角胶、人参、白术、甘草、肉桂、龙骨、丹参、麦芽、守宫、陈皮。

[功能] 益肾抗痨，化瘀散结。

[主治] 骨关节结核。

[用法] 每次服 1~2 丸，日服 2~3 次。

第二节　外用药物

1．消肿膏

[处方] 五灵脂、炮山甲（代）、红花、山栀子、乳香、没药、大黄、桃仁、合欢皮。

[功能] 活血化瘀，消肿止痛，舒筋散结。

[主治] 跌打损伤、红肿热痛等症。

[用法] 调成 50% 软膏，涂布贴患处，24 小时更换。

[方解] 方中五灵脂行血散瘀止痛为君药，伍臣药炮山甲、桃仁、红花以增强活血化瘀、消肿止痛之力；佐乳香、没药以通经镇痛；使大黄、山栀子、合欢皮，清热凉血解毒化瘀。上述诸药相伍，共奏活血化瘀、消肿止痛、舒筋散结之功效。

2．化瘀止痛膏

[处方] 香油、黄丹、血竭、五灵脂、乳香、没药、紫荆皮、独活、赤芍、天南星、白芷、石菖蒲、川乌、草乌、香附、红花、土木鳖、合欢皮、大黄。

[功能] 活血化瘀，消肿止痛。

[主治] 跌打损伤、骨折筋伤等症。

[用法] 先将紫荆皮等 13 味草药浸入香油内泡 3 日，慢火熬起青烟，将渣滤清，再将油熬开，徐徐放入黄丹等细药，熬至滴水成珠，离火放冷出火毒后可用。临用时摊白布上贴患处。

3．千锤膏

[处方] 松香、杏仁、土鳖虫、黄丹、血竭、乳香、没药、铜绿、冰片、轻粉、蓖麻仁。

[功能] 活血化瘀，消肿止痛，解毒散结，生肌收口。

[主治] 疔疮、瘰疬、无名肿毒等症。

[用法] 先将土木鳖、杏仁捣碎，再同蓖麻仁同捣如泥，边捣边加入松香细粉，逐渐加黄丹、血竭等细粉，捣千锤如膏。将膏制成小块，涂上滑石粉。用时捏一小块，摊白布上贴患处。

4. 红油膏

[处方] 香油、白蜡、当归、生地黄、忍冬藤、甘草、白芷、紫草、乳香、没药、儿茶、大黄、血竭、轻粉、冰片。

[功能] 活血化瘀，祛腐生肌，解毒止痛。

[主治] 汤烫火伤，皮肉烂痛，以及诸般溃疡、久不收口等症。

[用法] 先用500g油将紫草单味浸泡1日。另500g油将当归、生地黄、忍冬藤、甘草、白芷、大黄等浸泡1日后，先用油熬紫草1味，至油呈紫红色、草枯，再过滤干净，后将另500g油与浸泡的草药一起熬至药枯为止，然后加药粉，搅匀，入白蜡再搅。稍凉加入冰片细粉搅匀，待凉成膏可用。

5. 熏洗一号

[处方] 透骨草、威灵仙、急性子、川椒、海桐皮、红花、伸筋草、骨碎补、羌活、独活、防风、生川乌、生草乌、木鳖子、荆芥、艾叶、白芷、细辛、洋金花、大青盐。制成粗末装袋。

[功能] 驱风散寒，舒筋壮骨，宜痹止痛。

[主治] 陈伤瘀肿难消，风寒湿痹，关节挛痛等症。

[用法] 将药袋放水盆内浸泡1小时后加热，熬开后用于患处，先熏后洗，再用药袋熨烙患处。每次持续1小时以上，每日2～3次。每袋可用2日。

[禁忌] 熏洗时避风冷。有破皮伤者勿用，此药不宜口服。

[方解] 方中透骨草为祛风湿、止痹痛之要药，威灵仙活血通经，疗骨关节疼痛、麻木不仁、风湿骨痛，为君药；合急性子、木鳖子以通经软坚，川椒、细辛、二乌、二活、防风、荆芥、艾叶温经散寒，通血脉、除痹痛、行肢节，为臣药；海桐皮、伸筋草、白芷、洋金花驱风邪、通经络、止疼痛，为佐药；使以大青盐入血分，且能软坚祛瘀，并有渗透肌肤之功，骨碎补、红花善活血化瘀，与诸药相伍，通畅经络，使寒湿之邪得除，瘀遏之经络得解，拘挛之筋脉得舒，何患而不除也。

6. 熏洗二号

[处方] 透骨草、威灵仙、急性子、乌梅、山楂、伸筋草、防风、三棱、骨碎补、红花、莪术、白芷、白芥子、皂角、麻黄、马钱子。

[功能] 化瘀散结，舒筋展痹。

[主治] 骨刺作痛，关节挛痛，组织硬化，腱鞘炎等症。

[用法] 将药袋放水盆内浸泡1小时，然后加热熬开，于患处先熏后洗，再用药袋熨烫患处，每次持续1小时以上，每日2～3次。每袋可用2日。

[禁忌] 熏洗时避风冷，皮肉破损者勿用，此药不宜口服。

[方解] 方中透骨草为祛风湿、止痹痛之要药，威灵仙活血通经，疗骨关节疼痛、麻木不仁、风湿骨痛，为君药；合急性子、生山楂、乌梅、三棱、莪术之活血化瘀、软坚散结，为臣药；伸筋草、麻黄、防风、白芷祛风湿、通经络、止疼痛，为佐药；骨碎补、红花活血通经，皂角、白芥子祛痰消癥、利气散结，益以马钱子之开通经络、透达肢节，为使药。上述诸药相互配伍，共奏活血化瘀、消癥散结、舒筋展痹之功效。

第三节　方药心得

一、常用药物

中药是治病的重要武器，历代医家经过长期的医疗实践，积累了丰富的用药经验，值得我们继承发扬。现结合临床经验，介绍25味对治疗骨伤骨病有较好疗效的常用中药，大体分为5类。

解表类：麻黄、桂枝、羌活、葛根。

祛风湿类：独活、桑枝、五加皮、威灵仙、豨莶草、伸筋草、桑寄生。

活血祛瘀类：鸡血藤、牛膝、土鳖虫、泽兰、自然铜。

平肝息风类：天麻、牡蛎、蜈蚣。

补益类：熟地黄、狗脊、续断、杜仲、骨碎补、山茱萸。

下面分别介绍这些药物的性味归经、功效、临床配伍应用及现代药理研究，重点介绍其在治疗骨伤骨病方面的应用价值。

（一）解表类

1. 麻黄

[处方用名] 麻黄、净麻黄、炙麻黄、麻黄绒。

[性味归经] 辛、微苦，温，归肺、膀胱经。

[药物功效] 发汗解表，止咳平喘，利水消肿。

[临床应用] 本品善散肺与膀胱经风寒。脊柱疾病用麻黄，取其轻扬之性，

能使肌肉间郁积之邪透达皮外。常作为佐使药用于治疗脊柱退行性变、颈腰部急性扭挫伤瘀肿疼痛等的方剂之中。常用量为 5 ~ 10g。

（1）用于腰椎管狭窄症，配鸡血藤、骨碎补、杜仲、鹿角霜、地龙、狗脊、赤芍、苏木、独活、乳香、没药、天麻等，即通督壮腰汤（刘氏经验方）。

（2）用于肥大性脊柱炎，配熟地黄、淫羊藿、肉苁蓉、杜仲、骨碎补、鹿衔草、鸡血藤等。

（3）用于瘀血阻滞之腰腿痛，配儿茶、血竭、没药、乳香、穿山甲（代）、土鳖虫、红花、地龙。

（4）用于膝关节滑膜炎，配黄柏、苍术、薏苡仁、赤芍、鸡血藤、威灵仙、虎杖、牛膝。

（5）用于腰部损伤中后期，配杜仲、狗脊、肉桂、熟地黄、白芍、菟丝子、牛膝、泽兰、续断、丝瓜络等。

（6）用于类风湿关节炎，遇寒加剧者，配五加皮、炙川乌、桂枝、防风、青风藤、鸡血藤、细辛等。

[现代研究] 麻黄碱不能诱发出汗，但当人处于高温的环境时能增加其发汗量，其作用可能是中枢性的；麻黄碱有松弛支气管平滑肌，解除支气管痉挛而平喘的作用；D- 伪麻黄碱有明显的利尿作用；麻黄水提取物及乙醇提取物能抑制过敏介质的释放，但无抗组胺的作用；麻黄碱对骨骼肌有抗疲劳作用，且可用于重症肌无力的治疗；麻黄碱能兴奋大脑皮质和皮质下中枢，引起精神兴奋、失眠等症状；麻黄挥发油乳剂有解热作用，对流感病毒亦有明显的抑制作用。

2. 桂枝

[处方用名] 桂枝、嫩桂枝、桂枝尖。

[性味归经] 辛、甘，温，归心、肺、膀胱经。

[药物功效] 发汗解肌，温经通脉，助阳化气，平降冲逆。

[临床应用] 本品主入心、肺、膀胱经，兼走脾、肝、肾经。桂枝辛散，温通经脉，活血散寒，横通肢节，上可用治胸阳不振，心脉痹阻，胸痹绞痛；中可用治脾胃虚寒；下可用治妇女血寒经闭及癥瘕腹痛。长于温经通络而止痛。常用量为 3 ~ 10g。外感热病、阴虚火旺、血热妄行的出血证均当忌用。

（1）用于风寒湿痹、肩背肢节酸痛，配附子、姜黄、羌活、桑枝等。

（2）用于颈部扭伤而兼风寒侵袭者，配麻黄、白芍、葛根、甘草、生姜、大枣，水煎服，并用药渣湿热敷颈部。

（3）用于腰膝酸痛、肢体无力，配杜仲、牛膝、木瓜、鱼鳔，先将鱼鳔以土炒成珠后，与诸药共研为末服。

（4）用于坐骨神经痛，配豨莶草、牛膝、地龙、赤芍等。

[现代研究] 桂皮油能使血管扩张，调整血液循环，使血液流向体表，有利于散热和发汗，故有解热作用。桂枝水煎剂有抗菌、抗病毒作用。桂枝醛有镇静作用，可增强环巴比妥钠的催眠作用，有镇痛及利尿作用。另外，桂枝还有抗过敏和健胃作用。

3. 羌活

[处方用名] 羌活、川羌活、西羌活。

[性味归经] 辛、苦，温，归膀胱、肾经。

[药物功效] 解表散寒，祛风胜湿，通利关节，蠲痹止痛。

[临床应用] 本品辛温，上升发表，气雄而散，主散太阳经肌表游风及寒湿之邪。对外感风寒湿邪引起的项背强痛、关节疼痛诸症，皆可应用。而尤适用于上半身肌肉关节风湿痛或腰背部肌肉自觉畏冷挛缩者。与桂枝相比，本品长于散头颈脊背风寒，桂枝善于散四肢风寒。常用量为 3～10g。

（1）用于肩背痹痛，配天仙藤、姜黄、桂枝。

（2）用于全身肢节疼痛、二便不利，配当归、独活、防己、车前子、大黄、枳实等。

（3）用于筋骨损伤、发热体痛，配独活、当归、川芎、防风、续断、牡丹皮、桃仁、生地黄、乳香、黄芩、柴胡。

（4）用于历节风痛、关节痹痛，配独活、松节、秦艽，各等份，酒煎。

[现代研究] 羌活有抑制结核杆菌及真菌的作用，又有解热、发汗及镇痛作用。

4. 葛根

[处方用名] 葛根、粉葛根、干葛根、煨葛根。

[性味归经] 甘、辛，凉，归脾、胃经。

[药物功效] 解肌退热，透发麻疹，生津止渴，升阳止泻。

[临床应用] 葛根在脊柱疾病的治疗中应用较多，各型颈椎病均可在辨证的基础上加入本品。近年来，以葛根为主治疗颈椎病的报道逐渐增多。葛根能发表解肌，升阳生津，祛风邪，尤对改善颈椎病之头晕头痛、项背强痛、耳鸣、肢麻疗效为佳。葛根单用或用提炼的葛根酮制成片剂（愈风宁心片），可以改善脑血液循环，扩张冠状动脉，用治高血压、颈项强痛、心绞痛及突发性耳聋有较好的疗效。常用量为 10～15g，可用至 30g。

[现代研究] 葛根含大豆黄酮，有解痉作用，能对抗组胺及乙酰胆碱的作用。葛根有解热和轻微降血糖作用，能降血压并能增加心脑及冠状血管流量。

（二）祛风湿类

1. 独活

[处方用名] 独活、川独活。

[性味归经] 辛、苦，温，归肝、肾、膀胱经。

[药物功效] 祛风除湿，舒筋活络，散寒止痛。

[临床应用] 本品辛散苦燥温通，主入肾经，善祛风湿止痛，为治疗风寒湿痹的要药。凡风寒湿邪痹着肌肉关节者，无问新久，均可应用。对下半身风湿、腰腿疼痛、两足痿痹、不能行走者尤为适宜。本品与羌活均有祛风湿作用，但羌活善攻，透肌表之游风及上半身风寒湿邪，能通达全身；独活善行，主散在里之伏风及下半身风湿之邪，还有通经活络、强筋骨、疗痹痛之效。常用量为10～15g。

（1）用于腰脊损伤后期，肝肾虚损之风寒湿痹，腰膝冷痛无力等，如独活寄生汤。

（2）用于坐骨神经痛、肩周炎、风湿性关节炎，配羌活、全蝎、蜈蚣、三七、麻黄、白芍、威灵仙、红花、甘草等。

（3）用于腰椎管狭窄症属于风寒湿邪痹阻经络出现腰膝酸痛、下肢麻木，配桑寄生、秦艽、豨莶草、防风、防己、木瓜、杜仲、牛膝等。

[现代研究] 独活具有抗关节炎、镇痛、镇静及催眠作用；能直接扩张血管、降低血压；同时有兴奋呼吸中枢的作用；对兔回肠及大鼠子宫均有解痉作用。

2. 桑枝

[处方用名] 桑枝、嫩桑枝、炒桑枝。

[性味归经] 苦，平，归肝经。

[药物功效] 祛风通络，行水消肿。

[临床应用] 本品通达四肢，祛风湿、通经络、利关节、舒拘挛、镇疼痛，不论风寒或湿热痹证均可应用。尤以肩臂关节拘挛疼痛用之为佳。《本草纲目》曰："利关节，除风寒湿痹诸痛。"常用量为15～30g，大量可用至60g。

（1）用于腰部损伤初期，积瘀肿痛；或兼小便不利者，配赤芍、当归、续断、木通、秦艽、延胡索、枳壳、厚朴、木香。

（2）用于风湿性关节炎红肿热痛者，如桑络汤。

（3）用于上肢痹痛，配姜黄、当归、川芎。

（4）用于关节痹痛，屈伸不利，四肢拘挛，遇寒加剧，配威灵仙、秦艽、海风藤、桂枝等。

（5）用于颈椎病之肩背上肢麻木疼痛，配葛根、桃仁、红花、姜黄、白芥子、威灵仙、没药、陈皮、木瓜、白芍、甘草。

[现代研究] 桑枝能提高淋巴细胞转化率；用桑柳汤（桑枝、柳枝、老鹳草、五加皮、当归、没药、木瓜、红花、防风）治疗慢性布氏杆菌病，获一定疗效；用特制养毛浸出液，对兔及绵羊有显著的养毛效果。

3. 五加皮

[处方用名] 五加皮、南五加、北五加、香五加。

[性味归经] 辛、苦，温，归肝、肾经。

[药物功效] 祛风湿，强筋骨，通经络，逐痹痿，利水道。

[临床应用] 本品辛、苦，性温，并有芳香之气，在外散风湿之邪，在里温升肝肾之阳，为强壮性祛风湿要药。与通经药同用，则祛风除湿作用强；与强壮药同用，则强壮筋骨。故民间有"浑身软如泥，离不了五加皮"之说。常用量为5~10g。

（1）用于肝肾不足，腰膝酸软，筋骨无力者，配杜仲、牛膝、川续断、菟丝子、桑寄生等；也可单用五加皮浸酒服。

（2）用于骨折愈合不良，配骨碎补、自然铜、续断等。

（3）用于风湿关节疼痛，配秦艽、豨莶草、苍术、老鹳草，泡酒服。

（4）用于腰椎间盘突出症术后腰膝酸软无力，配丹参、防己、杜仲、续断、牛膝、何首乌等。

[现代研究] 无梗五加皮有抗关节炎作用；对肠管及子宫均有兴奋作用。刺五加有"适应原"样作用，能增强机体对有害刺激因素的抵抗能力。对于高血糖，有降血糖作用；而在胰岛性低血糖时，又能升高血糖。有抗疲劳作用，能增强机体的抗病能力；对放射性损伤有保护作用；有明显抗紧张作用。香五加有强心、镇静和利尿作用。过量能中毒。对肿瘤有抑制作用。

4. 威灵仙

[处方用名] 威灵仙、葳灵仙、灵仙。

[性味归经] 辛、咸，温，归膀胱经。

[药物功效] 祛风湿，通经络，止痹痛。

[临床应用] 本品味辛行散，性温通利，主入膀胱经，宣通十二经脉，有较强的祛风湿、通经络、止痹痛的作用，为治风湿痹痛的要药。既可祛在表之风，又可化在里之湿，通达经络，治全身痹痛。常用量为5~10g。治骨鲠可用至30g。本品能损真气，气弱者不宜服。忌茶、面汤。

（1）治风湿腰痛，配当归、桂心，为神效丸。

（2）用于肥大性脊柱炎和腰部劳损，威灵仙注射液于华佗夹脊穴注射，一般每次取穴 2 ~ 4 个，每穴注射 1mL，日 1 次。

（3）用于腰部损伤中后期之腰部酸痛等症，配川续断、杜仲、当归、熟地黄、牛膝、白芍、桑寄生、炙甘草。水煎服，药渣热敷腰部。

（4）用于关节疼痛，日久变形，或腰腿疼痛沉重者，取威灵仙 60g，酒浸 3 ~ 7 日，晒干研细末，炼蜜为丸（9g），每次 1 丸，日 2 次。

（5）用于跟骨骨刺之足跟痛，单味威灵仙用醋煎，熏洗患足。

（6）用于跌打损伤疼痛及风寒腰背疼痛，配大茴香、桂心、当归，名神应丸。

[现代研究] 威灵仙有镇痛作用；有溶解尿酸、抗利尿作用；并有抗组胺作用；醋浸液对鱼骨刺似有一定的软化作用，并可使局部肌肉松弛，促使骨刺脱落；煎剂能抑制革兰阴性菌、革兰阳性菌和真菌。

5．豨莶草

[处方用名] 豨莶草。

[性味归经] 辛、苦，微寒，归肝、肾经。

[药物功效] 祛风湿，通经络，清热解毒。

[临床应用] 本品生用，善化湿热，用于祛风湿、平肝阳较宜。酒蒸后性变甘温，用于风湿痹痛兼有腰膝酸软者较好。常于治疗脊柱疾病的方剂中加入本品。现代应用治疗高血压、尿酸性痛风及坐骨神经痛。常用量为 10 ~ 15g。本品为燥散之品，无风湿者不宜服。

（1）用于四肢麻木、疼痛，配熟地黄、炙川乌、羌活、防风，名为豨莶丸。

（2）用于腰椎管狭窄症，如通督壮腰汤（见"麻黄"条）。

（3）用于湿热痹证，配臭梧桐、桑枝、忍冬藤、地龙、防己等。

（4）用于风湿痹痛损及肝肾者，配桑寄生、牛膝、杜仲、菟丝子、熟地黄、木瓜、当归。

[现代研究] 豨莶草有抗关节炎、降低血压及扩张血管、抗菌及抗疟作用。

6．伸筋草

[处方用名] 伸筋草。

[性味归经] 辛、苦，温，归肝、肾经。

[药物功效] 祛风胜湿，通利关节，舒筋通络，健骨止痛。

[临床应用] 本品常用于骨关节损伤后关节肿痛、屈伸不利及风寒湿痹之腰膝冷痛等症。常用量为 9 ~ 12g，熏洗方中多用至 30g。孕妇及出血过多者忌用。

（1）用于风寒湿痹之腰腿疼痛，配桂枝、牛膝、秦艽、细辛、当归、杜仲、防风、蜈蚣。

（2）用于损伤性关节僵硬、屈伸不利，配千年健、五加皮、炙川乌、炙草乌、红花、白芥子、威灵仙等。

（3）用于腰椎骨质增生及强直性脊柱炎等症，配透骨草、炙川乌、忍冬藤、青风藤、红花、威灵仙、防风、乳香、没药，水煎熏洗并热熨。

[现代研究] 对小肠与子宫有兴奋作用；有利尿、增进尿酸排泄的作用；还能解除小儿之痉挛性尿潴留及便秘等。

7. 桑寄生

[处方用名] 桑寄生。

[性味归经] 苦、甘，平，归肝、肾经。

[药物功效] 祛风湿，补肝肾，强筋骨，养血安胎。

[临床应用] 本品质润，能降血中风湿，为祛风益血之品，兼能润筋通络。尤长于补肝肾、强筋骨，为治疗肝肾不足、腰膝酸痛的要药。常用量为 10~20g。

（1）用于经常性腰痛，动则加重者，本品 60g，红糖 30g，水煎服。

（2）用于腰膝关节疼痛、屈伸不利之痹证，配续断、独活、牛膝、木瓜、五加皮、伸筋草。

（3）用于肥大性脊柱炎之腰背酸痛，常在辨证的基础上加入本品。

（4）现代临床治疗高血压、血管硬化、四肢麻木，配夏枯草、生白芍、地龙、决明子。

[现代研究] 桑寄生有降低血压及扩冠作用；有利尿作用；本品 10% 煎剂或浸剂在体外对脊髓灰质炎病毒和其他肠道病毒有明显抑制作用（直接灭活）。

（三）活血祛瘀类

1. 鸡血藤

[处方用名] 鸡血藤。

[性味归经] 苦、微甘，温，归肝、肾经。

[药物功效] 活血补血，舒筋通络。

[临床应用] 本品既能活血，又能补血，且有舒筋活络之功，是脊柱外科常用中药之一。也可用于骨关节损伤后期，肢体肿胀、活动不利及腰膝酸痛、筋骨麻木、风湿痹痛等症。常用量为 10~15g。大剂量可用至 30g。

（1）用于骨质疏松症之腰背疼痛，配骨碎补、续断、鹿角霜、鹿衔草、山药、白术、牡蛎、熟地黄、茯苓。

（2）用于强直性脊柱炎，配忍冬藤、络石藤、海风藤、青风藤、豨莶草、伸筋草、五加皮、蜈蚣、炙川乌等。

（3）用于腰椎间盘突出症恢复阶段之下肢麻木、腰膝酸痛，配续断、杜仲、豨莶草、当归、天麻、威灵仙、狗脊等。

（4）用于腰椎管狭窄症，如通督壮腰汤。

（5）用于颈椎病之头晕目眩、颈肩臂痛等症，配天麻、钩藤、丹参、白芍、半夏、茯苓等。

[现代研究] 丰城鸡血藤酊剂给大鼠灌胃，对甲醛性关节炎有显效；给大鼠注射酊剂，有镇静催眠作用；煎剂可促进肾脏及子宫的总磷代谢。昆明鸡血藤煎剂对实验动物已孕及未孕子宫均有兴奋作用，小剂量能增强节律性收缩，较大剂量收缩更显著，振幅明显增大。

2．牛膝

[性味归经] 苦、酸、甘，平，入肝、肾经。

[药物功效] 活血通络，强筋壮骨，利尿通淋，引血下行。

[临床应用] 怀牛膝细长，肉润而柔，走而能补，长于补益肝肾，强壮筋骨。凡损伤而致肝肾不足、腰膝痿弱之症均可用之。川牛膝粗短而微黑，柔而枯，为通络破血下降、宣通关节之品，凡瘀血阻滞、筋脉不利诸症多用之。酒制牛膝通经络，盐制补肝肾，生用散恶血、破瘀、引血下行，故牛膝亦可作为引经药。牛膝配泽兰能利腰膝间死血。常用量为 3~10g，量大者可，用到 30g。

（1）用于骨痿筋弱，配杜仲、萆薢、防风、菟丝子、肉桂、肉苁蓉，炼蜜为丸（《保命集方》）。

（2）用于跌打而致腰膝疼痛，配杜仲、木瓜、天麻、菟丝子、白芍、续断、当归、苏木。

（3）用于风湿所致腰痛、四肢无力，配山茱萸、肉桂，共为末，温酒送服。

（4）用于跌打损伤、肿痛或骨折瘀肿，配骨碎补、苏木、自然铜、没药、乳香。

[现代研究] 本品所含昆虫变态六体激素具有较强的蛋白质合成促进作用。其醇提液对离体蛙心有抑制作用，能直接扩张蛙血管。牛膝有抗炎、镇痛及利尿作用。

3．土鳖虫

[处方用名] 土鳖虫、地鳖虫、䗪虫、土鳖、土元。

[性味归经] 咸，寒，有小毒，归肝经。

[药物功效] 破血逐瘀，续筋接骨。

[临床应用] 本品破血逐瘀之力较强，多用于急性腰肌损伤。常用量：内服煎汤为 5~10g。研末后服，每次 1~1.5g。

（1）用于骨折筋伤瘀滞肿痛，可配骨碎补、桃仁、红花、乳香、没药、煅自然铜等同用。

（2）用于急性腰扭伤，可单用本品，焙干研末吞服。

（3）用于腰椎间盘突出，可配杜仲、狗脊、骨碎补、续断、桑寄生、红花、桃仁、牛膝等同用。

[现代研究] 试管内用美蓝法测得土鳖虫浸膏有抑制白血病患者白细胞的作用。但用瓦泊呼吸器法则为阴性结果。

4. 泽兰

[处方用名] 泽兰、泽兰叶。

[性味归经] 苦、辛，微温，归肝、脾经。

[药物功效] 活血祛瘀，行气消肿。

[临床应用] 本品辛散温通，性较温和，行而不峻，能疏肝气而通经脉，具有祛瘀散结而不伤正气的特点。常用量：内服煎汤 10~15g。

（1）用于跌打损伤，瘀血肿痛，可与当归、川芎、桃仁、红花等配伍。

（2）用于胸胁痛，可与丹参、郁金、柴胡、白蒺藜等合用。

（3）用于腰腿痛，可与杜仲、狗脊、桑寄生、牛膝、木瓜配伍应用。

[现代研究] 泽兰全草制剂有强心作用；泽兰水煎剂 15~20g 给大鼠灌胃，能够对抗血小板聚集，对抗血栓形成；泽兰水提物每千克体重 2g 腹腔注射，能扩张微血管管径，加快微血流速度。

5. 自然铜

[处方用名] 自然铜、煅自然铜。

[性味归经] 辛、平，归肝经。

[药物功效] 散瘀止痛，接骨疗伤。

[临床应用] 本品为伤科要药。常用量：内服煎汤 10~15g，入散剂每次 0.3g。

（1）用于跌仆骨折，瘀血肿痛，可与当归、泽兰、赤芍、土鳖虫等药配伍。

（2）用于扭挫筋伤，瘀肿疼痛，与桃仁、红花、乳香、没药配伍同用。

（3）本品宜醋煅用。可广泛用于跌打损伤、筋伤骨折、瘀血肿痛、心气刺痛等症。

[现代研究] 本品有促进骨折愈合的作用。实验证明：含自然铜的接骨散对家兔桡骨骨折愈合有促进作用，加强其骨折愈合强度，表现为横牵力和旋转牵引力加大，并促进骨痂生长，骨痂量多且较成熟。

（四）平肝息风类

1. 天麻

[处方用名] 天麻、明天麻、煨天麻。

[性味归经] 甘，平，归肝经。

[药物功效] 息风止痉，平肝潜阳，祛风活络，通痹止痛。

[临床应用] 本品甘平质润，主入肝经，凡头晕目眩、痉挛抽搐、肢体麻木、手足不遂等一切风证，皆可应用，故有"定风草"之美称。古方中多用治风寒湿痹等证；现各种眩晕均多用之。常用量 3～10g，研末吞服，每次 1～1.5g。

（1）用于椎动脉型颈椎病，配半夏、陈皮、茯苓、钩藤、丹参、石菖蒲等。

（2）用于风寒湿痹、四肢拘挛，配秦艽、桑枝、羌活、川芎、蜈蚣。

（3）用于坐骨神经痛，配豨莶草、怀牛膝、蜈蚣、防风、乌梢蛇。

（4）用于腰椎管狭窄症，如通督壮腰汤。

（5）用于落枕，配当归、川芎、羌活、乌药、葛根、白芍、甘草。

[现代研究] 天麻有镇静和抗惊厥作用；有镇痛作用；天麻水煎剂和注射液能增加心脑血流量，降低血管阻力及舒张外周血管；有促进胆汁分泌作用。

2. 牡蛎

[处方用名] 牡蛎、生牡蛎、煅牡蛎。

[性味归经] 咸、涩，微寒，归肝、胆、肾经。

[药物功效] 补阴潜阳，收敛固涩，软坚散结，镇惊安神。

[临床应用] 本品性寒质重，能清热镇惊；味咸涩，有软坚散结收敛之功。用于骨折和创面迟缓愈合及各种创伤后期，身体软弱无力、多汗、盗汗者。笔者常用于治疗骨质疏松症。常用量为 15～30g，先煎，收涩宜煅用，其他均生用。

（1）用于跌打损伤疼痛，如牡顺散。

（2）用于骨质疏松症之腰背疼痛，配熟地黄、骨碎补、续断、鸡血藤、鹿衔草、补骨脂、三七。

（3）用于损伤后心悸不安、胆怯惊恐、烦躁失眠等属于肝阴不足者，配首乌藤（夜交藤）、龙骨、远志、炒酸枣仁、白芍、当归等。

[现代研究] 牡蛎含 80%～95% 的碳酸钙、磷酸钙及硫酸钙，并含镁、铝、硅、氧化铁及有机成分介壳精等。所含碳酸钙具有收敛、制酸、止痛等作用。牡蛎有调节整个大脑皮质的作用。

3. 蜈蚣

[处方用名] 蜈蚣。

[性味归经] 辛、咸，温，有毒，归肝经。

[药物功效] 息风止痉，解毒散结，通络止痛。

[临床应用] 本品性善走窜，为息风止痉要药。多用于脊柱疾病诸痛证，以增强止痛之效。常用量为 1~3g，研末吞服 0.6~1g。外用适量，研末或油浸涂敷患处。本品用量不宜过多，用时不宜过长。血虚发痉及孕妇忌用。

（1）用于腰椎管狭窄症，如通督壮腰汤。

（2）用于致密性骶髂关节炎，配当归、川芎、茯苓、苏木、天麻、没药、忍冬藤、海风藤、豨莶草。

（3）用于强直性脊柱炎，配忍冬藤、鸡血藤、络石藤、青风藤、海风藤、豨莶草、伸筋草、杜仲、狗脊等。

（4）用于顽固性风湿痹痛，配全蝎、穿山甲（代）、当归、鸡血藤。

[现代研究] 蜈蚣有镇静、抗惊厥及降低血压的作用；能抑制结核杆菌和皮肤真菌，对肝癌细胞有抑制作用。

（五）补益类

1. 熟地黄

[处方用名] 熟地黄、大熟地、熟地、熟地炭。

[性味归经] 甘，微温，归心、肝、肾经。

[药物功效] 养血滋阴，补精益髓。

[临床应用] 本品甘温味厚，质地柔润，既补精血，又益肝肾，为骨伤科常用的补益肝肾之药，补阴诸方中均以本品为主药。常用量为 10~30g。宜与健脾胃药如砂仁、陈皮等同用。

（1）用于骨质疏松症，配骨碎补、续断、鸡血藤、牡蛎、陈皮等。

（2）用于坐骨神经痛，配桂枝、没药、牛膝、白术、郁金、地骨皮、生姜、甘草、生茶叶、茄子花、公鸡 1 只。将上药用纱布包好，和公鸡一起入砂锅中，加水淹没为度，用火煮熟，食肉喝汤。

（3）用于损伤后气虚血滞证，配党参、香附。

（4）用于骨质增生，配肉苁蓉、骨碎补、鹿衔草、鸡血藤、淫羊藿、莱菔子（骨质增生丸，笔者经验方）。

[现代研究] 熟地黄含地黄素、甘露醇、维生素 A 类物质，有强心、利尿、降低血糖、抗过敏及抗炎作用。

2. 狗脊

[处方用名] 狗脊、金毛狗脊、生狗脊、制狗脊。

[性味归经] 苦、甘，温，归肝、肾经。

[药物功效] 补肝肾，强腰膝，祛风湿，利关节，镇疼痛。

[临床应用] 本品苦能燥湿，甘能养血，温能益气，有温而不燥、补而能走、走而不泄的特点。对肝肾不足兼风寒湿邪之腰脊强痛、不能俯仰、足膝软弱最为适宜，为治疗脊柱疾病常用药物。本品补肾之功不及续断，祛风湿作用则较续断为优。近代临床多以本品与补肝肾、祛风湿、通血脉药同用，治疗脊椎骨关节炎、脊髓病、压缩性骨折后遗症等。常用量为 10～15g。

（1）用于腰椎损伤后遗症，腰不能伸，配骨碎补、龙骨、续断、牛膝、没药、乳香、白术。

（2）用于坐骨神经痛，配牛膝、木瓜、杜仲、薏苡仁、炙川乌，泡酒内服。

（3）用于腰膝软弱胀痛、时轻时重，配秦艽、海桐皮、川芎、木瓜、萆薢、五加皮，泡酒服。

（4）用于强直性脊柱炎腰背僵硬、屈伸不利，配续断、杜仲、牛膝、海风藤、桑枝、木瓜、秦艽、熟地黄、桂枝、当归。

[现代研究] 狗脊含绵马酸及淀粉约 30%，甲醇提取物水解产生山奈醇。有强筋骨、抗风湿作用。

3. 续断

[处方用名] 续断、川续断。

[性味归经] 苦、甘、辛，微温，归肝、肾经。

[药物功效] 补肝肾，行血脉，续筋骨，活血止痛。

[临床应用] 本品具有补而不宣、行而不泄的特点，为骨伤科常用药物。用治腰腿脚弱，有补而不滞、行中有止之效；用治软组织损伤的早、晚期关节疼痛，软弱无力，有通利关节、接骨续筋之效，又可通行血瘀。常用量为 10～20g。

（1）用于一切筋骨关节酸软疼痛，配丹参、千年健、伸筋草、海桐皮、五加皮等。

（2）用于腰膝酸痛无力，配牛膝、补骨脂、杜仲、木瓜、萆薢，为蜜丸（《扶春精方》）。

（3）用于肥大性脊柱炎，配熟地黄、鹿衔草、骨碎补、威灵仙、鸡血藤等。

[现代研究] 续断含续断碱、挥发油、维生素 E 等，对痈疡有排脓、止血、镇痛、促进组织再生的作用。

4. 杜仲

[处方用名] 杜仲、厚杜仲、绵杜仲、炒杜仲、焦杜仲。

[性味归经] 甘，温，归肝、肾经。

[药物功效] 补肝肾，强筋骨，固胎元。

[临床应用] 肝主筋，肾主骨，肾充则骨强，肝充则筋健。脊柱乃筋骨聚集之处，筋骨病变繁多，因而本品乃治疗各种脊柱病变的要药。《神农本草经》载："主腰脊痛，补中益精气，坚筋骨，强志。"另外，凡腰腿部创伤、骨折后期筋骨无力及损伤后遗症均可用之。炒用治疗损伤性胎动不安或习惯性流产。常用量为10~15g。

（1）用于颈椎病之头目眩晕等症，配白芍、石决明、天麻、钩藤、半夏、茯苓等。

（2）用于外伤劳损腰腿痛及跌打损伤、瘀阻作痛，配当归、赤芍、乌药、延胡索、牡丹皮、桃仁、续断、红花，水煎服（《伤科补要》）。

（3）用于腰椎管狭窄症、腰椎间盘突出症等。如通督壮腰汤中用杜仲。

（4）用于关节韧带软弱无力，配儿茶、五加皮、续断、松节、海桐皮、草藓等外敷。

[现代研究] 杜仲有降低血压、扩张血管、降低血清胆固醇的作用，其煎剂对家兔离体心脏有明显加强作用；有镇静、镇痛及抗炎作用；有利尿作用；能提高网状内皮系统的吞噬作用；能使收缩状态的子宫恢复正常。

5. 骨碎补

[处方用名] 骨碎补、猴姜、毛姜、申姜。

[性味归经] 苦，温，归肝、肾经。

[药物功效] 补肾强筋续骨，祛风活血止痛。

[临床应用] 本品苦温性降，既能补肾，又能收浮阳，还能活血。常用于各类骨折、筋伤、骨质增生、肾虚腰痛等症，为治疗脊柱疾病之要药，骨伤科常用药之一。常用量为10~20g。阴虚内热及无瘀血者不宜服。

（1）用于肾虚腰脚疼痛不止，配补骨脂、牛膝、胡桃仁等（《太平圣惠方》）。

（2）用于颈椎病、腰椎病、跟骨骨刺等，配熟地黄、肉苁蓉、鹿衔草、鸡血藤、淫羊藿、莱菔子，即骨质增生丸。

（3）用于骨质疏松症之腰背酸痛，配熟地黄、牡蛎、续断、鹿衔草、山药等。

（4）用于腰椎管狭窄症，如通督壮腰汤。

（5）用于肌肉韧带伤及闭合骨折，配大黄、续断、当归、乳香、没药、土鳖虫、血竭、硼砂、自然铜，研末外敷，即接骨散。

[现代研究] 骨碎补含橙皮苷、淀粉及葡萄糖，在试管内能抑制葡萄球菌生长。

6. 山茱萸

[处方用名] 山茱萸、山萸肉、枣皮、酒制山萸肉、酒枣皮。

［性味归经］酸，微温，归肝、肾经。

［药物功效］补益肝肾，强筋壮骨，涩精固脱。

［临床应用］本品质润不燥，补涩俱备，标本兼顾，为平补肝肾阴阳之要药。常用量为 10～20g。

（1）用于肝肾亏虚，头晕目眩，腰膝酸痛，阳痿等证。

（2）用于坐骨神经痛，配乳香、没药、牛膝、当归、丹参。

（3）用于损伤所致肾气不足，腰膝酸痛，足跟痛，梦遗滑精，自汗盗汗，配熟地黄、山药、牡丹皮、茯苓、泽泻、黄柏、知母，如知柏地黄汤，或加锁阳、龟甲、牛膝，疗效益著。

（4）用于寒性腰痛，配怀牛膝、桂心，捣为细末，每于食前温酒调服（《太平圣惠方》）。

［现代研究］本品有升血压、降血糖和抗凝血作用；煎剂对痢疾杆菌、金黄色葡萄球菌、伤寒杆菌、某些皮肤真菌有抑制作用；对因化疗及放疗所致的白细胞下降，有使其升高的作用。

二、常用药对

1. 白僵蚕、蜈蚣　化痰通络。白僵蚕、蜈蚣是常用的治疗素有肾精亏虚，又夹有痰瘀的骨伤科疾病的一对要药。"素有肾精亏虚，虚久必化为痰瘀，形成痰瘀阻滞经络，经络不畅，则肢体关节屈伸旋转活动受限。"临床上颈椎病、腰椎间盘突出症、强直性脊柱炎、髋膝关节滑膜炎等疾病中多数属于肾虚夹痰瘀入络范畴，可以在治疗时辨证应用。肾主水，内居元阴元阳，肾气虚衰，气化不利，水液上化为痰，如明·王节斋在《明医杂著》中曰："痰之本，水也，属于肾。"吴澄《不居集》中曰："肾为生痰之源。"都说明了肾虚为本。清·沈金鳌在《杂病源流犀烛》中提出："以故人之初生，以到临死皆有痰，皆生于脾……而其为物，则流通不测，故其为害，上到颠顶，下到涌泉，随气升降，周身内外皆到，五脏六腑俱有。"这说明痰无处不在。纵观以上各医家所述，认为骨伤科疾病大多是以肾虚为本，夹杂痰瘀为标而成，所以治疗时以"治肾亦即治骨"为指导思想，以补肾为主，间夹痰瘀者予以化痰开瘀通络进行辨证治疗。

白僵蚕辛咸性平，归肝、肺经，具有化痰散结、祛风止痛、息风止痉之功效。《本草纲目》云："散风痰结核瘰疬。"《本草求真》云："燥湿化痰、温利血脉之品。"《本草思辨录》云："治湿胜之风痰……劫痰湿散肝风。"主要用其疗寒湿痹痛、肢体屈伸不利，以及由气虚血瘀或跌打损伤所致的经络不利而引起的急性腰背部疼痛及腰腿痛等，常用量为 15g，极量 20g，儿童酌减。蜈蚣辛温，有毒，归肝经，走窜之力最速，内至脏腑，外达经络，凡气血凝聚之处皆能开之；功善通经络、息肝风、解痉挛、止抽搐。张锡纯在《医学衷中参西录》中曰："蜈蚣味微辛，性微温，走窜之力最速。内而脏腑，外而经络，凡气血凝聚之处皆能开之。性有微毒，而转善解毒，凡一切疮疡诸毒皆能消之。"蜈蚣常用2条以通经络，极量4条。僵蚕、蜈蚣两味药配伍应用可内而脏腑，外而经络，凡气血凝聚之处皆能开之，具化痰散结、通络止痛、畅达气血、滑利关节之功效。

2. 淫羊藿、巴戟天 兴阳治骨。淫羊藿、巴戟天是常用的治疗机体阳气不足，尤其是肾阳虚所致的骨伤科疾病的常用对药。天池伤科认为："机体阳气不足，尤其当肾阳虚时，元阳温煦作用减弱，势必影响周身气血运行流通，而出现虚寒征象，如腰膝冷痛、畏寒肢冷怕风、脘腹冷痛、手足不温等，这正是机体阳气不足，尤其是肾阳虚的表现。"《素问·生气通天论》云："阳气者若天与日，失其所则折寿而不彰，故天运当以日光明。是故阳因而上，卫外者也。"人以阳气为本，有阳气则生，无阳气则死。阳气盛则健，阳气衰则病。善用淫羊藿、巴戟天治疗腰膝冷痛、畏寒肢冷怕风、脘腹冷痛、手足不温等与阳虚、命门火衰有关的虚寒病症，为的是温补肾阳，称之为"阳弱则阴翳生，阳充则阴霾散"。王冰则提出阳不足的治疗法则："益火之源，以消阴翳。"

淫羊藿甘温味辛，归肝、肾经，具有温肾壮阳、强壮筋骨、祛风除湿之功效。《名医别录》云："主坚筋骨。"《日华子本草》云："治一切冷风劳气，筋骨挛急，四肢不仁，补腰膝。"《医学入门》云："补肾虚，助阳。"巴戟天甘温味辛，归肾、肝经，具有补肾助阳、益精血、强筋骨、祛风湿之功效。《神农本草经》云："主大风邪气，阳痿不起，强筋骨，安五脏，补中增志益气。"《本草备要》云："补肾益精，治五劳七伤，辛温散风湿，治风湿脚气水肿。"《本草汇》云："为肾经血分之药，盖补助元阳则胃气滋长，诸虚自退。"《本草新编》云："温而不热，健脾开胃，既益元阳，复填阴水，真接续之利器，有近效而又有速功。"《名医别录》云："补五劳，益精。"《常用中草药手册》提出："补肾壮阳，强筋骨，祛风湿，治肾虚腰脚无力，痿痹瘫痪，风湿骨痛。"

淫羊藿甘温味辛，入肝肾经，辛甘化阳，既善补肾阳，益精起痿，强筋健骨，又能祛风除湿，散寒通痹，能疗肾阳不足之筋骨痿软、风湿拘挛麻木尤效；巴戟天甘温味辛，入肝肾经，专走下焦，兴肾阳、益精血、强筋骨、祛风湿，能疗肾阳精血不足之筋骨痿软、腰膝冷痛及风湿久痹，累及肝肾之步履艰难者尤佳。二者伍用，其功益彰，兴肾阳、益精血、强筋骨、祛风湿之力增强。

3. 木瓜、吴茱萸 止痉。木瓜、吴茱萸是临床上常用来治疗腰腿痛伴有小腿腓肠肌痉挛的一对要药。木瓜、吴茱萸配伍应用出自孙思邈的《千金要方》，主治脚气入腹、困闷欲死，腹胀。《仁斋直指方论》名曰木瓜汤，主治霍乱转筋。在临床上称为"木萸散"。

小腿腓肠肌痉挛又称为"小腿抽筋"。天池伤科认为："腰腿疼痛伴有小腿抽筋多素有肾亏，外有寒湿为患，故除应用补肾药物外，还应配伍温经散寒、化湿和胃、舒筋活络药物。"

木瓜酸温味香，酸能入肝，以舒筋活络；温香入脾，能醒脾化湿和胃，可以用于湿痹脚气、足胫肿大、腰膝酸痛、关节肿痛、筋挛足痿、转筋吐泻等症。《名医别录》云："主湿痹邪气……转筋不止。"《本草正》云："用其酸敛，酸能走筋，敛能固脱；得木味之正，故尤专入肝，益筋走血。疗腰膝无力、脚气，引经所不可缺；气滞能和，气脱能固。以能平胃，故除呕逆、霍乱转筋，降痰，去湿，行水。以其酸收，故可敛肺禁痢，止烦满，止渴。"《食疗本草》云："病转筋不止者，煮汁饮之。"木瓜既是药物，同时也是食物，临床上应用木瓜一般常用量为15g，痉挛较重时，量大时可以用到30g。

吴茱萸辛散苦降，性热燥烈，既能温中散寒、降逆止呕，用于治疗脾胃虚寒、脘腹冰冷、呕吐涎沫、嗳气吞酸、食欲不振、消化不良等症；又能疏肝解郁、行气消胀、散寒止痛。李东垣云："浊音不降，厥气上逆，膈寒胀满，非吴茱萸不可治也。"在临床上见到肢体冷痛、脘腹怕凉、手足不温等一派寒象伴有小腿腓肠肌痉挛者，经常选用本品；吴茱萸性大热，量不可过大，常用量为6g，一般不超过10g。《神农本草经》云："主温中下气，止痛，咳逆寒热，除湿血痹，逐风邪，开腠理。"《名医别录》云："主痰冷，腹内绞痛，诸冷实不消，中恶，心腹痛，逆气，利五脏。"《药性论》云："主心腹疾，积冷，心下结气，疰心痛；治霍乱转筋，胃中冷气，吐泻腹痛不可胜忍者；疗遍身顽痹，冷食不消，利大肠壅气。"《日华子本草》云："健脾通关节。"《本草纲目》云："开郁化滞。"

木瓜味酸，得木之正气最多，主走肝经，能和胃化湿、舒筋活络；吴茱萸辛开苦降，专走下焦，为厥阴肝经的主药，能温经散寒、疏肝解郁、行气止痛。吴茱萸以散为主，木瓜以收为主，二药伍用，一收一散，相互制约，相互为用，共奏化湿和胃、舒筋活络、温中止痛之功。

4. 伸筋草、豨莶草　祛风湿、舒经络、通利关节。伸筋草、豨莶草是临床上治疗骨关节损伤后关节肿痛、屈伸不利及风寒湿痹之腰膝疼痛等症的常用对药。天池伤科认为："素体正气不足，加之外邪入侵，入经入络，则会出现相应肢体关节肿痛、屈伸不利、活动受限等筋骨病。"正如《灵枢·本脏》云："经脉者，所以行气血而营阴阳，濡筋骨，利关节也。"指出经络有运行气血、营运阴阳、濡养筋骨、滑利关节的作用。《素问·痹论》云："痹在于骨则重，在于脉则血凝而不流，在于筋则屈不伸，在于肉则不仁，在于皮则寒。"说明当素体正气不足，加之风寒湿邪侵袭经络，经络不通，就会出现相应的各种症状，邪侵入筋则出现关节屈伸不利等。伸筋草微苦、辛，温，归肝经，具有祛风除湿、舒筋活血、通络止痛之功，为治痹痛拘挛及伤损瘀肿之要药。临床上常用于风湿痹痛、筋脉拘挛、皮肤不仁、跌打损伤等症。《本草拾遗》云："主久患风痹，脚膝疼冷，皮肤不仁，气力衰弱。"《植物名实图考》云："治筋骨，通关节。"《湖南药物志》云："舒筋活血，补气通络。治腰痛，关节痛。"《滇南本草》云："石松，其性走而不守，其用沉而不浮。"上述论述均说明伸筋草能舒筋活络、滑利关节，为治关节屈伸不利之要药。临床常用量为15g，极量25g，儿童酌减。

豨莶草微苦辛，寒，归肝肾经，具有祛风除湿、通经活络、清热解毒之功效，临床上常用于治疗风湿痹痛、肢体麻木、半身不遂及疮疡肿毒等症。豨莶草善祛筋骨间风湿而通痹止痛。《本草纲目》云："治肝肾风气，四肢麻痹，骨痛膝弱，风湿诸疮。"《本草图经》云："治肝肾风气，四肢麻痹，骨间疼，腰膝无力者。兼主风湿疮，肌肉顽痹。"《本草蒙筌》云："治久渗湿痹，腰脚酸痛者殊功。"《品汇精要》云："壮筋力。"由此可见，伸筋草、豨莶草两味药配伍应用，能祛除筋骨间风湿，达到濡养筋骨、滑利关节之作用。临床常用量为15g，极量25g，儿童用量酌减。

伸筋草苦降，祛风除湿、舒筋活血、通络止痛；豨莶草辛散，祛风除湿、活血通络、清热解毒。伸筋草性走而不守，其用沉而不浮，善祛筋骨间风湿而通痹止痛，为治痹痛拘挛及伤损瘀肿之要药。豨莶草长于走窜，开泄之力甚强，为祛风除湿活血之要药，善治腰膝无力、四肢痿软等症。二药伍用，辛散苦降，祛风湿、舒筋络、通血脉、利关节、强筋骨，相得益彰。

5．白芍、炙甘草　调和肝脾、缓急止痛。白芍、炙甘草是在临床上用于治疗各种骨关节相关痛症的常用对药。芍药甘草汤原方出自张仲景的《伤寒论》，原方的用意主要是酸甘化阴，甘味缓急止痛的作用，治疗腿脚挛急或腹中疼痛等，后世医家用其治疗各种痛症，效果显著。天池伤科认为："肝藏血，在体合筋，肝体阴而用阳，肝精肝血充足则筋力强健，运动灵活，能耐受疲劳，并能较快解除疲劳。如果肝精肝血亏虚，筋脉得不到很好的濡养，则筋的运动能力就会减退，出现小腿腓肠肌的痉挛等。肝肾同源，日久则累及到肾，必发生筋骨退行性改变，相应的血管、神经等组织结构受到压迫而产生疼痛。"善用白芍、炙甘草配以补肾壮骨药来治疗各种骨与关节退行性改变合并疼痛者，尤其是气血不和，筋脉失养，以致下肢无力、拘挛疼痛者疗效颇佳。

白芍酸苦甘、微寒，归肝脾经，具有补血柔肝、平肝止痛、敛阴止汗、养血调经之功效。临床上常用于肝阴不足、肝气不疏或肝阳偏亢之头痛、胁肋疼痛、脘腹四肢拘挛等证。《神农本草经》云："主邪气腹痛，除血痹，破坚积，治寒热疝瘕，止痛，利小便，益气。"《本草备要》云："补血，泻肝，益脾，敛肝阴。"《名医别录》云："通顺血脉，缓中，散恶血，逐贼血，去水气，利膀胱、大小肠，消痈肿，（治）时行寒热，中恶腹痛，腰痛。"《医学启源》云："安脾经，治腹痛，收胃气，止泻利，和血，固腠理，泻肝，补脾胃。"《滇南本草》云："泻脾热，止腹疼，止水泻，收肝气逆疼，调养心肝脾经血，舒经降气，止肝气疼痛。"

炙甘草甘平，归心、肺、脾、胃经。具有益气补中、缓急止痛、调和药性等功效。临床上用于脘腹及四肢挛急作痛、心气不足及用于药性过猛的中药中起调和作用。善于解毒及治腹痛挛急或四肢挛急，能缓解拘挛而止疼痛，并善和百药。与峻烈药同用，又能缓和药物的作用等，故有"国老"之美称。《神农本草经》云："主五脏六腑寒热邪气，坚筋骨，长肌肉，倍气力，金疮肿，解毒。"《名医别录》云："温中下气，烦满短气，伤脏咳嗽，止渴，通经脉，利血气，解百药毒。"《日华子本草》云："安魂定魄。补五劳七伤，一切虚损、惊悸、烦闷、健忘。通九窍，利百脉，益精养气，壮筋骨，解冷热。"《本草正》云："甘草，味至甘，得中和之性，有调补之功，故毒药得之解其毒，刚药得之和其性，表药得之助其外，下药得之缓其速……祛邪热，坚筋骨，健脾胃，长肌肉。随气药入气，随血药入血，无往不可，故称国老。"由此可见，白芍养血敛阴，柔肝止痛，平抑肝阳；炙甘草补中益气，泻火解毒，润肺祛痰，缓解止痛，缓和药性。

白芍味酸，得木之气最纯；甘草味甘，得土之气最厚。二药配伍应用，有酸甘化阴之妙用，共奏敛阴养血、缓解止痛之功用。

6. 当归、黄芪　补气养血。天池伤科崇尚肾主骨理论，但是治疗时除大剂量应用补肾中药的同时，临床上常常兼顾气血痰瘀等，当归、黄芪就是在临床中针对骨伤科疾病中气血亏虚中经常应用的对药。《景岳全书》云："人有阴阳，即为血气。阳主气，故气全则神旺；阴主血，故血盛则形强。人生所赖，唯斯而已。"这说明气与血对人体生命活动的重要性。气和血是构成人体和维持人体生命活动的两大基本物质，气为阳，血为阴，两者关系密切。人体各关节之所以能屈伸活动自如、筋骨健壮，全依赖于气血的濡养，因此，治疗骨伤科疾病用药时应当兼顾气血。

当归辛甘、温，归肝心脾经，具有补血活血、调经止痛、润肠之功效。《本草经集注》云："温中止痛……湿痹，中恶，客气虚冷，补五脏，生肌肉。"《药性论》云：补女子诸不足。《本草纲目》云："治一切风，一切血，补一切劳，破恶血，养新血……治头痛，心腹诸痛，润肠胃筋骨皮肤，治痈疽，排脓止痛，和血补血。"《本草新编》云："当归是生气生血之圣药，非但补也。血非气不生，气非血不长。当归生气而又生血者，正其气血之两生，所以生血之中而又生气，生气之中而又生血也。"

黄芪甘温，归脾肺经，具有补气升阳、益卫固表、利水消肿、托疮生肌之功效。临床上常用其治疗气血不足，气虚血滞不行的关节痹痛、肢体麻木等证。《本草汇言》云："黄芪可以荣筋骨。"《药性赋》云："温分肉而实腠理，益元气而补三焦。"《开宝本草》云："逐五脏间恶血，补丈夫虚损，五劳羸瘦，止渴，益气，利阴气。"由此可见，当归、黄芪配伍应用，益气生血，气血兼顾，为常用对药。强调在治疗气或血的一些疾病时，如果单纯用一些补气或补血的药时，可以酌情加一些行气或活血的药物，效果更好，这样的目的是补而不壅。临床上当归常用量15g；黄芪常用量25g，极量150g，主要来源于清·王清任《医林改错》中的补阳还五汤。治疗脊髓型颈椎病时，黄芪用量较大，一般起用量在80g，逐渐增加，当归量则基本不变。

7. 炙乳香、明没药 活血化瘀止痛。乳香、没药是临床上常用的一对药，尤其在伤科杂病中的应用更为广泛。天池伤科认为："骨伤科疾病无论是伤骨、伤筋还是骨病方面，常常会出现疼痛，而血瘀气滞者并不少见。"乳香辛散苦泄，芳香走窜，内能宣通脏腑，畅达气血，外能透达经络，功善活血止痛、消肿生肌，并兼行气。凡血瘀气滞疼痛、跌打损伤、痈疽疮疡、癥瘕肿块皆可用之。没药辛平芳香，既能通滞散瘀止痛，又能生肌排脓敛疮，为行气散瘀止痛之要药，治疗各种气血凝滞、胸胁腹痛、风湿痹痛、跌打损伤、疮疡肿毒等症。俗语说："不通则痛，痛则不通。"乳香、没药都是一对不可多得的活血止痛要药。

杨清叟云："凡人筋不伸者，敷药宜加乳香，其性能伸筋。"

《本草汇言》：乳香，活血去风、舒筋止痛之药也。《珍珠囊》云："（乳香）定诸经之痛。"《本草纲目》云："乳香香窜，入心经，活血定痛，故为痈疽疮疡、心腹痛要药。"又云："消痈疽诸毒，托里护心，活血定痛伸筋，治妇人产难，折伤。"本品有镇痛、消炎作用。口服本品能促进多核白细胞增加，加速炎症渗出的吸收，促进伤口的愈合。

《药性论》云："（没药）主打磕损，心腹血瘀，伤折踒跌，筋骨瘀痛，金刃所损，痛不可忍，皆以酒投饮之。"

《医学衷中参西录》云："乳香、没药，二药并用，为宣通脏腑、流通经络之药，故凡心胃胁腹、肢体关节诸疼痛皆能治之。又善治女子经行腹痛，产后瘀血作痛，月事不以时下。其通气活血之力，又善治风寒湿痹，周身麻木，四肢不遂及一切疮疡肿痛，或疮硬不痛。外用为粉以敷疮疡，能解毒、消肿、生肌、止痛，虽为开通之品，不致耗伤气血，诚良药也。"又云："乳香、没药不但流通经络之气血，诸凡脏腑中有气血凝滞，二药皆能流通之。医者但知见其善入经络，用之以消疮疡，或外敷疮疡，而不知用之以调脏腑之气血，斯岂治乳香、没药者哉。"

《本草衍义》云："没药，大概通滞血，打扑损疼痛，皆以酒化服。血滞则气壅凝，气壅凝则经络满急，经络满急故痛且肿。凡打扑着肌肉须肿胀者，经络伤，气血不行，壅凝，故如是。"《医学入门》云："东垣云：没药在治疮散血之科。此药推陈致新，故能破宿血，消肿止痛，为疮家奇药也。"《本草纲目》云："乳香活血，没药散血，皆能止痛消肿、生肌，故二药每每相兼而用。"《日华子本草》云："破癥结宿血，消肿毒。"

临床运用时常写成炙乳没，一般常用量为 15g，儿童酌减。

乳香辛温香润，能于血中行气，舒筋活络，消肿止痛。没药苦泄力强，功善活血散瘀，消肿止痛。乳香以行气活血为主，没药以活血散瘀为要。二药伍用，气血兼顾，取效尤捷，共奏宣通脏腑、流通经络、活血祛瘀、消肿止痛、敛疮生肌之功。

8. 熟地黄、淫羊藿 调和肾中阴阳并促进骨的生发。熟地黄、淫羊藿是临床上治疗骨质增生、骨质疏松、股骨头无菌性坏死等骨伤科疾病中常用的一对对药。天池伤科提出："肾主骨生髓，年少者肾阳升发，骨升髓长，肾阴充盈，髓充骨壮；年老则肾亏阴损，阳气虚浮，骨生旁赘，髓减骨衰。阴藏精，阳升发，阴阳调和则骨强健生发有力。"而《难经·八难》云："所谓生气之原者，谓十二经之根本也，谓肾间动气也，此五脏六腑之本，十二经脉之根，呼吸之门，三焦之原，一名守邪之神。"指出生命本原之气，是产生于两肾之间的生命动力之气，其是五脏六腑、十二经脉活动的根本，维持呼吸之气出纳的关键，是三焦气化的发源地，又具有抗御病邪的功能。后世医家意见不一，但多数医家认为肾间动气根于命门，来自于先天精气，一般理解为肾阴肾阳，先天真阳蒸动真阴而化生的动力。

王冰注《素问·生气通天论》云："阳气根于阴，阴气根于阳，无阴则阳无以生，无阳则阴无以化。"而熟地黄甘温，补血生津，滋肾养肝，安五脏，和血脉，润肌肤，养心神，安魂魄。《本经逢原》云："熟地黄，假火力蒸晒，转苦为甘，为阴中之阳，故能补肾中元气……皆肾所主之病，非熟地黄不除。"《本草正》云："阴虚而神散者，非熟地之守，不足以聚之；阴虚而火升者，非熟地之重，不足以降之；阴虚之躁动者，非熟地之静，不足以镇之；阴虚而刚急者，非熟地之甘，不足以缓之。"《本草纲目》云："填骨髓，长肌肉，生精血，补五脏、内伤不足，通血脉，利耳目，黑须发，男子五劳七伤，女子伤中胞漏，经候不调，胎产百病。"《药品化义》云："熟地……能益心血，更补肾水。凡内伤不足，苦志劳神，忧患伤呶，纵欲耗精，调经胎产，皆宜用此。安五脏，和血脉，润肌肤，养心冲，宁魂魄，滋补真阴，封填骨髓，为圣药也。"《本草从新》云："滋肾水，封填骨髓，利血脉，补益真阴，聪耳明目，黑发乌须。又能补脾阴，止久泻，治劳伤风痹，阴亏发热，干咳痰嗽，气短喘促，胃中空虚觉馁，痘证心虚无脓，病后胫股酸痛，产后脐腹急疼，感证阴亏，无汗便闭，诸种动血，一切肝肾阴亏，虚损百病，为壮水之主药。"《珍珠囊》云："大补血虚不足，通血脉，益气力。"以上说明熟地黄善补血滋阴，益精填髓，为滋补肝肾阴血之要药。

天池伤科在临证中喜用熟地黄，因其甘温味厚，质地柔润，既能填补真阴，又具有养血滋阴、补精益髓之功效。在补阴诸方中均以熟地黄为主药。临证中经常会讲到的一段话就是"肾主骨，治肾亦即治骨，骨病必须治肾，肾精充足则骨健，补肾必用熟地"，老师一般常用量为15～30g，最大量用至60g；因熟地黄过于滋腻，容易碍胃腻膈，所以常常配伍健脾行气药，如砂仁、陈皮等。

淫羊藿辛香甘温，既能温补命门火、兴阳事、益精气，用于治疗肾阳虚衰所引起的遗精、阳痿、尿频、腰膝酸软、神疲体倦等症；又能祛风湿、强筋骨，用于风湿痹痛、四肢麻木、筋脉拘急或兼见下肢瘫痪、筋骨痿软等症；《神农本草经》云："主阴痿绝伤。茎中痛。利小便，益气力，强志。"《医学入门》曰："补肾虚，助阳。"《名医别录》曰："主坚筋骨。"《日华子本草》曰："治一切冷风劳气，筋骨挛急，四肢不仁，补腰膝。"淫羊藿是在治疗骨伤科疾病中，尤其是肾阳虚，命门火衰，骨生发无力的一味要药，常配伍熟地黄形成对药应用。临床常用量是20g，极量30g，儿童酌减。

20世纪60年代运用"肾主骨，治肾亦即治骨"理论，研制的骨质增生丸中，就是以熟地黄为君药，取其能补肾中之阴（填充物质基础），淫羊藿兴肾中之阳（生化功能动力）等精确配伍而成。此后，依此理论研制的治疗颈椎病、腰椎间盘突出症、腰椎管狭窄、骨质疏松、增生性（退行性）骨关节病的壮骨伸筋胶囊中则以熟地黄滋肾阴、淫羊藿兴肾阳相互搭配，共为君药，以求阴阳俱补，阴阳调和，肾间动气旺，则骨强健而生发有力，从而达到"阴平阳秘，精神乃治"的目的。

淫羊藿辛香甘温，补肾助阳，强壮筋骨，祛湿散寒，舒筋通络。熟地黄以补阴为主，淫羊藿以补阳为要。二药伍用，一阴一阳，阴阳俱补，则阴平阳秘，骨痿得治，骨赘得除。

天池伤科临证时引用《素问·阴阳应象大论》中"治病必求于本"之说，常教导我们，"本是什么？是本于阴阳，所以治病调和阴阳很重要"。其实，熟地黄、淫羊藿就是一个鲜明的例子，老师运用该药治疗骨质增生、疏松及退行性骨关节病的患者，几十年来疗效显著，都验证了其准确性与科学性；也说明了退行性骨关节疾病往往存在的不仅仅是单纯阴亏或阳损的问题，及时调整阴阳往往能收到满意的效果。

9. 薏苡仁、紫丹参　活血消肿。薏苡仁、紫丹参是在临床上治疗下肢关节腔积液及所形成的髋关节滑膜炎、膝关节滑膜炎、踝关节滑膜炎时喜用的一对药。天池伤科认为："下肢关节腔积液及滑膜炎等多源于湿邪阻滞经络，滞于关节，气血运行不畅，关节屈伸不利，为肿为痛。"《素问·至真要大论》云："诸湿肿满，皆属于脾。"意思是说凡是湿病而发生的浮肿胀满，都责之于脾。《医宗金鉴·杂病心法要旨》云："上肿多风宜乎汗，下肿多湿利水泉。"这句源于《素问·汤液醪醴论》中的"开鬼门，洁净府"，并在上述层面上更近一步，意思都是指用发汗、利小便的方法祛除肿胀。

薏苡仁甘淡微寒，甘淡利湿，微寒清热，既能利水渗湿，又能健脾止泻，利水而不伤正，补脾而不滋腻，为淡渗清补之品。凡水湿滞留均可用之，尤以脾虚湿滞者为宜，常用于水肿、小便不利、脾虚泄泻等证。擅渗湿而舒筋脉、缓挛急，擅治痹痛拘挛、脚气浮肿，以湿热者为宜。并可清热排脓，用于肺痈、肠痈等。

《本草新编》云："薏仁最善利水，不至损耗真阴之气，凡湿盛在下身者，最宜用之，视病之轻重，准用药之多寡，则阴阳不伤，而湿病易去。"《本草纲目》云："薏苡仁，阳明药也，能健脾益胃。"及"筋骨之病，以治阳明为本，故拘挛筋急风痹者用之。土能胜水除湿，故泄泻、水肿用之。"《药品化义》云："薏米，味甘气和，清中浊品，能健脾阴，大益肠胃。主治脾虚泻，致成水肿，风湿盘缓，致成手足无力，不能屈伸。"《神农本草经》云："主筋急拘挛，不可屈伸，风湿痹，下气。"临床上治疗下肢关节肿胀时用薏苡仁常用量50g，极量80g，儿童酌减。薏米力缓，用量宜大，应用时宜包煎。

丹参苦寒降泄，入走血分，为活血化瘀要药，既能活血化瘀，行气止痛，用于心脉瘀阻所引起的冠心病、心绞痛等证，又能活血化瘀、祛瘀生新，用于治疗瘀血所引起的癥瘕积聚等证，还能凉血消痈，用于疮疡痈肿等证。《本草汇言》云："丹参，善治血分，去滞生新，调经顺脉之药也。"《日华子本草》云："养神定志，通利关脉。治冷热劳，骨节疼痛，四肢不遂。"《本草新编》云："丹参，味苦，气微寒，无毒。入心、脾二经。专调经脉，理骨筋酸痛，生新血，去恶血。"《本草纲目》云："活血，通心包络。"《重庆堂随笔》云："丹参，降而行血。"用丹参活血养血、化瘀生新，古有"一味丹参散，功同四物汤"之说。临床上常用丹参量15g，瘀血较重或合并有冠心病时，丹参量酌情增加，极量25g。

薏苡仁甘淡渗利，善除脾湿而清热，以健脾化湿，利水消肿。丹参活血祛瘀，化瘀生新，凉血消痈。二药相伍，互相促进，共奏健脾祛湿、活血消肿、化瘀生新之功。

治疗关节腔积液及所形成的髋关节滑膜炎、膝关节滑膜炎、踝关节滑膜炎时，除用紫丹参、薏苡仁对药来活血消肿外；因湿邪易于阻滞经络，滞于关节，往往在其中加一些通络的药物，比如络石藤、海风藤等藤类药物，以在活血消肿的基础上达到通经活络的作用，疗效较好，如果肿胀依然不消退的话，依据《金匮要略》中提出的"病痰饮者，当以温药和之。"老师会在原方中加入一对药，就是我们以下要谈的"附子、肉桂"，虽然附子辛甘大热，但入药后往往疗效很好，为老师喜用药对。老师说："滑膜炎之关节肿胀、屈伸不利，除祛湿活血通络之外，依情况可酌加温阳药温化水湿之邪。"

10. 乌贼骨、骨碎补 促进骨与关节软骨再生。乌贼骨、骨碎补是临床上治疗膝关节半月板损伤常用的行之有效的一对药。依据《素问·五脏生成》云："诸筋者皆属于节。"及《素问·宣明五气》云："肝主筋、肾主骨。"及《素问·阴阳应象大论》云："肾生骨髓，髓生肝。"天池伤科认为："半月板等关节软骨皆属于筋，肝主筋，肾主骨，故治疗半月板等关节软骨损伤，必求于筋，责之于肝；疗骨之病则必求于肾。"

乌贼骨，又名海螵蛸，咸涩微温，入肝经，走血分，长于收涩，既善于止血止带，为妇女崩漏带下之良药。又善制酸止痛，为治胃痛吐酸之佳品。又能固精止带，用于遗精滑精带下等证。外用还可收湿敛疮，为治湿疮湿疹及疮疡溃烂的常用药。《神农本草经》云："主妇女赤白漏下经汁，血闭，阴蚀肿痛，寒热，癥瘕，无子。"《要药分剂》云："通经络，去寒湿。"实验研究表明：海螵蛸有明显的促进骨缺损修复作用，其能促进纤维细胞和成骨细胞增生与骨化；临床上治疗膝关节半月板损伤及退行性骨性关节病等等喜用乌贼骨，常用量30g，极量60g，儿童酌减；半月板损伤及关节软骨修复等需重用乌贼骨。

骨碎补，又名申姜，苦温，入肝肾经，既善活血疗伤止痛、续筋接骨，治跌仆闪挫、筋伤骨折、瘀肿疼痛，又善益肾强骨，为治肾虚腰痛、足膝痿弱及耳鸣耳聋诸症之良药。《本草图经》云："治闪折筋骨伤损。"《药性论》云："主骨中毒气，风血疼痛，五劳六极。"《开宝本草》云："主破血，止血，补伤折。"《本草述》云："治腰痛行痹，中风鹤膝风挛气证。"《本草正》云："疗骨中邪毒，风热疼痛，或外感风湿，以致两足痿弱疼痛。"《本草新编》云："骨碎补，味苦，气温，无毒。入骨，用之以补接伤碎最神。疗风血积疼，破血有功，止血亦效。同补血药用之尤良，其功用真有不可思议之妙；同补肾药用之，可以固齿；

同失血药用之，可以填窍，不止祛风接骨独有奇功也。"以上说明骨碎补为骨伤科续筋接骨疗伤之良药。

骨碎补为临证中常用的一味药，因其能补肾续筋接骨、祛风活血止痛，其苦温性降，不但能补肾，还能收浮阳兼活血，除在各类骨折时应用外，在伤筋骨病中也经常能用到，比如腰椎间盘突出症、腰椎管狭窄属肾虚腰痛症及膝关节半月板损伤、滑膜炎等症，可见，骨碎补为治疗脊柱疾病之要药，尤其是治疗骨关节疾患等的常用药之一。

实验证实，骨碎补水煎剂能促进骨钙吸收，同时提高血钙、血磷水平，有利于骨钙化和骨质的形成；对骨关节软骨细胞有刺激细胞代偿性增生的作用，并能部分改善由于力学力线改变造成的关节软骨的退行性病变。治疗退行性骨关节病常用量为15g，极量25g，儿童酌减。

乌贼骨咸涩，长于入肝经、走血分，善于收涩，固精止带、收敛止血、制酸止痛；而骨碎补苦温，入肝肾经善行，善活血疗伤止痛、接骨续筋。二药相伍，一收一行，共奏接骨续筋、瘀去新生之功。

11. 金毛狗脊、川杜仲 补肝肾、强腰膝。依据《素问·上古天真论》中随着年龄增长，肾中精气日渐衰减的论述，以及"肾主骨"理论，临床上治疗腰膝疼痛，尤其是在老年退行性骨关节疾病治疗中喜用狗脊、杜仲这一对药。天池伤科认为："肾主骨生髓，年少者肾阳升发，骨生髓长，肾阴充盈，髓充骨壮；年老则肾亏阴损，阳气虚浮，骨生旁赘，髓减骨衰。故退行性骨关节疾病出现的腰膝疼痛、活动受限责之于肾。"此即"治肾亦即治骨"的理论思想。

《素问·逆调论》云："肾不生，则髓不能满。"说明肾与骨髓的关系甚为密切。《素问·脉要精微论》云："腰者肾之府，转摇不能，肾将惫矣。"说明腰活动受限责之于肾，多源于肾亏。正如《诸病源候论》所云："夫腰痛，皆由伤肾气所为。"《医林绳墨》也云："故大抵腰痛之证，因于劳损而肾虚者甚多。"

狗脊味苦甘、性温，入肝肾经，苦能燥湿，甘能养血，温能益气，有温而不燥、补而能走、走而不泄的特点。对肝肾不足兼风寒湿邪之腰脊强痛、不能俯仰、足膝软弱，尤其对于风湿日久、关节屈伸不利等最为适宜，为治疗脊柱疾病的常用药物。临床上常用量是20g，极量30g。对于狗脊的论述，各家基本都是以补肾、强腰膝为主，治疗骨伤科关节及相关疾患。

《神农本草经》云："主腰背强，关节缓急，周痹，寒湿膝痛。颇利老人。"《名医别录》云："疗失溺不节，男女脚弱腰痛，风邪淋露，少气目暗，坚脊，利俯仰，女子伤中，关节重。"《本草纲目》云："强肝肾，健骨，治风虚。"

杜仲味甘性温，入肝肾经，肝主筋、肾主骨，肾充则骨强，肝充则筋健。脊柱乃筋骨聚集之处，筋骨病变繁多，因而本品乃治疗各种脊柱病变的要药。《神农本草经》云："主腰脊痛，补中益精气，坚筋骨，强志。"另外，凡腰腿部创伤、骨折后期筋骨无力及损伤后遗症均可用之。炒用治疗损伤性胎动不安或习惯性流产。临床上常用量为20g。

《本草汇言》云："凡下焦之虚，非杜仲不补；下焦之湿，非杜仲不利；足胫之酸，非杜仲不去；腰膝之痛，非杜仲不除……补肝益肾，诚为要药。"《名医别录》云："主脚中酸痛，不欲践地。"《药性论》云："治肾冷臀腰痛，腰病人虚而身强直，风也。腰不利，加而用之。"《日华子本草》云："治肾劳，腰脊挛。"《玉楸药解》云："益肝肾，养筋骨，去关节湿淫。治腰膝酸痛，腿足拘挛。"

狗脊味苦甘、性温，入肝肾经，除善祛脊背之风寒湿邪外，又善补肝肾、强腰膝、祛风湿、利关节、镇疼痛；杜仲补肝肾、强筋骨、降血压，善走经络关节之中。二药伍用，其功益彰，补肝肾、壮筋骨、祛风湿、强腰膝之力量增强。

12. 穿山甲、皂角刺 活血散瘀、消肿溃坚。穿山甲（代）、皂角刺是临床上治疗骨伤科肿瘤、腱鞘囊肿、腘窝囊肿等骨伤科肿块常用药。天池伤科认为："癥瘕积聚乃气血痰湿凝聚而成，非破血消癥之药不能破除。"诚如《杂病源流犀烛·筋骨皮肉毛发病源流》所云："肝之经脉不调，气血失节，往往有筋结之患，不论骸体间，累累若胡桃块状是也。"故治当以调肝散结为大法。《灵枢·痈疽》云："以手按之，坚有所结，得中骨气，因干骨，骨与气并，日以益大，则为石疽。"隋·巢元方在《诸病源候论·石痈》中写道："石痈者……其肿结确实，至牢有根，皮核相亲。""坚如石核者复大，色不变或作石痈，坚如石，不作脓。"以上多为描述肿瘤的表现特征及治疗方法。

穿山甲（代）咸寒，性善走窜，内通脏腑，外透经络，功善活血消癥、通经下乳、消肿溃痈，治癥瘕痞块及瘀血经闭、风湿痹痛、肢体拘挛或强直疼痛、不得屈伸，痈肿疮疡等症。

《医学衷中参西录》云："穿山甲，味淡性平，气腥而窜，其走窜之性，无微不至，故能宣通脏腑，贯彻经络，透达关窍，凡血凝血聚为病，皆能开之。以治疗痈，放胆用之，立见功效。并能治癥瘕积聚，周身麻痹，二便秘塞，心腹疼痛。"

《本草纲目》云："除痰疟寒热，风痹强直疼痛，通经脉，下乳汁，消痈肿，排脓血，通窍杀虫。"

《本草再新》云："搜风去湿，解热败毒。"

临床上常用量是5~15g，儿童酌减。因穿山甲为国家二级保护动物，而且市场上价格比较昂贵，故现在临床上用的比较少，一般以京三棱、蓬莪术、山慈菇等药物代替。

皂角刺，辛散温通，药力锐利，直达病所。功专拔毒搜风、消肿排脓。

《本草纲目》云："治痈肿，妒乳，风疠恶疮，胞衣不下，杀虫。"

《本经逢原》云："肿疡服之即消，溃疡服之难敛，以其性善开泄也。"

《本草汇言》云："皂荚刺，拔毒祛风。凡痈疽未成者，能引之以消散，将破者，能引之以出头，已溃者能引之以行脓。于痈毒药中为第一要剂。"

《医学入门》云："皂刺，凡痈疽未破者，能开窍；已破者能引药达疮所……乃诸恶疮癣及疠风要药也。"

临床上常用量是 15g，极量 30g，儿童酌减。

穿山甲活血散瘀、消肿溃坚，皂角刺性极锐利，搜风败毒，消肿排脓。二药伍用，走窜行散，攻通透达，活血散瘀、消肿溃坚、散结通络之力益彰。

13. 生牡蛎、夏枯草 软坚散结。生牡蛎、夏枯草是临床上治疗陈旧性关节扭挫伤、踝关节创伤性关节炎、踝关节滑膜炎、踝关节肿胀不消常用的对药。天池伤科认为："陈旧性踝关节扭挫伤后青紫瘀肿，肿胀不消，功能障碍，除有瘀血外，还应责之于肝。因肝主筋，凡是筋的问题，都应调肝。"

夏枯草，既善清泄肝火，为治肝火目赤、目珠疼痛之要药。又能清热消肿散结，为治痰火凝结之瘰疬、瘿瘤所常用。

《滇南本草》云："治目珠胀痛，消散瘰疬、周身结核、手足周身筋骨酸疼。"以及"行肝气，开肝郁，止筋骨疼痛、目珠痛，散瘰疬、周身结核。"

《本草纲目》云："能解内热，缓肝火。"

《生草药性备要》云："去痰消脓。治瘰疬，清上补下，去眼膜，止痛。"

《神农本草经》云："主寒热、瘰疬、鼠瘘、头疮，破癥，散瘿结气，脚肿湿痹。"

《本草从新》云："治瘰疬、鼠瘘、瘿瘤、癥坚、乳痈、乳岩。"

《本草通玄》云："夏枯草，补养厥阴血脉，又能疏通结气。"

临床上夏枯草清肝火、散瘀结常用量 15g，极量 30g。

牡蛎咸涩微寒，质重沉降，生用为平肝潜阳之要药，善治阴虚阳亢，头晕目眩之证，又长于软坚散结，常治痰核、瘰疬、癥瘕之疾。

《本草备要》云："咸以软坚化痰，消瘰疬结核，老血疝瘕。涩以收脱，治遗精崩带，止嗽敛汗，固大小肠。"

《汤液本草》云："牡蛎，入足少阴，咸为软坚之剂，以柴胡引之，故能去胁下之硬；以茶引之，能消结核；以大黄引之，能除股间肿；地黄为之使，能益精收涩、止小便，本肾经之药也。"

《珍珠囊》云："软痞积。又治带下、温疟、疮肿，为软坚收涩之剂。"

《本草纲目》云："化痰软坚，清热除湿，止心脾气痛，痢下，赤白浊，消疝瘕积块，瘿疾结核。"

天池伤科认为，类似牡蛎质重沉降的贝壳类药要重用，因其水煎后，有效成分煎出较少。故临床上生牡蛎用于软坚散结时常用量可达50g。

现代医学研究证明，牡蛎能强肝解毒、净化瘀血、促进新陈代谢、缓解疲劳、提高免疫等。

14. 桑椹、生山楂 化瘀开郁、补益肝肾、滑利关节。桑椹、生山楂是临床上用来治疗肩关节周围炎等骨伤科疾病的常用药。肩关节周围炎又称为"冻结肩""肩凝症""漏肩风""五十肩""肩痹"等，其为肩关节周围关节囊及其周围韧带、肌腱和滑囊等发生的慢性非特异性炎症，一般好发于50岁左右的中年人，女性多见，临床上以肩痛、肩关节多方向活动受限等为主要特征。中医学将其归属为"痹症"范畴。依《素问·上古天真论》中提出的"随着年龄的增长，肾气逐渐亏虚"理论，认为"五旬之人，肾气不足，气血渐亏，加之长期劳累或因肩部受寒致寒凝筋膜、气血滞涩不通而引起。其外因是寒湿之邪侵袭、劳损，内因是肝肾不足、气血虚弱、血不荣筋。"《中藏经·五痹》云："肾气内消……精气日衰，则邪气妄入。"宋·王怀隐《太平圣惠方》云："夫劳倦之人，表里多虚，血气衰弱，腠理疏泄，风邪易侵……随其所惑，而众痹生焉。"以上更多强调的是本为肾气亏虚，又有外邪等入侵为标，致使关节活动受限。

《儒门事亲》云："此疾之作，多在四时阴雨之时，及三月九月，太阴寒水用事之月，故草枯水寒如甚，或濒水之地，劳力之人，辛苦失度，触冒风雨，寝处潮湿，痹从外入。"《普济方》云："此病盖因久坐湿地，及曾经冷处睡卧而得。"此更多强调的是外邪致病的重要性。

临床中依据"肾主骨、肝主筋"理论，应用桑椹、生山楂来治疗肩关节周围炎，效果显著。

桑椹甘寒质润，既能滋阴补血，又能生津止渴、润肠通便，可用于阴血亏虚之眩晕、目暗耳鸣、须发早白、肠燥便秘及津伤口渴、消渴等证。

《滇南本草》云："益肾脏而固精，久服黑发明目。"

《随息居饮食谱》云："滋肝肾，充血液，祛风湿，健步履，息虚风，清虚火。"

中医认为，肝主藏血、肾主生髓，是人身能量储存基地。桑椹性味甘寒，具有补肝益肾、滑利关节的功效。

《本草拾遗》云："利五脏关节，通血气。"

《本草述》云："乌椹益阴气便益阴血，血乃水所化，故益阴血，还以行水，风与血同脏，阴血益则风自息。"

《本草经疏》云："桑椹，甘寒益血而除热，为凉血补血益阴之药，消渴由于内热，津液不足，生津故止渴。五脏皆属阴，益阴故利五脏。阴不足则关节之血气不通，血生津满，阴气长盛，则不饥而血气自通矣。热退阴生，则肝心无火，故魂安而神自清宁，神清则聪明内发，阴复则变白不老。"临床上常用量是50g。

实验研究发现："桑椹对脾有增重作用，对溶血性反应有增强作用，可防止人体动脉硬化、骨骼关节硬化，促进新陈代谢。它可以促进血红细胞的生长，防止白细胞减少，并对治疗糖尿病、贫血、高血压、高血脂、冠心病、神经衰弱等病症具有辅助功效。"

现代医学证明，桑椹具有增强免疫、促进造血红细胞生长、防止人体动脉及骨骼关节硬化、促进新陈代谢等功能。

生山楂酸甘微温，味酸入肝，既善行气散瘀，疗瘀阻肿痛，可通行气血、化瘀散结而止痛；甘温入脾，又善消食化积而健脾胃，消一切饮食积滞，疗脘腹胀满、嗳腐吞酸、腹痛便溏等症。

《本草纲目》云："化饮食，消肉积、癥瘕，痰饮痞满吞酸，滞血痛胀。"

《本草求真》云："山楂所谓健脾者，因其脾有食积，用此酸咸之味以为消磨，俾食行而痰消，气破而泄化，谓之为健，止属消导之健矣。"

《日用本草》云："化食积，行结气，健胃宽膈，消血痞气块。"

《食鉴本草》云："化血块，气块，活血。"

《医学衷中参西录》云："山楂，若以甘药佐之，化瘀血而不伤新血，开郁气而不伤正气，其性尤和平也。"

现代研究发现：山楂有活血化瘀的功效，有助于解除局部瘀血状态，对跌打损伤有辅助疗效。

临床上常用量为50g。

山楂味酸性温，气血并走，化瘀血而不伤新血，开郁气而不伤正气，补益肝肾、滑利关节。桑椹甘寒，补肝益肾、滋阴补血，补而不腻。桑椹、生山楂相配伍，一温一寒，一化一补，共奏化瘀开郁、滑利关节之功效。

15. 京三棱、蓬莪术　破血行气、化积消块。临床上常用其治疗关节瘀肿、肿胀难消、肿瘤及血瘀气滞之骨伤科疾病。天池伤科认为："因损伤气血后，血行不畅而成积瘀，瘀久势必阻碍气机，气机郁滞反又加重瘀块形成，非破血消积之法不能除。"

三棱苦平降泄，入肝脾血分，破血中之气，功专破血祛瘀、行气止痛、化积消块，用于血瘀气结之重症，如血瘀经闭、腹中包块、产后瘀滞腹痛，以及饮食停滞、胸腹胀满疼痛之症；又可用于肝脾大、胁下胀痛、跌打损伤、疮肿坚硬等。

《日华子本草》云："治妇人血脉不通，心腹痛，落胎，消恶血，补劳，通月经，治气胀，消扑损瘀血，产后腹痛，血运，并宿血不下。"《开宝本草》云："老癖癥痕，积聚结块，产后恶血血结，通月水，堕胎，止痛利气。"《本草纲目》云："通肝经积血，女人月水，产后恶血。"实验研究证实，本品水煎剂可抑制血小板聚集，使动物血栓形成时间明显延长，血栓长度缩短。还可直接破坏肿瘤细胞，对实验动物肿瘤模型有一定抑制作用。

莪术辛温行散，苦温降泄，入肝脾气分，功专行气破血、散瘀通经、消积化食，为破血消癥之要药，药力颇强。凡瘀血气滞重症每用，既疗血瘀气结之癥痕积聚、肿块等症，又治宿食不消之脘腹胀痛及跌打损伤诸证。另外，还有抗肿瘤作用，用于各种肿瘤。唯易伤正气，用时宜慎重。

《药性论》云："治女子血气心痛，破痃癖冷气，以酒醋摩服。"

《日华子本草》云："治一切气，开胃消食，通月经，消瘀血。"

《药品化义》云："蓬术味辛性烈，专攻气中之血，主破积消坚，去积聚癖块，经闭血瘀，扑损疼痛。"

《汤液本草》云："蓬莪术色黑，破气中之血，入气药发诸香。"

《萃金裘本草述录》云："破气中之血，血涩于气中则气不通，此味能疏阳气以达于阴血，血达而气乃畅，放前人谓之益气。"

《医家心法》云："广术即莪术，凡行气破血、消积散结皆用之。"

实验证实：莪术水提取液能够抑制血小板聚集和抗血栓形成，并能明显降低血液黏度，以及缩短红细胞的电泳时间。除此之外，实验还证实莪术挥发油对肿瘤的生长有明显抑制和破坏作用，发现肿瘤明显缩小者，可见瘤组织周围纤维细胞增多，不同浓度的莪术油对瘤细胞均有明显的直接破坏作用，有作用快而强的特点。治疗后发现肿瘤细胞表现核质比例减少，核外形趋向正常，染色质、核仁和染色质间颗粒数量减少，故认为莪术对小鼠肉瘤的细胞核代谢有抑制作用。

三棱、莪术相互配伍，原方名为三棱丸，出自《经验良方》，用于治疗血滞经闭腹痛。张锡纯谓："三棱、莪术，若治陡然腹胁疼痛，由于气血凝滞者，可单用三棱、莪术，不必以补药佐之；若治瘀血积久过坚者，原非数剂所能愈，必以补药佐之，方能久服无弊。""三棱气味俱淡，微有辛意；莪术味辛苦，气微香，亦微有辛意，性皆微温，为化瘀血之要药。以治男子痃癖，女子癥痕，月经不通，性非猛烈而建功甚速。其行气之力，又能治心腹疼痛，胁下胀痛，一切血凝气滞之症。"

三棱苦平辛散，入肝脾血分，为血中气药，长于破血中之气，以破血通经；莪术苦辛温香，入肝脾气分，为气中血药，善破气中之血，以破气消积。二药伍用，气血双施，活血化瘀、行气止痛、化积消块。

常用量 10g，极量 15g。儿童酌减。莪术有耗气伤血之弊，中病即止，不宜过量或久服。月经过多及孕妇忌服。正如《药性通考》所云："乃攻坚之药，可为佐使，而不可久用。"《本草正》亦云："性刚气峻，非有坚顽之积，不宜用。"

16. 葛根、川芎　舒头项强痛。葛根、川芎是临床上用于治疗颈椎病出现头项强痛，舒颈清眩时常用的一组对药，尤其是当患者出现头项强痛伴发肝阳上亢、津液亏虚之高血压、冠心病时效果显著。天池伤科认为："素有肝肾亏虚，外有外伤劳损、风寒湿邪侵袭，邪侵足太阳膀胱经，经脉不利，故见头项强痛等症。"

《证治准绳》云："颈项强急之证，多由邪客三阳经也，寒搏则筋急，风搏则筋弛，左多属血，右多属痰。"这句话的意思是说一侧颈部肌肉紧张，另一侧松弛，左右肌力不协调，颈椎力学平衡失调，导致颈椎失稳，椎间关节紊乱而促发颈椎病。

现代医学认为，风寒湿邪可使局部肌肉张力增高，血运障碍，代谢产物堆积，刺激椎动脉或交感神经而引起颈椎病。

临证中应用葛根、川芎配伍治疗各种原因引起的头项强痛伴发头晕、头痛、血压增高等，尤其是随着年龄增长而出现的颈椎退行性病变，可明显改善头项强痛等症状。

葛根辛甘凉，入脾胃经，轻扬升发，既能发表散邪、解肌退热、透发麻疹，以治表证发热无汗、头痛、项背强痛等症；又能疏通足太阳膀胱经之经气，生发清阳，以疗清阳不升所致头晕、头痛、疹出透发不畅等症，还可鼓舞脾胃清阳之气上升而生津止渴、止泻止痢。

《神农本草经》云："主消渴，身大热，呕吐，诸痹，起阴气，解诸毒。"

《本草正》云："虽善达诸阳经，而阳明为最，以其气轻，故善解表发汗。"

经现代中药研究证实，葛根内含黄酮类物质大豆素、大豆苷、葛根素及大量淀粉等成分。通过动物实验证实，葛根能扩张冠状动脉和脑血管，增加血流量，改善冠状动脉及脑循环，能降低心肌耗氧量，有明显的降压作用，并能降低血糖，有较明显的解热作用，以及缓解肌肉痉挛的作用。

临床上常用量是 20g。

川芎辛散温通，走而不守，入肝、胆、心包经。能上行颠顶，下走血海，旁通四肢，外彻皮毛，为"血中之气药"，具有良好的活血行气、祛风止痛之功效，对于血瘀气滞兼寒凝者用之最宜，尤善治妇女血瘀气滞经产诸证，为妇科活血调经要药，以及头痛、目痛、跌打损伤、风湿痹痛等症常用药。其治头痛，无论风、寒、湿、热、虚、血瘀所致，皆可随证选用。而且，其在活血药中配伍使用可增强散血行气之功；在补血药中使用，能通达气血，祛瘀生新，补而不滞。

《神农本草经》云："主中风入脑，头痛，寒痹，筋挛缓急，金疮，妇人血闭无子。"

《珍珠囊》云："上行头角，助清阳之气，止痛；下行血海，养新生之血调经。"

《本草备要》云："搜风散瘀，止痛调经。"

《日华子本草》云："治一切风，一切气，一切劳损，一切血，补五劳，壮筋骨，调众脉，破癥结宿血，养新血。"

经现代中药研究证实，川芎中内含川芎嗪等多种生物碱成分。通过动物实验证实川芎能扩张冠状动脉，增加冠状动脉血流量，降低心肌耗氧量，改善微循环，降低血小板表面活性，抑制血小板聚集等。

临床上常用量是15g。

葛根辛甘凉，轻扬升发，发表解肌、透发麻疹；川芎辛散温通，走而不守，活血行气、祛风止痛，能上行颠顶，下走血海，旁通四肢，外彻皮毛，为"血中之气药"。二者伍用，一温一凉，共奏舒头项强痛之功。

17. 制附子、肉桂 温阳。制附子、肉桂是临床上治疗机体阳气不足所致各种骨伤科疾病常用的一组对药。天池伤科认为："阳气衰则血行不畅，温煦气化不足，则经脉失于濡养，寒邪乘隙内侵，寒主收引，寒邪闭阻经脉，经脉不通，起初出现肢体关节冷痛、活动不利，久则出现筋脉挛急，关节拘挛，难以屈伸活动等，故治则宜兴阳治骨。"《素问·生气通天论》云："阳气者若天与日，失其所则折寿而不彰，故天运当以日光明。是故阳因而上，卫外者也。"人以阳气为本，有阳气则生，无阳气则死。阳气盛则健，阳气衰则病。《素问·举痛论》云："经脉流行不止，环周不休。寒气入经而稽迟，泣而不行，客于脉外则血少，客于脉中则气不通，故卒然而痛。"人体经脉中的气血流行不止，如环无端，如果寒邪侵入了经脉，则经脉气血的循行迟滞，凝涩而不畅行，故寒邪侵袭于经脉内外，则使经脉凝涩而血少，脉气留止而不通，所以突然作痛。

附子辛甘热，有毒力猛，入心、肾、脾经，既善上助心阳、中温脾阳、下补肾阳，而奏回阳救逆之功，又善峻补元阳，益火消阴。既为治亡阳证之主药，又为治肾阳虚、脾阳虚、心阳虚等阳虚诸证之良品。且秉性纯阳，散寒力大，温散走窜，亦为散阴寒、除风湿、止疼痛之猛药，善治寒湿痹痛及阳虚外感等。唯性燥烈而有毒，用当宜慎。

《神农本草经》云："主风寒咳逆邪气，温中，金疮，破癥坚积聚，血瘕，寒湿痿躄，拘挛膝痛，不能行走。"

《本草汇言》云："附子，回阳气，散阴寒，逐冷痰，通关节之猛药也。诸病真阳不足，虚火上升，咽喉不利，饮食不入，服寒药愈甚者，附子乃命门主药，能入其窟穴而招之，引火归原，则浮游之火自熄。凡属阳虚阴极之候，肺肾无热证者，服之有起死之殊功。"

《本草正义》云："附子，本是辛温大热，其性善走，故为通行十二经纯阳之要药。外则达皮毛而除表寒，里则达下元而温痼冷，彻内彻外，凡三焦经络，诸脏诸腑，果有真寒，无可不治。但生者尤烈，如其群阴用事，汨没真阳，地加于天，仓猝暴病之肢冷肤清，脉微欲绝，或上吐下泻，澄澈清冷者，非生用不为功。而其他寒病之尚可缓缓图功者，则皆宜炮制，较为驯良。"

肉桂辛甘热，归脾、肾、心经，其性纯阳温散，善补命门之火，益阳消阴，并能引火归原，为治命门火衰及虚阳上浮诸证之要药；又善温脾胃、散寒邪，为治脾胃寒证及脾肾阳虚证之常用药；且散血分阴寒而温通经脉功胜，可治寒凝血滞诸痛，尤善治风湿痹痛、经闭痛经及胸痹心痛。此外，取其甘热助阳补虚，辛热散寒通脉，常用治阴疽，或气血虚寒所致痈肿脓成不溃或溃久不敛及气血虚衰证。

《名医别录》云："主温中……坚骨节，通血脉，理疏不足，宣导百药。"

《本草汇言》云："肉桂，治沉寒痼冷之药也。凡元虚不足而亡阳厥逆，或心腹腰痛而呕吐泄泻，或心肾久虚而痼冷怯寒……或气血冷凝而经脉阻遏，假此味厚甘辛大热、下行走里之物，壮命门之阳，植心肾之气，宣导百药，无所畏避，使阳长则阴自消，而前诸症自退矣。"

《本草汇言》云："大补命门相火，益阳治阴。凡沉寒痼冷，营卫风寒、阳虚自汗、腹中冷痛、咳逆结气、脾虚恶食、湿盛泄泻、血脉不通、胎衣不下、目赤肿痛，因寒而滞而得者，用此治无不效。"

制附子辛甘热，有毒力猛，性走不守，既善上助心阳、中温脾阳、下补肾阳，又善峻补元阳，通行十二经脉；肉桂辛甘热，性守不走，其性纯阳温散，善补命门之火，益阳消阴，并能引火归原。二药伍用，一走一守，其功益彰，阳气得温，寒邪得逐。

第四章　特色针灸疗法

第一节　骨折术后的针灸疗法

骨折，属于传统中医学三类创伤的第三类：伤骨。伤骨后，骨折断端位置改变，而有畸形、骨擦音、异常活动。目前，骨折治疗及复位后的康复过程统称为"骨折术后"。

【病因病机】

骨折的原因可归为创伤性骨折、病理性骨折和疲劳骨折。其中创伤骨折是指骨骼本身密度正常，但当受到的外力超过本身骨头的承受能力时发生的折断；病理性骨折是指骨骼本身存在病变，骨头强度受到了影响，当受到轻微的外力时也可发生骨折；疲劳骨折是指骨骼本身长期反复受力造成的骨折。

【治疗原则】

目前骨折的治疗分三大原则：复位、固定与康复。在临床上，骨折的复位与固定常以手术、内固定及外固定为主要手段。而针刺则能在术后的固定与康复中发挥疗效。骨折术后，患者在固定与康复的进行过程中时常面临疼痛、骨折断端愈合缓慢、关节功能障碍等状态，而身体上的痛苦又会使患者出现焦虑、失眠等心理症状。此时采取针刺治疗往往能达到良好的效果。

【治疗】

1. 针灸在骨折术后的作用机制

（1）止痛：骨折术后的疼痛十分强烈，不仅使接受手术后的患者处于痛苦之中，还会给未接受手术的患者带来恐惧感，甚至使一些患者放弃手术。疼痛也会使接受手术后的患者丧失康复治疗最佳时间。因此，往往临床工作者会建议患者服用镇痛药。而镇痛效果过后，患者的疼痛会再次复发。

其一，不通则痛。中医认为骨折发生后气血运行必然受阻，表现为气血瘀滞。气机不畅，无法助血液运行，故生血瘀，而血伤瘀凝，阻滞气道，必导致气机运行不畅，二者相辅相成，不通则痛。骨折术后，手术造成了皮肉受损、筋骨断裂，其内气血凝滞、经络受阻，疼痛由此而生。其二，不正则痛。不正，即外界暴力直接或间接导致筋肉、骨骼不协调、不平衡，并由此而产生疼痛，"骨错缝，筋出槽"。《灵枢·刺节真邪》有言："用针之类，在于调气。"《灵枢·九针十二原》曰："凡用针者，虚则实之，满则泄之，菀陈则除之。"

针灸既可以通经络，又可以调气血。其一，可通过调理虚实，改善气血运行状态，消除致痛的病理条件而止痛。其二，若外邪客表，营卫不和，则气血不利，疼痛由生，通过针灸疏散外邪，从而流利气血、消除疼痛。总而言之，针刺可激发经气，调理经络气血，疏通局部经络气血瘀滞，使通而不痛。

（2）促进愈合：患者骨折后愈合是一个十分复杂的修复过程。针灸辅助干预促进骨折愈合具有较为深入的研究，诸多手段可促进患者骨折后愈合及恢复。

中医认为，骨折后瘀血内停、经脉受阻、气血不通，此时针刺气血运行已经不畅的患侧经络穴位，调整气血偏盛或偏衰的状态，以达阴平阳秘。而《素问》中有言："肾主骨生髓。"因此针刺特定穴位亦可益肾生精、补益肝肾，促进患者血液循环，加快血肿吸收，修复软组织损伤，从而促进骨折愈合。相关临床研究表明，针灸治疗可提高运动神经兴奋性，保障肌肉正常代谢，促进局部血液循环和受损神经再生及传导功能的恢复，且利于骨细胞增殖和分化，骨痂愈合具有积极影响，加快损伤组织修复和水肿吸收，缓解疼痛症状，有助于促进骨折愈合。

（3）防止并发症：骨折后常因严重的创伤引发各种并发症，其中主要以关节活动功能障碍为主。

骨折伴随肌肉、韧带断裂，组织间出血，容易出现胶原纤维沉积，机化成纤维组织，引起组织间极化、粘连，导致关节僵硬。除此之外，部分关节韧带、肌纤维、肌腱及关节囊在愈合过程中会产生大量瘢痕组织，致使术后容易引起关节囊、韧带、肌关节周围肌腱挛缩，继而易造成不同程度的肩关节功能障碍，使患者术后生活质量降低。

中医认为，骨折术后，风寒湿邪等外邪易侵袭患侧肩部，致使局部气血不畅，气滞血瘀，气血不能荣养经脉、肌肉、经筋，继而常易导致筋挛缩、粘连，从而影响肩关节运动功能。

针刺可以疏经通络、活血化瘀，促进气血运行，以调节患肢经络使之通畅为治疗原则。其中针刺治疗可恢筋急、治筋痹，可松弛拘急紧缩的骨骼、肌肉、经筋，同时还可温通气血，濡养筋脉，滑利关节，松解局部粘连，以达到预防关节功能障碍的治疗目的。

（4）镇静安神：骨折手术后的疼痛、关节僵硬十分剧烈。超过 48 小时的疼痛可导致患者出现心理问题，如焦虑、烦躁、恐惧等，进而降低心理疼痛阈值，使痛觉自我加剧，精神愈加紧张，睡眠因而紊乱，恶性循环一环扣一环。

中医认为，针灸还能调和脏腑，补不足、损有余，以缓解因内伤七情引起的气血运行障碍而止痛。如针刺可以通过疏肝解郁，调理气机，而改善气血运行，缓解肝气郁结引起的胁肋疼痛等。《素问·至真要大论》讲："诸痛痒疮，皆属于心。"王冰注曰："心燥则痛甚、心寂则痛微。"心神烦躁，疼痛当剧，痛甚之时，烦躁愈烈，致使疼痛进入恶性循环。由此推论，针刺可以作用于心，阻断、转移对疼痛的感知，宁心安神，不仅可以帮助改善气血运行，而且防止将疼痛导入恶性循环。

2. 针灸治疗　中医将骨折后康复分为 3 个阶段。早期阶段可行活血化瘀、行气止痛干预，中期阶段可接骨续筋、舒筋活络，后期阶段可补益肝肾、强筋壮骨。临床上可根据三期指导原则对骨折术后患者进行针灸疗法干预。

（1）早期：在早期活血化瘀、行气止痛总治则基础上选穴。可选用部分养心安神、疏通气血之穴；结合部分其他穴位通经活络、祛瘀止痛；也可以结合肝之原穴，佐以清热除烦、理气解郁。

取穴：百会、内关（双侧）、血海（患侧）、太冲（患侧）。

刺灸法：①太冲采用泻法，内关平补平泻法，余下穴位采用补法。百会可顺经平刺 0.3 ~ 0.5 寸；内关应针刺捻转，慎用提插法，以免损伤正中神经；血海可直刺 0.8 ~ 1.2 寸，可施提插补法以加强刺激。太冲可直刺 0.5 ~ 0.8 寸，可用捻转泻法。

②早期以止痛为主，不应采用过度刺激手法，点到即止，以防止患者疼痛负担加重。

（2）中期：在中期接骨续筋、舒筋活络总治则基础上选穴。针刺可疏导患者局部气血与经络，进而促进筋骨的愈合。也可以滑利筋骨，防止关节粘连，为患者进行康复运动等治疗降低痛苦。

取穴：大杼（双侧）、阳陵泉（双侧）、丰隆（双侧）、阿是穴。

刺灸法：①大杼斜刺 0.3 ~ 0.5 寸，采用平补平泻法；阳陵泉、丰隆均采用平补平泻法，直刺 1 ~ 1.5 寸。阿是穴可选择平补平泻或艾灸法。

②骨折术后的阿是穴若位于活动度减弱并引发疼痛的关节附近，则可以根据部位调整针刺深度及补泻手法。若集中在伤口周围时，不宜针刺，可推荐艾条

灸法，每次应手持施灸 20 ~ 25 分钟。因艾灸可行气活血、通调血脉，且其味辛，故其在燃烧后就有了理气散寒的作用，加上艾叶气味芳香走窜，故能其行气活血、辛温通络，可促进中期舒筋活血的作用。

（3）后期：在后期补益肝肾、强筋壮骨总治则基础上选穴。选择可接骨续断、强筋壮骨的穴位；并辅以调血活血、强筋壮骨，针刺之可促进患者机体新陈代谢加速，保证骨折断端血供良好；肾主骨生髓，针刺肾俞可益肾生精、补益肝肾；足三里具有益气生血、健脾益胃作用。同时，阿是穴可修复软组织损伤，从而促进骨折愈合。

取穴：大杼（双侧）、肾俞（双侧）、膈俞（双侧）、足三里（双侧）、阿是穴。

刺灸法：①大杼斜刺 0.3 ~ 0.5 寸，行补法；肾俞、足三里可直刺 1 ~ 2 寸，行补法；针刺膈俞穴应消毒后对准平刺，或用梅花针叩刺出血，针刺后再拔火罐，增大出血量。

②阿是穴可与中期行相同灸法。

【预防调护】

在以上穴位进行针刺时，应注意每个穴位针刺深度与角度，观察患者是否会出现晕针等意外情况，并及时处理。

针刺处方不应一成不变，应根据患者骨折部位进行适当的增穴与减穴。也应根据患者术后不同的并发症进行适当配穴。

在进行艾灸时应注意患者不要被烫伤，如意外烫伤，应涂烫伤膏。若烫伤后有水疱时，水疱小则可不予以处理；水疱过大时可刺破，并盖上纱布。

饮食上，宜清淡，忌食辛辣与油腻。可配合高蛋白与低盐低脂饮食。

患者因疼痛感到焦虑时，不仅可以针灸，也应注意做到精神安慰与鼓励。

第二节　筋伤的针灸疗法

筋伤，是因肌肉、肌腱、韧带、关节囊、筋膜等软组织，及一部分软骨的急、慢性损伤。

《内经》记载："诸筋者，皆属于节。"隋代《诸病源候论》指出外伤可以伤筋，最严重的是筋绝，即筋断，导致"不得屈伸"的后果。唐代《外台秘要》列伤筋专目，与折骨、筋骨俱伤并列。《灵枢·百病始生》言："风雨寒热不得虚，邪不能独伤人。"指出虚弱体质的人感受风寒湿邪则易生病。

筋伤的分类方法有多种，可按筋伤的程度和性质分类。

筋断裂伤：又可分成完全断裂和不完全断裂两种。

筋移位伤：筋的解剖位置发生变化，如筋出槽、筋出窝、筋翻等。

筋劳损伤：慢性积劳所致的筋粗、筋僵等。

【病因病机】

筋伤的病因可分为两种。

外因：一是暴力，直接暴力、间接暴力都可引起筋伤，如跌仆、碾轧、举重、扭捩等；二是风、寒、湿邪侵袭，筋脉拘挛。

内因：指体质、年龄、解剖生理等人体内部因素。也可以是某一局部活动过度引起劳损伤筋。

中医对此病的病机讨论则认为筋伤是因正气虚弱为内因、外邪侵袭为外因，合并痰浊瘀血而导致。

正气是人体抗病、调节的重要机能。正气不足以先天禀赋不足为因，禀赋不足则肾气虚弱，易使先天之精气不足并引发筋伤疾病。如《医门法律》言："小儿鹤溪风……多因先天所禀，肾气衰薄，随寒凝聚于腰膝而不解。"劳逸不当则耗气伤血，气血虚弱，外邪常乘虚而入，发为痹证。正如宋·王怀隐在《太平圣惠方》中明确提出："夫劳倦之人，表里多虚，气血衰弱，腠理疏泄风邪易侵……随其所感，而众痹生焉。"房劳过度可损伤肾气，耗伤精血，筋骨失养，外邪乘虚而入。清·陈士铎《辨证录·痹证门》说："人有下元虚寒，复感寒湿腰背重痛，两足无力，人以为此肾痹也。"临床上，肾虚引起的筋骨疼痛以腰脊痛较多见。劳神过度是指思虑过度，劳伤心脾，耗伤气血，气血虚弱则外邪乘虚入侵经脉而成痹。另外，思虑过度则伤脾，脾伤则失于健运，痰浊内生；恚怒伤肝则肝郁气滞，气滞血瘀，痰瘀互结，闭阻经脉，也可致痹；安逸过度是指好逸恶劳，其可使气血运行迟缓，久则气血阻滞；或好逸恶劳，多食肥甘，以至痰浊内生，痰瘀互结，阻滞经脉，外邪乘之，经络气血闭阻，发为痹证。

外邪侵袭为发病之外因。外邪是指风、寒、湿、热等六淫邪气，受风、受寒等风寒湿邪侵袭肌腠经脉，滞留于关节筋骨，导致经络气血痹阻，发为风寒湿痹。或久居炎热潮湿之地，风湿热邪袭于肌腠，壅滞经络，滞留关节，发为风湿热痹。且根据受风寒湿热等邪气各有偏盛，而有行痹痛痹、着痹、热痹之分。

痰浊瘀血是发病的重要因素。作为人体在疾病过程中所形成的病理产物，这些病理产物直接或间接作用于人体，使经络气血闭阻，不通则痛，导致筋骨疼痛的发生。清·林珮琴《类证治裁·痹症》言："痹者，必有湿痰败血瘀滞经络。"

说明痰浊瘀血是引起痹证的重要原因。痰浊瘀血停滞关节、筋肉，气血闭阻，不通则痛，发为筋骨疼痛；也可由于气血通行不畅，局部筋脉失养，抗御外邪能力下降，风寒湿邪乘虚而入，加重经脉闭阻，进一步加重筋骨疼痛的发生。痰浊的产生多源于脾胃所伤。脾主运化，胃主受纳，脾胃功能失调，水谷津液潴留体内，蕴而成湿成痰，痰浊留滞关节、筋肉，经脉闭阻，发为筋骨疼痛。脾胃所伤或由于暴饮暴食；或由于恣食生冷、肥甘；或由于饮酒过度湿热内生；或由于劳神过度，思虑伤脾、郁怒侮脾。正如华佗《中藏经·五痹》所说："血痹者，饮酒过多""肉痹者，饮食不节，高粱肥美之所为也。"

【治疗】

1. 祛风散寒，温经止痛　风为阳邪，且善行而数变，常兼其他邪气引发疾病。《素问·风论》曰："风者，百病之始也。"由此可见风能兼其他邪气伤人。寒邪为阴邪，其性凝滞且主收引。针刺可通络并止痛，再配合灸法有良好的温经效果。

选穴：风池、天柱、大椎、命门、关元、外关（双侧）、后溪（双侧）、风市（双侧）、神阙、阿是穴。

刺灸法：风池针尖向对侧眼球水平刺入，缓进针0.5～1.2寸，捻转手法得气，针尖不可向上或脊椎方向，以免损伤延髓。进针后用捻转手法，不可用提插手法，以免刺伤血管导致出血；天柱直刺0.5～1.0寸；大椎直刺0.5～0.8寸；命门，针尖略向上刺入0.5～1.0寸，也可艾灸5～10分钟；外关直刺0.5～0.8寸；后溪直刺0.5～0.8寸；风市直刺0.5～2.0寸，捻转得气；神阙禁针刺，可用灸法，以艾炷隔盐灸或隔姜灸；阿是穴可根据部位进行艾炷灸或艾条灸。

2. 健脾益湿，化痰止痛　湿邪痰浊其性重浊、黏滞，湿邪侵袭人体，或皮肉筋脉，或流注关节，痹阻经络，造成多种疼痛症。针刺可祛湿邪、化痰浊，健脾通络，达到通经止痛的目的。

选穴：中脘、足三里、三阴交、阴陵泉、丰隆、阿是穴（均取双侧）。

刺灸法：中脘直刺1寸左右，行提插泻法，可加灸法或配合拔罐；足三里直刺0.8～1.2寸，行平补平泻手法；三阴交直刺0.8～1.2寸，行平补平泻手法；阴陵泉直刺1寸左右，行提插泻法；丰隆直刺1寸左右，行泻法；阿是穴可根据部位的不同选择针刺泻法或灸法。

3. 行气活血，通络止痛　气构成了人体生命活动最基本的物质，且气行则血行。针刺推动了气血的运行，梳理气机，改善瘀血引起的疼痛。

选穴：膻中、合谷、内关、太冲、血海、三阴交、膈俞、阿是穴（均取双侧）。

刺灸法：膻中向下平刺 0.5~0.8 寸，平补平泻；合谷直刺 0.8~1.2 寸，平补平泻；内关直刺 0.5~0.8 寸，捻转补泻，避免损伤正中神经；太冲 0.5~0.8 寸，捻转泻法；血海直刺 1.2~1.5 寸，行平补平泻法；三阴交直刺 0.8~1.2 寸，平补平泻；针刺膈俞穴应消毒后对准平刺，或用梅花针叩刺出血，针刺后再拔火罐，增大出血量。阿是穴可根据部位的不同选择针刺泻法或灸法。

【预防调护】

在以上穴位进行针刺时，应注意每个穴位针刺深度与角度，观察患者是否会出现晕针等意外情况，并及时处理。

针刺处方不应一成不变，应根据患者筋伤位置差异进行适当的增减穴位及配穴。

在进行艾灸时应注意患者不要被烫伤，如意外烫伤后应涂烫伤膏。若烫伤后有水疱时，水疱小则可不予以处理。水疱过大时可刺破之，并盖上纱布。

筋伤进行传统的针刺治疗后也可进行热敷。筋伤时间过长则不宜应用冷敷。

第三节　骨病的针灸疗法

骨病从专业角度上来说是"骨病学"，它是骨科疾病三大病学之一，另外两种分别为"正骨学"和"筋伤学"。骨骼、关节及其周围筋肉的疾病，称为骨病。骨病不仅会造成局部病损及功能障碍，而且可能影响整个机体的形态与功能。因此，骨病可能出现一系列的全身症状。

《黄帝内经》中许多篇章涉及对骨病的论述，如《素问》中的"举痛论""痹论""刺热论""刺腰痛论""脏气法时论"等，以及《灵枢》中的"论痛""周痹""厥病""经脉""五邪""杂病""官针"等，对骨病的病因病机、临床表现、治疗原则、预后转归等均有较详尽的记载。

骨病分类多样，按病因可分为先天发育缺陷、骨感染、风寒湿邪侵袭、损伤、退行性变、代谢障碍、地方病与职业病；按发病组织及部位分类可分为骨疾病、关节疾病、神经肌肉疾病、脊柱疾病及软组织疾病。

【病因病机】

本病根据外因分类可分为外感六淫、邪毒感染、外力伤害、地域因素、毒物与放射性；内因为先天发育缺陷、年龄、体质、营养障碍及脏腑功能失调。虽然分类多样，但中医对此病的病机则从三点讨论。

1. 气血病机 从气血角度出发，本病常分虚实。实证包括肿胀与疼痛，《素问·阴阳应象大论》言："气伤痛，形伤肿。"意思为当气血在一处停止则在感觉上发为疼痛，而身形上则出现肿胀的特点。而虚证则包括气虚与血虚。气虚则腠理空虚，易受外邪而发骨病；血虚则不养筋骨肌肉，易发疼痛及僵硬、活动不利等疾病。

2. 经络病机 经络是运行气血、联系脏腑、沟通表里上下、调节各部功能的通路。《灵枢·本脏》指出："经脉者，所以行气血而营阴阳，濡筋骨，利关节者也。"故经络畅通，则气血调和，濡养周身，筋骨强健，关节通利；经络运行于全身内外，沟通体表联系肢节与器官。因此骨病发病也时常与经络循行、脏腑关节有关。

3. 脏腑病机 肾主骨、生髓、藏精，为先天之本；肝主筋、藏血，为人体"将军之官"；脾主肌肉、四肢，气血生化之源，为后天之本。三脏各行其职且相互调和，才能使骨、筋、肉功能正常运行而不病。而若肝、脾、肾三脏虚损，则肌肉筋骨失养，风寒湿热之邪乘虚入侵，使经络气血闭阻不通。不通则痛，或发为风湿病痛。或当肝脾肾虚时，气血不足，肌肉筋骨失荣，筋肉挛急，经气不通，发为疼痛。此即不荣则痛。

【治疗】

因引起骨病的基本病机是经络不通，所以针灸治疗骨病时的基本大法应以"疏通经络"为基本大法，即"通则不痛"。针灸通过腧穴的经络调整、传导作用，影响局部气血，达到治病的目的。而根据骨病不同的病因病机，治疗原则也有所不同。

1. 解毒法（消法）

（1）清热解毒法：常运用于实证，通过清除热邪以疏通经络，达到治病止痛的目的。具有炎热升腾等特性的外邪称为火热邪气。火与热异名同类，本皆为阳盛，致病基本相同。而风寒湿邪也可入里化热生火，或郁结不散，化热生火。因此骨病中常见火热邪气壅滞经脉，经气不通，引起疼痛。

取穴：大椎、曲池、阳经五输穴中的井穴、荥穴；阴经五输穴中的井穴、荥穴（取双侧）。

刺灸法：大椎进针 0.3 ~ 0.5 寸，捻转泻法，也可以配合拔罐；曲池直刺进针 0.5 ~ 0.8 寸，捻转泻法；井穴多用点刺出血法，可根据患者不同症状选择不同经络的穴位，不留针；荥穴捻转泻法，也可点刺出血，可根据患者不同症状选择不同经络的穴位。

（2）温阳解毒法：温阳解毒法适合治疗寒性疾病，其可包括实寒和虚寒。实寒如气温骤变、涉水淋雨、汗出当风、空调过凉等。而机体阳气虚弱，寒从内生，则为虚寒。

取穴：大椎、后溪（双侧）、昆仑（双侧）、命门、关元、神阙、阿是穴。

刺灸法：大椎既可治疗寒证，又能治疗热证。当治疗寒证时，应用艾条灸行灸法；后溪直刺 0.5~0.8 寸，行平补平泻法；昆仑直刺 0.5~1.0 寸，行平补平泻手法；命门可以针尖略向上刺入 0.5~1.0 寸，也可进行艾灸，可进行艾条灸或温针灸；关元针刺 1.0~1.5 寸，平补平泻，也可用灸法，如艾条灸或温针灸；神阙禁针刺，行艾炷灸或艾条灸。

2. 活血通络法（通法） 瘀血是一种致病因素，可因外伤原因使离经之血不能排出体外或吸收，停滞体内成为瘀血；或由于肝气郁结气滞血瘀；或由于六淫邪气阻滞经络，邪气与营血纠结而成瘀血；或由于经脉长期闭阻，气血长久郁结而成瘀血，即久痛入络是也。针刺治疗原则当根据《灵枢·经脉》中"菀陈则除之"和"血实者决之"的治疗准则，活血化瘀，行气通络。

取穴：合谷、曲池、血海、三阴交、膈俞、阿是穴（均取双侧）。

刺灸法：合谷、曲池、血海应用针刺泻法，每次刺入 0.8~1.2 寸，持续捻转时间不少于 30 秒；三阴交直刺 0.6~0.8 寸，平补平泻；膈俞可平刺 0.5~0.8 寸，针刺后可用梅花针叩刺出血，再拔火罐，增加出血量。

3. 补益肝肾法（补法） 脏腑功能低下，则人体气血亏虚，脏腑经络失于濡养，而导致骨病的发生。且肝、肾与筋、骨的关系密切。此时当补养肝肾以强健筋骨，补气活血以促进人体正气恢复。

取穴：肝俞、脾俞、肾俞、膻中、中脘、气海、关元、足三里、三阴交（均取双侧）。

刺灸法：针刺补法，肝俞、脾俞、肾俞斜刺 0.8~1.2 寸，实施补法；膻中针尖向下平刺，不可直刺；中脘捻转补法，先浅后深，深度在 0.5~1.1 寸；气海、关元针刺行捻转补法，先浅后深，深度在 0.5~1.2 寸；足三里、三阴交直刺 0.5~1.2寸，可实施提插或捻转补泻。

【预防调护】

在以上穴位进行针刺时，应注意每个穴位针刺深度与角度，观察患者是否会出现晕针等意外情况，并及时处理。

骨病证型多样，应根据不同证型差异进行适当的增减穴位及配穴，或者使用不同的特殊针具（如浮针、锹针等），也可以不同的艾灸方法对患者进行治疗。

且在进行艾灸时应注意患者不要被烫伤，如意外烫伤后应涂烫伤膏。若烫伤后有水疱时，水疱小则可不予以处理。水疱过大时可刺破之，并盖上纱布。

骨病具有难以治愈、病程漫长的特点。治疗过程中应配合以针刺或心理疏导安慰患者的情绪，减轻患者焦虑。身心同步治疗可加强疗效，增强患者的治疗信心。

第四节　部分骨伤疾病针灸疗法心得

1. 落枕针刺治疗

[主穴] 液门穴透中渚穴

[配穴] 养老穴、后溪穴、颈夹脊穴

[治法] 舒筋通络、活血止痛。取患侧对侧的液门穴，向中渚穴方向针刺1.5~2寸，直至指背神经或掌侧固有神经出现针感，可用上下提插的行针手法至局部出现酸麻胀感，然后出针，行针时嘱患者配合，主动进行颈部运动，效果更佳。以主穴为主，效果欠佳时可加用配穴。养老穴，针尖向上斜刺1寸，使针感传至肩部；后溪穴，直刺0.5~0.8寸，得气后捻转运针1~3分钟。配穴，用常规针刺法深刺，力求得气感强烈。针刺时需患者配合，主动进行颈部运动，活动度由小渐大，留针15分钟，每日1次。

2. 颈椎病针刺治疗

[主穴] 液门穴透中渚穴、天柱、风池、颈百劳、颈夹脊

[配穴] 合谷、外关、列缺、申脉、阿是穴

[治法] 取患侧对侧的液门穴，向中渚穴方向针刺1.5~2寸，直至指背神经或掌侧固有神经出现针感，可用上下提插的行针手法至局部出现酸麻胀感，然后出针，行针时嘱患者配合，主动进行颈部运动，效果更佳。针刺治疗时以主穴为主，风寒湿邪侵袭，络脉闭阻，取风池、天柱以散寒；合谷、外关可通调气血以通络；颈夹脊穴为经验穴，以温阳化湿，通络止痛。列缺、申脉穴为颈椎病的特效穴。

3. 急性腰扭伤针刺治疗

[主穴] 后溪透劳宫、腰痛穴

[配穴] 委中、命门、腰阳关、大肠俞、合谷

[治法] 后溪透劳宫：交叉取穴，选穴取合谷透刺劳宫，给予强刺激不留针，腰痛立止。腰痛穴（平衡针法）位于前额正中，遵循交叉取穴的原则，将针尖向疼痛侧的对侧平刺，中间腰痛则针尖向下平刺。入针时宜贴骨深刺，深度2~3cm，

不留针，行针 10 秒即可出针。针感以局部酸胀感为主。运针时嘱患者做转腰、下蹲等动作，做动作时不宜过快或过于激烈，动作幅度根据患者症状缓解情况逐步增大。一般取主穴，效果不理想时加配穴。

4. 腰椎间盘突出症针刺治疗

[主穴] 腰痛穴、臀痛穴、阿是穴、腰夹脊穴

[配穴] 肾俞、大肠俞、腰阳关、阳陵泉、环跳、委中、阴谷

[治法] 腰痛穴（平衡针法）位于前额正中，遵循交叉取穴的原则，将针尖向疼痛侧的对侧平刺，中间腰痛则针尖向下平刺。入针时宜贴骨深刺，深度 2~3cm，不留针，行针 10 秒即可出针。针感以局部酸胀感为主。臀痛穴（平衡针法）位于对侧肩关节腋外线中点，即肩峰至腋皱襞连线中点。针尖向腋窝中心方向斜刺 2~3 寸，不留针，行针 10 秒即可出针。针感以局部酸胀感为主。腰部夹脊穴及阿是穴取毫针直刺 1~1.5 寸，手法均用泻法，取得局部酸胀感或向下肢传导。根据患者体质选择性应用肾俞、大肠俞等穴位，直刺 1.5 寸，取得局部酸胀感或向下肢传导。

5. 肩关节周围炎针刺治疗

[主穴] 肩痛穴、颈痛穴、肩髃、肩髎、肩贞、肩前、阿是穴

[配穴] 后溪、昆仑、外关、阳陵泉、合谷、条口、内关

[治法] 肩痛穴（平衡针法）是平衡针法治疗肩痛的主穴，位置在腓骨小头与外足外踝连线上三分之一向前一寸处，取对侧肩痛穴，针刺时以 3 寸毫针直刺，入针 1 寸左右并上下提插，针刺到腓浅神经或腓深神经，触电样针感向足背、足趾和踝关节传导为宜，行针时嘱患者配合，主动活动颈肩部，则效果更佳，有针感后 3 秒出针。若仍有疼痛加局部取穴：肩髃、肩髎、肩贞分别为手阳明、手少阳、手太阳经穴，与奇穴肩前、阿是穴可疏通肩部经络，通经活血止痛。

6. 髋部扭挫伤针刺治疗

[主穴] 臀痛穴、环跳、秩边

[配穴] 阴陵泉、太冲、血海、三阴交、阿是穴

[治法] 臀痛穴（平衡针法）位于对侧肩关节腋外线中点，即肩峰至腋皱襞连线中点。针尖向腋窝中心方向斜刺 2~3 寸，不留针，行针 10 秒即可出针。针感以局部酸胀感为主。腰部夹脊穴及阿是穴取毫针直刺 1~1.5 寸，手法均用泻法，取得局部酸胀感或向下肢传导。另外，取血海、阴陵泉以疏通气血，疼痛较重则配合合谷、太冲，瘀血肿胀配合血海、三阴交。

7. 踝关节扭挫伤针刺治疗

[主穴] 神门透大陵、商丘透丘墟，踝痛穴

[配穴] 申脉、照海、太溪、昆仑、阿是穴

[治法] 取对侧手腕部的神门穴进针，向大陵穴方向平刺 0.5~1 寸，直至刺到正中神经附近，出现向中指或食指方向的放射性针感。取患侧踝部的商丘穴向丘墟方向平刺 1~1.5 寸，以针感向足背、足趾部放射为宜。

第五章　临证护理

第一节　骨折的一般护理

骨折是指骨的完整性或连续性中断。大多数骨折一般只引起局部症状，严重骨折、多发性骨折及合并器官创伤时。可引起全身反应。

一、骨折的临床表现

（一）全身表现

1. 发热症状　骨折后一般体温在正常范围。当骨折严重，如骨盆骨折、股骨骨折伴有大量出血，血肿的吸收可引起低热，但一般不超过 38℃。当开放性骨折，发热超过 38℃，应考虑感染的可能。

2. 休克症状　常见于多发性骨折、股骨骨折、骨盆骨折和严重的开放性骨折，患者因广泛的软组织损伤、大量出血、剧烈疼痛或合并脏器损伤而导致休克。

（二）局部表现

1. 一般表现　局部疼痛、压痛、肿胀、瘀斑、功能障碍。骨折局部剧烈疼痛，尤其是在移动患肢时疼痛加剧，伴明显压痛。

2. 骨折的特有体征

（1）畸形：骨折后由于骨折段发生侧向、旋转、短缩等移位，表现为躯体或患肢畸形。

（2）反常活动：正常情况下不能活动的部位，骨折后出现不正常的活动。骨折部位失去正常的稳定和支持功能，出现异常的假关节活动。

（3）骨擦音或骨擦感：骨折断端之间相互摩擦产生的声音或感觉。

具备以上骨折特有体征之一者，即可诊断为骨折。但如嵌插骨折和裂缝骨折，可不出现上述三个典型的骨折特有体征。

二、骨折的并发症

骨折常由较严重的创伤所致，有时骨折本身并不严重，重要的是骨折伴有或引起重要组织或重要器官损伤，常导致严重的全身反应，甚至危及生命。

（一）早期并发症

1．休克　因严重创伤、大量出血（＞1250mL）、剧烈疼痛所引起。

2．重要内脏器官损伤　如肝、脾破裂，肺损伤、膀胱和尿道损伤、直肠损伤等。

3．重要周围组织损伤　如脊髓损伤，为脊柱骨折和脱位的严重并发症；重要的血管损伤，主要指动脉的损伤；周围神经损伤，特别是与骨折部位紧密相邻的神经。

4．脂肪栓塞综合征　由于骨折处髓腔内血肿张力过大，骨髓被破坏，脂肪滴进入破裂的静脉窦内，可引起肺、脑、肾等脂肪栓塞。

5．骨筋膜室综合征　即由骨、骨间膜、肌间隔和深筋膜形成的骨筋膜室内肌和神经因急性缺血而产生的一系列早期症候群。常由于创伤骨折的血肿和组织水肿，使骨筋膜室内容物体积增加或局部压迫，使骨筋膜室容积缩小而导致骨筋膜室内压力增高，导致临床表现为患肢持续性剧烈疼痛、麻木、肿胀，毛细血管充盈时间延长，动脉搏动弱或消失。

（二）晚期并发症

1．压疮　因骨折长期卧床，身体骨突起处受压，局部血循环障碍形成压疮。

2．坠积性肺炎　多发生于因骨折长期卧床不起的患者，特别是老年、体弱或伴有慢性病者。

3．感染　多见于开放性骨折，特别是污染较重或伴有较严重软组织损伤的患者，由于清创不彻底或坏死组织残留，发生感染。

4．下肢深静脉血栓形成　多见于骨盆骨折或下肢骨折，下肢长期制动，活动减少，使静脉血回流缓慢，加之创伤所致血液处于高凝状态，易致血栓形成。

5．关节僵硬　因患肢长时间固定使静脉和淋巴回流不畅、关节周围组织中浆液纤维性渗出和纤维蛋白沉积，发生纤维粘连，并伴有关节囊和周围肌挛缩，表现为关节活动障碍。是骨折和关节损伤最为常见的并发症。

6．骨化性肌炎　又称损伤性骨化。因关节扭伤、脱位或关节附近骨折使骨膜剥离，形成骨膜下血肿，若处理不当或血肿较大，则血肿机化并在关节附近软组织内广泛骨化，严重影响关节活动功能。

7. 创伤性关节炎 因关节内骨折导致关节面破坏而又未能准确复位，骨折愈合后，关节面不平整，长期磨损，易引起创伤性关节炎，表现为活动时关节出现疼痛。

8. 缺血性骨坏死 因骨折使某一骨折段的血液供应被破坏，而发生该骨折段缺血性坏死。

9. 缺血性肌挛缩 骨折最严重的并发症之一，是骨筋膜室综合征处理不当的严重后果。它可由骨折和软组织损伤直接所致，也可由于骨折处理不当或外固定过紧，典型症状是爪形手或爪形足。

10. 急性骨萎缩 即损伤所致关节附近的痛性骨质疏松，亦称反射性交感神经性骨营养不良。好发于手、足骨折后。典型表现为与损伤程度不一致的疼痛和血管舒缩紊乱，局部有烧灼感、关节僵硬。

三、急救原则

1. 解决急危症状 严重的骨折，特别是合并其他组织器官损伤，应检查患者的全身情况，首先处理危及生命的问题，如呼吸困难、休克、窒息、大出血、昏迷等。

2. 伤口处理 大多数伤口出血可用加压包扎止血，加压包扎不能止血时可采用充气止血带止血，记录所用的压力和时间，每40~60分钟放松1次，放松时间以局部血液恢复、组织略有新鲜渗血为宜。开放性伤口用无菌敷料或清洁布类予以包扎，若骨折端外露，不可随意将其复位，应送至医院，经清创处理后再行复位。若在包扎时，骨折端自行滑入伤口内，应作好记录，以便在清创时进一步处理。

3. 患肢固定 妥善固定的目的是避免骨折端在搬运过程中对周围重要组织的损伤，便于运送。凡疑有骨折者，均应按骨折处理。固定可用特制的夹板，或就地取材，用木板、木棍、树枝等。如无任何可利用的材料时，上肢骨折可固定于自身躯干，下肢骨折固定于对健侧下肢。

4. 迅速转运 经初步处理后，立即转运至就近的医院进行治疗。

四、围手术期护理

（一）术前护理

1. 心理护理 向患者及家属解释骨折的愈合过程及治疗与护理，鼓励其表达自己的思想，以减轻或缓解患者的心理负担，积极配合诊疗、康复和护理。

2. 病情观察　密切观察生命体征、神志的变化并做好记录，必要时监测中心静脉压及记录 24 小时体液出入量；危重患者应及早送入 ICU 监护。对于意识障碍、呼吸困难者，给予吸氧或人工呼吸，必要时施行气管切开；伴发休克时，按休克患者护理。做好床边交接班。

3. 疼痛护理　骨折、创伤、手术、固定不确切、神经血管损伤、伤口感染、组织受压缺血等均会引起疼痛。应根据引起疼痛的不同原因进行对症护理，如伤后局部早期冷敷，24 小时后改为热敷；受伤肢体应妥善固定，抬高患肢；疼痛原因明确者，可根据医嘱使用止痛药等。

4. 维持有效血液循环　局部创伤或挤压伤、骨折内出血、静脉回流不畅、固定过紧或用止血带时间过长，都可导致组织灌流不足、肢体肿胀。根据患者具体情况选择合适的体位，适当抬高患肢，促进静脉回流；有出血者采取有效止血措施；对肢端出现剧烈疼痛、麻木、皮温降低、苍白或青紫、肢端甲床血液充盈时间延长、脉搏减弱或消失等动脉血供受阻征象，应及时通知医师积极对症处理。严禁局部按摩、热敷、理疗，以免加重组织缺血与损伤。

5. 加强营养　给予高蛋白质、高热量、高钙、高铁、高维生素饮食，以供给足够营养。对制动患者应适当增加膳食纤维的摄入，多饮水，防止便秘及肾结石的发生。避免进食牛奶、糖等易产气的食物。按医嘱，给予补液、输血、补充血容量等。

6. 生活护理　保持室内环境清洁、卫生，以增加患者舒适感，给予患者生活上的照顾，满足患者的基本生活需要。

7. 手术前患者的护理　除一般手术前准备外，特别强调术前皮肤准备，因感染是骨科手术较为严重的并发症，而术前充分的皮肤准备，是预防感染的途径之一。原则上是将备皮范围扩展到手术部位的上、下关节即可。手术前 3 日，每日用温水清洗备皮范围内的皮肤、甲缝，后用 75% 乙醇消毒，并用无菌巾包扎，术前 2 小时剃除备皮范围内的毛发。

（二）术后护理

1. 病室环境　安排在安静、舒适、便予照顾的病室，室温保持在 22～25℃，湿度为 50%～60%。根据麻醉及手术种类准备床单位，病室内准备急救物品及急救药品。

2. 搬运患者　手术结束后用平车推回病室，搬运上病床时，3 人搬运动作一致，尽量减少振动，防止体位性低血压发生。脊柱手术者，在搬动时需保持脊柱水平位，绝不能弯曲或扭转，注意保护伤口，避免压迫手术部位而引起疼痛。若有引流管、输液管，要防止滑脱，避免牵拉脱出。

3. 保持呼吸道通畅 根据病情取平卧位，头偏向一侧或侧卧位，防止呕吐物误吸引起吸入性肺炎。

4. 注意保暖和意外损伤 当患者躁动不安时，加以约束或加床挡保护，防止骨折移位。加强保暖，可加盖棉被或提高室温。

5. 病情观察

（1）生命体征及神志的观察：给予心电监护，记录血压、脉搏、呼吸一次，观察患者的神志、输液、引流等情况。术后患者体温升高不超过38℃，若体温持续不退，或3~5天出现高热现象，应检查伤口有无感染或其他并发症。

（2）患肢的观察与护理：观察患肢血液循环是骨科术后最基本的护理。上肢术后可触摸桡动脉，下肢术后可触摸足背动脉或胫后动脉，还应观察皮肤的颜色，测量患肢皮肤的温度及毛细血管反应。术后患者出现进行性、持续性疼痛，疼痛呈搏动性加剧，表面皮肤红肿，局部温度升高、肿胀，及时报告医生。1周内患肢可因手术创伤及外固定等原因，出现逐渐肿胀的现象，抬高患肢抬至心脏水平以上，其远端高于近端，可减轻肿胀。

（3）排尿：术后6小时未排尿者，可在下腹部放置热水袋或按摩、听流水声等，必要时给予导尿。

（4）改善全身营养状况，增加抵抗力：骨科术后的患者，在麻醉清醒后6小时即可进食、水，选择营养丰富且易消化的食物，对于体弱或失血较多的患者，遵医嘱补液或输血。

五、骨科外固定护理

（一）牵引外固定的护理

1. 操作前准备和护理

（1）解释说明：向患者和家属解释，使其认识牵引的意义，积极配合治疗和护理。

（2）操作前评估：了解全身和局部状况及药物过敏史。

（3）皮肤准备：局部皮肤消毒，必要时剃除毛发。

（4）用物准备：牵引床、牵引架、牵引绳、滑车、牵引锤、牵引弓、牵引针、进针器具（包括手钻、手据钻和锤子等）、扩张板、床脚垫等。

（5）体位准备：牵引前摆好患者体位。

2. 操作中的配合

（1）皮牵引：用海绵牵引带，利用肌肉在骨骼上的附着点将牵引力传递到骨骼进行牵引，又称间接接引。具体步骤如下。

①海绵牵引带平铺于床上，肢体用大毛巾包裹。

②骨隆突处加垫棉花或纱布。

③包好肢体，拴好牵引绳。

④加上牵引重量，借牵引绳通过滑轮进行皮牵引。重量一般为体重的1/10。

（2）骨牵引：是将不锈钢针穿入骨骼的坚硬部位，通过螺旋或滑车装置牵引钢针，直接牵引骨骼，又称直接牵引。其具体步骤如下。

①选择进针部位。

②局部皮肤消毒、铺巾、麻醉后，将牵引针穿过骨干，颅骨牵引者仅钻入颅骨外板。

③安装相应的牵引弓。

④根据病情或部位加上牵引重量，借牵引绳通过滑轮进行牵引。

（3）兜带牵引：是利用布带或海绵兜带兜住身体突出部位施加牵引。包括枕颌牵引带牵引、骨盆牵引和骨盆兜悬吊牵引。

①枕颌牵引带牵引：用枕颌牵引带托住下颌和枕骨粗隆部，向头顶方向牵引，牵引重量一般不超过5kg。常用于颈椎骨折、脱位和颈椎结核、颈椎病等。

②骨盆牵引：用骨盆兜带包托于骨盆，两侧各一个牵引带，施加适当重量牵引，一侧牵引重量一般不应超过10kg，以患者感觉舒适为宜。常用于腰椎间盘突出症。

③骨盆兜悬吊牵引：用骨盆兜带包托于骨盆，两侧牵引带交叉至对侧上方的滑轮及牵引支架进行牵引，牵引重量以将臀部抬离床面为宜。常用于骨盆骨折。

3．操作后护理

（1）加强生活护理：协助患者满足正常生理需要，如协助洗头、擦浴，教会患者使用床上拉手、床上便盆等。凡牵引的患者，进行床头交接班。

（2）保持牵引的有效性

①皮牵引时，观察牵引带有无松脱，扩张板位置是否正确。出现移位，应及时调整。颅骨牵引时，每日检查牵引弓并拧紧螺母，防止牵引脱落。

②牵引重锤应保持悬空，不可随意增减牵引重量及改变牵引方向或体位，以免影响骨折的愈合。

③牵引绳不能中途受阻，棉被等重物不应压迫牵引绳，牵引绳不应脱离滑轮的滑槽。

④保持对抗牵引力量。利用体重设置对抗牵引、颅骨牵引时，应抬高床头20cm；下肢牵引时，应抬高床尾15～30m。若身体移位、抵住了床头或床尾，应及时调整，以免失去反牵引作用。

⑤告知患者和家属，牵引期间应始终保持正确位置，牵引方向与肢体长轴应成一直线。头部皮牵引和颅骨牵引时，头部应制动，牵引的方向与脊柱始终保持在一条直线上，翻身时3人合作，一人固定并牵引头部，另两人托住肩部和臀部，协调动作翻身。防止扭曲造成或加重脊髓损伤。

（3）观察肢端的血液循环：观察患肢有无肿胀、麻木、皮温降低、色泽改变及运动障碍，若发现异常，及时通知医师并做出相应的处理。每日测量肢体长度，避免过度牵拉。

（4）防止感染：皮牵引时，注意胶布边缘皮肤有无皮炎或水疱，若有水疱，可用注射器抽吸并给予换药；若水疱面积较大，暂停牵引或改用其他牵引方法。骨牵引时，注意防止牵引针道处发生感染，每日用75%的乙醇滴针眼处，如牵引针有滑动移位，应消毒后再进行调整，针眼处血痂不要随意清除。若针眼处红、肿、流脓，应立即通知医师。

（5）避免过度牵引：应每日测量牵引肢体的长度，以免牵引过度。牵引数日后，根据床边X线透视或拍片了解骨折对位情况并及时调整。牵引重量可先加到适宜的最大量，复位后逐渐减少。对关节挛缩者，应以逐渐增加为原则。不同部位牵引重量也有所不同。

（6）并发症的预防：牵引患者易发生压疮、泌尿系统感染和结石、坠积性肺炎、关节畸形、便秘、血栓性静脉炎等并发症，应注意加强护理。

①足下垂：腓总神经位置较浅，容易受压，引起足下垂。应用足底托板将距小腿关节置于功能位，若病情允许，应定时做距小腿关节活动，预防足下垂。

②压疮：由于持续牵引和长期卧床，骨隆突部位易形成压疮，故应用棉垫、软枕、棉圈气垫等加以保护，保持床单清洁、平整和干燥。

③坠积性肺炎：长期卧床或头低脚高位，尤其是抵抗力差的老人，易发生坠积性肺炎，鼓励患者每日定时利用牵引架上拉手抬起上身，做深呼吸运动及有效咳嗽，有利于肺扩张。在保持有效牵引的条件下，协助患者翻身、拍背。

④便秘：与长期卧床及水分摄入不足有关。鼓励患者多饮水，摄入多含膳食纤维的食物，每日进行腹部按摩以刺激肠蠕动。若已发生便秘，可遵医嘱服用缓泻剂等。

⑤血栓性静脉炎：与长期卧床，缺少活动有关。鼓励和协助患者进行康复训练，如股四头肌等长收缩、各关节的全范围活动等，以促进血液循环。

（7）功能锻炼：指导患者进行功能锻炼，防止关节僵直和肌肉萎缩。

（二）石膏绷带固定术的护理

1.　操作前的准备和护理

（1）解释说明：向患者和家属作好解释，说明石膏固定的目的、意义，取得患者和家属的配合。

（2）局部准备：X线摄片，以备术后对照。局部皮肤清洁并擦干，有伤口应更换敷料。观察局部皮肤有无破损、溃疡等，记录并及时报告医师。

（3）用物准备：包括石膏带卷、水桶（内盛 30~50℃水）、石膏刀、剪、衬垫、支撑木棍、卷尺和有色铅笔等。

（4）体位准备：一般取关节功能位，特殊情况根据需要摆放。由专人扶持保护。

2.　操作中配合

（1）放置衬垫：在石膏固定处的皮肤表面覆盖一层衬垫，防止局部受压。

（2）浸透石膏：将石膏绷带卷平放并完全浸没到温水中。待石膏完全浸透，停止冒气泡后，两手持带卷两头取出，并向中间轻挤，以挤出过多的水分。

（3）包扎：使石膏绷带卷贴着肢体由近侧向远侧滚动，保证各层贴合紧密且平整。

（4）捏塑：石膏绷带包至一定厚度或达到要求厚度但尚未硬固时，可用手掌在石膏带上的一定部位予以适当而均匀的、平面性的压力，使石膏绷带能符合肢体轮廓，以增强石膏带对肢体的固定性能。石膏细带包成后，要进行修理，使边缘整齐、表面光滑。四肢石膏带应暴露手指、足趾，以便观察肢体血液循环、感觉和运动功能等，同时可进行康复训练。

（5）包边：将石膏内面的衬垫稍向外拉出，包在石膏边缘，若石膏内无衬垫，可用一条宽胶布沿石膏边包起，使边缘整齐。

（6）标记：用红记号笔在石膏外标明石膏固定日期和类型。

（7）干燥：一般自然风干，天气较冷可用电吹风吹干。

（8）开窗：为便于检查伤口、拆除缝线、更换敷料或解除骨突处的压迫，可将管型石膏开窗。方法：先在预定的部位用笔标示，然后用石膏刀沿标示向内斜切，边切边将切开的石膏边向上提拉，以便继续切削。窗洞开好后、应修齐边缘。已开窗的石膏须用棉花填塞于石膏窗内，或将石膏盖复原后再用绷带稍加压包紧，以防止软组织向外突出。

3.　操作后的护理

（1）石膏干固前的护理

①妥善搬运：用手掌平托石膏固定的肢体，维持肢体的位置，避免石膏折断。

②翻身及改变体位：应注意保护石膏，避免折断。四肢包扎石膏时需将患肢抬高，以预防肢体肿胀及出血。石膏背心及人字型石膏患者不要在头及肩下垫枕，避免胸腹部受压。下肢石膏应防止足下垂和足外旋。

③注意保暖：寒冷季节注意保温。未干固的石膏需覆盖毛毯时，应用支架托起。

（2）石膏干固后的护理

①病情观察

观察皮肤色泽、温度：石膏边缘处皮肤有无颜色和温度改变，有无压疮。对于石膏下皮肤可借助手电筒和反光镜观察。

末梢血液循环：观察石膏固定肢体的末梢血液循环情况，注意评估"5P"征——疼痛（pain）、苍白（pallor）、感觉异常（paresthesia）、麻痹（paralysis）及脉搏消失（pulseless）。积极预防骨筋膜室综合征的发生。出现上述表现应立即报告医师。

石膏情况：有无潮湿、污染、变形或断裂；有无过紧或过松；有无异常热点。

感染迹象：注意有无生命体征变化，石膏内有无异味，有无血象异常等。

石膏综合征：注意躯体石膏固定的患者有无持续恶心、反复呕吐、腹胀及腹痛等石膏综合征表现。

出血或渗出：注意石膏下有无出血或渗出。若血液或渗出液渗出石膏外，用笔标记出范围、时间，详细记录，并报告医师。必要时协助医师开窗以彻底检查。

②皮肤护理：对石膏边缘及受压部位的皮肤予以理疗。保持石膏末端暴露的手指和脚趾指甲清洁，以便观察。注意勿污染及弄湿石膏。避免将异物放入石膏内、搔抓石膏下皮肤和将石膏内衬垫取出。

③石膏清洁：保持石膏清洁干燥，石膏污染时可用布蘸洗涤剂擦拭，清洁后立即擦干。及时更换断裂、变形和严重污染的石膏。

④石膏切开及更换：肢体肿胀时，可将石膏切开。石膏管型固定后，若因肢体肿胀消退或肌萎缩而失去固定作用时，应予以重新更换，以防骨折错位。

⑤预防并发症：常见并发症包括缺血性肌挛缩或肢体坏死、压疮、坠积性肺炎、失用性骨质疏松及化脓性皮炎等。应注意观察末梢循环，保护骨隆突部位，避免受压。定时翻身、叩背、咳痰。指导患者进行康复训练。

⑥功能锻炼：每日坚持主动和被动活动，防止肌萎缩、关节僵硬、失用性骨质疏松。指导患者加强未固定部位的康复训练，如臂部石膏固定者可活动肩关节及指关节。固定部位可进行等长收缩。在病情许可的情况下，鼓励患者尽可能生

活自理，以增进患者的独立感及自尊。

⑦石膏拆除：拆石膏前需向患者解释，石膏下的皮肤一般有一层黄褐色的痂皮或死皮油脂等；其下的新生皮肤较为敏感，应避免搔抓，可用温水清洗后涂一些润肤霜等保护皮肤，每日按摩局部。同时，由于长时间固定不动，开始活动时肢体可能产生一些新的不适或疼痛，以后可逐渐减轻。

（三）小夹板外固定的护理

1. 观察患肢血运　包括肢体颜色、温度、感觉和运动情况，发现患肢颜色发白或发绀、温度降低、麻木等异常情况，应立即松开夹板并立即通知医师处理，以免发生缺血性挛缩或肢体坏死。

2. 夹板固定护理　注意观察夹板固定布带松紧度，过松或过紧都应进行调整。一般骨折复位固定 3～5 日、肢体肿胀逐渐消退，应适当调整夹板的松紧度。重新捆扎时，不可同时打开所有布带，避免固定失败。

3. 患肢护理　抬高患肢，维持肢体于功能位，如上肢骨折者应用三角巾悬吊于胸前，下肢用垫枕使其略高于心脏水平。

4. 功能锻炼　小夹板固定后即可指导患者进行等长收缩运动，未固定关节的屈伸活动等，以改善肢体血运、防止肌肉萎缩，促进骨折愈合。

5. 并发症的预防　夹板固定后可发生肿胀、骨筋膜室综合征、骨折端移位及压迫性溃疡等并发症，应注意防护。

6. 骨折临床愈合情况　经 X 线摄片证实连续性骨痂通过骨折线即可拆除固定。固定初周内可透视两次，如有骨折移位或纸压垫移位，应及时调整。以后可每周复查一次直至骨折临床愈合。有明显错位的骨折，经复位固定后，应立即拍 X 线片或透视，以了解骨折复位情况。2～3 日再拍片或透视复查，以便及时发现问题，及时处理。

六、骨折的功能锻炼

功能锻炼是在不影响固定的情况下，尽快地恢复患肢肌肉、肌腱、韧带、关节囊等软组织的舒缩活动。康复治疗应遵循动静结合、主被动运动相结合、循序渐进的原则。

1. 早期骨折后 1～2 周　此期康复治疗的目的是促进患肢血液循环，消除肿胀和稳定骨折，防止肌萎缩。主要以患肢肌肉等长舒缩运动为主，骨折上、下关节暂不活动，身体其他各部关节均应进行正常活动。

2. 中期骨折 2 周以后　患肢肿胀已消退，局部疼痛减轻，骨折处已有纤维连接，日趋稳定。此时应开始进行骨折上、下关节的活动，根据骨折的稳定程度，逐渐缓慢增加活动强度和范围，由被动活动转为主动活动。

3. 晚期骨折已达临床愈合标准 外固定已拆除，此时是康复治疗的关键时期。患肢应进行抗阻运动以增加肌力，克服挛缩，恢复关节活动度。同时，可辅以物理治疗和外用中药熏洗等促进肢体功能的恢复。

第二节 筋伤的一般护理

中医筋伤学是研究筋的解剖生理、病因病机、辨证诊断、治疗和预防的一门临床学科。其主要研究内容是筋的损伤性疾病的发生发展及防治规律，比西医学所指的软组织损伤研究范围更广。

各种暴力造成骨折往往同时发生筋的损伤，有时骨折愈合、脱位整复后仍遗留筋的损伤。有些骨病在发生发展过程中也会引起筋的损伤。因此，准确把握中医筋伤学学科内涵及其与其他临床分支学科的关系，才能全面、正确、有效地防治筋伤疾病。

一、筋伤病因病机

（一）病因

筋伤的病因是指引起筋伤的致病因素。筋伤的病因比较复杂，但归纳起来有外因和内因两大类。

1. 外因 外因是指从外界作用于人体而引起筋伤疾病的致病原因，主要是指外力伤害，但与外感六淫、邪毒感染也有密切关系。

2. 内因 内因是指受人体内部因素影响而致筋伤的因素。无论是急性筋伤还是慢性劳损、外力伤害等外因固然起重要作用，但是否发病及发病的轻重与人体的内在因素有较为密切的关系。筋伤内因主要与患者的年龄、体质、局部解剖结构、职业工种和先天因素等有密切关系。

（二）病机

筋伤的病机是指筋伤疾病的发生、发展变化的机理。筋伤的病机归纳起来有气血病机、津液病机、脏腑病机、经络病机、筋骨关节病机等。

1. 筋伤的气血病机 急性筋伤，急骤的暴力作用常导致气血运行失常而产生一系列的病理改变。慢性筋伤，素体气血虚弱，筋肉失养，易发生筋的慢性劳损。

筋伤的气血病机有伤气和伤血的不同，但两者常互相影响。

2. 筋伤的津液病机　筋伤可导致津液代谢失常，或为津液灼伤耗伤，或为津液停聚停积。急性伤筋而致血瘀时，由于积瘀生热，热邪灼伤津液，可使津液出现一时性消耗过多，而不能很好发挥滋润作用，出现口渴、咽燥、大便干结、小便短少、舌苔黄而干糙等症。若重伤久病，常能严重耗伤阴液，除了可见较重的伤津证候外，还可见全身情况差、舌色红绛而干燥、舌体瘪小、舌苔光剥、口干而不甚欲饮等。

急性伤筋的组织破坏、慢性伤筋的组织劳损，或风寒湿邪侵袭致病，均可致津液代谢失调而发生局部肿胀或肢体水肿。若有关脏腑气机失调，影响三焦气化，妨碍津液正常运行，可发生囊肿或慢性滑膜囊炎等。

3. 筋伤的脏腑病机　较重的急性筋伤可累及脏腑，脏腑功能不足容易发生筋肉劳损，或使筋伤疾患缠绵难愈。正如《杂病源流犀烛·跌仆闪挫源流》中所说："虽受跌仆闪挫者，为一身之皮肉筋骨，而气既滞，血既瘀，其损伤之患，必由外侵内，而经络脏腑并与俱伤……其治之之法，亦必于经络脏腑间求之。"筋伤与肝、肾、脾、胃、心、肺等脏腑关系最为密切。

4. 筋伤的经络病机　筋伤的经络病机比较复杂，既有脏腑、经络、筋肉病变相互影响传变的病机，又有经络损伤的局部病机。经络内联脏腑，外络支节。脏腑的病变可以累及经络，如经络运行阻滞，会影响其循行所过筋肉组织的功能，出现相应部位的证候。筋肉经络损伤病变又可内传脏腑，出现脏腑失和的表现。

5. 筋伤的筋骨关节病机　是指在筋伤过程中筋骨关节本身损伤的病理状况。有筋伤的筋病病机和筋伤的骨关节病机。

二、筋伤的临床表现

（一）全身表现

轻微或慢性的筋伤患者可无全身症状。较重的急性筋伤由于血停聚积化热，常有发热，体温一般在 38.5℃以内，多在 5~7 天逐步恢复正常，可伴有口渴、口苦、心烦、尿赤、便秘、夜寐不安、舌质红、苔黄、脉弦紧或浮数等。若严重挤压伤导致肌肉坏死者，可并发酸中毒、高血钾、肌红蛋白尿、急性肾衰竭等。若筋伤伴有失血过多，或兼有内脏损伤者，可发生创伤性休克。

（二）局部症状

1. 疼痛　筋伤疼痛多系肢体受到外来暴力撞击，强力扭转或牵拉压迫等原因，使筋脉受损、气滞血瘀、经络阻塞不通所致。一般急性筋伤疼痛较剧烈，多为锐痛、刺痛等。筋伤局部均有压痛，其程度视发病急慢、病位浅深、伤情轻重和受伤部位不同而异。急性筋伤压痛明显，多拒按。慢性筋伤压痛较轻，不拒按，多在特定部位有压痛点，有时可触及筋束或筋结，常伴有某些特殊的体征。无论是对急性还是慢性筋伤患者，都要仔细确定主要的压痛点。压痛点往往是病灶所在，对慢性筋伤患者尤为重要。

2. 瘀血肿胀　一般筋伤均有不同程度的局部肿胀，其肿胀程度多与外力大小、损伤的程度有关。外力小，损伤程度轻，或慢性筋伤患者，局部肿胀也就较轻；外力大，损伤程度重，局部肿胀就较严重。

3. 功能障碍　筋伤后的肢体由于疼痛和肿胀，大多会出现不同程度的功能障碍。检查关节的运动和活动范围及肌力，对于损伤部位的诊断帮助很大。

4. 畸形　筋伤后可能出现畸形，但与骨折畸形有明显区别。筋伤畸形多由肌肉、韧带断裂收缩所致。如肌肉、韧带断裂后，可出现收缩性隆凸，断裂缺损处有空虚凹陷畸形。

5. 肌肉萎缩　肌肉萎缩是慢性筋伤的常见症状。由于伤后气血瘀阻，疼痛及包扎固定使肢体活动减少，肌肉的收缩力降低，造成气血运行失常，日久导致局限性肌肉萎缩，一般称为失用性肌萎缩，在功能训练后可逐步恢复。

三、筋伤的并发症

（一）早期并发症

1. 骨折　筋伤时在肌腱或韧带的附着点可发生撕脱骨折，多由关节强力扭转、韧带牵拉或肌肉强力收缩、肌牵拉造成。如指伸肌腱止点处断裂可伴有撕脱骨折。

2. 关节脱位　筋伤发生重要韧带断裂，关节稳定性遭到破坏，可造成关节半脱位或全脱位。如膝关节十字韧带损伤可并发膝关节半脱位。

3. 神经损伤　较严重的碾压伤及机器绞轧伤，可在筋伤同时合并神经挫伤或牵拉伤。锐器切割所造成的开放性筋伤可合并神经断裂伤。

4. 血管损伤　锐器切割所造成的开放性筋伤可同时合并血管断裂损伤。出血较多者，可发生出血性休克。

5. 感染　开放性筋伤，创口污染严重，若不及时清创或清创不彻底，很容易发生感染。筋伤有较大血肿也易发生感染。

（二）晚期并发症

1. 肌肉萎缩　筋伤后由于气血瘀阻、疼痛和包扎固定而使肢体活动减少，肌肉收缩能力减弱，造成血液循环障碍，日久导致肢体肌肉萎缩，称之为失用性肌萎缩。某些慢性筋伤累及神经，亦可发生肌肉萎缩。如脊髓型颈椎病。

2．关节僵硬 筋伤后由于失治、误治，常常引起筋的挛缩和粘连，使关节主动活动和被动活动受限而出现关节僵硬。特别是手部筋伤治疗要注意早期功能锻炼，以预防指骨间关节僵硬的发生。

3．骨质疏松 筋伤患者长期卧床，肢体固定或失用后，亦可发生失用性骨质疏松。表现为骨骼脆弱、两下肢痿软乏力、腰酸背痛、活动受限等。

4．组织粘连 筋伤后血溢脉外，修复时纤维机化易致修复部位与周围组织粘连，从而影响关节活动。如膝关节侧副韧带的损伤、手部肌腱的损伤等。因此，治疗时要注意早期功能锻炼。

5．损伤性骨化（骨化性肌炎） 严重筋伤，局部反复出血，渗入被破坏的肌纤维之间，血肿机化后，通过附近骨膜化骨的诱导，逐渐变为软骨，然后再钙化、骨化。在 X 线片上可能见到骨化阴影。以肘关节筋伤容易并发，常可严重影响关节活动功能。

6．关节游离体 筋伤时有软骨损伤，在后期可演变为小软骨块，脱落而成关节游离体。

四、辨证施护

（一）一般护理

1．接待工作 护士热情接待患者，根据年龄、性别、病种、病情安排病室，护送患者到指定床位休息。

2．病室环境 病室环境整洁、舒适、安静、保持室内空气新鲜。根据病证性质调节温湿度。

3．入院介绍

（1）介绍主管医生、责任护士，并通知医生。

（2）介绍病区环境及设施的使用方法。

（3）介绍作息时间、相关制度。

4．监测生命体征，做好护理记录

（1）入院时测量体温、脉搏、呼吸、血压、体重。

（2）新入院患者每日测体温、脉搏、呼吸 4 次，连续 3 日。若体温 37.5℃以上者，每日测体温、脉搏、呼吸 4 次；若体温 39℃以上者，每 4 小时测体温、脉搏、呼吸 1 次，或遵医嘱执行。体温正常 3 日后，每日测体温、脉搏、呼吸 1 次，或遵医嘱执行。

（3）危重病者的生命体征监测遵医嘱执行。

5. 病情观察与记录

（1）每日记录1次大便次数。

（2）每周测体重1次，或遵医嘱执行。

（3）协助医师完成各项检查。

（4）遵医嘱执行分级护理。

（5）定时巡视病房，做好护理记录。

（6）保持伤口敷料干燥，发现浸湿、脱落等情况及时处理或报告医师。

（7）各种引流管保持通畅，不受压，不脱落，注意及时记录引流液的量、性质及气味等，引流袋每日更换1次，遵守无菌技术原则。

（8）严密观察患者的生命体征、瞳孔、神志、舌脉、大小便等变化，发现异常，及时报告医师，并配合治疗。

（9）及时了解患者在生活起居、饮食、睡眠和情志等方面的问题，实施相应的护理措施，做好护理记录。

6. 其他

（1）手术患者按骨伤科手术护理常规进行。

（2）根据病情，指导并帮助患者进行合理有效的功能锻炼，使患者及家属了解功能锻炼的意义、原则、方法、步骤及注意事项等。

（3）遵医嘱指导患者正确使用外用或内服药，观察用药效果及反应，并向患者做好药物知识的宣教。

（4）指导饮食：根据病证不同，合理指导患者饮食。

（5）加强情志护理，疏导不良心理，使患者配合治疗。

（6）根据病情，对患者或家属进行相关健康指导，使之对疾病、治疗、护理等知识有一定了解，积极配合治疗。

（7）预防院内感染：①严格执行消毒隔离制度；②做好病床单位的终末消毒处理。

（8）做好出院指导，并征求患者建议及意见。

（二）临床施护

1. 疼痛　疼痛较剧烈时可耳穴埋豆，取穴神门、皮质下或病变对应耳穴部位，必要时遵医嘱给予止痛药。

2. 便秘　大便干结时可遵医嘱给予番泻叶10g开水泡服，也可耳穴埋豆，取穴大肠、小肠、胃等。

（三）手术患者的护理

1. 术前护理

（1）手术前护理评估：①病史、手术史、用药史及过敏史、年龄、营养状况、体液、体温、重要器官功能评估。②心理－社会情况的评估。

（2）术前辅助检查：包括实验室检查、X 线检查、CT、MRI 检查、心电图检查。

（3）术前常规准备：①协助医生及帮助患者完成术前各种检查。需要禁食禁水的项目，要提前给患者交代清楚。②根据医嘱进行交叉配血和药物过敏试验。③患者手术前 12 小时禁食禁水，防止患者在麻醉过程中发生呕吐、误吸而引起吸入性肺炎、窒息或意外。④术日早晨测量血压、脉搏、体温。如出现异常，及时通知医生进行处理，必要时停止手术。女患者月经来潮的情况下不能手术。

2. 术后护理

（1）术后将患者平稳地抬上床。四肢手术，取平卧位，抬高患肢；脊柱手术，取平卧位，保持脊柱平直，按时给予轴线翻身。

（2）观察病情，做好护理记录：①密切观察生命体征。②保持引流管通畅，定时观察和记录引流的色、质及量。发现异常及时报告医师，及时处理。③定时查看敷料，观察有无渗血和分泌物，注意其色、质、量，及时更换，做好记录。④评估切口疼痛的性质、程度和持续时间，分析疼痛的因素，遵医嘱使用药物，以减轻和缓解疼痛。

（3）针对不同的情绪反应，鼓励患者树立信心，战胜疾病。

（4）根据患者手术的情况，指导不同的功能锻炼。

（5）牵引、外固定手术患者，按牵引、外固定护理常规进行。

五、筋伤的功能锻炼

（一）颈项部练功法

练功方法可取坐位或站立位。站立时两脚分开，与肩同宽，双手叉腰，目视前方，深呼吸并做以下动作。

1. 前屈后伸法（又称与项争力）　腰部、上身不动，吸气时颈部平稳缓慢尽量后伸至最大限度，稍作停留，呼气时还原至中立位。再吸气时颈部平稳缓慢尽量前屈，使下颌贴近胸骨柄上缘，稍作停留，呼气时还原至中立位。反复数次至数十次（练习者视自身具体情况而定）。此法可锻炼颈部的前屈后伸功能。

2. 左右侧屈法　腰部、上身不动，吸气时颈部平稳缓慢尽量向左侧屈，稍作停留，呼气时还原至中立位。再吸气时颈部平稳缓慢尽量向右侧屈，稍作停留，呼气时还原至中立位。左右交替，反复数次至数十次。此法可锻炼颈部的左右侧屈功能。

3. 左右旋转法 腰部、上身不动，吸气时颈部平稳缓慢向左后上方尽量旋转，目视左后上方，稍作停留，呼气时还原。再吸气时颈部平稳缓慢向右后上方尽量旋转、目视右后上方，稍作停留，再呼气还原。左右交替，反复数次至数十次。此法可锻炼颈部的左右旋转功能。

4. 颈椎环转法 腰部、上身不动，颈部平稳缓慢顺时针方向或逆时针方向进行回环活动，顺逆交替。反复数次至数十次。此法可放松颈部肌肉，调整颈椎小关节位置，但颈项部急性损伤者慎用。

（二）腰背部练功法

1. 前屈后伸法 两足开立，与肩同宽，双下肢保持伸直。先腰部尽量屈曲，稍作停留，还原，然后尽量后伸，稍作停留，还原。练功时要调整好呼吸，腰部肌肉要尽量放松。反复数次至数十次。此法可预防腰部屈伸功能受限和锻炼腰部屈伸功能。

2. 左右侧屈法 两足开立，与肩同宽，双下肢保持伸直。先腰部向左侧屈，左手顺左下肢外侧尽量往下，稍作停留，还原，再以同样方式做右侧屈。练功时要调整好呼吸，腰部肌肉要尽量放松。

3. 仰卧架桥法 仰卧，双肘、双髋及双膝屈曲，以头后枕部、双肘及双足跟五点为支撑，双手掌托扶于腰部，用力将腰部拱起，稍作停留还原。反复数次至数十次。经过一段时间锻炼后，可将双上肢交叉并置于胸前，改为以头后枕部和双足跟两点为支撑，做拱腰锻炼。此法可增强腰、背及腹部肌肉力量，可防治损伤、慢性劳损、风寒湿所致腰背部疼痛等。

4. 飞燕点水法（亦称飞燕式） 俯卧，头颈转向一侧，上身躯体保持不动，两腿交替向后做过伸动作，或上身躯体保持不动，两腿同时向后做过伸动作，然后，两腿不动，上身躯体向后背伸，进而以腹部为支点，上身与两腿同时向后背伸。练功时要保持自然呼吸，反复数次至数十次。此法为卧位腰背练功的基本动作，可锻炼腰背肌肉力量，防治腰肌慢性劳损、腰椎间盘损伤、胸腰椎骨折患者的腰痛后遗症。以损伤早期练习此法为佳。

（三）上肢练功法

1. 扩胸练习法 两足分开站立，与肩同宽，手指屈曲或握成虚拳置于颈前，肘斜向前，两掌心向外，双手同时向左右用力分开，肘部用力向后运动，胸部尽量向外前挺出，稍作停留后还原。亦可双臂向前平行伸直，拳眼向上，或掌心向上、向下做上述动作。要求拉开时双臂平行伸开，不宜下垂，肩部用力，动作应缓慢，逐渐向后伸，使胸部挺出。反复数次至数十次。此法可增强肩部肌肉力量，恢复肩关节的内、外旋功能。

2．肩部转动法

（1）环转肩部（以右肩为例）：左手叉腰，右臂自然下垂。先右臂自下向上、向前，再向后摇转数周至数十周，然后右臂自下向上、向后，再向前摇转数周至数十周。

（2）前后摆臂：弯腰，双臂自然下垂，单臂前后来回摆动，亦可双臂同时前后来回摆动，即左臂自前下向后上，右臂由后上向前下，或左臂自后上向前下，右臂自前下向后上摆动。反复数次至数十次。

（3）双臂画圈：弯腰，右臂自前左下向前右上，再至后左下，左臂自后右上向后左下，再至前右上，双臂同时进行，亦可单独活动。要求练习上述动作时肩、臂应尽量放松，用力要轻柔。反复数次至数十次。此法可防治各种原因导致的肩关节周围组织粘连、损伤所致的肩关节强直、疼痛等。

（4）手指爬墙法：面向或患侧身体向墙，两足分开站立，患侧肘关节微屈，五指张开扶在墙上，患侧手指徐徐向上爬行，使上肢尽量高举到最大限度，然后，再缓缓沿墙回到原处，反复数次至数十次。此法可防治肩关节的前伸、外展及上举功能受限。

（四）下肢练功法

1．凌空踢腿法　仰卧位，腿伸直，两手置于体侧，先屈膝屈髋，同时，踝关节极度背伸，然后，向斜上方用力蹬足，并使足趾尽量前屈如抓物状，左右腿交替进行，反复数次至数十次。初练者可不屈膝屈髋，只做踝关节动作。此法可促进下肢血液循环。防治下肢肌肉萎缩，消除踝关节因损伤所致的脚胀，以及改善髋、膝、踝关节的屈伸功能等。

2．仰卧抬腿法　仰卧位，双下肢伸直，两手置于体侧，做直腿抬高动作（膝关节伸直），指高角度逐渐增大，左右腿交替进行，反复数次至数十次。此法可增强股四头肌和髂腰肌力量，防治股四头肌萎缩。

六、筋伤的健康指导

（一）生活起居

1. 按中医骨伤科一般护理常规进行。

2. 注意休息，局部保暖，免受风寒。四肢扭挫伤者，应抬高患肢，必要时加以固定，限制活动。腰背部扭挫伤者，宜卧硬板床。

3. 观察损伤部位的疼痛、肿胀及功能活动受限程度，必要时观察体温、脉搏、血压及神色的变化，如有异常及时报告医师。

（二）饮食指导

1. 高热量、高蛋白饮食　适用于手术前后的患者及处在分解代谢亢进状态下的患者，如创伤、高热等疾病。增加热量的方法在一般饮食的基础上增加富含热量的食物，如谷类、食糖和植物油等。提高蛋白质的摄入量，适当增加优质蛋白质食物，如牛奶、蛋类及瘦肉类等。

2. 高膳食纤维饮食　适用于长期卧床患者，无大肠、直肠或肛门阻塞性病变的便秘患者。富含纤维的食物有芹菜、韭菜、豆芽等蔬菜，水果和粗粮。此外，如琼脂（洋粉）、魔芋精粉、果胶可大量吸收水形成胶胨等，食用此类饮食时，应注意多饮水，因为高纤维食物通过增加粪便量以及它的吸水性，助粪便软化且刺激肠蠕动而改善便秘。

3. 富含维生素的饮食　维生素与创伤及手术后愈合和康复有关。

（1）富含维生素 A 的食物：①植物性食物：菠菜、杏干、韭菜、油菜、茴香、莴笋叶、芥菜、苋菜、胡萝卜、红薯等；②动物性食物：动物肝脏、河螃蟹、鲤鱼、黄油、全脂牛奶、鸭蛋、鹌鹑蛋等。

（2）富含维生素 C 的食物：①新鲜蔬菜：番茄、大白菜、小白菜等；②新鲜水果：柑橘、红果、鲜枣、草莓，以及猕猴桃、刺梨、沙棘等野果。

4. 富含无机盐及微量元素的饮食　创伤后随着尿氮的丢失，铁、钾、镁、锌、硫及磷的排出增加，还有锌、铜、铬、铁等微量元素在创伤愈合中起着重要作用，所以创伤后及手术前后应注意补充。①富含铜的食物：瘦肉、肝、水产、虾米、豆类、白菜、小麦、粗粮、杏仁、核桃等。②富含锌的食物：牡蛎、虾皮、紫菜、猪肝、芝麻、黄豆、瘦猪肉、绿豆、带鱼、鲤鱼等。③富含铁的食物：动物心、肝、肾、血蛋黄、虾米、瘦肉类、鱼类为首选。其次为绿叶蔬菜、水果（红果、葡萄）、干果（柿饼红枣）、海带、木耳、红小豆、芝麻酱、红糖等植物性食物，其吸收率不如动物性食物。④富含钙的食物：鱼松、虾皮、虾米芝麻酱、干豆、豆制品、奶制品等；某些蔬菜也富含钙，如雪里蕻、茴香、芥菜茎、油菜、小白菜等。

（三）情志指导

情志引导法是我国古代意疗与导引融为一体的独特制情方法，以自我训练为特点，具有调和气血之功。常有气功疗法、以意导引法、吐音导引法、行为导引法。

患者因疾病或疼痛等原因而产生焦虑、恐惧等不良情绪时，应做好精神安慰和鼓励。

（四）用药护理

1. 中药汤剂宜温服，注意观察用药后反应。

2. 使用外用药时，注意观察局部皮肤变化，如有瘙痒等症状，及时处理。

第三节 骨病的一般护理

骨病的疾病范畴较广，包括骨髓炎、骨结核、股骨头缺血性坏死、骨质疏松症、骨肿瘤等疾病。中医对骨病的治疗及护理体现整体观，宗旨在于提高患者的抗病能力，达到扶正祛邪之功效。

中医骨病学是研究骨与关节疾病发生、发展及其防治的临床科学。骨病可以说是除骨关节损伤外的骨科疾病的总称。骨病学的内容涉及骨的生长发育、钙磷代谢与骨生理、关节软骨及骨骺生长等一系列基础知识。

一、骨病病因病机

（一）骨病病因

引起骨病的病因种类繁多。六淫邪毒侵袭为外因，情志所伤为内因，饮食饥饱、金疮踒折等为不内外因。

1. 外因 指由外侵袭人体，引起筋骨为病的因素，包括外感六淫、劳力伤害、毒物及放射线等。①外感六淫：《素问·痹论》曰："风、寒、湿三气杂至，合而为痹也。"《诸病源候论·风湿腰痛候》曰："劳伤肾气，经络既虚，或因卧湿当风，而风湿乘虚搏于肾，肾经与血气相击而腰痛。"都说明外感六淫是痹证的发病原因。②邪毒感染：《医宗金鉴·痈疽总论歌》曰："痈疽原是火毒生。"感受不同的邪毒，可引起不同的疾病，如附骨痈、附骨疽、关节流注、骨痨、骨梅毒等。③劳力伤害：五劳伤害可引起气、血、筋、骨、肉损伤，而导致骨骺炎、骨坏死等。《素问·宣明五气》曰："久视伤血，久卧伤气，久坐伤肉，久立伤骨，久行伤筋。"④地域环境：《素问·异法方宜论》指出，不同的地理环境、气候条件、饮食习惯，能引发如大骨节病、氟骨病、佝偻病等不同的骨病。⑤毒物与放射线：经常接触有害物质，包括各种不利于人体健康的无机毒物、有机毒物和放射线，均能导致骨损害。

2. 内因 ①先天缺陷：有些疾病与生俱来，属先天缺陷。许多先天畸形，如先天性马蹄内翻足、先天性髋关节脱位，在出生时即已存在；有的是发育生长过程中逐渐出现，如先天性脊柱侧弯症、脆骨病、多发性外生骨疣。②年龄：幼儿时期，稚阴未充，稚阳未长，易患感染性骨关节病；而老年人肝肾亏损，天癸竭，多患退行性骨关节病。③体质：肾精充实，筋骨劲强，不易发生筋骨疾病；反之身体虚弱，肝肾亏损，则邪毒乘虚而入，易发骨痨或骨痈疽。④营养障碍：营养障碍、后天失养可引起骨的代谢疾病，如佝偻病、骨软化症、骨质疏松症。

（二）骨病的病机

1. 气血病机 ①气滞血瘀：《素问·阴阳应象大论》曰："气伤痛，形伤肿。先痛而后肿者气伤形也；先肿而后痛者，形伤气也。"肿与痛是气血运行受阻后筋骨关节病变的临床表现。②气虚：气由先天之"肾中精气"、后天肺吸入的"清气"及脾胃化生的"水谷精气"组成。因生成不足或过度消耗而致病，见于严重的或慢性的骨关节疾病。表现为神疲乏力、面色㿠白、少气懒言、胃纳不馨、自汗等。③血虚：多由于体内化生不足或失血过多引起，表现为面色苍白、爪甲失华、头晕目眩、心悸气短、舌淡白、脉细弱无力等，因血不养筋，常见关节僵硬痉挛、肢体麻木等症。

2. 脏腑病机 ①肾精不足：骨的生长、发育、修复均依赖于肾精濡养。肾精不足，在小儿可发生五迟五软，在成人则可发生骨痿。肾虚骨枯，外邪侵犯，则可发生骨痈疽、骨肿瘤。②肝失调畅：《素问·痿论》曰："宗筋主束骨而利机关也。"筋与骨关节功能关系密切。筋的功能依赖于肝血的濡养和气机调畅，如病则可出现肢体麻木、关节挛缩或痿废失用。③脾不健运：《素问·痿论》曰："脾主身之肌肉。"《灵枢·本神》曰："脾气虚则四肢不用。"脾为后天之本，水谷精微化生之源。脾病则运化失常，化生无源，肌肉筋骨失养。临床表现为肌肉瘦削，四肢疲惫，或萎缩不用，伤病亦难以恢复。

二、骨病临床表现

骨骼、关节及其周围筋肉的疾病，称为骨病。骨病不仅产生局部病损与功能障碍，而且可能影响整个机体的形态与功能。因此，骨病也可出现一系列全身与局部的症状和体征。

（一）全身症状、体征

先天性骨关节畸形、良性骨肿瘤、筋挛、骨关节退行性疾病等，对整个机体影响较少，故全身症状通常不明显。

骨痈疽发病时可出现寒战高热、出汗、烦躁不安、口渴、脉数、舌红、苔黄腻等全身症状；脓肿溃破后体温逐渐下降，全身症状减轻。

骨痨发病时表现骨蒸潮热、盗汗、口燥咽干、舌红少苔或无苔、脉沉细数等阴虚火旺的症状；后期呈慢性消耗性病容、倦怠无力、舌淡苔白、脉濡细等气血两虚的症状。

痹症兼有发热、恶风、口渴、烦闷不安等全身症状。

痿证多表现为面色无华、食欲不振、肢体痿软无力、舌苔薄白或少苔、脉细等症状。

恶性骨肿瘤晚期可出现精神萎靡、食欲不振、消瘦、贫血等恶病质症状。

（二）局部症状体征

1. 一般症状、体征

（1）疼痛：不同类型或病程的骨病发生疼痛的表现各异。行痹表现为游走性关节疼痛；痛痹者疼痛较剧，痛有定处，得热痛减，遇寒痛增；着痹者关节酸痛、重着，痛有定处；热痹者患部灼痛，得冷稍舒，痛不可触；骨痈疽发病时疼痛彻骨，痛如锥刺，脓溃后疼痛减轻；骨痨初起时患部仅酸痛隐隐，继而疼痛加重，尤其夜间或活动时较明显；颈椎病可出现颈肩疼痛或上肢放射性疼痛，腰椎间盘突出症可出现腰腿疼痛或下肢放射性疼痛；骨质疏松症往往全身性酸痛；恶性骨肿瘤后期呈持续性剧痛，夜间加重，止痛剂不能奏效。

（2）肿胀：骨痈疽、骨痨、痹证等患处常出现肿胀。骨痈疽者局部红肿；骨痨局部肿而不红；各种痹证，如风湿性、类风湿、痛风性、血友病性关节炎等，关节部位常肿胀。

（3）功能障碍：骨关节疾患常引起肢体功能障碍。关节本身疾患往往主动和被动运动均有障碍；神经系统疾患可引起肌肉瘫痪，不能主动运动，而被动运动一般良好。

2. 特殊症状、体征

（1）畸形：骨关节疾患，可出现典型的畸形。如脊柱结核后期常发生后凸畸形，类风湿关节炎可发生腕关节尺偏畸形、手指鹅颈畸形等，强直性脊柱炎可引起圆背畸形，特发性脊柱侧凸症可出现脊柱侧凸畸形，先天性肢体缺如、并指、多指、巨指、马蹄足等均有明显手足畸形。

（2）肌肉缩肌：肌肉萎缩是痿证最主要的临床表现。小儿麻痹后遗症出现受累肢体肌肉萎缩，多发性神经炎表现两侧手足下垂与肌肉萎缩，进行性肌萎缩症出现四肢对称近端肌萎缩，肌萎缩性侧索硬化症出现双前臂广泛萎缩，伴肌束颤动等。

（3）筋肉挛缩：身体某群筋肉持久性挛缩，可引起关节畸形与活动功能障碍。如前臂缺血性肌挛缩，呈爪形手；掌腱膜挛缩症发生屈指挛缩畸形；髂胫束挛缩症出现屈髋、外展、外旋挛缩畸形等。

（4）肿块：骨肿瘤、痛风性关节炎、骨突部骨软骨病等，局部可触及肿块。关节游离体形成的肿块忽隐忽现；骨肿瘤形成的肿块固定不移，质较硬。

（5）疮口与窦道：骨痈疽的局部脓肿破溃后，疮口流脓，初多稠厚，渐转稀薄，有时夹杂小块死骨排出，疮口周围皮肤红肿；慢性附骨疽反复发作者，有时可出现数个窦道，疮口凹陷，边缘常有少量肉芽组织形成。骨痨的寒性脓肿可沿软组织间隙向下流注，出现在远离病灶处；寒性脓肿破溃后，即形成窦道，日久不愈，疮口凹陷、苍白，周围皮色紫暗，开始时可流出大量稀脓，如豆腐花样腐败物，之后则流出稀薄脓水，或夹有碎小死骨。

三、辨症施护

（一）一般护理常规

1. 病房环境　①病房环境清洁、舒适，安静，保持室内空气新鲜。②根据病证性质，室内温、湿度适宜。

2. 根据病种、病情安排病房，护送患者到指定床位休息。

3. 入院介绍　①介绍主管医师、护士，并通知医生。②介绍病区环境及设施的使用方法。③介绍作息时间，相关制度。

4. 测量生命体征，做好护理记录

（1）测量入院时体温、脉搏、呼吸、血压、体重。

（2）新入院患者当日测体温、脉搏、呼吸 3 次。

（3）若体温 37.5℃以上者，每日测体温、脉搏、呼吸 3 次。

（4）若体温 39℃以上者，每 4 小时测体温、脉搏、呼吸 1 次或遵医嘱执行。

（5）体温正常 3 日后，每日测体温、脉搏、呼吸 1 次或遵医嘱执行。

（6）危重患者的生命体征监测，遵医嘱执行。

5. 每日记录大便次数 1 次。

6. 每周测体重 1 次或遵医执行。

7. 协助医师完成各项检查。

8. 遵医嘱执行分级护理。

9. 定时巡视病房，并做好护理记录。

（1）保持伤口敷料干燥，发现浸湿、脱落等情况及时处理或报告医师。

（2）各种引流管保持通畅，不受压，不脱落。注意及时记录引流液的量、性质及气味等。引流袋每日更换1次，遵守无菌技术原则。

（3）严密观察患者的生命体征、瞳孔、神志、舌脉、二便等变化，发现异常，及时报告医师并配合治疗。

（4）及时了解患者在生活起居、饮食、睡眠和情志等方面的问题，实施相应的护理措施，做好护理记录。

（5）手术患者按骨伤科手术护理常规进行。

（6）根据病情，指导并帮助患者进行合理有效的功能锻炼，使患者及家属了解功能锻炼的意义、原则、方法、步骤及注意事项等。

10. 遵医嘱指导患者正确使用外治或内服药，观察用药效果及反应，并向患者做好药物相关知识的宣教。

11. 遵医嘱给予饮食护理，指导饮食宜忌。

12. 加强情志护理，疏导不良心理，使患者配合治疗。

13. 根据病情，对患者或家属进行相关健康指导，使之对疾病、治疗、护理等知识有一定的了解，积极配合治疗。

14. 预防院内交叉感染　①严格执行消毒隔离制度。②做好病床单位的终末消毒处理。

15. 做好出院指导，并征求意见。

（二）临证护理

1. 气滞血瘀者大便干结时，可用揉法指压长强穴5～10分钟，每天2次；或耳穴埋豆，取穴大肠、小肠、三焦等。

2. 肝肾亏虚者艾灸肝俞、肾俞等穴，每穴10～15分钟。

3. 疼痛较剧时可耳穴埋豆，取穴神门、皮质下、疼痛或骨折对应耳穴部位，必要时遵医嘱给予止痛剂。

（三）手术患者的护理

1. 术前护理

（1）遵医嘱完善术前各项检查。

（2）针对患者存在的心理问题做好情志护理。

（3）根据病情，制订功能锻炼计划，术前指导并教会患者功能锻炼方法。

（4）术前清洁皮肤，遵医嘱行手术区备皮，做好护理记录。

（5）术前晚遵医嘱禁食、禁水；给予安神镇静药物，保证充足睡眠。

（6）手术当日晨护理：遵医嘱给予麻醉用药，将病历、X线片、CT片及术中用药等手术用物带入手术室；再次核对患者姓名、床号及手术名称。

（7）根据手术要求备好术后用的硬板床。根据病情及手术种类，备好牵引器具。

2. 术后护理

（1）术后将患者平稳地抬上床。四肢手术，取平卧位，抬高患肢；脊柱手术，取平卧位，保持脊柱平直，按时给予轴位翻身。

（2）观察病情，做好护理记录：密切观察生命体征；保持引流管通畅，定时观察和记录引流液的色、质及量。发现异常时报告医师，及时处理；定时查看敷料，观察有无渗血和分泌物，注意其色、质、量，及时更换，做好记录；评估伤口疼痛的性质、程度和持续时间，分析疼痛的因素，遵医嘱使用针刺或药物，以减轻和缓解疼痛。

（3）针对不同的情绪反应，鼓励患者树立信心、战胜疾病。

（4）根据患者手术的情况，指导不同的功能锻炼。

（5）牵引、外固定手术患者，按牵引、外固定护理常规进行。

四、功能锻炼

功能锻炼是通过自身运动、吐纳运气等方法锻炼身体、防治疾病，古称"导引"，《素问·异法方宜论》曰："其病多痿寒热，其治宜导引按跷。"练功可改善全身代谢，促进血液循环，气血运行，增强心肺功能，对于骨关节系统则有改善皮肉筋骨濡养、增强肌力、改善关节活动、减轻关节肿胀、矫正畸形，以及促进骨折愈合和防止骨质疏松、肌肉萎缩等作用。常见方法如八段锦、太极拳等。

五、健康指导

（一）生活起居

要保持身体健康，经力充沛，益寿延年，就应该懂得自然变化规律，适应自然环境变化，对饮食起居、劳逸等有适当的节制和安排，不可过劳，以免损伤正气。《素问·上古天真论》说："其知道者，法于阴阳，和于术数，饮食有节，起居有常，不妄作劳，故能形与神俱，而尽终其天年，度百岁乃去。"反对"以酒为浆，以妄为常，醉以入房，以欲竭其精，以耗散其真，不知持满，不时御神，务快其心，逆于生乐，起居无节"。

1. 病室安静、整洁、空气流通、阳光充足、温湿度适宜。

2. 卧床休息，根据医嘱合理摆放体位。

3. 保持皮肤及会阴清洁。

4. 戒烟酒，保持大便通畅，保证充足睡眠。

（二）饮食护理

饮食有节，调配合理。饮食是人体生长发育必不可少的物质，是五脏六腑、四肢百骸得以濡养的源泉，也是人体气血津液的来源。饮食宜清淡、易消化、富含蛋白质食物，不宜过饱；忌辛辣刺激性食物。

1. 瘀血内结　宜食清淡、易消化之品，如大米粥、面条汤、瘦肉汤、时令蔬菜等。食疗方：排骨萝卜汤（排骨、白萝卜）。

2. 气滞血瘀　宜食活血化瘀之品，如佛手、桃仁、黑豆等。食疗方：红枣桂圆汤（红枣、龙眼肉）。

3. 肝肾不足　宜食强壮筋骨之品，如甲鱼、黄鳝、乌鱼、乳鸽炖汤。食疗方：黄芪炖鸡汤（黄芪、母鸡）。

（三）情志护理

中医认为精神神志活动，与人体的生理、病理变化有密切的关系。突然强烈或反复、持续的精神刺激，可使人体气机逆乱、气血阴阳失调而发病。如过喜伤心、暴怒伤肝、过思伤脾、恐惧伤肾等。在疾病过程中，情绪波动或突然的精神刺激，均可导致病情加重、疾病恶化。而心情舒畅、精神愉快，则使气机通畅，气血和平，有利于疾病康复，人体健康。

加强情志调护，采用移情疗法，使患者舒畅气机，保持心情舒畅。

（四）用药护理

1. 中药汤剂宜温服，注意观察用药后反应。

2. 使用外用药时，注意观察局部皮肤变化，如有瘙痒等症状及时处理。

第四节　天池伤科优势病种的中医护理方案

一、腰椎间盘突出症中医护理方案

（一）常见证候要点

1. 血瘀气滞证　腰腿痛剧烈，痛有定处，腰部僵硬，俯仰活动艰难，舌质暗紫，或有瘀斑，舌苔薄白或薄黄。

2. 寒湿痹阻证 腰腿部冷痛重着，转侧不利，虽静卧亦不减或反而加重，遇寒痛增，得热则减，伴下肢活动受限，舌质胖淡，苔白腻。

3. 肾虚夹瘀证 年老或久病，腰腿痛如刺，活动不利，伴腰膝酸软无力，形寒畏冷，筋脉拘挛，舌质淡胖，脉沉细无力。

（二）常见症状/证候施护

1. 腰腿疼痛

（1）评估疼痛的诱因、性质、腰部活动、下肢感觉、运动情况。

（2）体位护理：急性期严格卧床休息，卧硬板床，保持脊柱平直。恢复期，下床活动时佩戴腰围加以保护和支撑，注意起床姿势，宜先行翻身侧卧，再用手臂支撑用力后缓缓起床，忌腰部用力，避免体位的突然改变。

（3）做好腰部、腿部保暖，防止受凉。

（4）给予骨盆牵引，牵引重量是患者体重 1/3～1/2，也可根据患者的耐受度进行牵引重量调节。

（5）遵医嘱使用中药溻渍、穴位贴敷、中医定向透药疗法、中药涂药，减轻疼痛。

（6）给予音乐疗法。

（7）遵医嘱给予威伐光照射。

2. 肢体麻木

（1）评估麻木部位、程度及伴随的症状，并做好记录。

（2）协助患者按摩拍打麻木肢体，力度适中，增进患者舒适度，并询问感受。

（3）麻木肢体做好保暖，指导患者进行双下肢关节屈伸运动，促进血液循环。

（4）遵医嘱局部予中药溻渍、穴位贴敷、中医定向透药疗法、中药涂药，注意防止皮肤烫伤及损伤，观察治疗效果。

3. 下肢活动受限

（1）评估患者双下肢肌力及步态，对肌力下降及步态不稳者，做好安全防护措施，防止跌倒及其他意外事件发生。

（2）做好健康教育，教会患者起床活动的注意事项，使用辅助工具行走。

（3）卧床期间或活动困难的患者，指导其进行四肢关节主动运动及腰背肌运动，提高肌肉强度和耐力。

（4）保持病室环境安全，物品放置有序，协助患者生活料理。

（5）遵医嘱予物理治疗，如远红外医疗舱等；或采用中药溻渍、穴位贴敷、中医定向透药疗法等治疗。

（三）中医特色治疗护理

1. 腰椎整复的护理

（1）整复前告知患者整复方法及配合注意事项。

（2）整复后注意观察患者腰部疼痛、活动度、双下肢感觉运动及大小便等情况。

（3）卧床休息，定时双人直线翻身，增加患者舒适度，仰卧时腰部加腰垫，维持生理曲度。

（4）复位 3 天后，在医护人员指导下佩戴腰托下床。下床时先俯卧位，在床上旋转身体，脚着地后缓慢起身，上床则反之。下床后扶持患者，观察有无头晕等不适，如厕时避免久蹲，防止引起体位性低血压发生跌倒。

（5）复位 3 天后逐渐进行腰背肌功能锻炼。

2. 腰椎牵引的护理

（1）牵引治疗前做好解释工作，告知患者注意事项以取得配合。

（2）遵医嘱选择合适的体位（三曲位、仰卧位、俯卧位）及牵引重量、牵引角度，牵引时上下衣分开，固定带松紧适宜，使患者舒适持久。

（3）牵引时嘱患者全身肌肉放松，以减少躯干部肌肉收缩抵抗力，疼痛较甚、不能平卧的患者可使用三角枕垫于膝下缓解不适。

（4）牵引过程中随时询问患者感受，观察患者是否有胸闷、心慌等不适，及时调整。出现疼痛加重等不适应立即停止治疗，通知医师处理。

（5）注意防寒保暖，用大毛巾或薄被覆盖患者身体。

（6）腰椎牵引后患者宜平卧 20 分钟再翻身活动。

3. 围手术期护理

（1）术前护理

①做好术前宣教与心理护理，告知手术注意事项及相关准备工作，取得患者的配合。

②术前 2 天指导患者练习床上大小便及俯卧位训练。

③对于吸烟者劝其戒烟，预防感冒；指导患者练习深呼吸、咳嗽和排痰的方法。

④为患者选择合适腰围，指导正确佩戴方法。

⑤常规进行术区皮肤准备、药物过敏试验及交叉配血等。

（2）术后护理

①术后妥善安置患者，搬运患者时，保持脊椎一条直线，防止扭曲，使用过床板平托过床。翻身时，采取轴线翻身方法。

②根据不同的麻醉方式，正确指导患者进食，进食营养丰富、易消化的食物。

③注意患者生命体征变化，观察双下肢感觉、运动、肌力等神经功能的变化。

④观察伤口敷料渗出情况，保持伤口负压引流管通畅，定时倾倒引流液，严格执行无菌操作。观察引流液色、质、量的变化，并正确记录，如引流液为淡黄色液体，怀疑脑脊液，应通知医师及时处理，并将引流球负压排空，暂停负压引流。

⑤指导患者进行足趾、踝部等主动活动，促进血液循环。评估患者下肢疼痛改善情况，循序渐进指导患者进行蹬腿、直腿抬高、五点支撑及飞燕式等功能锻炼。

⑥根据手术方式，术后1~3天协助患者佩戴腰托，取半坐卧位或坐于床边，适应体位变化后，慢慢练习下地行走，行走时姿势正确，抬头挺胸收腹，护理上做好安全防护。

⑦积极进行护理干预，预防肺部感染、尿路感染及下肢静脉栓塞等并发症的发生。

⑧对排尿困难者，可采取艾灸关元、气海、中极等穴位，或予中药热熨下腹部，配合按摩，以促进排尿。对于便秘患者，采取艾灸神阙、天枢、关元等穴位，或进行腹部按摩，每天4次，为晨起、午睡醒后、早餐及晚餐后1~3小时进行，顺时针方向按摩，以促进排便。

⑨卧床期间协助患者做好生活护理，满足各项需求。

（四）健康指导

1. 生活起居

（1）急性期患者以卧床休息为主，采取舒适体位。下床活动时戴腰托加以保护和支撑，不宜久坐。

（2）做好腰部保护，防止腰部受到外伤，尽量不弯腰提重物，减轻腰部负荷。告知患者捡拾地上的物品时宜双腿下蹲，腰部挺直，动作要缓。

（3）指导患者在日常生活与工作中，注意对腰部的保健，提倡坐硬板凳，宜卧硬板薄软垫床。工作时要做到腰部姿势正确，劳逸结合，防止过度疲劳，同时还要防止寒冷等不良因素的刺激。

（4）指导患者正确咳嗽、打喷嚏的方法，注意保护腰部，避免诱发和加重疼痛。

（5）腰椎间盘突出症病程长、恢复慢，鼓励患者应保持愉快的心情，用积极乐观的人生态度对待疾病。

（6）加强腰背肌功能锻炼，要注意持之以恒。主要锻炼方法如卧位直腿抬高、交叉蹬腿及五点支撑、飞燕式的腰背肌功能锻炼，根据患者的具体情况进行指导。

①飞燕式锻炼：患者俯卧位，双下肢伸直，两手贴在身体两旁，下半身不动，抬头时上半身向后背伸，每日3组，每组做10次。逐渐增加为抬头上半身后伸与双下肢直腿后伸同时进行。腰部尽量背伸，形似飞燕，每日5~10组，每组20次。

②五点支撑锻炼：患者取卧位，以双手叉腰作支撑点，两腿半屈膝90°，脚掌置于床上，以头后部及双肘支撑上半身，双脚支撑下半身，成半拱桥形，当挺起躯干架桥时，膝部稍向两旁分开，速度由慢而快，每日3~5组，每组10~20次。适应后增加至每日10~20组，每组30~50次。以锻炼腰、背、腹部肌肉力量。

（7）腰托使用健康指导

①腰托的选用及佩戴：腰托规格要与自身腰的长度、周径相适应，其上缘须达肋下缘，下缘至臀裂，松紧以不产生不适感为宜。

②佩戴时间：可根据病情掌握佩戴时间，腰部症状较重时应随时佩戴，轻症患者可在外出或较长时间站立及固定姿势坐位时使用，睡眠及休息时取下。

③使用腰托期间应逐渐增加腰背肌锻炼，防止和减轻腰部肌肉萎缩。

2. 饮食指导　根据患者的营养状况和辨证分型的不同，科学合理指导饮食，使患者达到最大程度的康复，在指导患者饮食期间，动态观察患者的胃纳情况和舌苔变化，随时更改饮食计划。

（1）血瘀气滞型：饮食宜取行气活血化瘀之品，如黑木耳、金针菇、桃仁等。

（2）寒湿痹阻型：饮食宜取温经散寒、祛湿通络之品，如砂仁、羊肉、蛇酒等。药膳方：肉桂瘦肉汤、鳝鱼汤、当归红枣煲羊肉。忌凉性食物及生冷瓜果、冷饮。

（3）肾虚夹瘀证：食宜补益气血、益肝肾，可用熟地黄、当归、黄芪煲鸡汤，杜仲、牛膝煲猪脚筋，桃仁粥。

3. 情志调理

（1）了解患者的情绪，使用言语开导法做好安慰工作，保持情绪平和、神气清净。

（2）用移情疗法，转移或改变患者的情绪和意志，舒畅气机、怡养心神，有益患者的身心健康。

（3）疼痛时出现情绪烦躁，使用安神静志法，要患者闭目静心，全身放松，平静呼吸，以达到周身气血流通舒畅。

二、项痹病中医护理方案

（一）常见证候要点

1. 风寒痹阻 颈、肩、上肢窜痛麻木，以痛为主，头有沉重感，颈部僵硬，活动不利，恶寒畏风。舌淡红，苔薄白，脉弦紧。

2. 血瘀气滞 颈肩部、上肢刺痛，痛处固定，伴有肢体麻木。舌质暗，脉弦。

3. 痰湿阻络 头晕目眩，头重如裹，四肢麻木，纳呆。舌暗红，苔厚腻，脉弦滑。

4. 肾虚夹瘀证 颈肩部疼痛，兼见眩晕，面色苍白，耳鸣耳聋，心悸气短，失眠多梦，肢体麻木，倦怠乏力，面红目赤，舌质淡胖，脉沉细无力。

（二）常见症状/证候施护

1. 颈肩疼痛

（1）疼痛诱因、性质、部位、持续时间，与体位的关系，做好疼痛评分。

（2）慎起居、避风寒，防风寒阻络致经脉不通，引发疼痛。

（3）配合医师行颈椎牵引，及时评估牵引效果及颈肩部疼痛情况。

（4）遵医嘱行中医定向透药疗法、中药溻渍治疗。痛点处可行穴位贴敷、中药涂药治疗。

（5）根据疼痛规律，对夜间疼痛甚者，适当增加中药溻渍、穴位贴敷、牵引等治疗次数。

（6）遵医嘱正确应用镇痛药，并观察用药后反应及效果。

（7）给予音乐疗法。

2. 眩晕

（1）评估眩晕的性质、发作或持续时间，以及与体位改变的关系。

（2）避免诱发眩晕加重的姿势或体位。

（3）做好防护，外出有人陪同，动作应缓慢，避免快速转头、低头，防跌倒。

（4）指导患者正确佩戴颈托。

（5）遵医嘱给予中药溻渍、穴位贴敷、中医定向透药疗法、中药涂药等治疗。

（6）遵医嘱给予威伐光照射。

3. 肢体麻木

（1）评估肢体麻木范围、性质、程度及与体位的关系。

（2）指导患者主动活动麻木肢体，可用梅花针或指尖叩击、拍打按摩麻木部位，减轻或缓解症状。

（3）注意肢体保暖。

（4）遵医嘱给予中药溻渍、穴位贴敷、中医定向透药疗法、中药涂药，避免烫伤或意外损伤。

（5）遵医嘱行颈椎牵引，及时巡视观察患者有无不适，如有麻木加重，告知医师，适当调整牵引角度、重量、时间等。

4．颈肩及上肢活动受限

（1）评估活动受限的范围和患者生活自理能力。

（2）患者生活用品放置应便于取用。

（3）指导协助患者正确的体位移动，按摩活动受限肢体，提高患者舒适度。

（4）指导并协助四肢关节功能锻炼，防肌肉萎缩。

（5）遵医嘱进行中药溻渍、穴位贴敷、中医定向透药疗法、中药涂药，注意防烫伤。

5．不寐

（1）枕头高度适宜，避免颈部悬空。

（2）保持病房安静、整洁，通风良好。

（3）睡前服热牛奶，温水泡脚，按摩双侧太阳穴、印堂穴，听舒缓轻音乐，不宜饮浓茶或咖啡。

（4）遵医嘱行中药溻渍、穴位贴敷、中医定向透药疗法、中药涂药等治疗。

（5）遵医嘱应用镇静安神药物，并观察用药后反应及效果。

（6）因夜间疼痛影响睡眠时可给予颈椎小重量持续牵引。

（三）中医特色治疗护理

1．手法治疗的护理

（1）松解类手法的护理

①治疗前向患者讲解松解手法治疗的目的及注意事项。

②嘱患者放松，协助患者摆放体位。

③治疗过程中，注意观察患者的面色和反应，询问有无眩晕、恶心等不适。

④治疗结束后协助患者卧床休息半小时。

（2）整复类手法的护理

①治疗前告知患者和家属相关注意事项，取得配合。

②治疗过程中，嘱患者颈部自然放松，配合固定体位。

③观察患者面色和反应，询问有无胸闷、眩晕、恶心等不适，必要时停止治疗，并给予吸氧或药物治疗。

④手法整复后颈部制动，平卧位小重量持续牵引 6～24 小时，牵引过程中注意观察患者反应，如有不适，及时停止牵引或调整牵引的重量或角度。

⑤整复位后下床时要佩戴颈托，教会患者正确使用颈托，患者体位改变时动作要缓慢，给予协助和保护，防跌倒。

2．佩戴颈托的方法及注意事项

（1）选择合适型号和材质的颈托。颈托的大小、高低要适宜，松紧以能放入 2 个手指为宜。高度为限制颈部活动，保持平视为宜。

（2）使用时应注意观察患者的颈部皮肤状况，防止颈部及耳廓、下颌部皮肤受压，必要时可在颈托内衬垫小毛巾、软布等，定时清洁颈托和局部皮肤。

（3）起床时，先将前托放好位置（将下颌放在前托的下颌窝内），一手固定前托，一手放置患者颈枕部，扶患者坐起，将后托放置好（一般长托在下），调节松紧度，固定粘扣。

（4）患者由坐位到平卧位时，先松开粘扣，去掉后托，一手扶持前托，一手放置患者颈枕部，协助患者躺下，去掉前托，调节好枕头位置及高度。

（5）颈托佩戴时间一般以 2～3 周为宜，一般整复后第 1 周内全天佩戴（睡觉时去除）；第 2 周间断佩戴，不活动时可去除颈托，活动时佩戴；第 3 周坐车及颈部剧烈活动时佩戴。

（6）佩戴颈托时须配合颈部肌肉锻炼，以保持颈部的稳定性。

3．运动疗法

（1）急性期颈部制动，避免进行功能锻炼，防止症状加重。

（2）缓解期或手法整复 2～3 天，指导患者在颈托保护下行颈部拔伸、项臂争力、耸肩、扩胸等锻炼。

（3）康复期及手法整复 1 周后可间断佩戴颈围，开始进行仰首观天、翘首望月、项臂争力等锻炼，每天 2～3 次，每次 2～3 组动作，每个动作 10～15 次。

（4）康复后要长期坚持做耸肩、扩胸、项臂争力、颈部的保健"米字操"等锻炼，保持颈部肌肉的强度及稳定性，预防复发。

（5）眩晕的患者慎做回头望月、保健"米字操"等转头动作，或遵医嘱进行。

（6）各种锻炼动作要缓慢，以不疲劳为度，要循序渐进。

[附：几种功能锻炼方法]

①拔项法：吸气时头顶向上伸展，下颌微收，双肩下沉，使颈部后方肌肉紧张用力，坚持 3 秒，然后呼气放松。

②项臂争力：两手交叉，屈肘上举，用手掌抱颈项部，用力向前，同时头颈尽量用力向后伸，使两力相对抗，随着一呼一吸有节奏地进行锻炼。

③仰首观天：双手叉腰，先低头看地，闭口，使下颌尽量紧贴前胸，停留片刻，然后头颈仰起，两眼看天，仍停留片刻，反复进行。

④回头望月：头部转向一侧，头顶偏向另外一侧，双眼极力向后上方观望，如回头望月状，坚持片刻，进行对侧锻炼。

⑤保健"米字操"：身体直立，双手自然下垂，挺胸、抬头，目视前方，颈部向左侧屈，吸气，复原时呼气，再向右侧屈。颈前屈，下颌贴胸。颈后伸到最大限度。头向左斜上方摆动至最大限度，再向右斜上方摆动至最大限度，配合呼吸。向左斜下方摆头至最大范围，再向右斜下方摆动至最大范围。整个过程就像头部在写出一个"米"字的感觉。

4. 枕颌带牵引的护理

（1）牵引治疗前告知患者和家属牵引的目的和注意事项，取得配合。

（2）枕颌带牵引分坐位和卧位，根据病情选择合适的牵引体位和牵引角度（前屈、水平位、背伸位）、重量、时间。

（3）根据牵引角度调节枕头高度，保持有效的牵引力线，颈部不要悬空。

（4）牵引过程中观察枕颌带位置是否舒适，耳廓有无压迫，必要时下颌或面颊部可衬垫软物；男患者避免压迫喉结，女患者避免头发压在牵引带内。

（5）牵引时颈部制动。

（6）疼痛较甚的患者去除牵引时要逐渐减轻重量，防止肌肉快速回缩。必要时可小重量持续牵引。

（7）牵引过程中加强巡视，观察患者有无疼痛加重、头晕、恶心、心慌等不适，并根据情况及时报告医师处理。

（8）牵引结束后，颈部应制动休息 10~20 分钟，同时做好记录。

5. 各种针刺、小针刀、封闭、穴位注射等治疗

（1）治疗前询问患者有无晕针史，告知治疗的目的及注意事项。

（2）嘱患者放松，配合医师摆放合适体位，选择穴位，暴露治疗部位。

（3）治疗时密切观察患者面色，询问患者有无不适，如患者出现面色苍白、出冷汗、心慌等不适，及时停止治疗，给予处理。

（4）治疗结束后注意观察局部有无出血、血肿等，注意局部保暖，12 小时内避免洗澡。

（5）有晕针史、酒后、饥饿、情绪紧张时不宜进行治疗。有严重高血压、糖尿病、高血压要慎用该治疗。

6. 物理疗法的护理

（1）远红外医疗舱物理治疗前评估患者皮肤情况，讲解治疗的目的及注意事项，取得患者配合。

（2）远红外医疗舱治疗时调整好高度，距离皮肤 20～30cm。

（3）治疗时要及时询问患者感觉情况，及时调整高度。

（4）治疗结束后观察皮肤情况，如有红肿、水疱要及时观察处理。

（5）远红外医疗舱时，保持有效的照射距离，询问患者感受，观察局部皮肤情况，防烫伤。

7. 围手术期的护理

（1）手术前的护理

①做好术前宣教，告知手术注意事项及相关准备工作，取得患者的配合，术前戒烟。

②前路手术术前 3～5 天开始气管推移训练，用食指、中指及无名指将气管自右向左推或拉，使气管超过正中线，牵拉的时间每次 5～10 分钟，逐渐增加至每次 30～40 分钟，每日 3～4 次，而且不发生呛咳。

③指导患者进行深呼吸及有效的咳嗽练习，练习床上排大小便。

（2）手术后护理

①手术后注意观察伤口有无渗血及四肢感觉、运动情况。

②根据不同的麻醉方式，指导患者进食，如进食半流质、易消化食物。

③卧床期间预防并发症。

④术后功能锻炼：肢体感觉恢复后指导患者做握拳、足趾背伸等小关节活动，48 小时做被动的直腿抬高活动，72 小时指导患者主动锻炼，以肌训练为主，如上肢手抓拿、下肢的抬高、伸屈活动等。

⑤3 周后，在颈部固定良好的前提下，协助患者下床活动。下床顺序：平卧（带好颈围）→床上坐起→床边立→有人协助离床→自己行走。保持头部中立位，防止突然转动头部发生意外。

（四）健康指导

1. 体位指导

（1）急性期卧床制动，头部前屈，枕头后部垫高，避免患侧卧位，保持上肢上举或抱头等体位，必要时在肩背部垫软垫，进行治疗或移动体位时动作要轻柔。

（2）缓解期可适当下床活动，避免快速转头、摇头等动作；卧位时保持头部中立位，枕头水平。

（3）康复期可下床进行肩部、上肢活动，在不加重症状的情况下逐渐增大活动范围。

2．生活起居

（1）避免长时间低头劳作，伏案工作时，每隔1~2小时，活动颈部，如仰头或将头枕靠在椅背上或转动头部。

（2）座椅高度要适中，以端坐时双脚刚能触及地面为宜。

（3）避免长时间半躺在床头，曲颈斜枕看电视、看书。

（4）睡眠时应保持头颈部在一条直线上，避免扭曲，枕头长要超过肩，不宜过高，为握拳高度（平卧后），枕头的颈部稍高于头部，可以起到良好的放松作用。避免颈部悬空。

（5）注意颈部保暖，防风寒湿邪侵袭。

（6）及时防治如咽炎、扁桃体炎、淋巴腺炎等咽喉部疾病。

（7）乘车、体育锻炼时做好自我保护，避免头颈部受伤。开车、乘车注意系好安全带或扶好扶手，防止急刹车颈部受伤等，避免头部猛烈扭转。

3．饮食指导

（1）风寒痹阻：宜进祛风散寒温性食物，如大豆、羊肉、狗肉、胡椒、花椒等。食疗方：鳝鱼汤、当归红枣煲羊肉等。忌食凉性食物及生冷瓜果、冷饮，多温热茶饮。

（2）血瘀气滞：宜进食行气活血、化瘀解毒的食品，如山楂、白萝卜、木耳等。食疗方：醋泡花生等。避免煎炸、肥腻、厚味。

（3）痰湿阻络：宜进健脾除湿之品，如山药、薏苡仁、赤小豆等。食疗方：冬瓜排骨汤等。忌食辛辣、燥热、肥腻等生痰助湿之品。

（4）肾虚夹瘀证：食宜补益气血、益肝肾，可用熟地黄、当归、黄芪煲鸡汤，杜仲、牛膝煲猪脚筋，桃仁粥。中药宜分次温服。

4．情志护理

（1）向患者介绍本疾病的发生、发展及转归，取得患者理解和配合，多与患者沟通，了解其心理社会状况，及时消除不良情绪。

（2）介绍成功病例，帮助患者树立战胜疾病的信心。

（3）给患者必要的生活协助，鼓励家属参与。

（4）有情绪障碍者，必要时请心理咨询医师治疗。

三、膝痹病中医护理方案

（一）常见证候要点

1．风寒湿痹证　肢体关节酸楚疼痛，痛处固定，有如刀割，或有明显重着感或患处表现肿胀感，关节活动欠灵活，畏风寒，得热则舒。舌质淡，苔白腻，脉紧或濡。

2. 风湿热痹证 起病较急，病变关节红肿、灼热、疼痛，甚至痛不可触，得冷则舒为特征；可伴有全身发热，或皮肤红斑、硬结。舌质红，苔黄，脉滑数。

3. 瘀血闭阻证 肢体关节刺痛，痛处固定，局部有僵硬感，或麻木不仁，舌质紫暗，苔白而干涩。

4. 肾虚夹瘀证 膝痛如刺，关节强硬，伴腰膝酸软无力，四肢不温，形寒畏冷，筋脉拘挛，舌质淡胖，脉沉细无力。

（二）常见症状/证候施护

1. 膝关节的疼痛及压痛

（1）评估疼痛的诱因、性质、活动、运动情况。

（2）体位护理：卧床休息。

（3）做好腿部、膝部保暖，防止受凉。

（4）遵医嘱使用中药溻渍、穴位贴敷、中医定向透药疗法、中药涂药，减轻疼痛。

（5）给予音乐疗法。

（6）遵医嘱给予威伐光照射。

2. 关节肿大

（1）评估肿胀部位、程度及伴随的症状，并做好记录。

（2）卧床休息，患肢制动。

（3）肢体做好保暖。

（4）遵医嘱局部给予中药溻渍、穴位贴敷、中医定向透药疗法、中药涂药、威伐光照射，注意防止皮肤烫伤及损伤，观察治疗效果。

3. 膝关节活动障碍

（1）评估患者双下肢肌力及步态，对肌力下降及步态不稳者，做好安全防护措施，防止跌倒及其他意外事件发生。

（2）做好健康教育，教会患者起床活动的注意事项，使用辅助工具行走。

（3）卧床期间或活动困难患者，指导患者进行膝关节主动运动，提高肌肉强度和耐力。

（4）保持病室环境安全，物品放置有序，协助患者生活料理。

（5）遵医嘱予物理治疗，如远红外医疗舱等，或采用中药溻渍、穴位贴敷、中医定向透药疗法、中药涂药等治疗。

（三）中医特色治疗护理

1. 关节腔内治疗
关节腔内治疗后，注意休息，保持膝部清洁干燥，以防止感染。

2．手法治疗的护理　手法治疗后，嘱患者注意休息。

3．围手术期护理

（1）术前护理

①做好术前宣教与心理护理：告知手术注意事项及相关准备工作，取得患者的配合。

②术前功能锻炼：为取得膝关节置换术后功能的最大恢复，应在术前使患者熟练掌握肌肉训练及关节活动方法，应加强股四头肌的等长收缩，直腿抬高，以及踝关节的主动活动，要求功能锻炼每组 5 分钟，完成每日 5～10 组，循序渐进，以自己不疲劳为宜。

③教会患者有效咳嗽、咳痰的方法，可减少肺部并发症的发生。

④教会患者正确抬臀，正确放置大小便器，学会床上大小便，以防术后不习惯床上排便而引起尿潴留和便秘。

⑤常规进行术区皮肤准备、药物过敏试验及交叉配血等。

（2）术后护理

①观察病情变化：术后应保持患者呼吸道通畅，持续低流量吸氧。监测血压、脉搏、呼吸、体温、心率及血氧饱和度，观察切口敷料渗湿情况，如有渗湿应及时给予更换敷料，保持引流管道通畅，防止牵扯、扭曲、受压，观察引流液的色、量、性状，术后 48 小时引流量低于 30mL 即可拔除引流管。

②术肢护理：术肢保持中立位，在足下放置枕头，抬高患肢 15°～30°，使膝关节处于悬空，被动伸直膝关节，预防屈曲挛缩；切口处采取加压包扎，注意松紧适宜，过松易引起关节腔积血，过紧易致血液循环障碍。也可使用冰袋冷敷以减少出血，消除肿胀。观察术肢皮温、颜色、感觉、足背动脉搏动情况，切口敷料应保持干燥，渗出物多时及时更换。

③疼痛护理：评估患者的疼痛程度，此外还要分散、转移患者注意力，进行心理疏导，同时也要为患者创造一个安静舒适的环境，保证患者的休息。镇痛期间注意观察药物反应，对症处理。

④饮食指导：术后 6 小时即可进食易消化、高热量、高蛋白、高维生素、无刺激和防肠胀气的食物，食蔬菜、水果、粗纤维食物，如香蕉、菠菜，提高饮食中纤维素的含量。多饮白开水，适当饮蜂蜜水，避免饮茶及饮料，不进食牛奶、豆奶，食用适量香蕉，不食不洁食物。用手顺时针按摩腹部防便秘。

⑤预防并发症

预防血栓：深静脉血栓（DVT）是膝关节置换术后最严重的并发症之一，可继发危及生命的肺栓塞。协助患者给予下肢肌肉向心性按摩，踝关节跖屈、背伸运动，足趾运动，待麻醉消失后鼓励患者逐渐主动屈伸踝关节，并最终采用足踝的主动"环转"运动进行锻炼。每日 3~5 组，每组 20~30 次。

预防压疮：术后早期卧床时间多，特别是肥胖者，应保持床铺干燥、平整、舒适，可使用气垫、泡沫床等，教会患者抬臀或用柔软的小毛巾垫臀进行皮肤减压透气，按摩受压部位每 2 小时 1 次。

预防泌尿系感染：需保持会阴部清洁，定时夹管开放，训练膀胱，并鼓励其多饮水。饮水量每日 2000~2500mL，起到冲洗膀胱的作用。

保持切口清洁干燥，预防切口感染。

（四）健康指导

1. 生活起居

（1）早期：早期症状主要与病变关节疼痛、肿胀为主，与膝关节周围软组织劳损有关，遇湿及劳损加重与活动有关。故应避免寒冷刺激，并注意保暖。休息后可缓解，急性发作期间或症状较重时应卧床休息，并将患肢置于关节最松弛状态，受累关节应在不负重状态下做适当的关节功能锻炼。

（2）中期：为患者治疗、护理过程中，动作要轻柔，保持室内安静，关心、体贴和安慰患者，主动与患者交流，适时、恰当地给予心理护理，使患者精神愉快、情绪稳定、思想放松，以提高患者的疼痛阈值。

（3）晚期：评估目前患者全身营养状况，包括一般情况和全身健康状况，完善各种检查。疼痛剧烈者应绝对卧床休息，减少关节活动，肥胖患者须节制饮食，这是减轻膝关节受累的有效措施。密切观察患者病情变化，积极采取综合康复治疗措施。为了减轻负重关节的负担，下肢活动时可使用手杖或用支架等局部支持来减轻压力。

2. 饮食指导 根据患者的营养状况和辨证分型的不同，科学合理指导饮食，使患者达到最大程度的康复，在指导患者饮食期间，动态观察患者的胃纳情况和舌苔变化，随时更改饮食计划。

（1）风寒湿痹型：饮食宜祛风胜湿、温经通络之品，如姜蒜辣面条、防风葱白粥或牛膝、独活煲猪胰等，趁热食用，以汗出为度。

（2）风湿热痹型：饮食宜祛风胜湿清热之品，忌食生冷、辛辣、滋腻之品。

（3）瘀血闭阻型：注意饮食，宜活血通络、温经壮阳之品，如参芪当归煲粥、乌鸡熟地汤。

（4）肾虚夹瘀型：食宜补益气血、益肝肾、化瘀之品，可用熟地黄、当归、黄芪煲鸡汤，杜仲、牛膝煲猪脚筋，桃仁粥。

3. 情志调理

（1）了解患者的情绪，使用言语开导法做好安慰工作，保持情绪平和、神气清净。

（2）用移情疗法，转移或改变患者的情绪和意志，舒畅气机、怡养心神，有益患者的身心健康。

（3）疼痛时出现情绪烦躁，使用安神静志法，要患者闭目静心，全身放松，平静呼吸，以达到周身气血流通舒畅。

中 篇

天池伤科临证经验

中　篇

第六章　骨折

第一节　锁骨骨折

锁骨古称"锁子骨""缺盆骨""井栏骨""柱骨"。《医宗金鉴·正骨心法要旨》曰："锁子骨，经名柱骨。横卧于两肩前、缺盆之外，其两端外接肩解。"锁骨骨干细长弯曲，位置表浅，易于发生骨折，发生率占全身骨折的 5%~10%，居肩带骨骨折首位，各年龄组均可发生，但多见于儿童及青少年。

【病因与分类】

1. 病因　间接暴力和直接暴力均可造成锁骨骨折，但多为间接暴力所致。《医宗金鉴·正骨心法要旨·锁子骨》已有相关记载。

（1）间接暴力：是引起锁骨骨折的最常见因素，常见侧方摔倒，肩部着地，力传导至锁骨，发生斜形骨折。也可因手或肘部着地，暴力经肩部传导至锁骨，发生斜形或横形骨折。

（2）直接暴力：常由胸前方或上方撞击锁骨，导致横断或粉碎性骨折，但较少见。锁骨骨折若移位明显，向下移位可引起臂丛神经损伤。

2. 分类

（1）锁骨内 1/3 骨折：除非有严重移位或神经、血管损伤，一般不需手术。

（2）锁骨中 1/3 骨折：锁骨在此处从管状渐变为扁平，另外该处骨质相对薄弱，易发生骨折。常采用保守治疗方法。

（3）锁骨外 1/3 骨折：根据骨折和喙锁韧带损伤程度的不同，分为 5 个亚型。

Ⅰ型：发生于喙锁韧带外侧，也称为韧带间骨折，因喙锁韧带仍与锁骨连接，维持其位置，此型多无移位。

Ⅱ型：发生于喙锁韧带内侧，近侧骨折段失去牵拉固定而容易向上错位，而上肢重量和肌肉牵拉使远骨折段下移。又根据韧带完整性分为 A（锥状韧带和斜方韧带均完整，附着于骨折远端）、B（锥状韧带断裂而斜方韧带完整）2个亚型。

Ⅲ型：外侧端包括肩锁关节面的骨折，该型骨折几乎全能愈合，但易引起肩锁关节退行性关节炎。

Ⅳ型：喙锁韧带与锁骨骨膜相连，骨折近端向上方移位。

Ⅴ型：粉碎性骨折，喙锁韧带仅与碎骨块相连。

【诊查要点】

锁骨位于皮下，位置表浅，骨折后，局部出现肿胀、瘀斑，压痛明显，肩关节活动会导致疼痛加重。患者常用健手托住肘部，减少肩部活动引起的骨折端移动而导致的疼痛，头部向患侧偏斜，以减轻因胸锁乳突肌牵拉骨折近端活动而导致疼痛。可扪及骨折端，有局限性压痛，有骨擦感。

小儿因缺乏自诉能力，故疼痛点及受伤经过描述不清，且锁骨部皮下脂肪丰厚，不易触摸，尤其是青枝骨折，临床表现不明显，容易发生漏诊。常因家长怀抱姿势不当，活动其上肢或活动头部而引起啼哭，常可提示诊断。X线正位照片可显示骨折类型和移位方向。根据受伤史、临床表现和X线检查即可做出明确诊断。

体格检查可见局部肿胀，锁骨上、下窝变浅或消失，甚者皮下瘀斑，骨折处异常隆起，患侧肩部下垂并向前内侧倾斜，骨折处有明显压痛。完全骨折者可于皮下触及移位的骨折端，有异常活动和骨擦音，患侧上肢外展和上举活动受限明显。重叠移位者，从肩外侧至前中线的距离不等长，患侧较健侧可短 1~2cm。

锁骨后有臂丛神经及锁骨下血管从肋锁间隙下经过，若暴力作用强大，骨折移位明显，局部肿胀严重，还应仔细检查上肢的神经功能及血供情况，以便对锁骨骨折合并神经、血管损伤进行正确诊断。

【天池伤科疗法】

儿童青枝骨折、不全骨折、无明显移位的锁骨中段骨折可采用三角巾对患肢进行悬吊。

有移位或成角过大的骨折，可复位后进行"8"字绷带固定。

1. 整复手法　患者正坐凳上，抬头挺胸，双手叉腰，拇指向前，术者助手用膝部顶住患者背部正中，双手握其两肩外侧向背部徐徐拉伸，使患者挺胸，背部后伸，以矫正骨折端的重叠移位。术者立于患者前方，以两手拇指、食指、中指分别捏住骨折近、远端，用提按手法矫正侧方移位。（图6-1-1）

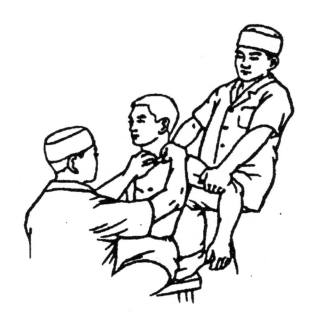

图 6-1-1 锁骨骨折整复方法

2. 固定方法 在骨折部位放置棉垫，并固定；两腋下部各放置棉垫，再用绷带从伤肩经上部绕向对侧腋下至健侧肩前部，然后绕回背部至伤肩下部，如此反复包绕 8~12 层。包扎后，再用三角巾悬吊患肢于胸前，即为"8"字绷带固定法；亦可用双圈固定。（图 6-1-2）

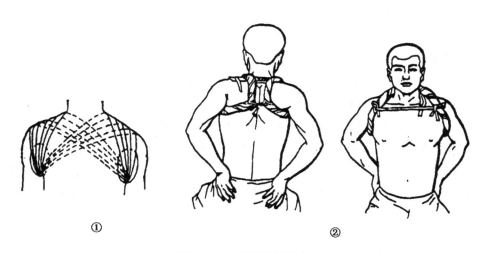

①   ②

图 6-1-2 锁骨骨折固定

3. 药物治疗 早期应活血化瘀、消肿止痛，可内服散瘀活血汤（当归尾、骨碎补、土鳖虫、赤芍、红花、桃仁、泽兰、薏苡仁、苏赤木、川牛膝、炙乳香、炙没药、广陈皮，水煎服），外敷我院自制熏洗二号；中期肿胀消退，可改服三七接骨胶囊；待骨痂形成，解除固定后，应服用壮筋续骨丹，以固本培元、补益肝肾。

4. 手术治疗及适应证 ①合并神经、血管损伤；②开放锁骨骨折；③锁骨粉碎性骨折，骨折块间夹有软组织；④多发损伤，肢体需要早期开始功能锻炼时；⑤少数患者不愿接受畸形愈合的外形，尤其是年轻女性，为外形考虑，选择性手术；⑥手法复位不理想者。

对于锁骨骨折切开复位内固定术应慎重，如进行手术则应注意减少手术的创伤面和对骨膜的剥离范围，避免骨折不愈合。手术可采用克氏针、弹性髓钉、钢板等，无论采取哪种手术方式，均应注意保护锁骨上神经、锁骨下神经及血管。

【预防与调护】

1.骨折整复固定后，要检查外固定的松紧度。后"8"字绷带、双圈固定后，如出现患肢麻木、疼痛、皮肤苍白或发绀，桡动脉扪不清，提示固定过紧，应及时松解，调整固定。如外固定松动，固定位置上下活动>1cm，应及时加强固定。

2.经外固定的患者，睡眠时应保持平卧，可两肩间垫窄枕，以保持两肩后伸，维持骨折固定位。

3.骨折固定后应叮嘱患者进行握拳、屈伸肘关节、双手后插、后伸肩部等活动，进行早期功能锻炼。

【医案举隅】

徐某，男，21岁，学生。于20**年7月6日就诊。

[主诉] 右肩部疼痛、活动受限3小时。

[病史] 3小时前，打球时不慎摔伤，致右肩部肿胀，活动受限。

[体格检查] 患者痛苦面容，面色苍白，时发小声呻吟。右肩部肿胀、锁骨区压痛，右肩活动障碍，右锁骨区可扪及骨擦感，头偏向右侧，右肩下垂。右上肢末梢血运及感觉可，双膝关节处部分皮肤擦挫伤；余肢体未见异常。

[辅助检查] X线显示：右锁骨中1/3骨折斜形骨折。

[临床诊断] 右锁骨中1/3骨折。

[治法] 患者正坐凳上，抬头挺胸，双手叉腰，拇指向前，术择助手用膝部顶住患者背部正中，双手握其两肩外侧向背部徐徐拉伸，使患者挺胸，背部后伸，

以矫正骨折端的重叠移位。术者立于患者前方，以两手拇指、食指、中指分别捏住骨折近、远端，用提按手法矫正侧方移位。在骨折部位放置棉垫，并固定；两腋下部各放置棉垫，再用绷带从伤肩经上部绕向对侧腋下至健侧肩前部，然后绕回背部至伤肩下部，如此反复包绕 8～12 层。包扎后，再用三角巾悬吊患肢于胸前。嘱患者睡眠时应保持平卧，可两肩间垫窄枕，注意保暖，避风寒，行握拳、屈伸肘关节、后伸肩部等活动。口服散瘀活血汤，每日 3 次，1 周后改服接骨丹，每日 3 次。

二诊：7 月 19 日。经 2 周治疗，右肩部肿胀基本消退，X 线示骨折对位对线良好，嘱其继续加强功能锻炼，继续口服接骨丹，每日 3 次。

三诊：8 月 7 日。体格检查：右肩部肿胀完全消退、锁骨区无压痛。X 线示骨折已形成新的骨痂，改服壮筋续骨丹，每日 3 次，继续功能锻炼。

四诊：8 月 27 日。体格检查：骨折局部无压痛，无纵向叩击痛和异常活动。X 线示骨痂大量形成，予以解除外固定。嘱患者继续服用壮筋续骨丹 1 周，以巩固疗效，增强功能锻炼，恢复功能。

第二节　肱骨外科颈骨折

肱骨外科颈骨折是指肱骨解剖颈下 2～3cm 处的骨折。肱骨外科颈相当于大、小结节下缘与肱骨干的交界处，是松质骨和密质骨交界处，在解剖上是一弱点，易发生骨折。而解剖颈很短，骨折罕见。紧靠肱骨外科颈内侧有腋神经向后进入三角肌内，臂丛神经、腋动脉通过腋窝，严重移位骨折可损伤血管、神经。肱骨外科颈骨折多见于老年人，女性发病率较高。

【病因与分类】

1. 病因　肱骨外科颈骨折多因间接暴力所致，直接暴力所致者较少见。多因跌倒时手掌或肘部先着地，传达暴力作用于肱骨外科颈引起骨折。上臂在外展位手掌着地则为外展型骨折，若上臂在内收位肘部着地则为内收型骨折。其中以外展型多见。肱骨外科颈骨折以老年人较多，亦可发生于成年人。

2. 分类

（1）裂缝骨折：多因直接暴力直接作用于肩部外侧，造成肱骨大结节粉碎性骨折或外科颈骨折，系骨膜下骨折，多无移位。

（2）嵌插骨折：受较小的传达暴力所致，骨折断端互相嵌插。

（3）外展型骨折：受外展传达暴力所致，断端外侧嵌插而内侧分离，多向前内侧成角。常伴有肱骨大结节撕脱骨折。

（4）内收型骨折：受内收传达暴力所致，此型较为少见。断端外侧分离而内侧嵌插，向外侧成角。

（5）骨折合并肩关节脱位：受外展外旋传达暴力所致。若暴力继续作用于肱骨头，可引起肱骨头向前下方脱位，骨折面向外上，位于远端的内侧。若处理不当，常容易造成患肢严重的功能障碍。

肱骨外科颈骨折是接近关节的骨折，周围肌肉发达，而肩关节的关节囊和韧带比较松弛，骨折后容易发生软组织粘连，或骨折后结节间沟不平滑而损伤肌腱，易并发肱二头肌长头肌腱炎、冈上肌腱炎或肩关节周围炎。

【诊查要点】

伤后肩部肿胀、疼痛，上臂内侧可见瘀斑，肩关节功能障碍。检查见肩部肿胀或畸形，肱骨外科颈局部有压痛和纵轴叩击痛。非嵌插骨折可见畸形、骨擦音和异常活动。检查桡动脉搏动及上肢运动、感觉，诊断是否合并血管、神经损伤。肩关节正位、穿胸位X线检查可明确骨折。必要时加摄腋位和肩胛骨切位片，粉碎性骨折或肩关节活动困难者可行CT三维重建，疑有血管损伤可行彩超检查。

根据外伤史、临床表现及辅助检查即可明确诊断。

【天池伤科疗法】

无移位的裂缝骨折或嵌插骨折，可三角巾悬吊患肢，3周后开始练习关节功能。有移位的骨折需行手法复位固定。若合并肩关节脱位，需先行整复脱位后再整复骨折；若合并血管、神经损伤，则选择手术治疗。

1. 整复手法　患者坐位或卧位，屈肘90°，前臂中立位，一助手用布带绕过腋窝向上提拉肩部，另一助手握其肘部，沿肱骨纵轴方向牵拉，纠正缩短移位，然后根据不同类型再采用不同的复位方法。对外展型骨折，先外展牵引；对内收型骨折，先内收牵引。

（1）外展型骨折：术者先外展牵引，然后双手握骨折部，两拇指按于骨折近端的外侧，其他各指抱骨折远端的内侧向外捺正，助手同时在牵拉下内收其上臂，直到取得良好对位。

（2）内收型骨折：术者先内收牵引，然后两拇指压住骨折部向内推，其他四指使远端外展，助手在牵引下将上臂外展即可复位。如成角畸形过大，还可继续将上臂上举过头顶，此时术者立于患者前外侧，用两拇指推挤远端、其他四指挤按成角突出处，如有骨擦感，断端相互抵触，则表示成角畸形矫正。

（3）骨折合并肩关节脱位：可先持续牵引下，使肩关节极度外展、上举3～5分钟，利用关节囊的约束力使肱骨头复位，然后再整复骨折。（图6-2-1）

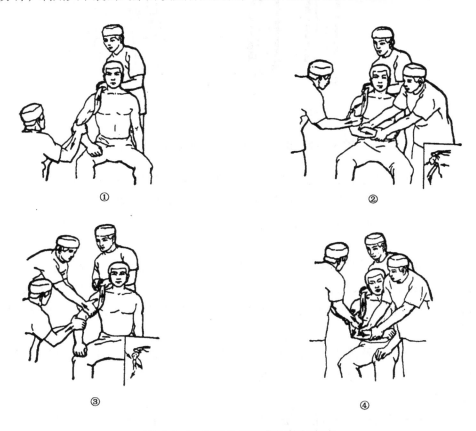

①

②

③

④

图6-2-1　肱骨外科颈骨折整复方法

2. 固定方法

（1）超肩关节夹板固定：长夹板3块，下达肘部，上端超过肩部，长夹板上端可钻小孔系以布带结。短夹板1块，由腋窝下达肱骨内上髁，夹板的一端用棉花包裹，呈蘑菇头样，即成蘑菇头样大头垫夹板。助手维持牵引下，将棉垫3～4个放于骨折部的周围，短夹板放在内侧，若内收型骨折，大头垫应放在肱骨内上髁的上部；若外展型骨折，大头垫应顶住腋窝部，并在成角突起处放一平垫，3块长夹板分别放在上臂前、后、外侧，用3条横带将夹板捆紧，然后用长布带绕过对侧腋下固定。（图6-2-2）

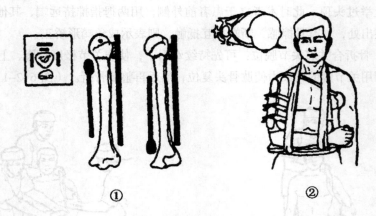

图 6-2-2　肱骨外科颈骨折超肩关节夹板固定

（2）夹板固定配合皮肤牵引：移位明显的内收型骨折，除夹板固定外，尚可配合皮肤牵引 3 周，肩关节置于外展前屈位，其角度视移位程度而定。

（3）其他固定：目前有腋管夹板固定法、钳肱骨固定法、"O" 形石膏塑型固定法等。

3. 药物治疗　初期宜活血祛瘀、消肿止痛，内服散瘀活血汤，外敷熏洗二号（院内制剂）；中期肿胀消退，内服接骨胶囊（院内制剂），以舒筋活络、通利关节。解除固定后可选用壮筋续骨丹，以固本培元、补益肝肾，外用院内制剂熏洗二号熏洗。

4. 手术治疗及适应证　肱骨外科颈骨折一般不需要手术治疗。如骨折严重移位且手法复位失败，或治疗较晚不能手法复位，以及合并血管、神经损伤者，应选择手术治疗。

5. 围手术期的中医特色疗法　对于需要手术治疗的患者，手术前可给予桃红四物汤加减，以活血化瘀、消肿止痛。骨折术后局部气血运行不畅，瘀滞不通，舌质瘀暗的血瘀证患者，选用桃红四物汤加减，以活血化瘀、消肿止痛。若见纳差痞满，舌红、苔黄腻，以湿热为主的患者，选用三仁汤加减，以清利湿热、宣畅气机。术后气血虚损，神疲懒怠，舌淡脉细，以气血两虚为主的患者，选用补中益气汤加减，以补中益气、活血养血。

【预防与调护】

1. 肱骨外科颈骨折愈合后，常遗留有肩关节功能障碍，应争取早期练功活动。初期先让患者握拳，屈伸肘、腕关节，舒缩上肢肌肉等活动，3 周后练习肩关节各方向活动。活动范围应循序渐进，逐步增加。但初期外展型骨折忌作外展活动，内收型骨折忌作内收活动。一般在4周左右即可解除外固定。后期应配合中药熏洗，以促进肩关节功能恢复。

2. 老年患者固定时间过长易引起肩关节周围软组织粘连，并容易导致肩周炎，出现关节功能障碍，因此要注意鼓励和协助患者进行肩部功能锻炼。

【医案举隅】

王某，女，73岁，无业。于20**年8月3日就诊。

[主诉] 外伤后右肩肿痛，活动受限2小时。

[病史] 2小时前意外跌倒，右手着地后出现右肩剧烈疼痛，活动受限，即来就诊。

[体格检查] 患者扶入诊室，右肩部肿胀，右肩局部压痛（＋），可触及骨擦感，右肩关节因疼痛活动受限，右肘腕关节活动正常，右上肢及手皮肤感觉正常，桡动脉搏动良好。余肢未见异常。

[辅助检查] 右肩关节正侧位X线片显示：右肱骨近端骨皮质不连续，骨折线由大结节斜向小结节，向前向内成角。

[临床诊断] 右肱骨外科颈骨折（外展型）。

[治法] 患者卧位，屈肘90°，前臂中立位，一助手用布带绕过腋窝向上提拉肩部，另一助手握其肘部，沿肱骨纵轴方向牵拉，纠正缩短移位。术者先外展牵引，然后双手握骨折部，两拇指按于骨折近端的外侧，其他各指抱骨折远端的内侧向外捺正，助手同时在牵拉下内收其上臂，以助其复位。复位后给予超肩关节夹板固定：长夹板3块，下达肘部，上端超过肩部，长夹板上端可钻小孔系以布带结。蘑菇头夹板放在前臂内侧，大头垫顶住腋窝部，并在成角突起处放一平垫，3块长夹板分别放在上臂前、后、外侧，用3条横带将夹板捆紧，然后用长布带绕过对侧腋下固定。固定后将前臂悬吊胸前。复查X线片见骨折对位对线良好。口服散瘀活血汤，每日2次，1周后口服接骨胶囊，每日3次。嘱患者握拳，屈伸肘、腕关节，舒缩上肢肌肉等活动，同时注意夹板松紧度，以免出现骨筋膜室综合征或骨折再次移位，1周后复查；注意保暖，避风寒。

二诊：8月17日，体格检查：右肩肿胀有所消退，皮肤瘀斑亦有所消退，复查X线片：骨折对位对线良好。嘱患者继续口服接骨胶囊，每日3次。加强腕肘关节功能练习，可适度行肩关节外展、前屈等活动，注意夹板松紧度。

三诊：8月31日，体格检查：右肩肿胀明显消退，皮肤瘀斑已消退，复查X线片：骨折对位对线良好。嘱患者继续口服壮骨续筋丹，每日3次。加强腕肘关节功能练习，同时可行肩关节外前屈、后伸、外展、内收等活动。注意夹板松紧度。

四诊：9 月 14 日，体格检查：右肩肿胀已消退，拆除夹板后检查骨折断端无明显压痛、叩击痛，肩关节活动受限。复查 X 线片：骨折对位对线良好，有少量骨痂形成。嘱患者继续口服壮骨续筋丹，每日 3 次。加强腕肘肩关节功能练习。注意保暖，避风寒。

第三节　肱骨干骨折

肱骨干为管状骨，上端与外科颈相接，下端与肱骨髁相接。肱骨干骨折指肱骨外科颈下 1cm 之内、外髁上 2cm 处的骨干部分的骨折。肱骨干，古称臑骨。《医宗金鉴·正骨心法要旨》说："臑骨，即肩下肘上之骨也。自肩下至手腕，一名肱，俗名胳膊，乃上身两大支之通称也。"肱骨干，上部较粗，自中 1/3 以下逐渐变细，至下 1/3 渐成扁平状，其中下 1/3 交界处后外侧有一桡神经沟，桡神经紧贴此沟内走行，故中下 1/3 交界处骨折易合并桡神经损伤。肱骨干的营养动脉在肱骨中 1/3 下部进入髓腔，再分为升、降支，若肱骨干骨折损伤营养动脉可影响骨折愈合。肱骨干骨折较为常见，可发生在任何年龄。

【病因与分类】

1. 病因

（1）直接暴力：肱骨干上 1/3 及中 1/3 骨折多因直接暴力引起，以横断或粉碎骨折多见。肱骨干周围有许多肌肉附着，由于肌肉的牵拉，故在不同平面的骨折会造成不同方向的移位。

（2）间接暴力：也易造成骨折，如跌倒时手或肘着地，地面反击暴力向上传导，与跌倒时体重下压所形成的力交汇于肱骨干的某部分即发生骨折，一般为肱骨中下 1/3 处。

2. 分类

（1）上 1/3 骨折（三角肌止点以上）：近端因胸大肌、背阔肌和大圆肌的牵拉而向前、向内，远端因三角肌、喙肱肌、肱二头肌和肱三头肌的牵拉而向上、向外。

（2）中 1/3 骨折：近端因三角肌和喙肱肌牵拉而向外、向前；远端因肱二头肌及肱三头肌牵拉而向上。

（3）肱骨干下 1/3 骨折：多由间接暴力所致，常呈斜形、螺旋形骨折。由于骨折后患者常将前臂置于胸前，可使远侧端发生内旋畸形。

肱骨干中下 1/3 处骨折易合并桡神经损伤。

【诊查要点】

有明显外伤史，局部明显肿胀、压痛，功能障碍。有移位骨折，上臂有短缩或成角畸形，并有骨擦音和异常活动。检查时应注意伸腕和手指功能，以及相应区皮肤感觉情况，以便确定是否合并桡神经损伤。上臂 X 线正、侧位片可明确骨折的部位、类型和移位情况。

【天池伤科疗法】

无移位的肱骨干骨折一般直接采用夹板固定，而有移位的肱骨干骨折需及时行手法复位，随后用夹板固定 3～4 周。需要注意的是，治疗肱骨干骨折时，如过度牵引，或体质虚、肌肉弱的患者，合并上肢重量悬垂作用，在固定期可逐渐发生分离移位，如不及时处理，则易导致骨折延迟愈合甚至不愈合。因此，在治疗过程中，必须注意防止骨折断端发生分离移位。

1. 整复手法　患者坐位或平卧位。一助手用布带经腋窝向上，另一助手握持前臂在中立位向下，沿上臂纵轴对抗牵引，一般牵引力不宜过大，否则容易引起断端分离移位。待重叠移位完全矫正后，根据骨折不同部位的移位情况进行整复。

（1）上 1/3 骨折：在维持牵引下，术者两拇指抵住骨折远端外侧，其余四指环抱近端内侧，将近端托起向外，使断端微向外成角，继而拇指由外推远端向内，即可复位。（图 6-3-1）

（2）中 1/3 骨折：在维持牵引下，术者以两拇指抵住骨折近端外侧挤按向内，其余四指环抱远端内侧向外端提，纠正移位后，术者捏住骨折部，助手徐徐放松牵引，使断端互相接触，微微摇摆骨折远端，或从前后内外以两手掌相对挤压骨折处，可感到断端摩擦音逐渐减小，直至消失，骨折处平直，表示基本复位。（图 6-3-1）

（3）下 1/3 骨折：多为螺旋或斜形骨折，仅需轻微力量牵引，矫正成角畸形，将两斜面挤按复正。

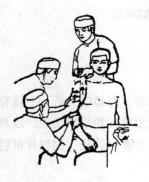

①上 1/3 骨折整复法

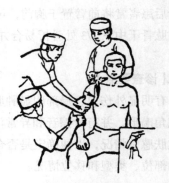

②中 1/3 骨折整复法

图 6-3-1　肱骨干骨折整复方法

2. 固定方法　前后内外 4 块夹板，其长度视骨折部位而定。上 1/3 骨折要超肩关节，下 1/3 骨折要超肘关节，中 1/3 骨折则不超过上下关节，并注意前夹板下端不能压迫肘窝。如果移位已完全纠正，可在骨折部的前后方各放一长方形大固定垫，将上、下骨折端紧密包围。若仍有轻度侧方移位，通过固定垫两点加压；若仍有轻度成角，采用固定垫三点加压，使其逐渐复位。若碎骨片不能满意复位时，也可用固定垫将其逐渐压回，但应注意固定垫厚度宜适中，防止皮肤压迫性坏死。在桡神经沟部位不要放固定垫，以防桡神经受压而麻痹。固定时间，成人 6~8 周，儿童 3~5 周。中 1/3 处骨折是迟缓愈合和不愈合的好发部位，固定时间应适当延长，经 X 线复查见有足够骨痂生长才能解除固定。固定后肘关节屈曲 90°，以木托板将前臂置于中立位，患肢悬吊于胸前。定期摄片复查，以及时发现在固定期间骨折端是否有分离移位。若发现断端分离，应加用弹性绷带上下缠绕肩、肘部，使断端受到纵向挤压而逐渐接近。（图 6-3-2）

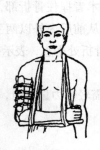

①中段骨折固定法

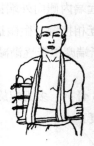

②下段骨折固定法

图 6-3-2　肱骨干骨折固定方法

3. 药物治疗　初期宜活血祛瘀、消肿止痛，内服散瘀活血汤，外敷熏洗二号（院内制剂）；中期肿胀消退，内服接骨胶囊（院内制剂），以舒筋活络、通利关节。解除固定后可选用壮筋续骨丹，以固本培元、补益肝肾，外用院内制剂熏洗二号熏洗。

4. 手术治疗及适应证　肱骨干骨折采用闭合复位夹板固定治疗一般都能获得良好的治疗效果，骨折愈合率高。如骨折严重移位且手法复位失败，开放性骨折或合并桡神经、肱动脉损伤者，应选择手术治疗。

5. 围手术期的中医特色疗法　对于需要手术治疗的患者，手术前可给予桃红四物汤加减，以活血化瘀、消肿止痛。骨折术后局部气血运行不畅，瘀滞不通，舌质瘀暗的血瘀证患者，选用桃红四物汤加减，以活血化瘀、消肿止痛。若见纳差痞满，舌红，苔黄腻，以湿热为主的患者，选用三仁汤加减，以清利湿热、宣畅气机。术后气血虚损，神疲懈怠，舌淡脉细，以气血两虚为主的患者，选用补中益气汤加减，以补中益气、活血养血。

【预防与调护】

1.固定后即可作伸屈指、掌、腕关节活动，有利于气血畅通。中期除继续初期的练功活动外，应逐渐进行肩、肘关节活动。骨折愈合后，应加强肩、肘关节活动，并配合药物熏洗，使肩、肘关节活动功能早日恢复。

2.肱骨滋养动脉从肱骨干中间的滋养孔进入骨内下行，所以肱骨上 1/3 骨折一般预后良好，而中、下 1/3 骨折容易发生延迟愈合或不愈合。若骨折合并桡神经损伤，恢复期需 3~6 个月。

3.夹板固定患者，2 周内经常调节扎带松紧度，以免发生再移位；加强腕部及手指活动，防止肌肉萎缩。

【医案举隅】

李某，男，20 岁，学生。于 20** 年 12 月 11 日就诊。

[主诉] 外伤后右上臂肿痛 3 小时。

[病史] 3 小时前与人掰手腕时，突然出现右上臂剧烈疼痛，即来就诊。

[体格检查] 患者扶入诊室，右上臂肿胀，右上臂局部压痛（+），可触及骨擦感，右肘关节因疼痛活动受限，右腕关节活动正常，右上肢及手皮肤感觉正常，桡动脉搏动良好。余肢未见异常。

[辅助检查] 右上臂正侧位 X 线片显示：右肱骨中下部骨皮质不连续，斜行骨折线。

[临床诊断] 右肱骨干骨折（中下 1/3）。

[治法] 患者坐位，一助手用布带经腋窝向上，另一助手握持前臂在中立位向下，沿上臂纵轴对抗牵引。术者以两拇指抵住骨折近端外侧挤按向内，其余四指环抱远端内侧向外端提，纠正移位后，术者捏住骨折部，助手徐徐放松牵引，使断端互相接触，微微摇摆骨折远端，或从前后内外以两手掌相对挤压骨折处，可感到断端摩擦音逐渐减小，同时旋转肢体远端复位完成。在维持牵引的情况下，在上臂前后内外放置 4 块夹板，在骨折部的前后方各放一长方形大固定垫，将上、下骨折端紧密包围。固定后将前臂悬吊胸前。复查 X 线片见骨折对位对线良好。口服散瘀活血汤，每日 2 次，1 周后口服接骨胶囊，每日 3 次。嘱患者握拳，屈伸肘、腕关节，舒缩上肢肌肉等活动，同时注意夹板松紧度，以免出现骨筋膜室综合征或骨折再次移位，1 周后复查；注意保暖，避风寒。

二诊：12 月 25 日，体格检查：右上臂肿胀有所消退，皮肤瘀斑亦有所消退，复查 X 线片：骨折对位对线良好。嘱患者继续口服接骨胶囊，每日 3 次。加强肩腕关节功能练习，可适度行肘关节屈伸活动，注意夹板松紧度。

三诊：次年 1 月 8 日，体格检查：右上臂肿胀明显消退，皮肤瘀斑已消退，复查 X 线片：骨折对位对线良好。嘱患者继续口服壮骨续筋丹，每日 3 次。加强肩腕关节功能练习，同时可行肘关节外屈伸活动。注意夹板松紧度。

四诊：次年 1 月 26 日，体格检查：右上臂肿胀已消退，拆除夹板后检查骨折断端无明显压痛、叩击痛，肘关节活动受限。复查 X 线片：骨折对位对线良好，有骨痂形成。嘱患者继续口服壮骨续筋丹，每日 3 次。加强腕肘肩关节功能练习。

注意保暖，避风寒。

第四节 肱骨髁上骨折

肱骨髁上骨折，又名臑骨下端骨折。好发于 10 岁以下儿童，5—8 岁尤为多见。肱骨髁上部是密质骨和松质骨交界处，前有冠状窝，后有鹰嘴窝，该处仅为一层极薄的骨片，是结构上的薄弱点。肱骨内、外两髁稍前屈，与肱骨纵轴成 30°~50° 前倾角，影响力的传递，容易形成应力集中而诱发骨折。前臂伸直，完全旋后时，前臂与上臂纵轴呈 10°~15° 外翻的携带角。骨折后，携带角改变，可形成肘内翻或外翻畸形。

【病因与分类】

1. 病因 多为间接暴力所致，如攀高跌下或奔跑滑跌所引起的骨折。受伤时，因肘关节的体位不同，可造成不同类型的髁上骨折。

（1）间接暴力：滑跌时上肢伸出，手部着地，肘关节多处于伸直位或半伸直位。地面的反作用力与身体的重力在肱骨髁上处形成弯曲载荷，引起骨折。地面的反作用力推肱骨髁向后方，身体的重力推肱骨干向前方，形成伸直型骨折，占髁上骨折的90％以上。因由前臂传递至肘部的暴力多沿尺骨释放，故骨折远端容易偏向尺侧，反之，则偏向桡侧。伸直型骨折的近段移位严重时，可损伤肘窝的血管或神经。

（2）直接暴力：跌倒时如肘部着地，肘关节处于屈曲位，暴力经鹰嘴向上传递，于前倾角处形成弯曲载荷，引起骨折，并推骨折远端向前方，身体的重力推骨折近段向后，形成屈曲型骨折。

2. 分类

（1）无移位型：发生于致伤暴力较轻微时。骨折后，因无残余暴力，故无明显移位，如裂纹、线形骨折。有时，这型骨折可使前倾角增大或减小。

（2）伸直型：骨折线多由前下方斜向后上方，骨折远端移向后上方，骨折近段移向前下方。根据有无尺、桡侧方移位，又可分为尺偏型或桡偏型。（图6-4-1）

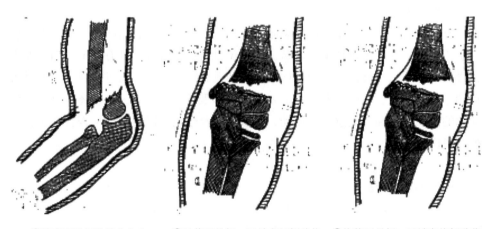

①伸直型骨折的移位方向　②尺偏型骨折，远端向尺侧移位　③桡偏型骨折，远端向桡侧移位

图6-4-1　肱骨髁上骨折（伸直型、尺偏型、桡偏型）

①尺偏型：骨折远端向尺侧移位，此型占多数。尺侧骨质多有嵌压塌陷，不稳定，复位后骨折远端容易向尺侧再移位。即使达到解剖对位，也因骨骺受损而影响内髁发育，故此型骨折肘内翻的发生率最高。

②桡偏型：骨折远端向桡侧移位，此型较少，桡侧骨质多因挤压而塌陷，整复时，不必强求解剖对位，一般不会产生严重的肘外翻。如矫正过度，反而有引起肘内翻的可能。

（3）屈曲型：骨折线多由后下方斜面前上方，骨折远端向前上方移位，近折端向后下方移位。（图6-4-2）

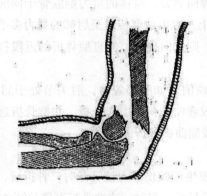

屈曲型骨折的移位方向

图6-4-2　肱骨髁上骨折（屈曲型）

【诊查要点】

患者多为儿童，外伤后肘部肿胀、疼痛，功能障碍。肿胀严重者皮肤发亮或有水疱形成，并可出现皮下瘀血斑。无移位骨折在肱骨髁上处有环形压痛。伸直型骨折肘关节呈半屈曲位，肘部向后突出如靴状畸形，在肘窝可扪及突出的骨折近端。肘关节正、侧位X线片可显示骨折类型及移位情况。另外，还应该检查桡动脉的搏动，腕和手的感觉、活动、皮肤温度及颜色，以便确定是否合并血管或神经损伤。

【天池伤科疗法】

肱骨髁上骨折应在无严重肿胀时整复，并彻底纠正尺侧移位，甚至矫正过度，形成轻度桡侧移位，有助于减少肘内翻畸形的发生。

1. 整复手法

（1）伸直型骨折：患肘半伸直，前臂旋后位。近端助手握上臂上部，远端助手握腕部，进行对抗牵引，矫正旋转移位。挤按矫正骨折远端的尺侧或桡侧侧方移位。松弛位下进行。术者双手分别置于骨折远近端，对向挤按，矫正侧方移位。推顶屈肘矫正重叠及掌背侧侧方移位。术者双拇指推骨折远端向前，其余四指环抱近端向后按压，远端助手持续牵引下屈肘至 90° 位，以矫正掌背侧的侧方移位。
（图 6-4-3）

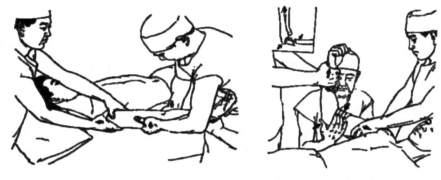

先矫正侧方移位　　　　　　　　　　　　再矫正前后移位

图 6-4-3　伸直型肱骨髁上骨折整复法

（2）屈曲型骨折：肘关节屈曲位牵引。牵引部位同伸直型骨折。挤按矫正侧方移位。术者双手分别挤近端、按远端，矫正尺或桡侧的侧方移位。尺侧的侧方移位必须彻底矫正，并形成少许桡侧移位最佳。对桡侧的侧方移位，不必完全矫正，这样有利于预防肘内翻。推挤伸肘术者双手拇指推骨折近端向前，双手四指环抱骨折远端向后挤压，远端助手牵引下配合伸直肘关节，以矫正重叠及前后侧方移位。

2．固定方法　伸直型骨折固定于屈肘 90° 位。屈曲型骨折固定于伸肘位，1周后改功能位固定；固定 2~3 周。伸直型骨折，梯形垫置于肘后，平垫分别置于远近端的尺桡侧，矫正远端向尺侧的残余移位。尺、桡侧板，后侧板，超肘关节，固定完毕后，以胶布将 3 块夹板拉紧，并用绷带将肘部作 "8" 字固定。小夹板固定后，患肢用三角巾悬吊于胸前。（图 6-4-4）

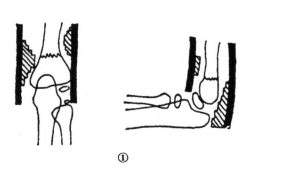

①　　　　　　　　　　　　　　　　　②

图 6-4-4　肱骨髁上骨折固定方法

3. 药物治疗　初期宜活血祛瘀、消肿止痛，内服散瘀活血汤，外敷熏洗二号（院内制剂）；中期肿胀消退，内服接骨胶囊（院内制剂），以舒筋活络、通利关节。解除固定后可选用壮筋续骨丹，以固本培元、补益肝肾。

4. 手术治疗及适应证　肱骨髁上骨折一般无需手术治疗。若手法复位后，外固定不能维持复位，可采用经皮穿针固定。若手法复位失败或伴有血管、神经损伤，可考虑切开复位，采用钢板螺丝钉固定，并对血管、神经损伤做相应处理。

【预防与调护】

1. 骨折整复固定后，应密切观察患肢血液循环情况。注意观察患手肿胀情况，有无疼痛及麻胀感，皮肤颜色及温度变化等。若有血循环障碍，应针对原因进行处理并及时调整夹板固定松紧度。

2. 固定后，即可开始患手握拳及腕关节屈伸的功能锻炼。2 周后，可去掉"8"字绷带，保留小夹板，患肘可行小范围的主动伸屈锻炼。

【医案举隅】

王某，男，8 岁，于 20** 年 5 月 3 日就诊。

[主诉] 跌倒致左侧肘部肿痛畸形 1 小时。

[病史] 患儿 1 小时前，玩单杠时不慎跌倒，左手撑地，当即感肘部肿痛，活动受限。

[体格检查] 患儿神清，急性痛苦面容，左肘上方肿胀，轻压即痛，左肘关节不能自主活动，被动活动因疼痛受限，左肘部呈"靴样"畸形，有骨擦音，异常活动。

[辅助检查] X 线片：左肘侧位片显示肱骨髁上 2cm 处斜形骨折，骨折线从前下走向后上，骨折远端完全向后移位；正位片显示骨折远端轻度向内侧移位。

[临床诊断] 左肱骨髁上骨折（伸直尺偏型）。

[治法] 以肱骨髁上骨折整复手法给予复位。复位后左肘部畸形消失，将肘部置屈曲 70º 位，在骨折近端外侧和远端内侧分别置纱垫一个，骨折远端后侧置坡形垫一个，以髁上夹板固定，局部外敷消炎膏，内服消炎退肿汤，练伸掌握拳动作。

二诊：5 月 18 日。经 2 周治疗后，左肘部肿痛明显减轻，X 线示骨折对位对线良好，改敷接骨散，服跌打养营汤，练托手屈曲动作。加强功能锻炼。

三诊：5 月 25 日。体格检查：左肘无肿胀。左肘部无压痛。X 线示骨折处有多量连续性骨痂生长。仍继续使用上药，练滑车拉绳、手摇纺纱、小云手及大云手等动作。

四诊：6月1日。体格检查：骨折局部无压痛，无纵向叩击痛和异常活动。X线示骨痂大量形成，解除外固定，但左肘活动轻度受限，以舒筋止痛水外涂，增强功能锻炼，恢复功能。

第五节　肱骨外上髁骨折

肱骨外髁包含非关节面（包括外上髁）和关节面两部分，前臂伸肌群附着于肱骨外髁。肱骨外髁骨折是儿童常见的一种肘关节损伤。

【病因与分类】

1. 病因　本病多发生在5—10岁的儿童，多由间接暴力所致，跌倒时手部先着地，外力从手部传达至桡骨头，撞及肱骨外髁而引起，或因附着肱骨外髁的前臂伸肌群强烈收缩而将肱骨外髁撕脱造成。分离的骨折块包括整个肱骨外髁、肱骨小头骨骺、邻近的肱骨滑车一部分和属于肱骨小头之上的一部分干骺端。外髁骨折后，由于前臂伸肌群的牵拉，骨折块可发生翻转移位，有的甚至可达180°。

2. 分类　根据骨折块移位的情况，可分为无移位骨折、轻度移位骨折和翻转移位骨折3种，翻转移位骨折又可分为前移翻转型和后移翻转型。若旋转发生于两个轴上，表明骨折块上的筋膜完全被撕裂，由于前臂伸肌群的牵拉，致关节面指向内侧，而骨折面指向外侧。在纵轴上旋转. 还可致骨折块的内侧部分转向外侧，而外侧部分转向内侧。（图6-5-1）

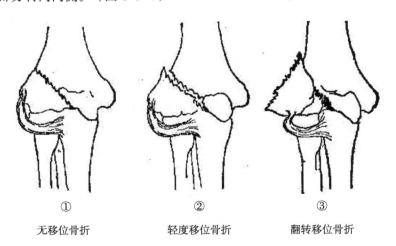

①	②	③
无移位骨折	轻度移位骨折	翻转移位骨折

图6-5-1　肱骨外上髁骨折类型

【诊查要点】

根据患者受伤史、临床表现和影像学检查可作出诊断。伤后肘关节呈半屈伸位，活动功能严重障碍，以肘外侧为中心明显肿胀、疼痛，肱骨外髁部压痛明显，分离移位时，在肘外侧可摸到活动的骨折块或骨擦感，但早期可因明显肿胀而掩盖了畸形，消肿以后，在肘外侧才发现骨突隆起，肘关节活动障碍。晚期可出现骨不连接、进行性肘外翻和牵拉性尺神经麻痹。肘关节正侧位 X 线片可明确骨折类型和移位方向。小儿患者，肱骨外髁仅骨化中心在 X 线照片上显影，以致常被误认为仅是一块小骨片的轻微骨折，常被误诊。事实上，骨折块是相当大的一块，几乎等于肱骨下端的一半，属关节内骨折，若处理不恰当，往往会引起肢体严重的畸形和功能障碍，故在处理时，应当充分估计这一点，不能完全以 X 线显示的形态来衡量骨折的严重程度。

【天池伤科疗法】

无明显移位的肱骨外髁骨折，仅屈肘 90°、前臂悬吊胸前即可。有移位的骨折，要求解剖复位，最好争取于软组织肿胀之前，予以手法整复。

1. 整复手法　如单纯向外移位者，屈肘、前臂旋后，将骨折块向内推挤，使骨折块进入关节腔而复位。有翻转移位者，凡属前移翻转型者，先将骨折块向后推按，使之变为后移翻转型，然后用以下方法整复（以右肱骨外髁翻转骨折为例）。

复位时，可先用拇指指腹轻柔按摩骨折部，仔细摸认骨折块的滑车端和骨折面，辨清移位的方向及翻转、旋转程度。然后术者左手握患肢腕部，置肘关节于屈曲 45°前臂旋后位，加大肘内翻使关节腔外侧间隙增宽，腕背伸以使伸肌群松弛。并以右食指或中指扣住骨折块的滑车端，拇指扣住肱骨外上髁端，先将骨折块稍平行向后方推移，再将滑车端推向后内下方，把肱骨外上髁端推向外上方以矫正旋转移位，然后用右拇指将骨折块向内挤压，并将肘关节伸屈、内收、外展以矫正残余移位。若复位确已成功，则可扪及肱骨外髁骨嵴平整，压住骨折块进行肘关节伸屈活动良好，且无响声。另一方法是用钢针插入顶拨翻转移位的外髁骨折块的上缘，使之复位。

2. 固定方法　有移位骨折闭合整复后，肘伸直，前臂旋后位，外髁处放固定垫（应注意垫的厚度要适宜），尺侧肘关节上、下各放一固定垫，4 块夹板从上臂中上段到前臂中下段，4 条布带缚扎，使肘关节伸直而稍外翻位固定 2 周，以后改屈肘 90°固定 1 周。亦可用 4 块夹板固定肘关节屈曲 60° 3 周，骨折临床愈合后解除固定。

3. 药物治疗　早期应活血化瘀、消肿止痛，可内服桃红四物汤化裁，方用：当归、川芎、骨碎补、乳香、金银花、熟地黄、泽泻、桃仁、红花、甘草、白芍、丹参、茯苓。中期肿胀消退，可改服接骨胶囊（院内制剂），待骨痂形成，解除固定后，应服用健龙舒筋片（院内制剂），以固本培元、补益肝肾。

4. 手术治疗及适应证　伤后时间超过 1 周或闭合复位不满意，应切开复位。晚期未复位者，则视肘关节的外形和功能而考虑是否手术。如晚期肘外翻引起牵拉性尺神经麻痹，可施行尺神经前置术。

【 预防与调护 】

有移位骨折在复位 1 周内，可作手指轻微活动，不宜作强力前臂旋转、握拳、腕关节屈伸活动。1 周后，逐渐加大指、掌、腕关节的活动范围。解除固定之后，开始进行肘关节屈伸、前臂旋转和腕、手的功能活动。

【 医案举隅 】

王某，男，9 岁，学生。于 20＊＊ 年 9 月 11 日就诊。

[主诉] 右肘部疼痛、活动受限 2 小时。

[病史] 2 小时前，打球时不慎摔伤，致右肘部肿胀，活动受限。

[体格检查] 患者痛苦面容，右肘部肿胀，局部皮肤擦伤。右肘关节外侧压痛，肘关节活动障碍。右上肢末梢血运及感觉可，余肢体未见异常。

[辅助检查] X 线显示：右肱骨外上髁骨折。

[临床诊断] 右肱骨外上髁骨折。

[治法] 患者正坐凳上，术者左手握患肢腕部，置肘关节于屈曲 45° 前臂旋后位，腕背伸，并以右食指扣住骨折块的滑车端，拇指扣住肱骨外上髁端，先将骨折块稍平行向后方推移，再将滑车端推向后内下方，然后用右拇指将骨折块向内挤压，并将肘关节伸屈、内收、外展，复位完成后肘关节夹板固定。嘱患者注意保暖，避风寒，行握拳、屈伸掌指关节、指间关节等活动。口服桃红四物汤化裁，每日 2 次。

二诊：9 月 14 日。经 3 天治疗，右肘部肿胀基本消退，X 线示骨折对位对线良好，嘱其继续加强功能锻炼。

三诊：10 月 10 日。体格检查：右肘部肿胀完全消退，无压痛。X 线示骨折已形成新的骨痂。解除外固定，嘱患者加强功能锻炼。

第六节　肱骨内上髁骨折

肱骨内上髁骨折是一种常见的肘部损伤，多发于 18 岁以下的儿童和青少年。肱骨内上髁为前臂屈肌群和旋前圆肌的附着处，其后方有尺神经紧贴尺神经沟通过。

【病因与分类】

1. 病因　肱骨内上髁骨折多由间接暴力所致。常于儿童跌倒时手掌着地引起；或青少年的举重、投掷等运动损伤。受伤时，肘关节处于伸直、过度外展位，使肘部内侧受到外翻应力，同时前臂屈肌群急骤收缩，而将其附着的内上髁撕脱，骨折块被拉向前下方，甚至产生旋转。

2. 分类　根据骨折块移位的程度一般可分为 4 度。（图 6-6-1）

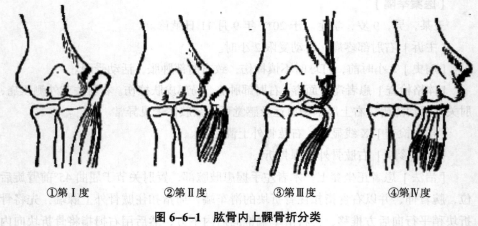

①第Ⅰ度　　②第Ⅱ度　　③第Ⅲ度　　④第Ⅳ度

图 6-6-1　肱骨内上髁骨折分类

（1）第Ⅰ度：裂缝骨折或仅有轻度移位，因其部分骨膜尚未完全断离。

（2）第Ⅱ度：骨折块有分离和旋转移位。但骨折块仍位于肘关节间隙的水平面以上。

（3）第Ⅲ度：由于肘关节遭受强大的外翻暴力，使肘关节的内侧关节囊等软组织广泛撕裂，肘关节腔内侧间隙张开，致使撕脱的内上髁被带进其内，并有旋转移位，且被肱骨滑车和尺骨半月切迹关节面紧紧夹住。

（4）第Ⅳ度：骨折块有旋转移位并伴有肘关节向桡侧脱位，骨折块的骨折面朝向滑车，并嵌入尺骨鹰嘴和肱骨滑车之间。此类骨折常易被忽略，而被误认为单纯肘关节脱位，仅采用一般肘关节脱位复位手法，致使骨折块嵌入尺骨鹰嘴和肱骨滑车之间，转成第Ⅲ度骨折。

【诊查要点】

伤后肘关节呈半屈伸位，肘关节功能障碍，肘内侧肿胀、疼痛、压痛明显，有皮下瘀斑。分离移位时在肘内侧可扪及活动的骨折块，第Ⅰ、Ⅱ度骨折时仅有肘内侧牵拉性疼痛，关节活动轻度障碍；第Ⅲ度骨折时肘关节屈伸明显障碍；第Ⅳ度骨折时肘关节明显畸形，肿胀较严重，肘后三点关系不正常，有弹性固定。第Ⅲ度和第Ⅳ度骨折可合并尺神经损伤，晚期因骨痂压迫或尺神经沟粗糙，亦有可能损伤尺神经，应注意检查。肘关节正侧位X线片可明确骨折类型和移位方向。但6岁以下儿童该骨骺尚未出现，只要临床检查符合即可诊断，不必完全依赖X线片。

【天池伤科疗法】

1. 整复手法　第Ⅰ度骨折者用夹板固定，屈肘90°约2周即可。第Ⅱ度骨折手法整复时，在屈肘45°前臂中立位，术者以拇、食指固定骨折块，拇指自下方向上方推挤，使其复位。第Ⅲ度骨折手法复位时，在拔伸牵引下，伸直肘关节，前臂旋后、外展，造成肘外翻，使肘关节的内侧间隙增宽，术者拇指在肘关节内侧触到骨折块的边缘时，助手即强度背伸患肢手指及腕关节，使前臂屈肌群紧张，将关节内的骨折块拉出，必要时术者还可用拇指和食指抓住尺侧屈肌肌腹的近侧部向外牵拉，以辅助将骨折块拉出关节间隙，以后再按第Ⅱ度骨折作手法整复。第Ⅳ度骨折应先将脱位的肘关节整复，助手两人分别握住患肢远、近端，尽量内收前臂，使肘内侧间隙变窄，防止骨折块进入关节腔内，术者用推挤手法整复肘关节侧方脱位，使其转化为第Ⅰ度或第Ⅱ度骨折，再按上法处理，整复时应注意勿使转变为第Ⅲ度，整复后应及时进行X线复查。若手法复位不能成功，则切开复位，并做尺神经前置术。整复后，应常规检查尺神经有无损伤。

2. 固定方法　对位满意后，在骨折块的前内下方放一固定垫，再用夹板超肘关节固定于屈肘90°位2～3周。

3. 药物治疗　肱骨内上髁骨折的患者以青少年占大多数，且骨折局部血液供应良好，愈合迅速。内服药治则，早期重在活血祛瘀、消肿止痛。肿胀严重、血运障碍者加用三七、丹参，并重用祛瘀、利水、消肿药物，如白茅根、木通之类。中、后期内服药可停用。成人骨折仍按三期辨证用药。合并神经损伤者，应加用行气活血、通经活络之品。早期局部水疱较大者可用针头刺破，或将疱内液体抽吸，并用酒精棉球挤压干净，外涂紫药水。解除夹板固定以后，可用中药熏洗，有舒筋活络、通利关节的作用，是预防关节强直的重要措施。

4. 手术治疗及适应证　对于手法复位失败，有尺神经损伤症状者，特别是第Ⅲ度骨折，或同时合并其他骨折（骨骺损伤）者，以及延误治疗的陈旧骨折，应该采用切开复位内固定手术治疗。

【预防与调护】

1. 肱骨内上髁骨折块较小，受前臂屈肌影响活动性大，固定过程中易移位，应加强随诊观察，及时调整外固定。否则，骨折畸形愈合会造成尺神经沟不平，严重者可发生迟发性尺神经损伤。固定期间如肱骨内上髁部疼痛剧烈时，应该检查有无压疮，并及时对症处理。

2. 骨折愈合过程中，应该遵循循序渐进的锻炼方法。复位固定后1周内，仅做轻微的手指屈伸活动和肩关节功能锻炼。2周内可逐渐加强手指屈伸活动，并开始腕关节活动，但忌用力握拳及前臂旋转活动。2周后可将前后侧夹板前臂段剪去，逐渐进行肘关节的屈伸旋转活动。3~4周拆除外固定，配合中药熏洗并进一步加强肩、肘、腕关节的功能活动。

3. 功能锻炼不可操之过急，更不应强力进行被动的推拿按摩和牵拉活动，以免造成再骨折或肌肉牵拉伤，关节功能恢复一般需要3~6个月。

【医案举隅】

李某，男，11岁，于20**年12月12日就诊。

[主诉] 右肘部疼痛、活动受限3小时。

[病史] 3小时前雪地中不慎跌倒，手掌着地致右肘部肿胀、活动受限。

[体格检查] 患者痛苦面容，面色苍白，时发小声呻吟，患者右肘呈半屈位，肘内侧牵拉性疼痛、压痛、肿胀及皮下瘀斑，关节活动轻度障碍，前臂旋前、屈腕、屈指无力。余肢未见异常。

[辅助检查] X线检查：右肱骨内上髁骨折。

[临床诊断] 右肱骨内上髁骨折（Ⅱ度损伤）。

[治法] 嘱患者仰卧或坐位，患肢曲肘45°，前臂旋前，腕关节屈曲，以松弛前臂屈肌群和旋前圆肌，术者以拇、食指将内上髁折块（骨骺）向后上"挤压"，使之复位，并将其推回原位，骨折复位后应用超肘夹板将肘关节固定于屈曲90°，前臂中立位，先在内侧夹板粘一半月形合骨垫，其缺口朝向后上方，以

兜住骨折块，使其不致向前下方移位，固定时间一般为 3~4 周。固定后 1 周内，仅可做轻微的手指屈伸活动和肩关节功能锻炼，2 周内可以逐渐加强手指屈伸活动，并开始腕关节的活动，但忌用力握拳及前臂旋转活动。口服散瘀活血汤，每日 3 次，1 周后改服接骨丹，每日 3 次。

二诊：12 月 26 日，经 2 周治疗，右肘部肿胀基本消退，X 线示骨折对位对线良好，将前后侧夹板前臂段剪去，逐渐进行肘关节的伸屈旋转活动。继续口服接骨丹，每日 3 次。

三诊：次年 1 月 10 日，经 4 周治疗，右肘部肿胀完全消退，肘区无压痛。X 线示骨折已形成新的骨痂，解除外固定，改服壮筋续骨丹，每日 3 次。继续功能锻炼。

四诊：次年 2 月 1 日，体格检查：骨折局部无压痛，无纵向叩击痛和异常活动。X 线示骨痂大量形成。嘱患者继续服用壮筋续骨丹 1 周，以巩固疗效。继续加强锻炼以促进右肘部功能恢复。

第七节　尺骨鹰嘴骨折

尺骨鹰嘴骨折是常见的肘部损伤之一，大部分为关节内骨折，临床多见于成人。儿童的尺骨鹰嘴短而粗，同时亦较肱骨下端的坚质骨坚强，故儿童较少发生尺骨鹰嘴骨折。

【病因及分类】

1. 病因　尺骨鹰嘴骨折典型受伤情况为患者跌倒时肘关节呈轻屈位，手掌着地，肘关节突然屈曲，导致肱三头肌反射性急剧收缩，造成尺骨鹰嘴撕脱骨折，骨折线多为横断或短斜形，且多涉及半月切迹，属关节内骨折。

2. 分类

（1）鹰嘴支持带撕裂，远端骨折片受肱三头肌牵拉而向上移位（图 6-7-1 ①）。

（2）少数撕脱的骨折片较小，如薄片状，常为关节外骨折（图 6-7-1 ②）

（3）直接暴力导致骨折者，为患者跌倒时肘后部着地，尺骨鹰嘴与地面直接撞击或被外力直接打击，常发生粉碎性骨折。此类骨折因鹰嘴支持带常较完整，故骨折移位较小甚或无位移（图 6-7-1 ③④）。

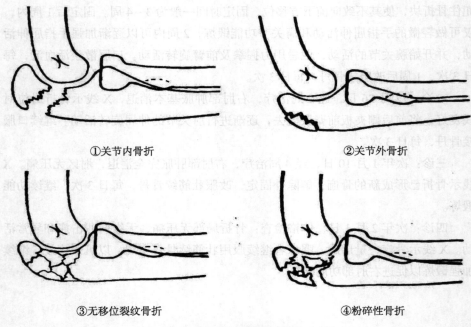

①关节内骨折　　　　　　　　　　②关节外骨折

③无移位裂纹骨折　　　　　　　　④粉碎性骨折

图 6-7-1　尺骨鹰嘴骨折分类

【诊断要点】

伤后尺骨鹰嘴局部疼痛、压痛明显，局限性肿胀，肘关节屈伸活动障碍，以伸肘障碍为著。分离移位时，在局部可扪到鹰嘴骨片向上移和明显的骨折间隙或骨擦感，主动伸肘功能丧失，不能对抗重力。关节内积血时，鹰嘴两侧凹陷处隆起。严重粉碎骨折或伴有脱位者，可见肘后皮肤挫伤或裂伤而形成开放性骨折，少数患者甚至可合并尺神经损伤。患者有明确的外伤史及上述临床表现。侧位 X 线片可以显示骨折类型和移位程度，正位片往往因骨折片与肱骨重叠而不易发生骨折，但可以帮助了解有无脱位等合并损伤。尺骨鹰嘴骨折有时候需与籽骨（肘髌骨）及成人未闭合骨骺线相鉴别。鹰嘴顶端籽骨位于肱三头肌肌腱内，其骨面光滑，与鹰嘴顶点之间有轻度间隙，常为双侧性。成人骨骺线未闭多见于女性，亦常为双侧性。

【天池伤科疗法】

无移位骨折或老人粉碎性骨折移位不显著者，不必手法整复。有分离移位者，则必须整复。

1. 整复手法　先把血肿抽吸干净，术者站在患肢远端外侧，两手环握患肢，以两拇指推迫其远端向近端靠拢，两食指与两中指使肘关节徐徐伸直，即可复位。若手法整复不成功，可切开复位；若移位明显的粉碎骨折，应将骨碎片切除，行肱三头肌成形术。根据骨折类型及移位的具体情况，可分别采取松质骨螺钉、钢丝张力带或钩状钢板固定。

2．固定方法　无移位骨折、已施行内固定或肱三头肌成形术者，可固定肘关节于屈曲 20°～60°位 3 周；有移位骨折在手法整复后，在尺骨鹰嘴上端用抱骨垫固定，并用前、后侧超肘夹板固定肘关节于屈曲 0°～20°位 3 周，以后再逐渐改固定在 90°位 1～2 周。

3．药物治疗　早期应活血化瘀、消肿止痛，可内服散瘀活血汤（当归尾、骨碎补、土鳖虫、赤芍、红花、桃仁、泽兰、薏苡仁、苏赤木、川牛膝、炙乳香、炙没药、广陈皮，水煎服），外敷我院自制熏洗二号；中期肿胀消退，可改服三七接骨胶囊；待骨痂形成，解除固定后，应服用壮筋续骨丹，以固本培元、补益肝肾。

4．手术治疗及适应证　手法整复失败或外固定不能维持对位的关节内骨折者，可切开复位内固定。根据骨折类型及移位的具体情况，可分别采用松质骨螺钉、钢丝张力带或钩状钢板固定。

5．练功活动　3 周以内只做手指、腕关节屈伸活动，禁止肘关节屈伸活动，第 4 周以后才逐步做肘关节主动屈伸锻炼，严禁暴力被动屈肘。此外，可配合进行肩关节练功活动。

【预防与调护】

尺骨鹰嘴骨折的预后与其类型有很大的关系。

1.关节外骨折、无位移的关节内骨折愈合均良好；整复不良的关节内骨折及波及关节面的粉碎性骨折，均会严重影响肘关节的屈伸活动，故对此类骨折应手术治疗，并采取坚强的内固定，以便及早进行功能锻炼。

2.移位骨折在固定的前 3 周，可行腕、指关节屈伸活动，第 4 周开始主动屈伸肘关节，活动范围逐渐加大，但注意不能以暴力被动曲肘。

3.粉碎性骨折且关节面不整者，应采用磨合法进行功能锻炼，在骨碎片被稳妥固定情况下，5 天后开始做小幅度（60°以内）的肘关节屈伸活动，解除外固定以后可以加大肘关节活动幅度。

【医案举隅】

张某，男，29 岁，快递员。于 20** 年 7 月 6 日就诊。

[主诉] 左肘部疼痛、活动受限 1 小时。

[病史] 1 小时前，打球时不慎跌倒，倒地时肘关节呈轻屈位，手掌着地，致左肘部肿胀，活动受限。

[体格检查] 患者痛苦面容，右手托左前臂进入诊室，体格检查见尺骨鹰嘴局部疼痛、肿胀，肘关节屈伸活动障碍，以伸肘障碍为著；鹰嘴两侧凹陷处隆起，可扪及骨折间隙凹陷及异常活动的骨块，肘关节不能主动屈伸或对抗重力。

[辅助检查] X 线显示：尺骨鹰嘴骨折（关节内骨折）。

[临床诊断] 尺骨鹰嘴关节内骨折。

[治法] 患者坐或卧位，前臂旋后，肘关节轻屈（30°~45°），使肱三头肌松弛，助手握患肢前臂，术者用手顺肱三头肌纤维方向，由上而下推揉数次，以缓解肌肉痉挛，然后术者以双手拇指分别按住远端骨块之两侧，用力向近侧推压，同时令助手将肘关节伸直，使两骨折端对合紧密，如骨折片有稳定感时，说明已复位。在尺骨鹰嘴上端用抱骨垫固定，并用前、后侧超肘夹板固定肘关节于屈曲 0°~20°位 3 周，嘱患者 3 周内只做手指、腕关节屈伸活动，禁止肘关节屈伸活动。口服散瘀活血汤，每日 3 次，1 周后改服接骨丹，每日 3 次。

二诊：7 月 20 日。经 2 周治疗，左肘部肿胀基本消退，X 线示骨折对位对线良好，嘱其继续加强手指，腕关节屈伸活动，继续口服接骨丹，每日 3 次。1 周后改为屈肘 90°固定。

三诊：8 月 5 日。体格检查：左肘部肿胀完全消退、肘区无压痛。X 线示骨折已形成新的骨痂，改服壮筋续骨丹，每日 3 次。嘱患者逐步做肘关节主动屈伸锻炼，严禁暴力被动曲肘。

四诊：8 月 25 日。体格检查：骨折局部无压痛，无纵向叩击痛和异常活动。X 线示骨痂大量形成，予以解除外固定。嘱患者继续服用壮筋续骨丹 1 周，以巩固疗效。继续加强功能锻炼以促进患肢功能恢复。

第八节　桡骨头骨折

桡骨近端包括桡骨头、颈和结节。桡骨头关节面呈浅凹形，与肱骨小头构成肱桡关节。桡骨头尺侧边缘与尺骨的桡切迹相接触，构成尺桡上关节。桡骨头和颈的一部分位于关节囊内，环状韧带围绕桡骨头。桡骨头骨折临床上易被忽略，若未能及时治疗，将造成前臂旋转功能障碍或引起创伤性关节炎。

【病因与分类】

1. 病因 桡骨头骨折多由间接暴力造成。跌倒时手掌先着地，肘关节处于伸直和前臂旋前位，暴力沿前臂桡侧向上传递，引起肘部过度外翻，使桡骨头撞击肱骨小头，产生反作用力，使桡骨头受挤压而发生骨折。少年儿童多见，青壮年亦可发生。在儿童则易发生桡骨头骨骺分离。

由于桡骨头与其颈、干并不排列在一条直线上，而是向桡侧偏心地与颈部相接，故桡骨头外侧 1/3 的骨小梁不与颈、干部垂直，形成力学上的薄弱部。当外力致使桡骨、肱骨小头撞击时，桡骨头外 1/3 骨小梁不与颈、干部垂直，形成力学上的薄弱部。当外力致使桡骨、肱骨小头撞击时，桡骨头外 1/3 缺乏抗衡剪切力的作用，故该部位骨折机会明显增多。

2. 分类 ①青枝骨折；②裂纹骨折；③劈裂骨折；④粉碎骨折；⑤嵌插骨折；⑥嵌插合并移位骨折。

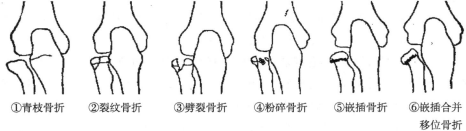

①青枝骨折　②裂纹骨折　③劈裂骨折　④粉碎骨折　⑤嵌插骨折　⑥嵌插合并移位骨折

图 6-8-1　桡骨头骨折

Mason 分型。

Ⅰ型：为线状骨折，即无移位型骨折，骨折线可通过桡骨头边缘或呈劈裂状。

Ⅱ型：为有移位的骨折，有分离的边缘骨折。

Ⅲ型：为粉碎型骨折，移位或无移位或呈塌陷性骨折。

Ⅳ型：为桡骨头骨折伴有肘关节脱位。

【诊查要点】

伤后肘部疼痛，肘外肿胀，桡骨头局部压痛，肘关节屈伸旋转活动受限制，尤以旋转前臂时，桡骨头处疼痛加重。肘关节 X 线正侧位片可明确骨折类型和移位程度。但 6 岁以下儿童，该骨骺尚未出现，只要临床表现符合，即可诊断，不必完全依赖 X 线片。

【天池伤科疗法】

无移位或轻度移位骨折的嵌插骨折而关节面倾斜度在 30°以下者，估计日后影响肘关节功能不大，则不必强求解剖复位。对明显移位骨折则应施行整复。

1. 整复手法 整复前先用手指在桡骨头外侧进行按压，准确地摸出移位的桡骨头。复位时一助手固定上臂，术者一手牵引前臂在肘关节伸直内收位来回旋转，另一手的拇指把桡骨头向上、向内侧推挤，使其复位。

2. 固定方法 前臂超肘关节夹板固定，肘关节屈曲 90°，前臂旋前位。桡骨颈处放置葫芦垫。固定 3～4 周。

3. 药物治疗 早期应活血化瘀、消肿止痛，可内服散瘀活血汤（当归尾、骨碎补、土鳖虫、赤芍、红花、桃仁、泽兰、薏苡仁、苏赤木、川牛膝、炙乳香、炙没药、广陈皮，水煎服），外敷我院自制熏洗二号；中期肿胀消退，可改服三七接骨胶囊；待骨痂形成，解除固定后，应服用壮筋续骨丹，以固本培元、补益肝肾。

4. 手术治疗及适应证 ①合并神经、血管损伤；②开放性骨折；③粉碎性骨折，骨折块间夹有软组织；④手法复位不理想者。

5. 围手术期的中医特色疗法 手术前可给予桃红四物汤加减，以活血化瘀、消肿止痛。骨折术后局部气血运行不畅，瘀滞不通，舌质瘀暗的血瘀证患者，选用桃红四物汤加减，以活血化瘀、消肿止痛。若见纳差痞满，舌红、苔黄腻，以湿热为主的患者，选可用三仁汤加减，以清利湿热、宣畅气机。术后气血虚损，神疲懈怠，舌淡脉细，以气血两虚为主的患者，选用补中益气汤加减，以补中益气、活血养血。

【预防与调护】

整复后即可进行手指、腕关节屈伸及肩部活动，进行早期功能锻炼。3～4 周进行肘关节屈伸活动。桡骨头切除术后，肘关节的练功活动应更提早一些。如出现患肢麻木、疼痛、皮肤苍白或发绀，桡动脉扪不清，提示固定过紧，应及时调整固定。

【医案举隅】

李某，男，20 岁，学生。于 20** 年 9 月 10 日就诊。

[主诉] 右肘部疼痛、活动受限 2 小时。

[病史] 2 小时前，打球时不慎摔伤，致右肘部肿胀，活动受限。

[体格检查] 患者痛苦面容，面色苍白，时发小声呻吟。右肘部肿胀、右肘

部外侧压痛，右肘活动障碍，右上肢末梢血运及感觉可，余肢体未见异常。

［辅助检查］X线显示：右桡骨小头裂纹骨折。

［临床诊断］右桡骨小头骨折。

［治法］患者正坐凳上，先用手指在桡骨头外侧进行按压，准确地摸出移位的桡骨头。复位时一助手固定上臂，术者一手牵引前臂在肘关节伸直内收位来回旋转，另一手的拇指把桡骨头向上、向内侧推挤，使其复位。前后石膏托固定肘关节于90°位置。嘱其每日进行手指、腕关节屈伸及肩部活动。口服散瘀活血汤，每日2次，1周后改服接骨丹，每日3次。

二诊：9月25日。经2周治疗，右肘肿胀基本消退，X线示骨折对位对线良好，嘱其继续加强功能锻炼，继续口服接骨丹，每日3次。

三诊：10月10日。体格检查：骨折局部无压痛，无纵向叩击痛和异常活动。X线消失，予以解除外固定。嘱患者继续服用壮筋续骨丹1周，以巩固疗效，作肘关节屈伸活动，恢复功能。

第九节　桡、尺骨干双骨折

正常的尺骨是前臂的轴心，通过上、下尺桡关节及骨间膜与桡骨相连。桡骨沿尺骨旋转，自旋后位至旋前位，回旋幅度可达150°。前臂肌肉较多，有屈肌群、伸肌群、旋前肌和旋后肌等。骨折后可出现重叠、成角、旋转及侧方移位，故整复较难。前臂骨间膜是致密的纤维膜，几乎连接桡尺骨的全长，其松紧度是随着前臂的旋转而发生改变。前臂中立位时，两骨干接近平行，骨干间隙最大，骨干中部距离最宽，骨间膜上下松紧一致，对桡尺骨起稳定作用；当旋前或旋后位时，骨干间隙缩小，骨间膜上下松紧不一致，而两骨间的稳定性消失。因此，在处理桡尺骨干双骨折时，为了保持前臂的旋转功能，应使骨间膜上下松紧一致，并预防骨间膜挛缩，故尽可能在骨折复位后将前臂固定在中立位。

【病因与分类】

1. 病因　桡尺骨干双骨折可由直接暴力、传达暴力或扭转暴力所造成（图6-9-1①～③）。直接暴力所致者，其骨折线往往在同一平面上，以粉碎、横断骨折较多；传达暴力所致者，桡骨骨折线在上，以横断、短斜形为多；扭转暴力所致者，骨折线向一侧倾斜，且往往由内上向外下，尺骨骨折线在上端，以螺旋骨折为多。多见于儿童或青壮年。

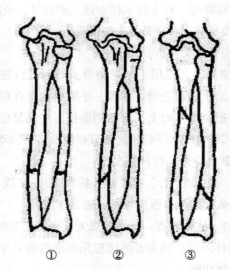

图 6-9-1　不同外力所致的桡尺骨干双骨折

2. 分类　按骨折有否与外界交通分为闭合性和开放性骨折；按骨折的部位分为远端、中段、近端骨折。

【诊查要点】

伤后局部肿胀、疼痛，压痛明显，前臂功能丧失。完全骨折时多有成角畸形、骨擦音和异常活动，但儿童青枝骨折仅有成角畸形。X 线摄片时应包括肘关节和腕关节，除确定骨折类型和移位方向外，还可确定有无桡尺上、下关节脱位。

【天池伤科疗法】

1. 整复手法　患者平卧，肩外展 90°，肘屈曲 90°，中、下 1/3 骨折取前臂中立位，上 1/3 骨折取前臂旋后位，出两助手行拔伸牵引，矫正重叠、旋转及成角畸形。桡尺骨于双骨折均为不稳定时，如骨折在上 1/3，则先整复尺骨；如骨折在下 1/3，则先整复桡骨；骨折在中段时，应根据两骨干骨折的相对稳定性来决定。若前臂肌肉比较发达，加之骨折后出血肿胀，虽经牵引后重叠未完全纠正者，可用折顶手法加以复位。若斜形骨折或锯齿形骨折有背向侧方移位者，应用回旋手法进行复位。若桡尺骨骨折断端互相靠拢时，可用挤捏分骨手法，术者用两手拇指和食、中、无名三指分置骨折部的掌、背侧，用力将尺、桡骨间隙分到最大限度，使骨间膜恢复其紧张度，向中间靠拢的桡、尺骨断端向桡、尺侧各自分离。

2．固定方法　若复位前桡尺骨相互靠拢者，可采用分骨垫放置在两骨之间（图6-9-2①②），若骨折原有成角畸形，则采用三点加压法。各垫放置妥当后，依次放上掌、背、桡、尺侧夹板，掌侧板由肘横纹至腕横纹，背侧板由鹰嘴至腕关节或掌指关节，桡侧板由桡骨头至桡骨茎突，尺侧板自肱骨内上髁下达第5掌骨基底部，掌背两侧夹板要比桡尺两侧夹板宽，夹板间距离约1cm。缚扎后，再用铁丝托或有柄托板固定，屈肘90°，三角巾悬吊，前臂原则上放置在中立位，固定至临床愈合，成人6~8周，儿童3~4周。

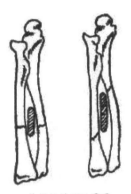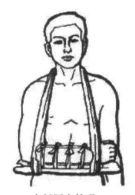

分骨垫放置法①②　　　　　　　　夹板固定外观

图6-9-2

3．药物治疗　早期应活血化瘀、消肿止痛，可内服散瘀活血汤（当归尾、骨碎补、土鳖虫、赤芍、红花、桃仁、泽兰、薏苡仁、苏赤木、川牛膝、炙乳香、炙没药、广陈皮，水煎服），外敷我院自制熏洗二号；中期肿胀消退，可改服三七接骨胶囊；待骨痂形成，解除固定后，应服用壮筋续骨丹，以固本培元、补益肝肾。

4．手术治疗及适应证　①合并神经、血管损伤；②开放性骨折；③粉碎性骨折，骨折块间夹有软组织；④手法复位不理想者。⑤如果桡骨近端的旋后畸形大于30°；尺骨远端的旋转畸形大于10°；尺桡骨的成角畸形大于10°；建议行切开复位内固定治疗。

【预防与调护】

初期鼓励患者进行手指、腕关节屈伸活动及上肢肌肉舒缩活动；中期开始进行肩、肘关节活动（如小云手、大云手等），活动范围逐渐增大，但不宜进行前臂旋转活动。解除固定后进行前臂旋转活动（如反转手等）（图6-9-3）。

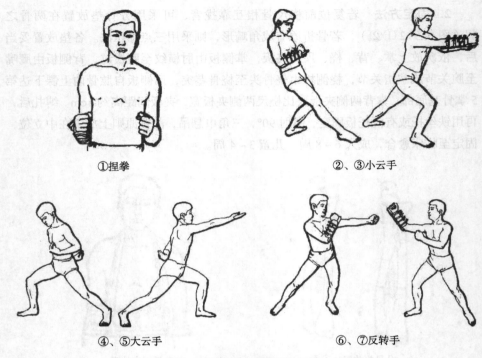

①握拳　　　　　　　　　　　②、③小云手

④、⑤大云手　　　　　　　⑥、⑦反转手

图 6-9-3　前臂骨折的练功

【医案举隅】

张某，男 30 岁，工人。于 20** 年 5 月 8 日就诊。

[主诉] 左前臂疼痛、活动受限 1 小时。

[病史] 1 小时前，工作时不慎摔伤，致左前臂疼痛、肿胀，活动受限。

[体格检查] 患者痛苦面容，面色苍白，时发小声呻吟。左前臂肿胀、局部压痛，左前臂活动障碍。左上肢末梢血运及感觉无异常；余肢体未见异常。

[辅助检查] X 线显示：左尺骨中下 1/3 骨折斜形骨折；左桡骨中上 1/3 骨折横形骨折。

[临床诊断] 左尺桡骨骨折。

[治法] 患者平卧，肩外展 90°，肘屈曲 90°，中、下 1/3 骨折取前臂中立位，上 1/3 骨折取前臂旋后位，出两助手行拔伸牵引；矫正重叠、旋转及成角畸形。用回旋及分骨手法矫正背向及侧方移位。用分骨垫放置在两骨之间；采用三点加压法。各垫放置妥当后，依次放上掌、背、桡、尺侧夹板，掌侧板由肘横纹至腕横纹，背侧板由鹰嘴至腕关节或掌指关节，桡侧板由桡骨头至桡骨茎突，尺侧板自肱骨内上髁下达第 5 掌骨基底部，掌背两侧夹板要比桡尺两侧夹板宽，夹板间

距离约 1cm。缚扎后，再用有柄托板固定，屈肘 90°，三角巾悬吊，前臂原则上放置在中立位；嘱患者注意保暖，避风寒，行握拳、屈伸肘关节、后伸肩部等活动。口服散瘀活血汤，每日 3 次，1 周后改服接骨丹，每日 3 次。

二诊：5 月 23 日。经 2 周治疗，左前臂肿胀基本消退，X 线示骨折对位对线良好，嘱其继续加强功能锻炼，继续口服接骨丹，每日 3 次。

三诊：6 月 8 日。体格检查：左前臂肿胀完全消退、局部无压痛。X 线示骨折处已形成新的骨痂，改服壮筋续骨丹，每日 3 次，继续功能锻炼。

四诊：6 月 27 日。体格检查：骨折局部无压痛，无纵向叩击痛和异常活动。X 线示骨痂大量形成，予以解除外固定。嘱患者继续服用壮筋续骨丹 1 周，以巩固疗效，加强功能锻炼，恢复功能。

第十节　尺骨干单骨折

尺骨古称臂骨、地骨、正骨等。尺骨干上粗下细，侧位观中段以上有 6.4°向背侧的生理弯曲。尺骨位置表浅，其背侧及尺侧均可在皮下触摸清楚。尺骨干骨折较少见，偶见于青壮年。

【病因与分类】

1．病因　直接或间接暴力均可造成尺骨干骨折，但以直接暴力为多见。

（1）直接暴力：所致者多为前臂遭受打击、挤压或撞击而引起，常为横形或粉碎骨折。

（2）间接暴力：所致者较少，跌倒时手掌着地，如躯干前俯或后仰，使尺骨遭受扭转暴力，可在尺骨中下 1/3 交界处发生螺旋形骨折。

2．分类

（1）中、上 1/3 骨折多为直接暴力引起的横形或粉碎骨折，因桡骨尚完整，故骨折移位不多，偶可因肌肉的牵拉而发生掌、背侧的侧方移位或向背侧的成角。

（2）中、下 1/3 骨折骨折线多为螺旋形或短斜形，因旋前方肌的牵拉，远端容易向掌侧移位。

【诊查要点】

伤后局部肿胀、疼痛、压痛明显，完全骨折时，可有骨擦音，前臂旋转功能障碍，但不全骨折时，尚可有旋转功能。较表浅骨段，可触及折端。前臂 X 线正侧位片应包括上、下关节，注意有无合并脱位。根据受伤史、临床表现和 X 线检查可作出诊断。

【天池伤科疗法】

1. 整复手法 ①尺骨干无移位的骨折，外敷活血化瘀中药膏，夹板固定，患肢用三角巾悬吊于胸前，4~5 周解除夹板，锻炼前臂旋转功能。②有移位的尺骨干骨折，整复时先矫正旋转及成角移位，再矫正其他移位。

患者坐位，肩外展 70°，肘关节屈曲 90°。近折端助手握持上臂下段，远折端助手握持患手。骨折远近端助手对抗牵引，以矫正旋转及成角畸形。尺骨干上、中 1/3 骨折，前臂置中立位牵引；尺骨干下 1/3 骨折，前臂置旋前位牵引。提按术者双手拇、食指分别捏持骨折远、近端上提下按，矫正侧方移位及成角畸形。分骨尺骨干下 1/3 骨折，应用分骨手法可矫正骨折远端向桡侧的移位。

2. 固定方法 尺骨干上、中 1/3 骨折，将前臂固定于中立位；尺骨干下 1/3 骨折，尺侧夹板超过腕关节，以维持桡偏位，前臂固定于旋前位。肘关节屈曲 90°，三角巾悬吊前臂于胸前。骨折有掌、背侧移位时，在移位的断端处放置平垫；若骨折端有向骨间隙移位的倾向时，应在骨折处掌背侧骨间隙各放 1 个分骨垫。固定时间为 4~5 周。

3. 药物治疗 早期应活血化瘀、消肿止痛，可内服散瘀活血汤（当归尾、骨碎补、土鳖虫、赤芍、红花、桃仁、泽兰、薏苡仁、苏赤木、川牛膝、炙乳香、炙没药、广陈皮，水煎服），外敷我院自制熏洗二号；中期肿胀消退，可改服三七接骨胶囊；待骨痂形成，解除固定后，应服用壮筋续骨丹，以固本培元、补益肝肾。若尺骨下 1/3 骨折愈合迟缓时，要着重补肝肾、壮筋骨以促进其愈合，若后期前臂旋转活动仍有阻碍者，应加强中药熏洗。

4. 手术治疗及适应证 ①合并神经、血管损伤；②开放性骨折；③粉碎性骨折，骨折块间夹有软组织；④手法复位不理想者。

【预防与调护】

1.尺骨下 1/3 短斜形骨折容易发生再移位。应防止夹板松动，并定期 X 线片复查骨折位置。

2.夹板固定后，患者即可做肩、肘关节的伸屈和握拳活动。4 周后，可开始前臂的旋转活动。

【医案精选】

张某，女，28 岁。自由职业者，于 20** 年 7 月 8 日就诊。

[主诉] 摔伤致左前臂疼痛活动受限 1 小时。

[病史] 1 小时前，工作时不慎摔伤，致左前臂疼痛、肿胀，活动受限。

[体格检查] 患者痛苦面容，面色苍白，时发小声呻吟。左前臂肿胀、皮下瘀斑，局部压痛阳性，纵向叩击痛阳性，可触及骨擦音，左前臂活动障碍。左上肢末梢血运及感觉无异常；余肢体未见异常。

[辅助检查] X 线片示：左尺骨中 1/3 粉碎骨折，向背侧成角。

[临床诊断] 左尺骨中 1/3 粉碎骨折。

[治法] 患者正坐凳上，抬头挺胸，近折端助手固定患侧上臂，远折端助手双手握患手牵引。片刻后，远折端助手将牵引力移至尺侧。术者一手掌根置角顶处向掌侧按压，另手将骨折远端向背侧上提，远折端助手配合背伸腕关节。成角畸形消失，遂以夹板固定。术后拍片复查，成角畸形已消失，嘱定期门诊复诊。

二诊：7 月 21 日。经 2 周治疗，肿胀基本消退，X 线示骨折对位对线良好，嘱其继续加强功能锻炼，继续口服接骨丹，每日 3 次。

三诊：8 月 5 日。经 4 周治疗，体格检查：肿胀完全消退、局部无压痛。X 线示骨折已形成新的骨痂，改服壮筋续骨丹，每日 3 次，继续功能锻炼。

四诊：8 月 13 日。经 5 周治疗后，体格检查：骨折局部无压痛，无纵向叩击痛和异常活动。X 线示骨痂大量形成，予以解除外固定。嘱患者继续服用壮筋续骨丹 1 周，以巩固疗效，加强功能锻炼，恢复功能。

第十一节　桡骨干骨折

桡骨干单骨折多发生于青少年，临床较少见。

【病因与分类】

1. 病因

（1）直接暴力如打击伤，多引起粉碎骨折，桡骨干中下 1/3 处常见。

（2）间接暴力如跌伤，多引起横形或短斜形骨折，桡骨干中上 1/3 处易发生。

2. 分类　骨折类型按骨折线可分为横形、短斜形、粉碎性等。再移位倾向大，容易形成尺侧成角。按骨折部位可分为以下几类。

（1）上 1/3 骨折近折端旋后、远折端旋前移位，两断端形成掌背侧移位可达 2cm 左右，上 1/3 骨折畸形难矫正，因旋后肌牵拉。

（2）中、下 1/3 骨折当骨折线位于旋前圆肌止点以下时，近端在中立位，远端旋前移位。

【诊断要点】

前臂外伤史，骨折处肿胀、压痛，可打得骨擦音，前臂旋转功能障碍。X 线摄片可显示骨折部位。X 线检查，桡骨干下 1/3 骨折摄片应包括腕关节，注意有无下尺桡关节分离。X 线片可发现：上 1/3 骨折，近折端多移向桡、背侧，远折端处于中立位或移向掌、尺侧。中、下 1/3 骨折，近折端处于中立位，远折端移向掌侧。

【天池伤科疗法】

1. 整复手法 ①牵引患肘屈曲 90°，近折端助手握住肘部上方，远折端助手双手分别握住大、小鱼际做对抗牵引。上 1/3 骨折，旋后位牵引；中 1/3 骨折，中立位牵引；下 1/3 骨折，旋前位牵引。远折端助手重点牵引大鱼际。②分骨术者一手固定骨折远端，另手拇、食指捏住远折端，向桡背侧端提。③尺偏术者分骨时，远折端助手配合尺偏患腕，可辅助矫正尺侧成角及骨折远端向尺侧的移位。

2. 固定方法 掌、背侧夹板超腕关节固定，以防止旋转移位。掌、背、尺、桡侧夹板共 4 块。分骨垫 2 块，成人长 6~7cm，儿童长 4~5cm，平垫 3~4 块，高低垫 2 块。固定时间儿童固定 3~4 周，成人固定 6~7 周。

3. 药物治疗 早期应活血化瘀、消肿止痛，可内服散瘀活血汤（当归尾、骨碎补、土鳖虫、赤芍、红花、桃仁、泽兰、薏苡仁、苏赤木、川牛膝、炙乳香、炙没药、广陈皮，水煎服），外敷我院自制熏洗二号；中期肿胀消退，可改服三七接骨胶囊；待骨痂形成，解除固定后，应服用壮筋续骨丹，以固本培元、补益肝肾。若尺骨下 1/3 骨折愈合迟缓时，要着重补肝肾、壮筋骨以促进其愈合，若后期前臂旋转活动仍有阻碍者，应加强中药熏洗。

4. 手术治疗及适应证 ①合并神经、血管损伤；②开放性骨折；③粉碎性骨折，骨折块间夹有软组织；④手法复位不理想者。

【预防与调护】

1. 复位固定后早期应注意观察患肢血液循环及夹板松紧度，防止发生前臂缺血性肌挛缩。

2.复位后前3周，每周X线透视复查骨折对位情况1次，短斜形骨折容易发生再移位，需及时矫正。

3.复位固定后，可做耸肩、旋肩、握拳锻炼。3～4周可做小云手，5～6周可做大云手锻炼。

【转归及预后】

复位固定后，应注意患肢远端血运情况，以及调整夹板松紧度，肿胀较重者可适当轻柔按摩患侧手部。若固定后患肢疼痛剧烈，肿胀严重，手指发麻发凉，皮肤发绀，应及时松解或拆除外固定，防止发生前臂筋膜间室综合征。在固定期间，应使前臂维持在中立位，要鼓励和正确指导患者作适当的练功活动。固定早期应每隔3～4日复查X线片1次，注意有无发生再移位，发现再移位，应及时纠正。此外，在更换外敷伤药、调整夹板松紧度及拍片复查时，应用双手托平患肢小心搬动，切不可用一手端提患肢，同时还应避免伤肢前臂的任何旋转活动，以防骨折再移位。

【医案举隅】

刘某，男28岁，工人。于20**年3月10日就诊。

[主诉] 摔伤致右前臂疼痛活动受限2小时。

[病史] 2小时前，工作时不慎摔伤，致右前臂疼痛、肿胀，活动受限。

[体格检查] 患者痛苦面容，面色苍白，时发小声呻吟。右前臂肿胀、皮下瘀斑，局部压痛阳性，纵向叩击痛阳性，可触及骨擦音，左前臂活动障碍。右上肢末梢血运及感觉无异常；余肢体未见异常。

[辅助检查] X线片示右桡骨上1/3横形骨折，向背侧成角。

[临床诊断] 右桡骨中1/3横行骨折。

[治法] 患者正坐凳上，抬头挺胸，近折端助手固定患侧上臂，远折端助手双手握患手牵引。片刻后，远折端助手将牵引力移至尺侧。术者一手掌根置角顶处向掌侧按压，另手将骨折远端向背侧上提，远折端助手配合背伸腕关节。成角畸形消失，遂以夹板固定。术后拍片复查，成角畸形已消失，嘱定期门诊复诊。

二诊：3月25日。经2周治疗，肿胀基本消退，X线示骨折对位对线良好，嘱其继续加强功能锻炼，继续口服接骨丹，每日3次。

三诊：4月10日。经4周治疗，体格检查：肿胀完全消退、局部无压痛。X线示骨折已形成新的骨痂，改服壮筋续骨丹，每日3次，继续功能锻炼。

四诊：4月18日。经5周后治疗体格检查：骨折局部无压痛，无纵向叩击痛和异常活动。X 线示骨痂大量形成，予以解除外固定。嘱患者继续服用壮筋续骨丹 1 周，以巩固疗效，加强功能锻炼，恢复功能。

第十二节　尺骨上 1/3 骨折合并桡骨头脱位

尺骨上 1/3 骨折合并桡骨头脱位又称孟氏骨折，是指尺骨半月切迹以下的上 1/3 骨折，桡骨头同时自肱桡关节、尺桡上关节脱位，而肱尺关节没有脱位。这种骨折可发生于任何年龄，但儿童多见。

【病因与分类】

1. 病因　直接暴力和间接暴力均能引起尺骨上 1/3 骨折合并桡骨头脱位，而以间接暴力所致者为多。

2. 分类　根据暴力方向及骨折移位情况，临床上可分为伸直、屈曲、内收三型。

（1）伸直型：比较常见，多见于儿童。跌倒时，手掌先着地，肘关节处于伸直位或过伸位，可造成伸直型骨折。传达暴力由掌心通过尺桡骨传向上前方，先造成尺骨斜形骨折，继而迫使桡骨头冲破或滑出环状韧带，向前外方脱出，骨折断端随之突向掌侧及桡侧成角。在成人，外力直接打击背侧，亦可造成伸直型骨折，为横断或粉碎骨折。

（2）屈曲型：多见于成人。跌倒时，手掌着地，肘关节处于屈曲、前臂旋前位，可造成屈曲型骨折。传达暴力由掌心传向上后方，在尺骨较高部位发生横断或短斜形骨折，并突向背侧、桡侧成角，桡骨头向后外方滑脱。

（3）内收型：多见于幼儿，向前跌倒时，手掌着地，肘关节处于内收位可造成内收型骨折。传达暴力由掌心传向上外方，造成尺骨冠状突下方骨折并突向桡侧成角，桡骨头向外侧脱出。

（4）特殊型：较少见。为机器绞轧或重物撞击所引起，先造成尺、桡骨干中上 1/3 骨折，再引起桡骨头向掌侧脱位。

【诊查要点】

伤后肘部及前臂肿胀，移位明显者，可见尺骨成角畸形，在肘关节前、外或后方可摸到脱出的桡骨头，骨折和脱位处压痛明显。检查时应注意腕和手指感觉和运动功能，以便确定是否因桡骨头向外脱位而合并桡神经挫伤。对儿童的尺骨上 1/3 骨折，必须仔细检查桡骨头是否同时脱位。凡有移位的桡尺骨干单骨折的 X 线照片须包括肘、腕关节，以免遗漏桡尺上下关节脱位的诊断。正常桡骨头与肱骨小头相对，桡骨干纵轴线向上延长，一定通过肱骨小头的中心。肱骨小头骨骺一般在 1—2 岁时出现，因此对 1 岁以内的患儿，最好同时摄健侧 X 线片以便对照。桡骨头脱位后可能自动还纳，X 线照片仅见骨折而无脱位，若此时忽略对桡骨头的固定，可能发生再脱位。

【天池伤科疗法】

原则上先整复桡骨头脱位，再整复尺骨骨折。伸直型骨折应固定于屈肘位 4~5 周，屈曲型或内收型宜先固定于伸肘位 2~3 周，再改为屈肘 90°、前臂旋后位固定 2 周。特殊型骨折先整复桡骨头脱位，2 周后，至桡骨头已稳定，再整复尺桡骨骨折移位。复位后，用尺桡骨干双骨折夹板固定 5~6 周。桡神经深支损伤，多为牵拉伤或桡骨头挫击伤，一般可自行恢复。

1. 整复手法

（1）伸直型：患者仰卧或坐位，肩略外展，肘关节伸直，前臂中立位。近折端助手握持上臂下段，远折端助手握持腕部，行拔伸牵引 2~3 分钟，矫正重叠移位。术者双手拇指置于桡骨头桡侧和掌侧，向尺侧、背侧推挤，同时嘱牵引远端的助手徐徐将肘关节屈曲至 90°，使桡骨头复位。尺骨的重叠移位，向掌侧、桡侧的成角移位也可得到矫正。如尺骨仍有残余移位，嘱近折端助手固定住桡骨头，防止再脱位。然后术者捏住骨折断端进行分骨，并加大骨折处向掌侧的成角，再向背侧按压，使尺骨复位。亦可术者紧捏尺骨骨折断端，远端助手在牵引下小幅度反复旋转前臂，并慢慢屈曲肘关节至 120°位，利用桡骨的支撑作用使尺骨复位。

（2）屈曲型：患者仰卧，肩外展 70°，肘关节半伸屈位。近折端助手握持上臂下段，远折端助手握持腕部，持续牵引 2~3 分钟，矫正重叠移位。术者双拇指置于桡骨头的背侧和桡侧，向掌侧、尺侧推挤，使桡骨头复位。然后术者两手分别捏住尺骨骨折的远近骨折端进行分骨，并将远折端向掌侧挤按，使尺骨复位。

（3）内收型：患肘伸直，前臂置中立位。近折端助手握持上臂下段，远折端助手握持腕部，用力牵引的同时，外展肘关节。术者拇指放在桡骨头外侧，向内侧推按桡骨头使之还纳，利用桡骨挤压尺骨的角顶，矫正尺骨向桡侧的成角。尺骨向桡侧的成角畸形消除，桡骨头便能顺利复位。

（4）特殊型：患者仰卧，肩外展 70°，肘关节伸直或半伸直位。近折端助手握持上臂下段，远折端助手握持腕部，持续牵引 3~5 分钟，矫正重叠移位。术者双拇指置于桡骨头掌侧，向背侧推挤，使桡骨头复位。然后使肘关节屈曲至

90°，前臂旋后，术者用分骨、成角反折、提按手法整复尺骨移位。如仍有少许残余移位，可在桡骨头稳定后再矫正。

2. 固定方法

（1）压垫放置：以尺骨骨折平面为中心，于前臂的掌侧与背侧各置一分骨垫。平垫放置于伸直型骨折的掌侧，屈曲型骨折的背则，以及尺骨内侧的上、下端。葫芦垫放置于伸直型和特殊型骨折的前外侧，屈曲型骨折的后侧、内收型骨折的外侧，用胶布固定。然后放置长度适宜的夹板，用4道布带扎缚。

（2）固定位置：伸直型和特殊型骨折固定于肘关节极度屈曲位2~3周，待骨折稳定后，改为肘关节屈曲90°位固定2周。屈曲型、内收型骨折固定于肘关节伸直位2~3周，改为肘关节屈曲90°位固定2周。

推拿手法复位固定后，可在上臂、手部使用拿法、揉法，以散瘀消肿。3周后，可在骨折处使用分筋、理筋、指揉法，舒筋活络。后期，可使用摇肘、扳肘、被动旋转前臂的手法，促进功能恢复。

3. 药物治疗 早期疼肿严重者，可内服桃红四物汤或云南白药，以活血化瘀、消肿止痛。解除夹板后，患肢功能障碍者，可用活血化瘀、舒筋活络中药熏洗患肢。

【预防与调护】

1. 骨折固定后，应抬高患肢，并注意观察伤肢血液循环情况。

2. 早期，可做腕、手指的伸屈活动；3周后，可行前臂的旋转活动及肘关节的屈伸活动

【医案举隅】

李某，女，45岁。于20**年6月6日就诊。

[主诉] 左肘部疼痛、活动受限3小时。

[病史] 就诊前5小时左右，下楼时摔伤，致左肘部肿胀，活动受限。

[体格检查] 患者痛苦面容，面色苍白，左肘部肿胀、左上肢活动障碍，左肘下部可扪及骨擦感。左上肢末梢血运及感觉可，右肘关节处部分皮肤擦挫伤；余肢体未见异常。

[临床诊断] 左尺骨上段骨折伴桡骨头脱位。

[治法] 按尺骨上段骨折合并桡骨头脱位屈曲型复位手法给予整复，复位后前臂上部及肘部畸形当即消失，疼痛减轻。在前臂骨折部的掌背侧各置一分骨垫，在桡骨头后侧置一葫芦垫，在其后外侧置一小平垫，以夹板固定，将前臂置于屈

肘 30°位，以三角巾悬吊胸前。局部外敷消炎膏和消肿散，内服退瘀消肿汤，练伸指握拳和腕部屈伸活动。

二诊：7 月 14 日。经 1 周治疗后局部肿胀基本消退。X 线显示骨折对位对线良好，嘱患者继续功能锻炼。

三诊：7 月 22 日。局部轻度压痛，改屈肘 90°位固定，外敷接骨散，内服跌打养营汤，逐渐做肘部屈伸活动。

四诊：8 月 7 日。局部无肿痛，X 线拍片见骨折线模糊，有连续性骨痂生长。给予解除外固定，以化瘀通络洗剂熏洗患部，并开始练前臂旋转活动。

五诊：8 月 25 日。X 线示骨痂大量形成，予以解除外固定。左肘部屈伸及前臂旋转活动正常。

第十三节　桡骨下 1/3 骨折并发下桡尺关节脱位

桡骨下 1/3 骨折并发下桡尺关节脱位又称盖氏骨折（Galeazzi 骨折），其发生率为前臂骨折的 3%～6%，较孟氏骨折高 6 倍。成人多见，少见于儿童。

【病因与分类】

1. 病因　间接暴力和直接暴力均可造成盖氏骨折，但多为间接暴力所致。

（1）间接暴力：是引起盖氏骨折的最常见因素，常见侧方摔倒，腕背屈、手掌桡侧触地而造成。暴力通过桡腕关节造成桡骨骨折，同时撕裂三角纤维软骨，或尺骨茎突撕脱骨折，致下桡尺关节脱位，骨折多为短斜、横断型，少数骨折为粉碎型。

（2）直接暴力：常由外力直接打击桡骨远 1/3 段的桡背侧而造成；也可因机器绞轧伤致前臂极度旋前而造成。

2. 分类

（1）青枝型：发生于儿童，桡骨呈青枝骨折状，尺骨小头或骨骺分离，或下尺桡关节呈分离状，此型治疗较易，预后佳。

（2）桡骨远端 1/3 骨折：骨折可为横行、短斜行、斜行。短缩移位明显，下尺桡关节脱位明显，多为跌倒时手撑地致伤。前臂旋前位致伤时桡骨远折段向背侧移位，前臂旋后位致伤时桡骨远折段向掌侧移位，临床上以掌侧移位者多见。此型损伤较重，下尺桡关节掌背侧韧带、三角纤维软骨盘多已断裂（三角纤维软骨盘无断裂时多有尺骨茎突骨折），骨间膜亦有一定的损伤。

（3）桡骨远端1/3骨折：下尺桡关节脱位，并合并尺骨干骨折或尺骨干外伤性弯曲。多为机器绞轧伤所致。损伤重，可能造成开放伤口。此时除下尺桡关节掌背侧韧带、三角纤维软骨盘破裂外，骨间膜多有严重损伤。

（4）双骨折型：除桡骨远端骨折及尺桡下关节脱位外，尺骨干亦多伴有骨折，或由不完全性骨折所致尺骨外伤性弯曲者。后一情况多系机器伤所致，较严重，且常为开放性损伤，治疗较复杂。双骨折时其骨折断端的移位方向，主要取决于以下3组肌肉的作用。

Ⅰ型：肱桡肌，引起骨折断端的短缩畸形。

Ⅱ型：旋前方肌，使远端桡骨向内并拢。

Ⅲ型：伸拇肌及外展拇肌，加强上述2组肌肉的作用。

【诊查要点】

移位不明显的骨折仅有疼痛、肿胀和压痛；移位明显者，桡骨将出现短缩、成角畸形，下尺桡关节肿胀并有明显压痛，尺骨茎突突出，前臂旋转活动受限。神经、血管损伤罕见。X线摄片显示在桡骨下1/3交界处，横形或短斜形骨折，多无严重粉碎。如桡尺骨折移位明显，下尺桡关节将将完全脱位。在前后位X线片上，桡骨短缩，远侧尺桡骨间距减少，桡骨向尺骨靠拢。侧位片上，桡骨头向掌侧成角，尺骨头向背侧突出。（图6-13-1）

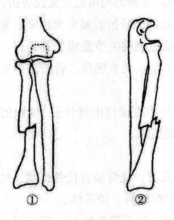

图6-13-1

【天池伤科疗法】

儿童青枝骨折的盖氏骨折可采用闭合复位，前臂石膏旋后位固定；单纯型先闭合复位，再予长臂石膏管型固定。

1. 整复手法　拔伸提按旋转法。一助手握住前臂上端，另一助手一手握住拇指和大鱼际，另一手握住其余4指，在受伤体位下进行对抗牵引，纠正重叠移位。对于掌尺侧移位的盖氏骨折，此时术者拇指将近折端从背侧向掌侧按，同时拇指以外各指将远折端由掌侧向背侧端提，与此同时两牵引助手将前臂旋前到中立位，即可复位。对于背尺侧移位的盖氏骨折，此时术者拇指将远折端由背侧向掌侧按压，同时拇指以外各指将近折端由掌侧向背侧端提，与此同时两牵引助手将前臂旋后到中立位，即可复位，下尺桡关节脱位通常会随之自动复位。

2. 固定方法　夹板固定，尺侧板下端不超过腕关节，以利于手的尺偏。用紧张的腕桡侧副韧带牵拉桡骨远折端，克服了远折端的尺偏倾向。若桡骨骨折线为外上斜向内下者，要求尺侧板下端抵至第5掌骨颈，以防止错位。

盖氏骨折牵引下复位并不困难，但维持复位的位置实属不易，因有几种力量牵扯桡骨的远折段，使之再次移位：①旋前方肌的收缩使桡骨远折段向尺骨靠拢。②肱桡肌牵拉桡骨远折段使之向近侧短缩移位。③拇展肌及拇伸肌的收缩，使桡骨骨折的远折段向尺侧靠拢，向近侧短缩移位。因此闭合复位治疗结果的不良率达92%。

为了获得良好的前臂旋转功能，避免下尺桡关节的紊乱，切开复位内固定是治疗盖氏骨折常用手段。手术采用Henry切口，使用足够长度和强度的钢板固定桡骨骨折，钢板置于桡骨掌面，术后应以短臂石膏前后托或"U"形石膏，固定前臂及腕于中立位3~4周，以便下尺桡关节周围损伤的组织愈合，避免晚期下尺桡关节不稳定。石膏去除后，积极进行功能锻炼。

3. 药物治疗

（1）外治：夹板固定期间外敷"消肿膏""中药熏药"热敷治疗；解除夹板外固定后以"和伤散"外用熏洗治疗。局部皮肤过敏者应避免使用。

（2）内服：根据骨折三期辨证施治。

①血瘀气滞证（伤后1~2周）：骨折早期，症见腕部肿胀变形，固定刺痛，拒按，活动障碍，皮色紫暗，舌暗红，脉弦涩。

治法：活血行气，消肿止痛。

主方：活血消肿方（科室协定方）加减。药用当归、三七、延胡索、川牛膝、金银花、茯苓皮、桃仁等。体壮者去三七，用红花；发热重用金银花，加蒲公英；纳差加陈皮、红曲米、砂仁，并预防应激性溃疡；便秘加厚朴、麻仁、生大黄等。

②筋伤骨断证（伤后3~4周）：骨折中期，症见腕部微肿、隐痛，肌肉松弛，手指及腕关节活动障碍，舌暗红，脉弦或涩。

治法：接骨续筋，和营生新。

主方：续骨活血汤加减。药用当归、赤芍、生地黄、三七、土鳖虫、骨碎补、自然铜、续断、乳香、没药等。舌红少苔加沙参、麦冬；纳差气短加党参、黄芪、白术；便秘加麻仁、玄参。

③肾虚络阻证（受伤5周以后）：骨折后期，腕部及前臂筋骨萎缩，关节屈伸不利，舌淡红，脉沉细。

治法：补肾养血，舒筋通络。

主方：壮筋养血汤加减。药用当归、川芎、生地黄、续断、牡丹皮、杜仲等。高龄患者酌加枸杞、淫羊藿（仙灵脾）等。

4. 手术治疗及适应证 ①有明显移位的盖氏骨折手法复位失败者。②历时1~2周的盖氏骨折并有明显移位者。

【预防与调护】

1. 骨折整复固定后，要检查外固定的松紧度。避免压迫血管、神经、影响血运与功能。

2. 复位不良引起桡骨内并者功能较差，陈旧性病例可酌情行尺骨小头切除术或植骨融合术等补救。

【医案举隅】

王某，女，38岁，职工。于20**年2月20日就诊。

[主诉] 右腕部疼痛、活动受限2小时。

[病史] 就诊前2小时，骑电瓶车时不慎摔伤，致右腕部疼痛、肿胀，活动受限。

[体格检查] 患者痛苦面容，面色苍白，时发小声呻吟。右腕部肿胀、压痛，桡骨成角畸形，下尺桡关节肿胀并有明显压痛，前臂旋转活动受限。右上肢末梢血运及感觉可，右肘关节、双膝处部分皮肤擦挫伤；余肢体未见异常。

[临床诊断] 右桡骨下1/3骨折并发下桡尺关节脱位。

[治法] 患者正坐凳上，一助手握住前臂上端，另一助手一手握住拇指和大鱼际，另一手握住其余4指，在受伤体位下进行对抗牵引，纠正重叠移位。术者拇指将近折端从背侧向掌侧按，同时拇指以外各指将远折端由掌侧向背侧端提，与此同时两牵引助手将前臂旋前到中立位，即可复位。骨折复位满意后，腕部外敷消肿膏，在右手腕处垫上棉垫，由院内自制夹板固定，尺侧板下端不超过腕关节，以利于手的尺偏。用紧张的腕桡侧副韧带牵拉桡骨远折端，克服远折端的尺偏倾向，用三角巾悬挂于胸前，3周内每周摄片、换绷带，以观察骨位，防止骨折再

次移位，固定4~6周。嘱患者注意保暖，避风寒，行手指屈伸、肩部悬挂位摆动、肘关节主动屈伸等练习。

二诊：3月5日。经2周治疗，右腕部肿胀基本消退，X线示骨折对位对线良好，嘱其继续加强功能锻炼。

三诊：3月22日。体格检查：右腕部肿胀完全消退。X线示骨折已形成新的骨痂，继续功能锻炼。

四诊：4月8日。体格检查：骨折局部无压痛，无纵向叩击痛和异常活动。X线示骨痂大量形成，予以解除外固定。嘱患者继续服用壮筋续骨丹1周，以巩固疗效，加强功能锻炼，恢复功能。

第十四节　桡骨远端骨折

桡骨远端骨折古称"手掌根出臼""手盘出向下""腕折伤"。元代危亦林《世医得效方》载有："手掌根出臼，其骨交互相锁或出臼，则是挫出锁骨之外，须锁骨下归窠。或出外，则须搦入内；或出内，则须搦入外，方入窠臼。若只用手拽，断难入窠，十有八九成痼疾也。"桡骨远端骨折极为常见，约占平时骨折的1/10。多发生于老年妇女、儿童及青年。骨折发生在桡骨远端2~3cm范围，多为闭合骨折。

【病因与分类】

1. 病因　间接暴力和直接暴力均可造成桡骨远端骨折，但多为间接暴力所致。《医宗金鉴·正骨心法要旨》记载："若坠车马，手掌着地，只能伤腕。"《诸病源候论·腕伤病诸候·腕伤初系缚候》中有"夫腕伤重者，为断皮肉、骨髓，伤筋脉，皆是卒然致损，故血气隔绝，不能周荣，所以须善系缚，按摩导引，令其血气复"的记载。

（1）间接暴力：是引起桡骨远端骨折的最常见因素，常见跌倒时腕背伸，掌心触地，前臂旋前肘屈曲。骨折线多为横形。亦可见跌倒时腕掌屈，手背触地，发生桡骨远端骨折。

（2）直接暴力：常由外力直接打击腕部所致，多见粉碎性骨折。

2. 分类

（1）无移位型：骨折无移位，或可为轻度嵌入骨折，腕关节轻度肿胀，无明显畸形，折端有环行压痛，纵轴挤压痛，前臂旋转功能障碍。

（2）伸直型：又称科雷斯（Colles）骨折，临床多见。跌倒时，患肢腕关节呈背伸位，手掌部（图 6-14-1）着地，躯干向下的重力与地面向上的反作用力交集于桡骨下端而发生骨折。暴力较小时，骨折无移位或轻度嵌插；暴力较大时，骨折远端向桡侧和背侧移位，桡骨下端关节面向背侧倾斜。严重移位时，两折端可重叠，腕及手部形成餐叉状畸形，且常合并有下尺桡关节脱位及尺骨茎突骨折。

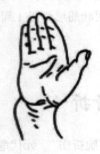 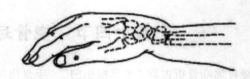

图 6-14-1　餐叉样畸形　　　　　　图 6-14-2　枪刺样畸形

（3）屈曲型：又称史密斯（Smith）骨折，临床少见。跌倒时，腕关节呈掌屈位，手背着地，传达暴力作用于桡骨远端而造成骨折。骨折平面同伸直型骨折，但移位方向相反（骨折远端向掌侧移位）。典型的屈曲型骨折可出现腕部锅铲状畸形。桡骨远端的背侧被外力直接打击，亦可造成此型骨折。（图 6-14-2）

（4）半脱位型：巴顿（巴尔通）骨折（Barton 骨折）系指桡骨远端关节面纵斜型骨折，伴有腕关节脱位者。跌倒时手掌或手背着地，暴力向上传递，通过近排腕骨的撞击引起桡骨关节面骨折，在桡骨下端掌侧或背侧形成一带关节面软骨的骨折块，骨块常向近侧移位，并腕关节脱位或半脱位。

【诊查要点】

桡骨远端骨折后，腕部肿胀、疼痛，活动受限。伸直型骨折移位明显时，可见餐叉状及枪刺样畸形；尺骨茎突和桡骨茎突在同一平面，量尺试验阳性。放量尺在肱骨内上髁和小指尺侧，量尺与尺骨茎突间距离正常为 2cm 左右，桡骨远端骨折后，因手向桡侧移位，此距离减少或消失。

正位 X 线片示桡骨远端横形骨折，远端向桡侧移位，桡骨远端关节面切线倾斜角小于正常 20°～25°，甚至变成 0°。两断端嵌入缩短，尺骨茎突经常有小撕脱骨片。侧位 X 线片示桡骨远端向背侧移位，桡骨远端向掌侧倾斜的关节面角消失或向背侧倾斜。而屈曲型骨折可出现腕部锅铲状畸形；X线片显示桡骨远端向掌侧移位。

桡骨远端骨折向掌侧移位可能导致正中神经、桡动脉等损伤。骨折向背侧移位可能导致伸肌腱卡压。若骨折移位明显，局部肿胀严重，还应仔细检查神经功能及血供情况，以便对桡骨远端骨折合并神经、血管损伤作出正确诊断。

【天池伤科疗法】

《仙授理伤续断秘方》中有关于手掌根出臼的治疗记载："凡手骨出者，看如何出。若骨出向左，则向右边拔入。骨向右出，则向左拔入。""凡伤损重者，大概要拔伸捺正，或取开捺正，然后敷贴、填涂、夹缚。拔伸当相近本骨。""凡拔伸，且要相度左右骨如何出。有正拔伸者，有斜拔伸者。"《永类钤方》亦对"手盘出臼"的整复手法做了论述："若手盘出臼，不可牵伸，用衣服向下承住，用手搏按入臼，摇三次，却用夹缚，下用衬夹开手，骨出向左，则医以右手拔入。骨出向右，则左拔之，一伸一折，摇动两三次。"

新鲜有移位桡骨远端骨折，应尽早整复、固定。整复前了解移位方向及决定采用手法，局麻或臂丛麻醉。

1. 整复手法及固定方法

（1）伸直型桡骨远端骨折

①整复手法（以右侧为例）：患者平卧，患肢外展，肘关节屈曲90°，前臂中立位。一助手握住患肢前臂上段，术者两手紧握手掌，两拇指并列置于骨折远端背侧。两手其余手指置于腕掌侧，扣紧大、小鱼际，先顺畸形拔伸牵引2~3分钟，待重叠移位完全矫正后，将前臂远段旋前，在维持牵引力情况下，顺桡骨纵轴方向骤然猛抖，同时迅速尺偏掌屈，骨折即可复位。一次复位成功率高，易达到解剖复位，能满意地恢复掌倾角及尺偏角，对患者再损伤小。（图6-14-3）

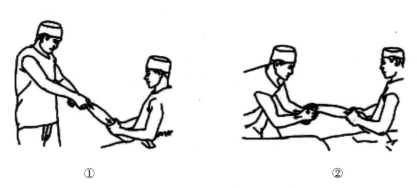

① ②

图6-14-3 桡骨远端伸直型复位手法

②固定方法：骨折复位满意后，腕部外敷消肿膏（本院自制制剂），以中号绷带自腕向前臂松松包扎 1~2 层，超腕关节 2~3cm 依次安放掌、背侧夹板，外用中号绷带包扎固定于掌屈 15°~30° 位，夹板近端达肘横纹下三指；最后安放尺侧夹板，将腕固定于尺倾 20°~25° 位。患肢屈肘 90°，拇指朝上，用三角巾悬挂于胸前。3 周内每周摄片、调整绷带，并观察骨折对位，防止骨折再次移位，固定 6~7 周。

（2）屈曲型桡骨远端骨折

①整复手法（以右侧为例）：患者取坐位，患肘伸直，前臂旋后，掌心向上。术者一手握住患肢的拇指，另一手握住其余四指，助手握住患者肘部，行对抗牵引。然后术者左手握住患肢前臂，右手食指顶住骨折近端，拇指将骨折远端向尺侧按压，以纠正桡侧移位。最后术者双手食指顶住骨折近端，双拇指将桡骨远端大力向背侧按压，以纠正掌侧移位，注意术者在完成这一整复的过程中，其右手始终保持着牵拉的力量。

②固定方法：骨折复位满意后，腕部外敷消肿膏，将患侧腕关节固定于背伸 15°~30°，尺倾 20°~25° 位。患肢屈肘 90°，掌心朝上，用三角巾悬挂于胸前，3 周内每周摄片、换绷，以观察骨位，防止骨折再次移位，固定 4~6 周。

（3）半脱位型桡骨远端骨折，背侧半脱位

①整复手法：助手握住肘部，术者握住腕部，拔伸牵引后，术者一手维持牵引，一手用掌部环握患者腕部近端，用拇指将远端骨折块及脱位部向掌侧推挤复位，牵引下徐徐将腕关节掌屈，使伸肌腱紧张，防止复位的骨折片移位。掌侧半脱位，手法与背侧脱位型相反。

②固定方法：背侧半脱位，同伸直型桡骨远端骨折。掌侧半脱位，同屈曲型桡骨远端骨折。固定时间均 4~6 周。

无位移型桡骨远端骨折无需手法复位，只需将前臂进行纸质支架夹板固定，患肢屈肘 90°、前臂及腕中立位固定。夹板制作与固定同伸直型骨折，固定时间 3~4 周。

2. 药物治疗

（1）中药外治：夹板固定期间以本院自制"消肿膏""中药熏药"热敷治疗；解除夹板外固定后以本院自制制剂"和伤散"外用熏洗治疗。局部皮肤过敏者应避免使用。

（2）中药内服：根据骨折三期辨证施治。

①血瘀气滞证（伤后 1~2 周）：骨折早期，症见腕部肿胀变形，固定刺痛，拒按，活动障碍，皮色紫暗，舌暗红，脉弦涩。

治法：活血行气，消肿止痛。

主方：活血消肿方（科室协定方）加减。药用当归、三七、延胡索、川牛膝、金银花、茯苓皮、桃仁等。

体壮者去三七，用红花；发热重用金银花，加蒲公英；纳差加陈皮、红曲米、砂仁，并预防应激性溃疡；便秘加厚朴、麻仁、生大黄等。

②筋伤骨断证（伤后 3~4 周）：骨折中期，症见腕部微肿、隐痛，肌肉松弛，手指及腕关节活动障碍，舌暗红，脉弦或涩。

治法：接骨续筋，和营生新。

主方：续骨活血汤加减。药用当归、赤芍、生地黄、三七、土鳖虫、骨碎补、自然铜、续断、乳香、没药等。舌红少苔加沙参、麦冬；纳差气短加党参、黄芪、白术；便秘加麻仁、玄参。

（3）肾虚络阻证（受伤 5 周以后）：骨折后期，腕部及前臂筋骨萎缩，关节屈伸不利，舌淡红，脉沉细。

治法：补肾养血，舒筋通络。

主方：壮筋养血汤加减。药用当归、川芎、生地黄、续断、牡丹皮、杜仲等。高龄患者酌加枸杞、淫羊藿（仙灵脾）等。

3. 手术治疗及适应证　桡骨远端关节内骨折，关节面塌陷大于 2mm，或伴有关节面压缩塌陷，无法通过手法复位者；手法整复失败或复位后稳定性极差者；陈旧性骨折伴有严重畸形，影响功能者；桡骨下端开放性骨折，伴有血管、神经损伤者，可考虑手术治疗。

操作方法：臂丛或全身麻醉，手术切口视骨折的类型，可采取掌侧或背侧入路及联合入路。可采用闭合手法复位结合克氏针撬拨复位固定，取 1~2 根直径为 2~2.5mm 克氏针，从桡骨远端拇长伸肌腱与拇短伸肌腱之间，或拇长伸肌腱与第 2 指伸肌腱之间，经皮进针，进针时与桡骨长轴成约 40°角，通过骨折线，进入近折端骨髓腔或骨皮质。经 C 型臂 X 线机正侧位透视复位固定满意，折弯针尾，埋入皮下，敷料加压包扎。或采用有限切开、有限内固定方法治疗，术后采用夹板外固定。严重的粉碎骨折也可采用手法整复结合外固定支架、克氏针有限内固定治疗或切开复位钢板螺钉等内固定治疗，关节面或干骺端塌陷明显，可以植骨支撑。

【预防与调护】

1. 骨折整复固定后，要检查外固定的松紧度。如出现患肢麻木、疼痛、皮肤苍白或发绀，桡动脉扪不清，提示固定过紧，应及时松解松紧，调整固定。如外固定松动，固定位置上下活动＞1cm，应及时加强固定。

2. 骨折复位固定后可进行功能锻炼，在复位固定后当天或手术处理后次日，鼓励患者开始做手指屈伸练习，肩部悬挂位摆动练习和肘关节主动屈伸练习。2~3天，手指逐渐增加运动幅度及用力程度。骨折中期可继续坚持手指抓握锻炼及手指的灵活性锻炼。前臂旋转功能练习，内旋 40°、外旋 30°左右，逐渐加大，同时行肘关节伸屈活动，肩部抬举及环转运动。在骨折后期治疗以关节松动术为主，每日 1~2 次。亦可选用射频电疗、超短波短波治疗、中药熏药治疗、中药贴片超声波导入、关节错缝（关节松动训练）等系列渐进康复治疗。注意并发症的防治，如压迫性溃疡、腕管综合征、腕关节僵硬、骨质疏松、创伤性关节炎等。

【医案举隅】

刘某，男，44 岁，职工。于 20** 年 4 月 6 日就诊。

[主诉] 左腕部疼痛、活动受限 1 天。

[病史] 1 天前，打球时不慎摔伤，致左腕部疼痛、肿胀，活动受限。

[体格检查] 患者痛苦面容，面色苍白，时发小声呻吟。左腕部肿胀、压痛，左腕活动障碍，餐叉样畸形，左腕部可扪及骨擦感。左上肢末梢血运及感觉可，左肘关节处部分皮肤擦挫伤；余肢体未见异常。

[临床诊断] 左桡骨远端骨折（伸直型骨折）。

[治法] 患者平卧于骨折整复床，患肢外展，肘关节屈曲 90°，前臂中立位。一助手握住患肢前臂上段，术者两手紧握手掌，两拇指并列置于骨折远端背侧。两手其余手指置于腕掌侧，扣紧大、小鱼际，先顺畸形拔伸牵引 2~3 分钟，待重叠移位完全矫正后，将前臂远段旋前，在维持牵引力情况下，顺桡骨纵轴方向骤然猛抖，同时迅速尺偏掌屈。骨折复位满意后，腕部外敷消肿膏（本院自制制剂），以中号绷带自腕向前臂松松包扎 1~2 层，超腕关节 2~3cm 依次安放掌、背侧夹板，外用中号绷带包扎固定于掌屈 15°~30°，夹板近端达肘横纹下三指；最后安放尺侧夹板，将腕固定于尺倾 20°~25°。患肢屈肘 90°，拇指朝上，用三角巾悬挂于胸前，3 周内每周摄片、换绷带，以观察骨位，防止骨折再次移位，固定 4~6 周。嘱患者注意保暖，避风寒，行手指屈伸、肩部悬挂位摆动、肘关节主动屈伸等练习。

二诊：5 月 1 日。经 2 周治疗，左腕部肿胀基本消退，X 线示骨折对位对线良好，嘱其继续加强功能锻炼，继续口服接骨丹，每日 3 次。

三诊：5 月 20 日。体格检查：右肩部肿胀完全消退、锁骨区无压痛。X 线示骨折已形成新的骨痂，改服壮筋续骨丹，每日 3 次，继续功能锻炼。

四诊：5 月 29 日。体格检查：骨折局部无压痛，无纵向叩击痛和异常活动。

X线示骨痂大量形成，予以解除外固定。和伤散熏泡手腕，以巩固疗效，加强功能锻炼，恢复功能。

第十五节 腕舟骨骨折

腕舟骨骨折，是临床上较常见的骨折，约占腕骨骨折的 80% 以上。腕舟骨是近排腕骨中最长、大的一块，呈长弧形，其状如舟，但很不规则，其远端超过近排腕骨而平于头状骨的中部，其腰部相当于两排腕骨关节的平面。腕舟骨分为结节、腰部和体部三部分。其远端与大、小多角骨相关节，为滑动型关节；在其尺侧远端与头状骨相关节，为杵臼关节；稍近侧与月骨相关节，有旋转作用；近心端与桡骨远端相关节，主要为屈伸活动，还有内收、外展及少许旋转活动。舟骨为连系远近排腕骨的稳定柱桩，比其他腕骨易受损伤折断。

【病因与分类】

1. 病因 多为间接暴力所致，好发于青壮年。跌倒时，手掌先着地，腕关节强度桡偏背伸，暴力向上传达，舟骨被锐利的桡骨关节面的背侧缘或茎突缘切断。骨折可发生于腰部、近端或结节部，其中以腰部多见。腕舟骨腰部发生骨折后，腕舟骨远端的骨折块与远排腕骨一起活动，两排腕骨间就通过腕舟骨骨折断面活动，故腕舟骨骨折端所受剪力很大，难以固定。且由于掌侧腕横韧带附着在舟骨结节部，而舟骨其余表面多为关节软骨所覆盖，血液供应较差，故除结节部骨折愈合较佳外，其余部位骨折容易发生迟缓愈合、不愈合或缺血性坏死。

2. 分类

（1）舟骨结节骨折：多为撕脱骨折，其血供丰富，鲜有不愈合。

（2）腰部骨折：最常见。滋养血管由腰或其远侧入骨，供血至近侧 2/3～3/4 舟骨。腰部近侧骨折时由于血供不良和剪力较大，其愈合时间较长甚至不愈合，少数病例可发生舟骨近端缺血坏死。

（3）近端骨折：由腰部入骨的逆行血管多随骨折断裂，舟骨近端没有血供，骨折不愈合或近端缺血坏死更常见。

【诊查要点】

伤后局部轻度疼痛和腕关节活动功能障碍，鼻烟窝肿胀、压痛明显，将腕关节桡倾、屈曲拇指和食指而叩击其掌指关节时亦可引起疼痛。X线检查，腕部正位、侧位和尺偏斜位照片可协助诊断。临床表现明显而 X 线平片未见骨折时，应行 CT 或 MRI 检查以明确诊断。

【天池伤科疗法】

1. 整复手法 舟骨骨折很少移位，一般不需整复。若有移位时，可在用手牵引下使患腕尺偏，以拇指向内按压骨块，即可复位。

2. 固定方法 鼻烟窝部位处放棉花球作固定垫，然后用塑形夹板或纸壳夹板固定腕关节伸直而略向尺侧偏、拇指于对掌位，固定范围包括前臂下 1/3，腕、拇掌及拇指指间关节，新鲜及陈旧性骨折均可采用。亦可用短臂石膏管形固定腕关节于背伸 25°~30°、尺偏 10°、拇指对掌和前臂中立位。结节部骨折一般约 6 周即可愈合，其余部位骨折愈合时间可为 3~6 个月，甚至更长时间，故应定期作 X 线检查。如骨折仍未愈合则须继续固定，加强功能锻炼，直至正斜位 X 线片证实骨折线消失、骨折已临床愈合，才能解除外固定。

3. 药物治疗 初期宜活血祛瘀、消肿止痛，内服散瘀活血汤，外敷熏洗二号（院内制剂）；中期肿胀消退，内服接骨胶囊（院内制剂），以舒筋活络、通利关节。解除固定后可选用壮筋续骨丹，以固本培元、补益肝肾，外用院内制剂熏洗二号熏洗。

4. 手术治疗及适应证 骨折长时间不愈合且有明显症状，以及发生缺血性坏死者，可根据患者的年龄、工作性质、临床症状及腕舟骨的病理变化，而采用不同的手术方法。对于年轻患者，骨折端有轻度硬化，舟骨腰部骨折，时间已超过 3 个月，仍无愈合征象，但未并发创伤性关节炎者，可考虑行自体骨植骨术；腕舟骨腰部骨折，近侧骨折端发生缺血性坏死，已有创伤性关节炎形成，腕桡偏时，因桡骨茎突阻挡而发生剧烈疼痛者，可行单纯桡骨茎突切除；腕舟骨近端骨折块发生缺血性坏死，腕关节疼痛，但无创伤性关节炎发生时，可行近端骨折切除术；腕舟骨骨折不愈合，关节活动受限，腕关节疼痛，且有严重创伤性关节炎者，可行腕关节融合术。

5. 围手术期的中医特色疗法 对于需要手术治疗的患者，手术前可给予桃红四物汤加减，以活血化瘀、消肿止痛。骨折术后局部气血运行不畅，瘀滞不通，舌质瘀暗的血瘀证患者，选用桃红四物汤加减，以活血化瘀、消肿止痛。若见纳差痞满，舌红苔黄腻，以湿热为主的患者，选可用三仁汤加减，以清利湿热、宣畅气机。术后气血虚损，神疲懈怠，舌淡脉细，以气血两虚为主的患者，选用补中益气汤加减，以补中益气、活血养血。

【预防与调护】

1.腕舟骨骨折治疗中的困难在于骨折的稳定，因此骨折外固定期间只可作适当的手指屈伸和肩肘关节活动，禁忌腕关节运动。解除固定后，可作握拳及腕部的主动屈伸、旋转活动。手术内固定或桡骨茎突切除者，术后应早期关节锻炼，尽早恢复关节功能。腕关节融合者的锻炼应在骨骼愈合后进行。

2.良好坚强的固定是腕舟骨愈合的基本条件，因此，外固定期间首先应反复宣教，告知固定的重要性，其次要定期复查，发现松动应及时调整、更换固定。

3.由于力学和血供的解剖特点，腕舟骨骨折的固定长短不但取决于简单的时间，更取决于影像学的观察。因此，应注意定期复查 X 线片，根据其改变并同时结合临床检查决定解除外固定的具体时间。

【医案举隅】

周某，女，46 岁，工人。于 20** 年 4 月 13 日就诊。

[主诉] 外伤后右腕肿痛，活动受限 4 天。

[病史] 就诊前 4 天意外跌倒，右腕部肿痛，活动受限，当时未予处置，自行外喷云南白药气雾剂，症状无明显改善，为明确诊治即来就诊。

[体格检查] 患者步入诊室，伤后局部轻度疼痛和腕关节活动功能障碍，右腕鼻烟窝处肿胀、压痛（＋），叩击拇指、食指掌指关节时疼痛加重。右腕关节活动受限，末梢血运良好。余肢未见异常。

[辅助检查] 右腕关节正侧位 X 线显示：腕舟骨可见线性透亮度。右腕关节 CT 显示：腕舟骨腰部骨皮质不连续，对位对线尚可。

[临床诊断] 右腕舟骨骨折（腰部）。

[治法] 患者坐位，助手双手握前臂上段，对抗牵引，术者一手扶腕部，一手握第 1、2 掌骨处，行牵引，同时尺偏患腕，用拇指向内按压骨块，复位成功。鼻烟窝部位处放棉花球作固定垫，用短臂石膏管形固定腕关节于背伸 25°～30°、尺偏 10°、拇指对掌和前臂中立位。固定后将前臂悬吊胸前。复查 X 线片见骨折对位对线良好。口服散瘀活血汤，每日 2 次，1 周后口服接骨胶囊，每日 3 次。嘱患者握拳，屈伸肘、肩关节，舒缩上肢肌肉等活动，同时注意石膏松紧度，以免出现骨筋膜室综合征或骨折再次移位，2 周后复查；注意保暖，避风寒。

二诊：4 月 27 日，体格检查：石膏外固定略有松弛，右腕肿胀有所消退。复查 X 线片：骨折对位对线良好，未见骨痂形成。嘱患者继续口服接骨胶囊，每日 3 次。更换石膏外固定，继续加强肩肘关节功能练习，注意石膏松紧度。

三诊：5月28日，体格检查：石膏外固定松紧适宜，右腕肿胀已消退。复查X线片：骨折对位对线良好，未见明显骨痂形成。嘱患者继续口服壮骨续筋丹，每日3次。加强肩肘关节功能练习。

四诊：6月28日，体格检查：石膏外固定松紧适宜。复查X线片：骨折对位对线良好，有少量骨痂形成。嘱患者继续口服壮骨续筋丹，每日3次。加强肘肩关节功能练习。注意保暖，避风寒。

五诊：7月29日，体格检查：石膏外固定松紧适宜，拆除石膏后检查骨折断端无明显压痛、叩击痛，腕关节活动受限。复查X线片：骨折对位对线良好，有大量骨痂形成，骨折线模糊。嘱患者继续口服壮骨续筋丹，每日3次。外用熏洗二号，每日2次。加强手指、腕关节功能练习。注意保暖，避风寒。

第十六节　掌骨骨折

掌骨骨折是常见的手部骨折之一，亦称驻骨骨折、壅骨骨折。第1掌骨短而粗，活动性较大，骨折多发生于基底部，还可合并腕掌关节脱位，临床上较常见。第2、3掌骨长而细，握拳击物时重力点多落在第2、3掌骨，故容易发生骨折。第4、5掌骨既短而又细，且第5掌骨易遭受打击而发生掌骨颈骨折。手部周围的肌肉、肌腱较多，肌肉的收缩作用可影响掌骨骨折的移位。掌骨骨折多见于成人，儿童较少见，男多于女。

【病因与分类】

1. 病因　直接暴力和间接暴力均可造成掌骨骨折。掌骨骨折可分下列几种。

（1）直接暴力：多引起掌骨颈或掌骨干骨折。如以拳击物引起的4、5掌骨颈"拳击骨折"，重物挤压或打击引起的掌骨干横断或粉碎骨折。

（2）间接暴力：多引起第1掌骨基底部骨折或骨折伴脱位。如跌倒时拇指触地或外力打击第1掌骨头引起的掌骨基底部骨折。

2. 分类

（1）第1掌骨基底部骨折：多为横形或粉碎骨折。远端易向掌、尺侧移位，近端易向背、桡侧移位。第1掌骨基底部骨折伴脱位（图6-16-1）又名贝内特（本奈）骨折，掌骨基底尺侧形成一三角形骨折块，为关节内骨折。骨折远端滑向桡背侧，并形成重叠移位。

（2）掌骨颈骨折：好发于4~5掌骨，2~3掌骨次之。骨折远段受屈指肌及

骨间肌的牵拉，向掌侧屈曲，骨折处向背侧成角，近节指骨可向背侧脱位。（图
6-16-1、图6-16-2）

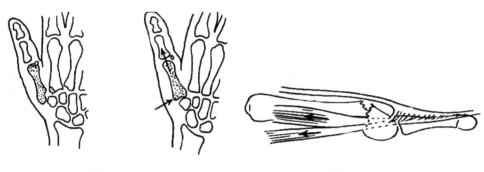

图 6-16-1　　　　　　　　　　　　　　　图 6-16-2

（3）掌骨干骨折：单根掌骨干骨折移位较少，多根掌骨干骨折移位较多，骨
折多为螺旋形或斜形骨折，容易向背侧成角移位。

3. 骨折特点

（1）第1掌骨基底部骨折伴脱位不稳定，再移位倾向大。

（2）掌骨颈骨折向背侧成角畸形较难矫正。

【诊查要点】

掌骨全长均可在皮下摸到，骨折后局部疼痛、肿胀，功能障碍，有明显压痛，
纵压或叩击掌骨头则疼痛加剧。如有重叠移位，则该掌骨缩短，可见掌骨头凹陷，
握拳时尤为明显。第1掌骨基底部骨折或骨折脱位，其拇指内收、外展、对掌等
活动受限，握力减弱。掌骨颈骨折和掌骨干骨折，常可扪及骨擦音，掌指关节伸
屈功能障碍。X线检查宜拍摄手部的正位与斜位照片，因侧位片2~5掌骨互相重
叠，容易漏诊。第1掌骨骨折或骨折脱位，X线检查最好拍摄以拇指正侧位为准
的正侧位照片，因一般手部正位片拇指第1掌骨是倾斜的。

【天池伤科疗法】

掌骨骨折要求有正确的复位，合理而有效的固定。临床必须掌握不同部位骨
折处理的特点，才不致造成手的功能障碍。

1. 手法整复与固定

（1）第1掌骨基底部骨折：麻醉下，术者一手握患腕，另一手握拇指向桡、
背侧牵引。同时，握腕之手以拇指向尺、掌侧按压骨折成角处，牵引拇指之手将

第1掌骨头向桡背侧扳拉，以矫正其向桡背侧的成角，整复后用外展夹板固定，3~4周解除外固定，进行功能锻炼。第1掌骨基底部骨折脱位，亦可采用同样的方法治疗。

（2）掌骨颈骨折：手法复位时，必须在牵引下先屈曲掌指关节至直角位，使掌指关节两侧的副韧带紧张，移位的掌骨头受近节指骨基底部的压迫而推向背侧。同时另手拇指由背侧向掌侧推挤骨折近端，骨折即可复位。将直角竹片或铝片放在手背及近节指骨的背侧，用胶布固定，保持掌指关节于90°屈曲位，而后用绷带包扎。或用轻便石膏板同样放于背侧，将掌指关节固定于90°屈曲位，3周后解除固定，练习活动。（图6-16-3）

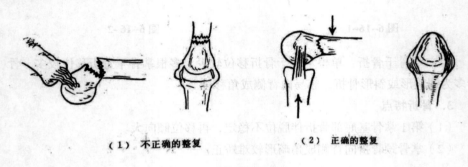

（1）不正确的整复　　　　（2）正确的整复

图 6-16-3

（3）掌骨干骨折：横断骨折整复后比较稳定者，宜采用手法整复、夹板固定。在神经阻滞或臂丛麻醉下，术者一手握持患指，另手四指握持腕部，拇指置于骨折成角畸形处。如骨折向掌侧成角时，须将拇指放在掌侧。在牵引下屈曲其掌指关节，向背侧推挤，使成角消失。纠正掌侧成角后，在牵引下，由掌及背侧夹挤骨折部两侧骨间隙，矫正其侧方移位。根据其骨折成角方向，将小毡垫放在掌骨骨折的顶角处，用胶布固定。最后在手背及掌侧各放一块梯形木板，其厚度为2mm，用胶布固定，再用绷带包扎，4周后解除外固定，练习活动。

对于不稳定的长斜型、粉碎形、螺旋形或短缩较多的骨折，同样以手法整复，为了维持骨折整复位置，需做患指末节指骨牵引，并用特制丁字铝板做功能位固定加以牵引，同时在掌骨骨折部背侧加一小毡垫及小木板外固定，3周后解除外固定，练习活动。

骨折整复固定2~3周，可在骨折部位行指揉、分筋、理筋等手法，舒筋活络。解除外固定后，可使用摇法、扳法，促进关节功能恢复。

2. 药物治疗

初期：选用当归尾12g，赤芍10g，白芍10g，生地黄15g，红花6g，土鳖虫

6g，骨碎补 12g，煅自然铜 12g，续断 12g，落得打 10g，乳香 6g，没药 6g。

中期：选用上肢续骨汤。当归 9g，川芎 4.5g，川续断 9g，鸡血藤 9g，陈皮 4.5g，桑枝 15g，赤芍 6g，红花 4.5g，松节 9g，枳壳 4.5g，伸筋草 4.5g，接骨木 9g，骨碎补 4.5g。水煎服，日 1 剂。

后期：选用壮骨强筋汤。熟地黄 12g，怀牛膝 9g，川芎 6g，当归 9g，甘草 3g，续断 9g，桃仁 6g，红花 3g，补骨脂 9g，骨碎补 9g，煅自然铜 9g，制乳香 3g。水煎服，日 1 剂。

3. 手术治疗适应证 ①复位后不稳定的第 1 掌骨基底部骨折或骨折脱位。②不稳定的掌骨干骨折和多发掌骨干骨折。③掌骨颈骨折掌侧骨皮质碎片多且屈曲畸形严重者。

4. 练功活动 固定后要早期活动手指，去除固定后，配合中药熏洗，锻炼指、腕部功能。

【预防与调护】

1. 第 1 掌骨基底部骨折，复位固定后，早期应限制拇指的屈曲及内收活动，避免引起骨折再移位。合并脱位者，更容易发生再移位，应定期进行 X 线片复查。调整外固定时应谨慎操作，防止骨折再移位。

2. 掌骨颈骨折，复位后掌指关节固定于屈曲 90°位，如未及时进行功能锻炼，将影响关节的伸直活动。骨折复位固定后 2 周，可将掌指关节改为半屈位固定，并适当配合手指的伸屈锻炼。

3. 掌骨干短斜形骨折，复位固定后容易再发生侧方或重叠移位，于手背侧放置分骨垫，有一定的预防作用。稳定性的掌骨干骨折，应及早进行手指的伸、屈功能锻炼。

【医案举隅】

程某，男，21 岁，学生。就诊日期，20** 年 4 月 20 日。

[主诉] 右手掌肿痛 3 小时。

[病史] 于 3 小时前，拳击时右手不慎受伤，致右手掌肿胀、疼痛，活动受限。

[体格检查] 痛苦面容，右手肿胀，于第 5 掌骨头处压痛阳性，可扪及骨擦音，握力减弱。掌指关节伸屈功能障碍。

[辅助检查] X 线显示：右第 5 掌骨颈骨折，骨折端向背侧成角。

[临床诊断] 右侧第 5 掌骨颈骨折。

[治法] 在牵引下先屈曲第 5 掌指关节至直角位，使掌指关节两侧的副韧带

紧张，移位的掌骨头受近节指骨基底部的压迫而推向背侧。同时另手拇指由背侧向掌侧推挤骨折近端，骨折即可复位。将铝片放在手背及近节指骨的背侧，用胶布固定，保持掌指关节于90°屈曲位，而后用绷带包扎。

二诊：5月5日。经2周治疗，右手掌肿胀基本消退，X线示骨折对位对线良好，将掌指关节改为半屈位固定，并适当配合手指的伸屈锻炼。继续口服上肢续骨汤。

三诊：5月19日。体格检查：右手掌肿胀完全消退、第5掌骨颈处无明显压痛，掌指关节活动正常。X线示骨折已形成新的骨痂，改服壮骨强筋汤，继续功能锻炼。

四诊：6月5日。体格检查：骨折局部无压痛，无纵向叩击痛和异常活动。右手掌指关节、指间关节活动范围正常。X线示骨痂形成，予以解除外固定。加强功能锻炼，恢复功能。

第十七节　指骨骨折

指骨骨折是手部最常见的骨折，亦称竹节骨骨折。指骨周围附着的肌肉和肌腱收缩牵拉，可影响骨折的移位。在治疗过程中，如果处理不当，可发生骨折畸形愈合，或造成关节囊挛缩，或骨折端与邻近肌腱发生粘连而导致关节功能障碍，甚至关节僵直，对手的功能影响较大。骨折可发生于近节、中节或末节，可单发或多发，多见于成人。指骨骨折的发病率很高，居四肢骨折之首位。

【病因与分类】

1. 病因　间接暴力和直接暴力均可造成指骨骨折，但多为直接暴力所致。

（1）直接暴力：是引起指骨骨折的常见原因，常造成食指、中指、无名指、小指或末节指骨的开放性粉碎骨折。

（2）间接暴力：较为少见，可引起近、中节指的横形或斜形骨折。

2. 分类

（1）近节指骨骨折：骨折线多位于近节指骨中部。受骨间肌、蚓状肌及伸指肌腱的牵拉，骨折断端容易向掌侧成角移位。

（2）中节指骨骨折：骨折的移位和畸形与骨折的部位密切相关。若骨折位于屈指浅肌腱止点的近侧，远折端受屈指成肌腱的牵拉，常形成向背侧成角畸形。如骨折发生于屈指浅肌腱的远侧，则近折端受屈指浅肌腱的牵拉，向掌侧移位或成角。

（3）末节指骨骨折：直接暴力所致者，可为裂纹或粉碎骨折；间接暴力所致者，多为末节指骨基底部背侧撕脱骨折，骨折块可有分离移位。

3.骨折特点

（1）近、中节指骨骨折，多为成角移位。

（2）末节指骨基底部背侧撕脱骨折，多有分离移位。

【诊查要点】

骨折后局部疼痛、肿胀、手指切能障碍，有明显压痛及纵向叩击痛。近、中节指骨骨折可有成角畸形，末节指骨基底部背侧撕脱骨折可有锤状指畸形，远侧指间关节不能主动伸直。有移位骨折可扪及骨擦音或活动的骨折块。X线摄片可明确骨折部位及移位情况。

【天池伤科疗法】

骨折必须正确整复对位，尽量做到解剖复位，不能有成角、旋转、重叠移位畸形，以免妨碍肌腱的正常滑动，造成手指不同程度的功能障碍。对闭合骨折可手法复位、夹板固定。指骨开放骨折应彻底清创，争取伤口一期愈合，有皮肤缺损者，必须用各种方法修补缺损，以免使骨骼、肌腱外露，防止造成肌腱坏死，瘢痕挛缩和骨感染。指骨开放粉碎骨折，较大的骨块不能随便摘除，以免造成骨质缺损，而致骨不愈合。开放骨折作清创术后，亦可行手法复位和用夹板固定。复位时须用骨折远端对骨折近端。手指应尽量固定在功能位，既要充分固定，又要适当活动。

1.整复手法

（1）近节指骨干骨折：整复时患者取坐位，术者一手握住患侧的手掌，并用拇指和食指捏住骨折的近端固定患指。另一手的中指扣住患指中节的掌侧，用无名指压迫其背侧。将患指在屈曲下进行拔伸牵引，以矫正骨折的重叠移位。然后术者用屈骨折远端之手的拇指和食指，分别捏住骨折处的内、外侧进行挤捏，以矫正侧向移位，再将远端逐渐掌屈，同时以握近端之拇指将近端向背侧顶位，以矫正向掌侧成角畸形。指骨颈整复时，应加大畸形，用反折手法，先将骨折远端呈90°向背侧牵引，然后迅速屈曲手指，屈曲时应将近端的掌侧顶向背侧，使之复位。（图6-17-1）

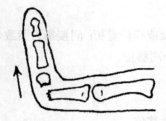
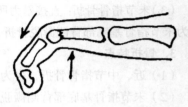

图 6-17-1

（2）中节指骨骨折：整复时，术者一手拇指和食指捏住骨折近端固定患指，用另一手拇指、食指扣住患指末节，先拔伸牵引，然后用该手的拇指和食指捏住骨折处的内、外侧进行挤捏，以矫正侧向移位。再将拇指和食指改为捏住骨折处的掌侧进行提按，以矫正掌背侧移位。

（3）末节指骨末端粗隆及骨干骨折：整复时，可在牵引下，术者用拇指和食指在骨折处内外侧和掌背侧进行挤捏，以矫正侧向移位和掌背侧移位。如为开放骨折，且骨折片较小，在清创缝合时，应将碎片切除，以免日后指端疼痛。若甲根翘起者，须将指甲拔除，骨折才易复位，甲床可用凡士林纱布外敷，指甲可重新长出。末节指骨基底背侧撕脱骨折整复时，只要将近节指间关节屈曲、远侧指间关节过伸，便可使撕脱的骨折块向骨折远端靠近。

2. 固定方法 除骨折部位在指浅屈肌腱止点近侧的中节指骨骨折处，患指应固定在功能位，不能将手指完全伸直固定，以免引起关节囊和侧副韧带挛缩，而造成关节僵直。无移位骨折，可用塑形竹片夹板或铝板固定于功能位 3 周左右。

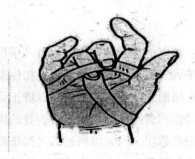

图 6-17-2

（1）有移位的近节指骨干或指骨颈骨折，复位后根据成角情况放置小平垫，在掌、背侧各放一小夹板，如有侧方移位，则在内、外侧亦各放一小夹板，其长度相当于指骨，不超过指间关节，然后用胶布固定。对于有向掌侧成角的骨折，可置绷带卷或裹有 3 ~ 4 层纱布的小圆柱状固定物（小木棒或小玻璃瓶），手指屈在其上，使手指屈向舟状骨结节，以胶布固定，外加绷带包扎。如有侧方成角或旋转畸形，还可利用邻指固定患指（图 6-17-2）。

（2）中节指骨骨折复位后，骨折部位在指浅屈肌腱止点的远侧者，固定方法同近节指骨骨折。骨折部位在指浅屈肌腱止点的近侧者，虽然手指固定在伸直位较稳定，但不应在伸直位固定过久，以免成关节侧副韧带挛缩及关节僵直。

（3）末节指骨末端或指骨干骨折复位后，可用塑形竹片夹板或铝板固定于功能位。末节指骨基底背侧撕脱骨折复位后，可用塑形夹板或铝板固定患指近侧指间关节于屈曲位、远侧指间关节于过伸位 6 周左右（图 6-17-3）。

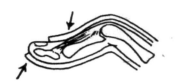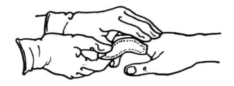

图 6-17-3

固定后，要抬高患肢，以利肿胀消退。除患指外，其余未固定手指应经常活动，防止其余手指发生功能障碍。

骨折整复固定后，对未固定的指骨可用拿法、拇指理筋、指揉法等散瘀消肿。2 周后，可于骨折处远近指间关节部做拿法、指揉法，防止关节囊粘连。

3. 药物治疗

壮骨强筋汤：熟地黄 12g，怀牛膝 9g，川芎 6g，当归 9g，甘草 3g，续断 9g，桃仁 6g，红花 3g，补骨脂 9g，骨碎补 9g，煅自然铜 9g，制乳香 3g。水煎服，日 1 剂。

上肢续骨汤：当归 9g，川芎 4.5g，川续断 9g，鸡血藤 9g，陈皮 4.5g，桑枝 15g，赤芍 6g，红花 4.5g，松节 9g，枳壳 4.5g.伸筋草 4.5g，接骨木 9g，骨碎补 4.5g。水煎服，日 1 剂。

接骨紫金丹：苏木、松节、川乌、降真香、制乳香、制没药、血竭、煅自然铜、地龙、水蛭各等份。共为细末，炼蜜为丸，每丸 10g，每次 1 丸，每日 3 次。

4. 外固定器疗法　对严重粉碎性骨折或由于挫灭伤而造成的复杂骨折，应用闭合复位经皮穿针外固定器整复及固定，是一种较为理想的方法。方法是在骨折断端两侧经皮各穿 2 枚克氏针，置放外固定器，利用外固定器进行牵引、整复及外固定。

5. 经皮穿针内固定 适用于近、中节不稳定骨折。方法是在手法复位后，在X线透视下经皮穿针固定。固定方法有两种：①在距骨折远、近端 0.5～1cm 处，于背侧的尺、桡缘交叉打入 2 枚细克氏针固定。此种方法固定牢固，但穿针角度不易掌握，技术难度较大。②于指骨头打入 1 枚克氏针，行髓内穿针固定。此种方法虽然简单，但固定后不稳定，且易引起指间关节僵硬，目前已很少应用。

6. 手术治疗及适应证 ①不稳性骨折手法复位困难或复位后固定不稳定。②指骨基底关节囊内较大骨折。关节面破坏且合并脱位。③陈旧性骨折不愈合或畸形愈合。

【预防与调护】

（1）骨折复位固定后，未受伤的手指应加强伸屈功能锻炼。

（2）解除外固定后，可配合熏洗、推拿，促进关节功能恢复。

【医案举隅】

宋某，男，21 岁。就诊日期，20** 年 2 月 1 日。

[主诉] 右中指肿痛、活动受限 2 小时。

[病史] 2 小时前，打球时手指不慎挫伤，致右中指肿胀，活动受限。

[体格检查] 痛苦面容，右手中指有明显压痛，可扪及骨擦音，有成角畸形。

[辅助检查] X 线摄片显示右中指中节指骨骨折，掌侧成角畸形。

[临床诊断] 右中指中节指骨骨折。

[治法] 患者坐位。术者一手捏住骨折近段，另手拇指于掌侧角顶处向背侧按压，余指持续牵引末节手指并屈曲远侧指间关节，使其复位。患指用指骨夹板固定后行 X 线片复查，骨折对位对线良好。3 周后解除外固定，锻炼手指功能。

二诊：2 月 19 日。经 2 周治疗。右中指肿胀基本消退，X 线示骨折对位对线良好，嘱其继续加强功能锻炼，继续口服接骨丹，每日 3 次。

三诊：2 月 29 日。体格检查：右中指肿胀完全消退、锁骨区无压痛。X 线示骨折已形成新的骨痂，改服壮筋续骨丹，每日 3 次，继续功能锻炼。

四诊：3 月 10 日。体格检查：骨折局部无压痛，无纵向叩击痛和异常活动。X 线示骨痂大量形成。嘱患者继续服用壮筋续骨丹 1 周，以巩固疗效，加强功能锻炼，恢复功能。

第十八节 股骨颈骨折

股骨颈位于人体的髋部，是构成髋关节的一部分，上端与股骨头连接，下端与股骨大粗隆、小粗隆连接。股骨颈骨折是髋部最常见的损伤，在全身骨折中其发病仅次于桡骨远端骨折。各年龄段均可发生，多发生于老年人，又以老年女性较多。

【病因与分类】

1. 病因 由于老年人和青壮年的生理差异，引起股骨颈骨折的原因也有所区别。

（1）老年人：老年人由于骨质疏松致骨强度下降，加之股骨颈上区滋养血管密布，均可使股骨颈的生物力学结构削弱，使股骨颈脆弱。此外，老年人髋周肌群退变，反应迟钝，不能有效抵消髋部有害应力，加之髋部受到的应力较大（体重的 2~6 倍），局部应力复杂多变，因此不需要多大的暴力，如平地滑倒、由床上跌下或下肢突然扭转，甚至在无明显外伤的情况下都可以发生骨折。

（2）青壮年：青壮年身体强壮、骨密度高，所以青壮年股骨颈骨折往往由于严重损伤如车祸或高处跌落致伤。

2. 分类 股骨颈骨折的分类方法有多种。按发生部位分为四型，即头下型、头颈型、经颈型和基底型；可按骨折线走行方向分型，即 Pauwels 分型；根据骨折的损伤程度进行分型，即 Garden 分型法；还可以根据 Linton's 角的大小进行区分。还有现在的分类标准，可分为裂纹骨折、无移位的股骨颈骨折、有移位的股骨颈骨折、股骨颈应力性骨折，以及特殊类型的股骨颈骨折，主要包括类风湿股骨颈骨折或肾衰型股骨颈骨折，还有年轻人股骨颈骨折。

（1）按发生部位

①头下型：骨折线完全位于股骨头下，整个股骨颈均在骨折远端。

②头颈型：即股骨颈斜行骨折，由于股骨颈骨折多系扭转暴力所致。

③经颈（颈中）型：全部骨折面均通过股骨颈。

④基底型：骨折线位于股骨颈基底。

前三型骨折的骨折线位于髋关节囊内，称囊内骨折；基底型骨折位于囊外，称囊外骨折。

（2）按骨折损伤程度（Garden 分型法）

① I 型为不完全骨折。

② II 型为完全骨折但无移位。

③ III 型为骨折有部分移位，股骨头外展，股骨颈段轻度外旋及上移。

④ IV 型为骨折完全移位，股骨颈段明显外旋和上移。

I 型、II 型者因为骨折断端无移位或移位程度较轻，骨折损伤程度较小，属于稳定型骨折；III 型、IV 型者因骨折断端移位较多，骨折损伤较大，属于不稳定骨折。

【诊查要点】

老年人跌倒后诉髋部疼痛，不能站立和走路，应想到股骨颈骨折的可能。患肢多有轻度屈髋屈膝及外旋畸形。髋部除有自发疼痛外，移动患肢时疼痛更为明显。在患肢足跟部或大粗隆部叩打时，髋部也感疼痛，在腹股沟韧带中点下方常有压痛。股骨颈骨折多系囊内骨折，骨折后出血不多，又有关节外丰厚肌群的包围，因此，外观上局部不易看到肿胀。移位骨折患者在伤后不能坐起或站立，但也有一些无移位的线状骨折或嵌插骨折病例，在伤后仍能走路或骑自行车。对这些患者要特别注意，不要因遗漏诊断使无移位稳定骨折变成移位的不稳定骨折。在移位骨折，远端受肌群牵引而向上移位，因而患肢变短。患侧大粗隆升高，表现在大粗隆在髂 – 坐骨结节连线之上，以及大粗隆与髂前上棘间的水平距离缩短，短于健侧。

【天池伤科疗法】

按照骨折的时间、类型和患者的全身情况等决定治疗方案。新鲜无移位的骨折或嵌插骨折不需复位，但患肢应制动；移位骨折应尽早给予复位和固定；陈旧性股骨颈骨折可采用髋关节重建术或改变下肢负重力线的切骨术，以促进骨折愈合或改善功能。

1. 整复手法

（1）屈髋屈膝法：患者取仰卧位，助手固定骨盆，术者握其腘窝，并使膝、髋均屈曲 90°，向上牵引，纠正缩短畸形。然后伸髋内旋外展以纠正成角畸形，并使折面紧密接触。复位后可作手掌试验，如患肢外旋畸形消失，表示已复位。

（2）牵引复位法：为减少对软组织的损伤，保护股骨头的血运，目前多采用骨牵引逐步复位法。若经骨牵引 1 周左右仍未复位，可采用上述手法整复剩余的轻度移位。（图 6-18-1）

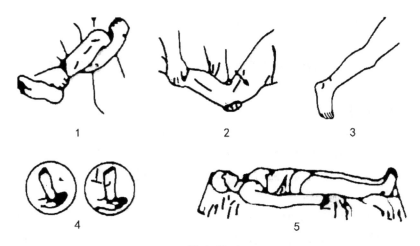

图 6-18-1

2. 固定方法　无移位或嵌插型骨折，可让患者卧床休息，将患肢置于外展、膝关节轻度屈曲、足中立位。为防止患肢外旋，可在患足穿一带有横木板的丁字鞋。亦可用轻重量的皮肤牵引固定 6~8 周。在固定期间应嘱咐患者做到"三不"：不盘腿，不侧卧，不下地负重。有移位的新鲜股骨颈骨折，可采用股骨髁上骨牵引，如无特殊禁忌证，可用多根钢针或螺纹钉内固定治疗，这样能早期离床活动，从而减少因卧床而发生的合并症。

3. 药物治疗　早期宜活血化瘀、消肿止痛，方用桃红四物汤加田三七等。若有大便秘结、腹脘胀满等症，可酌情加枳实、大黄等通腑泻热。中期宜舒筋活络、补养气血，方用舒筋活络汤。后期宜补益肝肾、强壮筋骨，方用壮筋养血汤。

4. 手术治疗及适应证　股骨颈骨折不愈合或发生股骨头缺血性坏死者，可根据患者年龄、健康状况，结合局部的不同病理变化，选用粗隆间移位截骨术、粗隆下外展截骨术、股骨头切除及粗隆下外展截骨术或人工股骨头置换术等手术。

5. 练功活动　应积极进行患肢股四头肌的舒缩活动，以及踝关节和足趾关节的屈伸功能锻炼，以防止肌肉萎缩、关节僵硬及骨质脱钙现象。解除固定和牵引后，逐渐加强患肢髋、膝关节的屈伸活动，并可扶双拐不负重下床活动。以后每 1~2 个月拍 X 线片复查一次，至骨折坚固愈合，股骨头无缺血性坏死现象时，方可弃拐逐渐负重行走，一般需半年左右。

【预防与调护】

1. 固定期间应注意预防长期卧床的并发症，加强护理，防止发生褥疮，并经常按胸、叩背，鼓励患者咳嗽排痰，以防发生坠积性肺炎。

2.伤后数天疼痛减轻后，应进行患肢屈伸活动，但要防止盘腿、侧卧及负重。

3.对于骨质疏松患者，大约需要 6 个月才可以逐渐过渡到负重活动。

【医案举隅】

患者李某，女，57 岁，职业不详。于 20** 年 7 月 6 日就诊。

[主诉] 外伤致右髋部肿痛、下肢外旋畸形伴活动受限 2 小时。

[病史] 患者 2 小时前走路时不慎摔倒，伤及右髋部，即感右大腿根部疼痛、畸形、肿胀，伴功能障碍。

[体格检查] 患者平车推入诊室，右下肢短缩约2cm，内收畸形，局部压痛明显，可触及骨擦感，闻及骨擦音，有异常活动，主动活动不能，被动活动疼痛加剧。右足背动脉搏动尚可，右足感觉正常，末梢血运可。

[辅助检查] X线片示：右股骨颈骨折，骨折线清晰，骨折移位明显。

[临床诊断] 右股骨颈骨折。

[治法] 术前予以骨科二级护理，普食，测量血压每日2次，完善各项辅助检查，并予通经活血、消炎镇痛、抗凝对症治疗，做好术前准备工作。7月9日，患者在连续硬膜外麻醉下行右股骨颈骨折闭合复位内固定术，麻醉效果好，手术顺利，术后患者安全返回病房。术后予补液、抗感染、通经活血等对症治疗，并于患者两腿间置三角垫以保持患肢外展中立位。指导患者进行相关功能锻炼，卧床休息，患肢不负重。

二诊：7 月 13 日。患者情绪稳定，精神可，胃纳可，二便正常。创口敷料清洁干燥、肢端血运、感觉活动均正常，髋部疼痛轻存，X线复查显示骨折复位良好。嘱患者卧床休息，加强功能锻炼。

三诊：7 月 20 日。患者要求出院，主治及上级医师评估患者情况后同意患者出院，嘱患者拆线，患肢勿负重，加强功能锻炼以恢复功能。两周来院后再次复查X线片。

第十九节　股骨粗隆间骨折

股骨粗隆间骨折，是指自股骨颈基底部关节囊外，向下至小转子下 5cm 之间的骨折，是老年人常见损伤，患者平均年龄 70 岁，年轻患者多为高能损伤，且往往移位较大。由于粗隆部血运丰富，骨折后极少不愈合，其治疗的主要问题

是如何防治髋内翻和全身并发症,高龄患者长期卧床引起并发症较多,病死率为
15%~20%。

【病因与分类】

1. 病因 间接暴力和直接暴力均可造成股骨粗隆间骨折。

(1)间接暴力:老年人由于骨质疏松,导致骨密度下降,脆性增加,各种原
因引起的跌倒,下肢的扭转暴力传导至粗隆部位引起骨折。

(2)直接暴力:多发生于青壮年,为高能量损伤,比如车祸伤、坠落伤直接
作用于股骨粗隆,导致骨折的发生。老年人跌倒后的直接暴力作用,也会引起股
骨粗隆间骨折的发生。

2. 分类 股骨粗隆间骨折常采用 Evans 分型系统,简单分类为Ⅰ型和Ⅱ型。
在Ⅰ型骨折中,又根据骨折复位之后的稳定程度分为四个小型。(图 6-19-1)

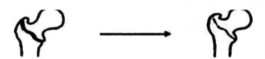

Ⅰ型1度:无位移,占65%

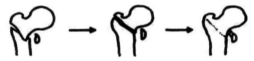

Ⅰ型2度:移位但可复位,占7%

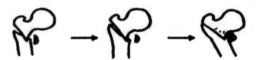

Ⅰ型3度:移位未复位,占14%

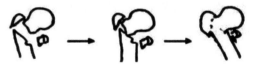

Ⅰ型4度:粉碎性,占6%

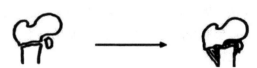

Ⅱ型,骨折线区反向呈斜形,占8%

图 6-19-1

（1）Ⅰ型：顺粗隆间骨折。骨折线由小粗隆的位置斜向外上，顺着粗隆间的走行而走行。

①第Ⅰ型：仅仅有一条骨折线。

②第Ⅱ型：在有一条骨折线的基础上，伴随内侧有一个小骨片脱落。

③第Ⅲ型：有一条骨折线，内侧有骨片脱落，而且有大量的骨皮质缺损，导致不稳定。

④第Ⅳ型：有一条骨折线，但内外两侧都有比较大的骨折块脱落，是一种更加不稳定的骨折。

（2）Ⅱ型：反粗隆间骨折。小粗隆间的骨折线向外下走行，骨折远端容易受到内收肌的牵拉，继而产生内收、内旋，所以是一个不稳定骨折。

【诊查要点】

股骨粗隆间骨折的患者一般有外伤史，外伤后局部疼痛、肿胀、压痛和功能障碍均较明显，有时髋外侧可见皮下淤血斑，伤后患肢活动受限，不能站立、行走。大粗隆部肿胀、压痛，伤肢有短缩，远侧骨折段处于极度外旋位，严重者可达90°外旋。还可伴有内收畸形。本病的辅助检查方法主要是影像学检查，包括X线检查、CT检查及MRI。

X线检查：常规X线检查可以发现骨折，但在一些特殊的骨折类型中，如不完全性骨折，由于骨折无移位，仅有不规则裂隙，X线片上不能显示；另外X线片上股骨大、小转子，转子间线、嵴及软组织影重叠，骨折极易漏诊。

CT检查：CT明显降低了粗隆间裂隙骨折的漏诊率，能显示骨皮质连续性及骨断层层面内部结构，但由于股骨颈基底或转子及粗隆间骨不规则，滋养血管影干扰，漏扫层面等因素，也给诊断造成一定的困难。

磁共振（MRI）检查：MRI扫描敏感性高，明显优于X线及CT。对于股骨颈基底或转子及粗隆间裂隙骨折等不完全性骨折无法为X线所显示的骨折类型，MRI检查具有明显优越性。

【天池伤科疗法】

中医特色整复手法、固定器具、内外治药物及全面的功能康复计划，贯穿治疗全程的医患合作，能够减少髋内翻和不良并发症的发生，尤其对于高龄股骨粗隆间骨折的治疗具有优势。

1. 整复手法

（1）"屈髋屈膝"法：患者仰卧，助手双手按住患者两侧髂嵴或患侧大腿根部固定，术者立于患肢外侧，先屈膝屈髋90°，向上牵引，略作摇摆，待骨折端松动后，作伸髋、内旋、外展动作，将患肢置于外展中立位，复位成功标志为患肢短缩、外旋畸形消失。

（2）外展牵引复位：患肢外展20°～25°放在"凹型搁脚垫"上，行胫骨结节或股骨髁上骨牵引，重量1/7～1/8体重，牵引1周左右，患肢肌肉松弛，短缩畸形改善后，施以"内旋外展"手法，矫正患肢髋内翻和外旋畸形。根据复查X线片情况，及时调整牵引重量和方向。

2. 固定方法

（1）皮肤牵引固定：适用于无移位型骨折，或老年体弱患者骨折复位后肢体的固定，时间4～6周，牵引重量3～5kg。

（2）"丁"字鞋外展固定：适用于无移位型骨折，有严重内科疾病的高龄患者，或患肢皮肤条件差，不能耐受牵引治疗的患者，在行骨折复位后，患肢予"丁字鞋"固定。

（3）骨牵引：适用于大部分有移位的股骨粗隆间骨折患者，排除邻近部位感染、皮炎及未有效控制的糖尿病患者。通常采用胫骨结节骨牵引方式。骨折整复后，患肢外展20°～25°，放在"凹型搁脚垫"上，牵引针需平行于床面，并与肢体纵轴垂直，牵引力1/8～1/7体重，时间6～8周。老年患者进针部位自骨端向骨干适当平移，防止过早松动。

（4）手术内固定：针对部分有手术指征的患者，尽量闭合复位，可根据骨折类型选用动力髁螺钉（DCS）、带转子稳定接骨板的DHS固定、闭合复位防旋型股骨近端髓内钉（PFNA）、外固定支架治疗。

3. 药物治疗　在骨折整复、固定及围手术期，按早、中、晚分三期辨证施治。

（1）活瘀滞筋骨证（伤后1～2周）：骨折早期，症见髋部肿胀变形，固定刺痛，拒按，活动障碍，皮色紫暗，舌暗红，脉弦涩。

治法：行气活血、消肿化瘀。

主方：活血消肿方（科室协定方）加减。药用当归、三七、川牛膝、金银花、茯苓皮、桃仁等。

体壮者去三七，用红花；发热重用金银花，加蒲公英；纳差加陈皮、红曲米、砂仁，并预防应激性溃疡；便秘加厚朴、麻仁、生大黄等。

功效：活血化瘀，通络止痛。

主治：骨折、软组织损伤急性期。

（2）筋伤骨断证（伤后3～4周）：骨折中期，症见患处微肿、隐痛，肌肉松弛，关节活动障碍，舌紫或绛，脉涩。

治法：接骨续筋，和营生新。

主方：续骨活血汤加减。药用当归、赤芍、生地黄、三七、土鳖虫、骨碎补、自然铜、续断、乳香、没药等。

舌红少苔加沙参、麦冬；纳差气短加党参、黄芪、白术；便秘加麻仁、玄参。

功效：补肝肾，强筋骨，祛瘀生新。

主治：骨折、软组织损伤缓解期。

（3）肾虚络阻证（受伤5周以后）：骨折后期，筋骨萎缩，肌筋拘挛，关节屈伸不利，舌淡红，脉沉细。

治法：补肾养血，舒筋通络。

主方：壮筋养血汤加减。药用当归、川芎、生地黄、续断、牡丹皮、杜仲等。高龄患者酌加枸杞、淫羊藿（仙灵脾）等。

4. 特色中医外治法的应用　早、中期选择"消肿膏"外敷，"中药熏药"热敷治疗，后期选择"和伤散"外用熏洗。

（1）外用剂型"消肿膏"

适应证：骨折初、中期肿胀、疼痛剧烈者。

主要成分：生川乌、生草乌、生天南星、地骨皮、五加皮、石菖蒲、威灵仙、海桐皮、生半夏、皂角、芒硝、饴糖、滑石粉、甘油等。

使用方法：使用时，先摊在棉垫上，厚薄均匀，上叠一张极薄的绵纸，敷于患处。根据伤情的变化、肿胀的消退程度及天气的冷热决定换药时间，一般2~3天一次。

（2）外用剂型"中药熏药"

适应证：外伤后有肿胀、疼痛、屈伸不利者。

主要成分：细辛、当归、制川乌、制草乌、防风、木香、沉香、威灵仙、鸡血藤、川牛膝、桂枝、公丁香、川芎、藿香等。

使用方法：上述中药打粉，装包，配合仪器理疗、热敷患部，一般1~2天一次。

（3）外用剂型"和伤散"

适应证：骨折后期，余肿未消、疼痛隐隐，断骨虽连但不坚者。

主要成分：地骨皮、积雪草、五加皮、石菖蒲、威灵仙、海桐皮等。

使用方法：外用熏洗，每日2次。

【预防与调护】

1.治疗过程中,针对性的指导和积极的康复训练值得重视。鼓励尽量主动练习,对体弱患者,被动练习不可或缺。可以进行包括射频电疗、超短波及短波治疗、中药熏药治疗、中药贴片超声波导入、关节错缝（关节松动训练）等系列渐进康复治疗措施。

2. 非手术治疗患者早期常有畏痛心理，需耐心解释功能锻炼的重要性，并避免不利于骨折稳定的动作。

3. 卧床患者全身康复训练，包括心肺功能练习——"深长呼吸（吐纳练习）""自主咳嗽"，胃肠功能练习——"双手摩腹""收腹提肛"；牵引治疗阶段循序功能锻炼——1~3周行"股肌舒缩""踝膝伸曲"，3~6周行"拉手抬臀""蹬腿抬臀"，解除固定后渐进行"自主抬腿""床沿活动""扶拐下地"练习。

4. 手术治疗固定牢固的患者，1周内扶拐下地；稳定性差的患者，术后鼓励早期床上活动，患肢较晚负重，既可以预防和减少高龄患者卧床的并发症，又可预防在骨折愈合之前内固定物对股骨头可能的切割及髋内翻畸形。

【医案举隅】

患者徐某，男，78岁。于20**年11月25日就诊。

[主诉] 摔倒致左髋部肿痛，活动受限5小时。

[病史] 5小时前患者在家行走时，不慎摔倒，致左髋部肿痛，活动受限。

[体格检查] 患者痛苦面容，脸色苍白，时发小声呻吟。左髋部局部肿胀，触有压痛，左下肢外旋畸形，左下肢较右下肢短缩约1.5cm，轴向叩击痛，左髋关节活动障碍，左足背动脉搏动好，左下肢感觉正常。

[辅助检查] X线显示（左髋关节正侧位）：左股骨粗隆间骨折，断端移位。

[临床诊断] 左股骨粗隆间骨折。

[治法] 对患者行牵引。做好术前准备，进行药物对症治疗，择期手术。11月28日，患者在连续硬膜外麻醉下，行左股骨粗隆间骨折闭合复位PFNA固定术。麻醉效果好，手术顺利，术后患者安返病区。口服活血消肿方，每日2次。

二诊：12月2日。术后，患者左髋肿痛基本消失，X线示内固定在位，骨折复位良好，嘱其加强功能锻炼，预防长期卧床并发症。

三诊：12月9日。患者及其家属要求出院，主治及上级医师评估后准予出院。并嘱其继续加强功能锻炼，2周后复诊。

四诊：12月23日。患者来院复诊，X线片示内固定在位良好，骨折对位对线良好，形成骨痂，嘱患者续骨活血汤加减，每日2次。

第二十节　股骨干骨折

好发于 20—40 岁之青壮年，10 岁以下儿童及老年人也时有发生。股骨干是指股骨粗隆下 2cm 至股骨髁上 2cm 之间的范围。骨干向前突起，形成约 5° 的弧度，后方有供肌肉附着的粗线，称股骨嵴，是切开复位时对位的标志。股骨干周围有丰厚的肌肉，以内收肌群力量最大，所以容易形成向外成角畸形。股动、静脉，股神经，走行于内收肌管，下 1/3 骨折时容易遭受损伤。

【病因与分类】

1. 病因

（1）直接暴力：多引起粉碎形、多段或横形骨折，可伴开放性伤口。

（2）间接暴力：多引起横形骨折。如伤时身体倾斜，常形成扭转载荷，可引起螺旋形或长斜形骨折，多见于儿童。

2. 分类　骨折类型多为完全骨折，不全骨折很少，偶见于婴幼儿。

（1）上 1/3 骨折：近端外展、外旋、前屈移位，远端向内、向上移位。

（2）中 1/3 骨折：移位因暴力方向而异，除断端重叠外，易向外成角。

（3）下 1/3 骨折：远端因腓肠肌牵拉，易向后移位，可损伤腘动、静脉或坐骨神经。

3. 骨折特点

（1）骨折类型复杂，移位严重，重叠可多达 4~6cm。

（2）内出血重，成人可达 500~1000mL。

（3）再移位倾向大，内固定后普通钢板可发生弯曲或断裂。

（4）上、下 1/3 骨折畸形难矫正。

（5）易遗留患膝功能障碍，因固定过久，关节粘连而致。

【诊查要点】

股骨干骨折有强大暴力的致伤史。伤后局部疼痛、肿胀明显，功能严重丧失。检查患肢，多有短缩、成角和旋转畸形，可扪得骨擦音及异常活动，诊断并不困难。若患者面色苍白，口干唇燥，呼吸急促，烦躁不安，冷汗淋漓，四肢厥冷，血压降低，脉细数无力，为气随血脱的表现，多因失血过多及创伤反应所致之休克。严重移位的股骨干下 1/3 骨折，若出现患足肤色苍白，皮温下降，足背动脉搏动减弱或消失，末梢血循环障碍，则提示有腘动脉损伤。X线摄片可以显示骨折类型及移位情况。

【天池伤科疗法】

1. 整复手法　成人股骨干骨折，应在麻醉下整复，多采用腰麻。

（1）牵引：上 1/3 骨折，外展、屈髋各 45°，屈膝 90°位牵引；中 1/3 骨折中立位牵引；下 1/3 骨折屈膝 90°位牵引。近端助手以中单绕过患侧会阴部牵引，远端助手双手握患小腿上部作对抗牵引，持续牵引 2～3 分钟。

（2）端挤：术者双手分别置于骨折远近端，以端挤手法矫正断端的左右侧方移位，此时应放松牵引力量。

（3）反折：先向后成角，再反折，矫正骨折端的重叠及前后侧方移位。成角反折时，远端助手须密切配合。

（4）挤按：术者双掌根分别挤按骨折远近端，以矫正残余侧方移位或使长斜形、螺旋形骨折紧密接触。

2. 固定方法

（1）骨牵引固定：股骨干上、中 1/3 骨折可选择股骨髁上或胫骨结节牵引。下 1/3 骨折，远端向后移位者用髁上牵引；远端向前移位者选胫骨结节牵引。早期牵引重量为体重的 1/8～1/7，骨折整复后可用体重的 1/10 重量维持牵引。牵引时间 4～5 周。

（2）小夹板固定

①夹板宽度为固定部位肢体周径的 1/5。长度，外侧夹板起自股骨大粗隆，至股骨外髁；内侧夹板起自腹股沟内侧下方 1cm，至股骨内髁；前侧夹板起自腹股沟韧带下 1cm，至髌骨上缘，夹板上端沿腹股沟韧带之走行方向制成斜形；后侧夹板，起自坐骨结节下 1cm，至腘窝上 2cm。

②纸压垫：宽度与夹板宽度相等，厚度应与肌肉厚度成正比，一般厚度为 1～1.5cm。根据骨折移位方向和骨折线情况，采用二点或三点固定法进行置放。

③夹板固定时间，8～9 周。

④平衡牵引架固定：固定原理是将支撑套抵于耻骨、坐骨结节和股骨大粗隆为支点，调节中间的伸缩调节管，使其产生的牵引力能维持复位后位置即可。如复位后遗留有侧方或成角移位，通过调节内、外侧杆牵引力的大小，可获得矫正。固定后 1 周，可扶双拐，伤肢不负重下床活动，3～4 周，扶单拐，伤肢逐步练习负重行走。

3. 药物治疗　合并失血性休克者，于输血、输液的同时，可内服独参汤或生脉口服液。无休克者，宜活血化瘀，用复元活血汤加减。中期，宜接骨续筋，内服正骨紫金片。后期，可内服舒筋活血汤，舒筋活络，滑利关节。

4. 骨折畸形愈合的治疗

（1）手法折骨、复位，小夹板固定加牵引治疗，适用于时间较短，尚未骨性愈合者。一般用于8周以内的股骨干骨折畸形连接者。其折骨方法，有手法和杠杆力折骨。成功后，即按新鲜股骨骨折的治疗原则，进行处理。一般牵引5~8周。

（2）钻孔折骨，手法复位小夹板固定配合牵引治疗，适用于单纯成角畸形而时间过久，在8周以上，手法和杠杆折骨不能成功者。用骨钻在角顶处骨的横断面上进行扇形钻孔后，再行折骨，矫正成角，按新鲜骨折的原则，进行处理。

（3）小切口凿断折骨与复位，小夹板固定加牵引治疗，适用于上述折骨方法失败的病例，切口约5cm，沿骨折线的方向凿骨折断，复位。复位时，将骨膜剥离器放在骨折断端间撬骨，协助复位颇为方便，然后按新鲜骨折的原则进行处理。若此方法失败，则改为切开复位，钢板、螺丝钉内固定治疗。

【预防与调护】

1. 预防牵引针孔感染，应定期观察，并用75%酒精浸湿保护针孔的棉纱。

2. 随着伤肢肿胀消退，须及时调整夹板松紧度。

3. 牵引期间，注意保持牵引力线正确，防止诱发成角移位。定期检查骨传导，防止过度牵引引起断端分离。

4. 功能锻炼，复位后第1周，仅进行踝关节活动、股四头肌收缩活动的锻炼。第2周，可进行膝关节伸屈活动锻炼，以及手撑床、健肢蹬床，使臀部抬起活动。第3周，可健肢蹬床，拉撑杆站立活动。第5周，解除牵引后，在床上进行各关节伸屈活动。第6周，在直腿抬高活动自如时，即可扶双拐下地渐次负重活动。7~8周，可扶单拐活动。9~10周，可弃拐行走。经X线照片检查，无畸形或再骨折发生，即可去除夹板。

【转归及预后】

1. 股骨干上1/3骨折，近折端外展、外旋移位较顽固，容易发生畸形愈合。

2. 股骨干下1/3骨折，远折端移位较难矫正，是引起畸形愈合的常见原因。

3. 容易遗留患侧膝关节功能障碍。

4. 儿童股骨干骨折预后较好，因一定限度的残余移位，可通过骨的改造塑形而矫正。

【医案举隅】

患者查某，男，45 岁。于 20** 年 10 月 20 日就诊。

[主诉] 左下肢疼痛伴活动受限 3 小时。

[病史] 患者 3 小时前在路面行走时不慎跌倒，致左大腿着地，出现左下肢疼痛活动受限。

[体格检查] 患者痛苦面容，面色苍白。左大腿肿胀活动受限，左下肢活动障碍，可扪及骨擦感。左下肢末梢血运及感觉可，双膝关节处部分皮肤擦挫伤；余肢体未见异常。

[辅助检查] X 线片显示左股骨干下 1/3 骨折，远端向后侧移位。

[临床诊断] 右股骨干下 1/3 骨折。

[治法] 入院后行股骨髁上牵引、手法复位、夹板固定。4 周后复查，见骨折远端又移向后侧，遂于远折段靠近折线处进行骨牵引，牵引方向向上，重量 4kg。1 周后复查，骨折对位对线接近解剖位置。6 周后去除牵引，增加内、外侧夹板固定，锻炼患膝功能。7 周后下床，扶双拐锻炼伤肢功能。8 周后 X 线片复查，骨折位置良好，已有骨痂通过骨折线，遂出院。

二诊：11 月 28 日。经 6 周治疗，右下肢肿胀完全消退，X 线示骨折对位对线良好，嘱其加强功能锻炼。

三诊：12 月 7 日。经 7 周治疗后，体格检查示骨折局部无压痛，无纵向叩击痛和异常活动。X 线示骨痂大量形成，予以解除外固定。嘱患者继续服用壮筋续骨丹 1 周，以巩固疗效，加强功能锻炼，恢复功能。

第二十一节　股骨髁上骨折

股骨髁上骨折是指发生于股骨自腓肠肌起始点上 2~4cm 范围的骨折。好发生于青壮年。

【病因与分类】

1. 病因

（1）直接暴力：少见。偶可因车祸引起开放性粉碎骨折。

（2）间接暴力：高处跌落，足或膝部着地，暴力传递至股骨髁上部，引起骨折。足部着地，引起伸直型骨折，较少见；膝部着地，可引起屈曲型骨折，较多见。

2. 分类

（1）青枝型：见于儿童，骨折无移位，或仅有轻度成角。

（2）伸直型：骨折远端向前上方移位。

（3）屈曲型：骨折远端向后方移位，可损伤腘动脉。

【诊查要点】

股骨髁上骨折的临床表现与股骨干下 1/3 骨折类似。青枝或无移位骨折可有患处肿胀、疼痛，患肢拒动，活动丧失。移位骨折，伤处疼痛较重，肿胀明显，可查得骨擦音及异常活动。若腘窝部出现血肿，且足背动脉搏动减弱或消失，应考虑伴有腘动脉损伤。股骨髁上部正、侧位 X 线摄片，可明确骨折类型和移位情况。

【天池伤科疗法】

青枝骨折可采用浸敷活血化瘀药酒，小夹板固定 3～4 周。移位骨折时，横形骨折采用手法复位，小夹板固定，骨牵引治疗。伸直型作胫骨结节牵引，屈曲型作股骨髁上牵引。短斜形骨折采用逐步复位法：骨牵引牵开重叠后，夹板压垫挤压矫正侧方移位。

1. 整复方法 患者平卧，近折端助手双手环抱大腿中 1/3，远折端助手双手环抱小腿中 1/3 行对抗牵引。先按伤肢远端肢体的位置作顺势牵引，再配合整复的进行，变换牵引方向。如伸直型股骨髁上骨折，先在伸膝位牵引，当术者整复断端移位时，则改为屈膝位牵引。当骨折断端的内外侧侧方移位矫正后，用提按手法矫正骨折端的前、后侧侧方移位。伸直型骨折，提近折端向上方，按远折端向后下方；屈曲型骨折，提远折端向前上方，按近折端向后下方。术者提按时，远折端助手配合屈伸膝关节。伸直型骨折，屈曲膝关节；屈曲型骨折，伸直膝关节，以配合整复。

2. 固定方法 移位骨折复位夹板固定后，应配合持续骨牵引治疗。牵引重量 6～8kg，牵引时间 5～6 周，或夹板、压垫的放置方法同股骨干下 1/3 骨折，固定时间为 6～8 周。

3. 推拿手法 骨牵引固定期间，在患小腿及足部用理筋、拿法、指揉法；在膝关节骨缝及内、外侧侧副韧带处作分筋、指揉、拿法。骨牵引去除后，可逐步选用摇膝、扳膝手法，松解膝关节粘连，促进功能恢复。

4. 药物治疗 股骨髁上移位骨折，早期可内服桃红四物汤加味，散瘀消肿；后期可内服舒筋活血汤，滑利关节。

【预防与调护】

1.股骨髁上骨折，远折端受肌肉牵拉，再移位倾向大，应防止牵引重量不够而诱发骨折再移位。

2.股骨髁上骨折，骨折线紧邻膝关节，夹板固定力量受影响，应及时观察调整布带松紧度，保持有效固定。

3.保持牵引力线正确，防止诱发骨折处成角移位。

4.牵引期间，鼓励患者锻炼踝关节功能，去除牵引后，加强膝关节功能锻炼。

【医案举隅】

龙某，男，35岁，农民。于20**年7月6日就诊。

[主诉] 左腿疼痛、活动受限6小时。

[病史] 就诊前6小时，不慎被撞倒，致左腿局部肿胀，活动受限。

[体格检查] 患者痛苦面容，面色苍白，时发小声呻吟。左大腿下段及膝部肿胀、局部压痛明显，左下肢活动受限，左侧下肢短缩。皮肤末梢血运及感觉可，小腿下部分皮肤擦挫伤；余肢体未见异常。

[辅助检查] X线显示：左股骨髁上骨折。

[临床诊断] 左股骨髁上骨折（伸直型）。

[治法] 患者仰卧位，于腰麻下，先行左胫骨结节牵引并常规放置牵引弓。助手分别牵引骨折远近段肢体，术者先用端挤手法矫正断端内、外侧侧方移位，再用提按手法矫正前、后侧侧方移位，检查骨传导良好后遂行夹板固定。患肢置布朗氏架上，牵引重量8kg。术后给予桃红四物汤加味，以散瘀消肿，活血止痛。

二诊：3周后床旁X线摄片见骨折对位对线良好，嘱患者行早期股四头肌收缩训练，改服舒筋活血汤，滑利关节。

三诊：5周后去除骨牵引，锻炼膝关节功能。

四诊：6周后摄片见骨折线模糊，有中等量骨痂，遂嘱患者夹双拐下床行走，患肢逐步负重，嘱加强功能锻炼，恢复功能。

第二十二节　髌骨骨折

髌骨，又名连骸骨，是人体中最大的籽骨，类似倒三角形，底边在上，尖端在下，后面为软骨面。股四头肌腱连接髌骨上缘并跨过其前面，移行为髌韧带而止于胫骨结节。髌骨、股四头肌腱以及髌韧带共同组成伸膝装置。髌骨位于膝关节前面，具有保护膝关节、增强股四头肌肌力以及伸直膝关节最后 10°～15°的滑车作用。

髌骨骨折多见于成年人和老人，儿童极少见。

【病因与分类】

1. 病因　髌骨骨折占全部骨骼损伤的百分之一，可由直接或间接外伤所致。大部分髌骨骨折是由直接和间接暴力联合作用所致。

（1）间接损伤：常由膝关节屈曲位股四头肌强烈收缩所致，一般为横形骨折，可合并内、外侧支持带的撕裂。

（2）直接损伤：由于髌骨位于膝前皮下，易受到直接暴力损伤，如膝部撞倒汽车的仪表板上或摔倒时膝部着地等。这些损伤常导致粉碎性或移位性骨折。也可使股骨下端及髌骨的软骨受到损伤。

2. 分类　髌骨骨折可分为无移位骨折或移位骨折，并可根据骨折形态进一步分类（图 6-22-1）。

（1）横行骨折：一般累计髌骨的中三分之一，也可累及其上极或下极。髌骨的两极可以存在不同程度的粉碎。

（2）垂直型骨折：一般发生于髌骨的中三分之一及外侧三分之一。垂直型骨折在髌骨的轴位 X 线上最易观察，并且很少发生骨折移位及支持带的撕裂。

（3）边缘型骨折：仅为髌骨的内侧或外侧缘的骨折。

（4）粉碎性骨折或放线状髌骨骨折：一般都伴有不同程度的移位。

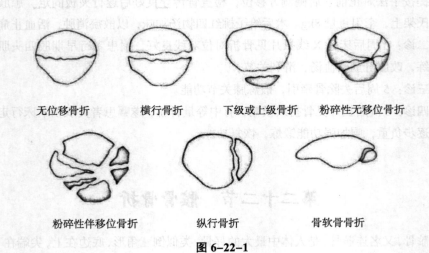

无位移骨折　　横行骨折　　下级或上级骨折　　粉碎性无移位骨折

粉碎性伴移位骨折　　纵行骨折　　骨软骨骨折

图 6-22-1

【诊查要点】

1. 临床表现　直接或间接暴力外伤史，伤后膝部肿胀、疼痛，体检膝前肿胀、饱满，皮下瘀斑或皮肤擦伤痕，局部压痛，浮髌试验（＋），移位骨折断端可触及沟状凹陷，膝关节屈伸障碍。髌骨骨折常合并关节积血及局部触痛。如果骨折移位或伴有支持带撕裂，可扪及局部缺损。

2. 辅助检查　髌骨骨折需拍摄正侧位及轴位 X 线片对其评估。横行骨折在侧位 X 线片最为清楚。而垂直型、骨软骨骨折及关节面不平滑，最好在轴位 X 线片上观察。有时需要对比观察对侧膝关节的 X 线片，以便将急性髌骨骨折与二分髌骨相鉴别，二分髌骨是由髌骨上外侧部分未融合所致，一般为双侧。

【天池伤科疗法】

髌骨骨折属于关节内骨折，其治疗目的首先是恢复髌骨关节面的光滑完整，其次是修复或保持伸膝装置的完整，防止或减少创伤性关节炎，无移位或轻微移位的骨折以及难以处理的粉碎骨折可以简单外固定，分离移位＜1cm 可以闭合复位并外固定，移位较大，闭合复位困难者，应选择手术切开复位并内固定。

1. 整复手法　局麻或椎管麻醉，患者平卧位，复位前抽吸关节腔内积血。术者一手拇指及中指固定远折端并向上推挤，另一手同时拇指及中指捏挤近折端内外两角并向下推挤，使骨折近端向远端对齐。复位后保持膝关节伸直位。

2. 固定方法

（1）抱膝圈固定：《医宗金鉴》有：抱膝之器以固之，庶免复离原位，而遗跛足之患也。其法将抱膝四足，插于膝盖两旁，以竹圈辖住膝盖，令其稳妥，不得移动，再用白布宽带紧紧缚之。

此法适用于分离移位不超过 0.5cm 的髌骨骨折（图 6-22-2）。

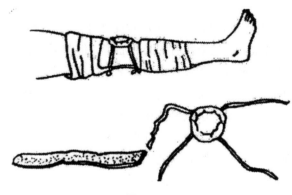

图 6-22-2

（2）布兜弹性多头带固定：对移位较大的骨折宜采用此固定法。准备抱骨垫、半月状布兜弹性带、髌前长形布兜弹性带，以及膝后活动托板。骨折复位后患肢置于托板上，将半月形抱骨垫分别卡在髌骨上、下缘，用胶布固定。再将半月状多头带固定在远端抱骨垫上，五根弹性带分别系于膝后托板上，同法将另一个多头弹性带固定在近端的抱骨垫上和托板上，最后放置并固定髌前弹性带。所有弹性带固定必须松紧适度，上下左右用力均匀。固定结束后用绷带将膝后托板缠绕于患肢大腿及小腿（图6-22-3）。

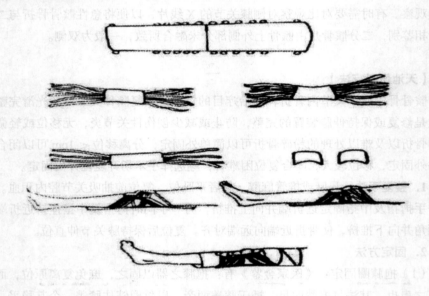

图 6-22-3

（3）石膏固定：骨折复位后，用长腿石膏托或石膏夹板将患肢固定于膝关节伸直位。固定时间4～6周。

3. 药物治疗　骨折治疗期间内服中药对促进骨折的愈合有良好作用。骨折局部出血形成血肿（瘀血），是损伤后的必然症状，但如果血肿过大则会阻碍全身气血的运行而影响骨折愈合。所以根据中医学"血不活则瘀不去，瘀不去则新不生，新不生则骨不能续"和"瘀去、新生、骨合"的原理，在治疗过程中始终贯彻活血化瘀的治疗原则。早期以散瘀活血汤（当归尾、骨碎补、土鳖虫、赤芍、红花、桃仁、泽兰、薏苡仁、苏赤木、川牛膝、炙乳香、炙没药、广陈皮，水煎服）或活血丸（独创制剂）内服，肿胀渐消（骨折中期）可服接骨丹（独创制剂），待骨痂形成或形成缓慢则服壮筋续骨丹（独创制剂）等固本培元、补益肝肾的药物。

4. 练功活动 固定期间不断加强股四头肌舒缩锻炼，解除固定后，逐步进行膝关节屈伸锻炼，但骨折未达临床愈合前应避免膝关节过度屈曲，防止骨折再移位。

5. 手术治疗

（1）闭合穿针加压外固定：使用于移位较大的横行骨折。局麻后无菌操作下，于骨折远、近端经皮分别横行穿入两根克氏针，手法推挤或相向牵拉靠拢两针，使骨折端紧密接触，复位成功后，以固定器或钢丝固定克氏针。术后用酒精纱布保护针孔，膝后托板固定患肢于膝关节伸直位直至骨折愈合。

（2）切开复位内固定：对移位较大或闭合复位困难的髌骨骨折应选择切开复位内固定。骨折复位后首先检查、修补股四头肌筋膜和关节囊，然后根据骨折情况选择粗丝线或钢丝环扎、克氏针张力带、记忆合金髌骨爪、新型髌骨钢板等固定。除了环扎术外术后不需外固定。另外，上、下极移位骨折，可手术切除上、下极骨片。

（3）髌骨切除术：适用于明显移位难以复位的粉碎骨折，以及未曾复位且愈合不良的陈旧骨折。髌骨切除后应行韧带修补术。髌骨切除后对膝关节功能有一定影响，临床应慎用。

【预防与调护】

抱膝圈、弹性带等外固定者，应注意观察、调整扎带松紧度，以及抱膝圈、抱骨垫的位置，防止固定失效。石膏固定者，应注意患肢末梢血运和神经、血管、皮肤压迫。所有外固定者，骨折临床愈合前应避免膝关节过度屈曲运动。闭合穿针及手术内固定者，应注意针孔和切口感染。

【医案举隅】

徐某，男，55岁，农民。于20**年7月6日就诊。

[主诉] 右膝疼痛、活动受限3小时。

[病史] 5小时前，行走时不慎摔伤，致右膝肿胀，活动受限。

[体格检查] 患者痛苦面容，面色苍白，时发小声呻吟。右膝部肿胀、压痛，右膝活动障碍，右膝前可扪及骨擦感。右下肢末梢血运及感觉可，右膝关节处部分皮肤擦挫伤；余肢体未见异常。

[辅助检查] X线显示：右髌骨中1/3横行骨折，对位、对线尚可。

[临床诊断] 右髌骨中1/3骨折。

[治法] 患者平卧位，复位前抽吸关节腔内积血。术者一手拇指及中指固定

远折端并向上推挤，另一手同时拇指及中指捏挤近折端内外两角并向下推挤，使骨折近端向远端对齐。复位后保持膝关节伸直位。用铅丝做一个略大于髌骨轮廓的圆圈，铅丝外缠以厚绷带，另加布带四条；配置从大腿中上部到小腿中下部长度的托板。将患肢置于托板上，将抱膝圈套于髌骨上，四条布带固定捆扎于后侧托板上，注意保暖，避风寒，避免膝关节过度屈曲运动。口服散瘀活血汤，每日3次，1周后改服接骨丹，每日3次。

二诊：7月19日。经2周治疗，右膝肿胀基本消退，X线示骨折对位对线良好，嘱其继续加强功能锻炼，继续口服接骨丹，每日3次。

三诊：8月7日。体格检查：右膝部肿胀完全消退、骨折区无压痛。X线示骨折已形成新的骨痂，改服壮筋续骨丹，每日3次，继续功能锻炼。

四诊：8月27日。体格检查：骨折局部无压痛，无纵向叩击痛和异常活动。X线示骨痂大量形成，予以解除外固定。嘱患者继续服用壮筋续骨丹1周，以巩固疗效，加强功能锻炼，恢复功能。

第二十三节　胫腓骨骨干双骨折

胫腓骨骨干骨折为长管状骨折中最常见者，各种年龄均可发病，以10岁以下儿童及青壮年多见。胫骨干骨折以儿童为多，胫腓骨干双骨折以成人常见。胫骨干上1/3横断面呈三角形，下1/3呈四方形，中下1/3交界处最细，易发生骨折。胫骨内侧面无肌肉附着，开放性骨折时易形成骨裸露。胫骨滋养血管位于上1/3后外侧，下1/3骨折易发生愈合障碍。胫骨两端的膝、踝关节面互相平行，骨折后残余成角可诱发创伤性膝、踝关节炎。腓骨近端有腓总神经走行，腓骨近端骨折移位，或外固定物压迫，可造成腓总神经损伤。

【病因与分类】

1. 病因

（1）直接暴力　多由外侧或前外侧而来，骨折多为横断、短斜面，或粉碎骨折。胫腓骨两骨折线都在同一水平，软组织损伤较严重，并多为开放性骨折。

（2）间接暴力　多由传达暴力或扭转暴力所致，多为斜形或螺旋骨折。

影响骨折移位的因素，主要是暴力的方向、肌肉的收缩、小腿和足部的重力等，骨折端可以出现重叠、成角或旋转畸形。股四头肌和腘绳肌分别附着在胫骨上端的前侧和内侧，此两肌能使骨折近端向前、向内移位。小腿的肌肉主要在胫骨的后面和外面，由于肢体内动力的不平衡，故肿胀消退后，易引起断端移位。胫骨的前缘与前内侧面表浅，仅有皮肤的遮盖，骨折时容易刺破皮肤形成开放性骨折。腘动脉在进入比目鱼肌的腱弓后，分为胫前、后动脉，此两动脉都贴近胫骨下行，胫骨上端骨折时，有可能损伤血管。此外，胫骨骨折可造成小腿筋膜间隔区内肿胀，压迫血管，可引起缺血性挛缩。胫骨的营养血管由胫骨于上 1/3 的后方进入，在致密骨内下行一定距离，而后进入于髓腔，胫骨下 1/3 又缺乏肌肉附着，故胫骨干中、下段发生骨折后，往往因局部血液供应不良，而发生迟缓愈合或不愈合。

2. 分类　胫腓骨骨折根据骨折部位、稳定程度、骨折形态和移位情况等，可分为各种不同类型的骨折。

（1）根据骨折发生部位　可分为上段、中段和下段骨折，以中下段骨折为多见。

（2）根据骨折的稳定程度　可分为稳定性骨折和不稳定性骨折。

（3）根据骨折移位情况　分为移位型骨折和无移位型骨折。胫腓骨单一骨折多无移位或错位轻微，儿童的崴扭伤常致无移位的螺旋形或青枝型骨折，而胫腓骨双骨折多为移位型且较多见。

（4）根据骨折形态　分为横断形骨折、斜形骨折和粉碎性骨折。

（5）根据骨折与外界相通与否　可分为开放性骨折和闭合性骨折。因小腿部软组织较薄，故开放性骨折较多见。

（6）根据骨折时间长短　可分为新鲜性骨折和陈旧性骨折，以骨折超过 3 周为陈旧性骨折。

除上述各型外，还有因长途跋涉而致的胫骨或腓骨的疲劳性骨折，以胫骨上段较多见，而腓骨则罕见。

【诊查要点】

1. 临床表现　有明显外伤史。伤后患肢疼痛、肿胀和功能障碍，沿胫骨前内侧触摸可有压痛，并有足跟部纵轴叩击痛，可有骨擦音和异常活动。有移位骨折者，可有肢体缩短、成角及足外旋畸形。小儿青枝骨折或裂纹骨折，临床症状可能很轻，但患儿拒绝站立或行走，局部有轻微肿胀及压痛。并发筋膜间隔区综合征时，在小腿前、外、后侧间隔区单独或同时出现极度肿胀，扪之硬实，肌肉紧张无力，有压痛和被动牵拉痛，胫后或腓总神经分布区域的皮肤感觉丧失。严重挤压伤、开放性骨折应注意早期创伤性休克的可能。胫骨上 1/3 骨折者，检查时应注意腘动脉的损伤。腓骨上端骨折时应注意腓总神经的损伤。

2. 辅助检查　小腿正侧位 X 线照片可以明确骨折类型、部位及移位方向。因胫骨和腓骨骨折处可以不在同一平面（尤其是间接暴力引起的骨折），故 X 线照片应包括胫腓骨全长。

【天池伤科疗法】

1. 整复手法　患者平卧，膝关节屈曲 20°～30°，一助手用肘关节套住患肢腘窝部，另一助手握住足部，沿胫骨长轴作拔伸牵引 3～5 分钟，矫正重叠及成角畸形。若近端向前内移位，则术者两手环抱小腿远端并向前提，一助手将近端向后按压，使之对位。如仍有左右侧移位，术者两手对向推挤，使近端向外、远端向内，一般即可复位。螺旋形、斜形骨折时，远端易向外侧移位，术者可用拇指置于胫腓骨间隙，将远端向内侧推挤；其余四指置于近段的内侧，向外用力提拉，并嘱助手将远端稍稍内旋，可使完全对位（图 6-23-1）。然后在维持牵引下，术者两手握住骨折处，嘱助手徐徐摇摆骨折远段，使骨折端紧密相插，最后以拇指和食指沿胫骨前嵴及内侧面来回触摸骨折处，检查对线对位情况。

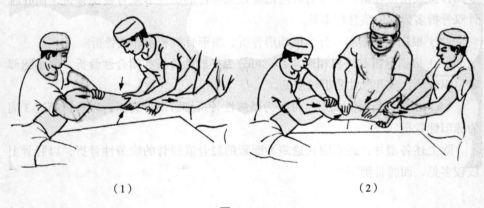

（1）　　　　　　　　　　　　　　　　（2）

图 6-23-1

2. 固定方法　无移位骨折只需用夹板固定，直到骨折愈合；有移位的稳定性骨折（如横断骨折），手法整复后，再行夹板固定；不稳定性骨折（如粉碎骨折、斜形骨折），可用手法整复、夹板固定，同时配合跟骨牵引，或选用固定器固定。

《医宗金鉴》曰："贴万灵膏，以竹帘裹住，再以白布缠之。"小夹板共 5 块，外、后、内各 1 块，前侧块 2 块。压力垫据骨折断端复位前移位的方向及其倾向性而适当放置。当上 1/3 部骨折时，膝关节置于屈曲 40°～80°位，夹板下达内、外踝上4cm，内、外侧夹板上端超过膝关节10cm，胫骨前嵴两侧放置2块前侧板，外前侧板正压在分骨垫上。两块前侧板上端平胫骨内、外两髁，后侧板的上端超过腘窝部，在股骨下端作超膝关节固定 [图 6-23-2（1）] 。当中 1/3 部骨折时，外侧板下平外踝，上达胫骨外髁上缘；内侧板下平内踝，上达胫骨内髁上缘；后侧板下抵跟骨结节上缘，上达腘窝下2cm，以不妨碍膝关节屈曲90°为宜；两前侧板下达踝上，上平胫骨结节 [图 6-23-2（2）]。当下 1/3 部骨折时，内、外侧板上达胫骨内、外髁平面，下平齐足底；后侧板上达腘窝下 2cm，下抵跟骨结节上缘；两前侧板与中 1/3 骨折固定方法相同 [图 6-23-2（3）]。将夹板按部位放好后，横扎 3～4 道扎带。下 1/3 骨折的内外侧板在足跟下方作超膝关节捆扎固定；上 1/3 骨折内、外侧板在股骨下端作超膝关节捆扎固定，腓骨小头处应以棉垫保护，避免夹板压迫腓总神经而引起损伤。运用夹板固定时，要注意松紧度适当，既要防止消肿后外固定松动而致骨折重新移位，也要防止夹板固定过紧而妨碍患肢血运或造成压疮，并注意抬高患肢，下肢在中立位置，膝关节屈曲 20°～30°。每天注意调整布带的松紧度，检查夹板、压力垫有无移位，加垫处或骨突部位有无受压而产生持续性疼痛。若骨折对位良好，则 4～6 周拍摄 X 线片复查。

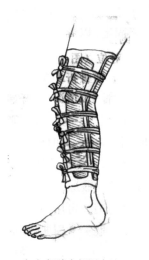 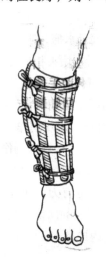 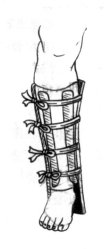

（1）超膝夹板固定法　　　　　（2）不超关节夹板固定法　　　　　（3）超踝夹板固定法

图 6-23-2

3. 药物治疗　骨折治疗期间内服中药对促进骨折的愈合有良好作用。骨折局部出血形成血肿（瘀血），是损伤后的必然症状，但如果血肿过大则会阻碍全身气血的运行而影响骨折愈合。所以根据中医学有"血不活则瘀不去、瘀不去则新不生、新不生则骨不能续"和"瘀去、新生、骨合"的原理，在治疗过程中始终贯彻活血化瘀的治疗原则。早期以散瘀活血汤（当归尾、骨碎补、土鳖虫、赤芍、红花、桃仁儿、泽兰、薏苡仁、苏赤木、川牛膝、炙乳香、炙没药、广陈皮，水煎服）或活血丸（独创制剂）内服，肿胀渐消（骨折中期）可服接骨丹（独创制剂），待骨痂形成或形成缓慢则服壮筋续骨丹（独创制剂）等固本培元、补益肝肾的药物。后期常因卧床较久、较多而有脘腹不适、纳呆、睡眠欠佳者，可服用归脾汤，酌加神曲、砂仁，以养心健脾和胃，益气补血安神。

4. 手术治疗及适应证

（1）胫腓骨骨折手法复位失败，或严重不稳定骨折，或多段骨折，以及开放性骨折，宜采取手术治疗。可采取的手术治疗有外固定器固定、钢板内固定、带锁髓内钉内固定。若开放性骨折应彻底清创，尽快闭合伤口，将开放性骨折变为闭合性骨折。合并筋膜间隔区综合征者应切开深筋膜，彻底减压。骨折不愈合者，应切开复位加植骨术。

（2）跟骨牵引：依据患者病情，行跟骨牵引。穿钢针时，跟骨外侧要比内侧高 1cm（相当于 15°斜角），牵引时足跟便轻度内翻，恢复了小腿生理弧度，骨折对位更稳定；牵引重量一般为 3～5kg。牵引后在 48 小时内拍摄 X 线片检查骨折对位情况，如果患肢严重肿胀或大量水疱，则不宜采用夹板固定，以免造成压疮、感染，暂时单用跟骨牵引，待消肿后再用夹板固定。

5. 练功疗法 整复固定后，即可作踝足部关节屈伸活动及股四头肌舒缩活动。采用跟骨牵引者，可用健腿和两手支持体重抬起臀部。稳定性骨折从第 2 周开始进行抬腿及膝关节活动，从第 4 周开始扶双拐作不负重步行锻炼。不稳定骨折则解除牵引后仍需在床上锻炼 5～7 天，才可扶双拐作不负重步行锻炼。此时患肢虽不负重，但足底要放平，不要用足尖着地，避免远折段受力引起骨折端旋转或成角移位，锻炼后骨折部若无疼痛，自觉有力，即改用单拐逐渐负重锻炼，3～5 周，为了维持小腿的生理弧度和避免骨折段的向前成角，在床上休息时，可用两枕法。若解除跟骨牵引后，胫骨有轻度向内成角者，可让患者屈膝 90°、髋关节屈曲外旋，将患肢的足部放于健肢的小腿上，呈盘腿姿势，利用肢体本身的重力来恢复胫骨的生理弧度（图 6-23-3）。8～10 周，根据 X 线照片及临床检查达到临床愈合标准，即可去除外固定。

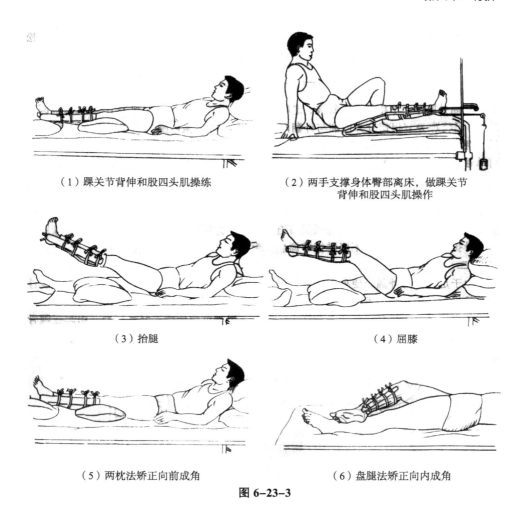

（1）踝关节背伸和股四头肌操练

（2）两手支撑身体臀部离床，做踝关节背伸和股四头肌操作

（3）抬腿

（4）屈膝

（5）两枕法矫正向前成角

（6）盘腿法矫正向内成角

图 6-23-3

【预防与调护】

　　骨折治疗期间，尽早进行患侧膝、踝关节功能锻炼；4周后扶双拐、5周后扶单拐、6周后弃拐锻炼患肢功能。胫腓骨开放性骨折伴骨缺损者，将影响骨折愈合；腓骨近端骨折，容易引起继发的腓总神经损伤；胫腓骨中 1/3 骨折，骨牵引不宜过早去除。否则，容易发生向前、外侧的成角移位；胫腓骨下 1/3 骨折，容易发生骨折延缓愈合或不愈合。

【医案举隅】

　　赵某，男，25 岁，职员，因左腿肿痛伴活动受限 8 小时，于 20** 年 4 月 17 日就诊。

[主诉] 左腿部疼痛、活动受限 8 小时。

[病史] 8 小时前左小腿被汽车撞伤，致肿胀、疼痛，不敢活动。

[体格检查] 患者痛苦病容，左小腿肿胀，上三分之一异常活动，骨擦音阳性，舌苔薄白，脉沉弦紧。

[辅助检查] X 线片显示：左胫腓骨上三分之一斜形骨折重叠移位。

[临床诊断] 左胫腓骨折。

[治法] 患者左小腿行跟骨牵引，重量为 10kg，24 小时后经 X 线片透视下见骨折重叠移位已牵出。仅有侧方移位。遂即采用端提、挤按手法整复，X 线透视下见复位满意，并于骨折近段断端之前、外侧各置一棉纱平垫，远断端后、内侧亦置一棉纱平垫，以胫腓骨干夹板固定，于夹板外面近段断端的前、外方放一小型沙袋，左下肢置于托马氏架上，外展约 30°，牵引重量用 4kg 维持。术后嘱其进行患关节背伸跖屈活动。口服散瘀活血汤，每日 3 次，1 周后改服接骨丹，每日 3 次。

二诊：4 月 30 日。经 2 周治疗，左小腿肿胀基本消退，X 线透视下见骨折对位对线良好，牵引重量改为 3kg 维持。嘱继续加强肌肉收缩锻炼。口服接骨丹，每日 3 次。

三诊：5 月 5 日体格检查：伤肢无肿，无按痛。X 线显示：骨折部已有大量骨痂形成。嘱床上进行功能锻炼。续服壮筋续骨丹，每日 3 次。

四诊：5 月 20 日体格检查：骨折局部无压痛，无纵向叩击痛和异常活动，肢体无短缩、无成角，髋、膝关节可屈曲 90°，嘱患者离床扶拐行走，加强功能练习。嘱继续服壮筋续骨丹 1 个月，以巩固疗效。

第二十四节　踝部骨折

踝部骨折是最常见的关节内骨折。它包括单踝骨折、双踝骨折、三踝骨折等。多为闭合性骨折，开放骨折亦不少见。踝关节由胫、腓骨的下端与距骨构成。内、外、后三踝构成踝穴，而距骨居于其中，形成屈戌关节。外踝比较窄而长，位于内踝的稍后方。内踝的三角韧带较外踝的腓距、腓跟韧带坚强。故阻止外翻的力量大，阻止内翻的力量小。当下胫腓韧带紧张时，关节面之间紧贴，关节稳定，不容易扭伤，但暴力太猛仍可造成骨折。

【病因与分类】

1. 病因 踝部损伤原因很杂，类型很多。韧带损伤、骨折、脱位可单独或同时发生，根据受伤的姿势可有内翻、外翻、外旋、纵向挤压、侧方挤压等多种暴力，其中以内翻暴力最多见，外翻暴力次之。踝关节呈内翻姿势损伤者为内翻损伤，呈外翻姿势损伤者为外翻损伤。

（1）内翻暴力：从高处跌下，足外缘触地，或小腿下段内侧受暴力撞击，或足底内侧踩于硬物上，使足骤然内翻，都可形成踝部内翻暴力。踝部过度内翻时，使内踝侧受挤迫，内踝多为斜形骨折，外踝受牵拉多为撕脱性横断骨折或腓侧副韧带、下胫腓韧带撕裂，距骨向内脱位。残余暴力继续作用，使距骨撞击内踝或内、后踝，引起内踝或内、后踝骨折。

（2）外翻暴力：从高处跌下，足内缘着地，或足底外侧踩于硬物上，或小腿远段外侧受暴力撞击，使足骤然外翻，均可形成踝部外翻暴力。踝部外翻时，使外踝侧受挤迫，外踝多为斜形骨折，内踝受牵拉多为撕脱性横断骨折或三角韧带、下胫腓韧带撕裂，距骨向外脱位。残余暴力继续作用，距骨体推挤外踝，可引起外踝横形或斜形骨折，甚者还可引起后踝骨折。

在上述暴力作用时，若踝关节处于跖屈位，距骨可向后撞击胫骨后踝，引起三踝骨折并向后脱位；若此时踝关节处于背伸位，可引起胫骨前唇骨折。

2. 分类 根据骨折脱位的程度，损伤又可分为三度：单踝骨折为一度；双踝骨折、脱位为二度；三踝骨折、距骨脱位为三度。

【诊查要点】

1. 临床表现 有踝部外伤史，伤后局部疼痛、肿胀，或伴有皮肤瘀青。单踝骨折，踝关节功能障碍可较轻，但不能行走。双踝或三踝骨折，关节功能严重障碍，且伴有畸形。外翻骨折多呈外翻畸形，内翻骨折多呈内翻畸形，距骨脱位时，则畸形更加明显。骨折处可查得局限性压痛，内、外踝移位骨折可查得骨擦音。

2. 影像学检查 踝部正侧位 X 线摄片，可以明确骨折类型和移位情况。摄片时应包括小腿中 1/3 段，防止腓骨下段骨折漏诊。

3. 鉴别诊断 双踝及三踝骨折，症状、体征明显，诊断不难。单踝骨折应注意与踝关节扭伤鉴别。单踝骨折，骨折处有局限性压痛，踝关节各种活动均受限；踝关节扭伤，伤处压痛范围较广，呈片状，踝关节活动受限较单一，仅与受伤姿势相同的活动才受限。

【天池伤科疗法】

1. **手法治疗** 患者平卧屈膝，助手抱住其大腿，术者握其足跟和足背作顺势拔伸，外翻损伤使踝部内翻，内翻损伤使踝部外翻。如有下胫腓关节分离，可以内外踝部加以挤压；如后骨折并距骨后脱位，可用一手握胫骨下段向后推，另一手握前足向前提，并徐徐将踝关节背伸。利用紧张的关节囊将后踝拉下，或利用长袜袜套，套住整个下肢，下端超过足尖 20cm，用绳结扎，作悬吊滑动牵引，利用肢体重量，使后踝逐渐复位（图 6-24-1）。

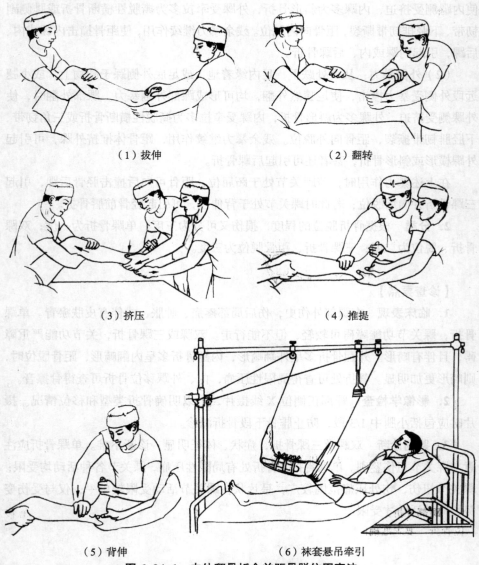

（1）拔伸　　　　　　　　　　　（2）翻转

（3）挤压　　　　　　　　　　　（4）推提

（5）背伸　　　　　　　（6）袜套悬吊牵引

图 6-24-1　内外翻骨折合并距骨脱位固定法

2. 固定方法　先在内外两踝的上方各放一塔形垫，下方各放一梯形垫，或放置一个空心垫，防止夹板直接压在两踝骨突处（图 6-24-2）。用 5 块夹板进行固定，其中内、外、后侧板上自少腿上 1/3，下平足跟，前内侧及前外侧板较窄，其长度上起胫骨结节，下至踝关节上方。夹板必须塑形，使内翻骨折固定在外翻位，外翻骨折固定在内翻位。最后可加用踝关节活动夹板（铝制或木制），将踝关节固定于 90°位置 4~6 周（图 6-24-3）。兼有胫骨后唇骨折者，还应固定踝关节于稍背伸位；胫骨前唇骨折者，则固定在跖屈位，并抬高患肢，以利消肿。

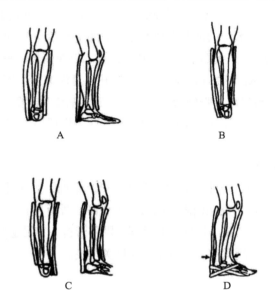

A 踝部外旋型骨折两垫固定法，B 踝部外翻型骨折固定垫位置

C 踝部内翻型骨折固定垫位置，D 踝部垂直压缩型骨折固定垫位置

图 6-24-2　踝部骨折压垫放置位置

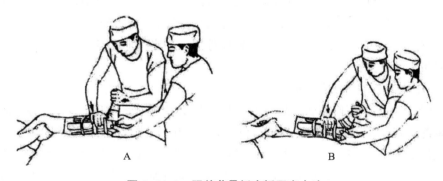

图 6-24-3　踝关节骨折夹板固定方法

3. 药物治疗　按骨折三期辨证用药，踝部骨折，瘀肿甚者，早期可内服桃红四物汤加川牛膝、木瓜、独活；中期以后应注意舒筋活络、通利关节；后期若局部肿胀难消者，宜行气活血、健脾利湿；关节融合术后则须补肾壮骨，以促进骨折愈合。

4. 手术治疗　手法复位失败、开放性骨折或伴有韧带断裂宜采取手术治疗。内踝移位骨折，常用拉力螺钉内固定；外踝移位骨折多采取钢板内固定。若后踝骨折，骨折面占关节面 1/3 以上，应手术治疗。

5. 练功疗法　整复固定后，鼓励患者主动背伸踝部和足趾。双踝骨折从第 2 周起，可在保持夹板固定的情况下加大踝关节的主动活动范围，并辅以被动活动。被动活动时，术者一手握紧内、外侧夹板，另一手握前足，只作背伸和环屈，但不作旋转和翻转活动，3 周后可将外固定打开，对踝关节周围的软组织（尤其是肌腱经过处）进行按摩，理顺筋络，点按商丘、解溪、丘墟、昆仑、太溪等穴，并配合中药熏洗。若采用袜套悬吊牵引法，亦应多作踝关节的主动伸屈活动。

【预防与调护】

骨折复位固定后，应注意观察患肢血液循环情况，卧床休息时抬高患肢，以利肿胀消退，要经常检查夹板固定的松紧度，防止骨折再移位。定期进行 X 线复查，观察骨折有无再移位，以便及时处理。踝部骨折，容易遗留踝关节功能障碍。关节面破坏严重者，踝关节容易发生创伤性关节炎。

【医案举隅】

许某，男，19 岁，学生。于 20** 年 6 月 7 日就诊。

[主诉] 右踝疼痛、活动受限 2 小时。

[病史] 2 小时前，右踝打篮球时不慎摔伤，致右踝肿胀，活动受限。

[体格检查] 患者痛苦面容，面色苍白。右踝部肿胀、压痛，伴活动障碍，右踝内、外侧可扪及骨擦感。右下肢末梢血运及感觉可，余肢体未见异常。

[辅助检查] X 线显示：右内、外踝骨折，右外踝腓骨移位明显，右内踝胫骨骨折断端对位、对线尚可。

[临床诊断] 右双踝骨折。

[治法] 患者平卧屈膝，助手抱住其大腿，术者握其足跟和足背作顺势拔伸，使踝部外翻，然后进行挤压、背伸复位，复位后用 5 块夹板进行固定，其中内、外、后侧板上于腿上 1/3，下平足跟，前内侧及前外侧板较窄，其长度上起胫骨结节，下至踝关节上方。夹板塑形，固定在外翻位。最后加用踝关节活动夹板（铝制或

木制），将踝关节固定于 90°。注意保暖，避风寒，抬高患肢减轻肿胀。口服散瘀活血汤，每日 3 次，1 周后改服接骨丹，每日 3 次。

二诊：6 月 21 日。经 2 周治疗，右踝肿胀基本消退，X 线示骨折对位对线良好，嘱其继续抬高患肢减轻肿胀，继续口服接骨丹，每日 3 次。

三诊：6 月 30 日。体格检查：右踝部肿胀完全消退、骨折区无压痛。X 线示骨折已形成新的骨痂，改服壮筋续骨丹，每日 3 次，继续功能锻炼。

四诊：7 月 15 日。体格检查：骨折局部无压痛，无纵向叩击痛和异常活动。X 线示骨痂大量形成，予以解除外固定。嘱患者继续服用壮筋续骨丹 1 周，以巩固疗效，加强功能锻炼，恢复功能。

第二十五节 跟骨骨折

跟骨骨折是临床上常见的足部骨折，以从事高空作业的青壮年居多，跟骨骨折后长波及跟距关节，由此而形成创伤性距下关节炎。

正常足底是三点负重，在跟骨、第 1 环骨头和第 5 环骨头三点组成的负重面上。跟骨和距骨组成纵弓的后臂，负担 60% 的重量。通过跟距关节还可使足内收、内翻或外展、外翻，以适应在凹凸不平的道路上行走。跟骨结节为跟腱附着处，腓肠肌、比目鱼肌收缩，可作强有力的跖屈动作。跟骨结节上缘与跟距关节面成 30°~45° 的结关节角，为跟距关系的一个重要标志，跟骨前面与骰骨构成跟骰关节。跟骨载距突承受距骨颈，也是跟舟韧带的附着处，跟舟韧带很坚强，支持距骨头，并承担体重。因此，跟骨骨折时，应充分恢复其本身的正常位置和距下关节的关系，以免影响其功能。

【病因与分类】

1. 病因 跟骨骨折多由传达暴力所致。由高空坠落时，足跟部着地，地面的反作用力与身体重力在跟骨形成应力集中，引起骨折。或因外力直接撞击至跟骨结节处，造成跟骨骨折。另腓肠肌突然收缩可使跟腱将跟骨结节撕脱，如足内翻应力迅猛，则引起跟骨前结节骨折；而外翻应力，则造成载距突骨折或跟骨结节的纵向骨折。

2. 分类 根据骨折线的走向可分为不波及跟距关节面的骨折和波及跟距关节面的骨折两类。前者预后较好，后者预后较差。

（1）不波及跟距关节面的骨折

①跟骨结节纵形骨折：从高处坠下，跟骨在足外翻位时，结节底部触地引起。骨骺未闭合前，结节部触地，则形成跟骨结节骨骺分离。

②跟骨结节横形骨折：又名"鸟嘴"型骨折，是跟骨撕脱骨折的一种，撕脱骨块小，可不影响或较少影响跟腱功能；骨折块较大且向上倾斜移位时，则严重影响跟腱功能。

③载距突骨折：由于足处于内翻位，载距突受距骨内侧下方的冲击而致，一般少见。

④跟骨前端骨折：由前足强力扭转所致，极少见。

⑤接近跟距关节的骨折：为跟骨体骨折，骨折线斜行，从正面观，骨折线由内后斜向外前，但不通过跟距外侧的关节面，可有跟骨体增宽及跟骨结节角减少。

（2）波及关节面的骨折：常用的为 Sanders 分型。

Ⅰ型：无移位骨折。

Ⅱ型：有 1 条骨折线、2 个骨折块，骨折位移明显（≥ 2mm）。

Ⅲ型：有 2 条骨折线、3 个骨折块。

Ⅳ型：有 3 条骨折线、4 个骨折块及以上的粉碎骨折。

【诊查要点】

1. 伤后跟部肿胀、瘀斑、疼痛、压痛明显，足跟部横径增宽，严重者足弓变平。

2. X 线可明确骨折类型程度和移位方向。轴位照片还可显示距骨下关节和载距突。

【天池伤科疗法】

1. 手法整复与固定

（1）不波及跟距关节面的骨折：跟骨结节纵形骨折的骨折块一般移位不大，早期采用祛瘀活血药物外敷，局部制动，扶拐不负重步行锻炼 3 ~ 4 周即可。

跟骨结节骨骺未闭合前，骨折块有明显向上移位者，如不予以整复，则跟骨底不平，影响日后步行和站立，故应在适当麻醉下，以骨圆针穿过结节骨块中部，将膝关节屈曲，由两助手分别把住患足及小腿，术者握紧牵引弓，先向后牵引，松解骨折面的交锁，然后向下牵引，直至骨折片复位为止。复位后采用外固定患肢于膝微屈、足跖屈位 4 周。4 周后拔去钢针，再固定 2 ~ 3 周。

跟骨结节横形骨折是一种跟腱撕脱骨折。若撕脱骨块移位不大，可外固定患肢于跖屈位 4 周即可。若骨折块较大，且向上移位者，可在适当麻醉下，患者取俯卧位，屈膝，助手尽量使足跖屈，术者以两拇指在跟腱两侧用力向下推挤骨折块，使其复位。复位后外固定患肢于屈膝、足跖屈 30°位 4 ~ 6 周。

骨折线不通过关节面的跟骨体骨折，从侧位看，若跟骨体后部同跟骨结节向后向上移位，减弱了腓肠肌的紧张力，影响足的纵弓，从而妨碍了站立和步行，应充分矫正。可在适当麻醉下，进行复位。

（2）波及跟距关节面的骨折：跟骨外侧跟距关节面塌陷骨折或全部跟距关节面塌陷骨折，治疗较为困难。年老而骨折移位不明显者，不必复位，仅作适当固定，6~8周逐渐下地负重。年轻而骨折移位较明显者，可在适当麻醉下予以手法复位，尽可能矫正跟骨体的增宽，恢复结节关节角，2周后作不负重步行锻炼，在夹板固定下进行足部活动，关节面可自行模造而恢复部分关节功能。陈旧性骨折已形成创伤性关节炎者，常因疼痛而步履艰难，可考虑作关节融合术。

2. 药物治疗　早期应活血化瘀、消肿止痛，可内服散瘀活血汤（当归尾、骨碎补、土鳖虫、赤芍、红花、桃仁、泽兰、薏苡仁、苏赤木、川牛膝、炙乳香、炙没药、广陈皮，水煎服），外敷我院自制熏洗二号；中期肿胀消退，可改服三七接骨胶囊；待骨痂形成，解除固定后，应服用壮筋续骨丹，以固本培元、补益肝肾。

3. 手术治疗　波及跟距关节面，关节面塌陷而不粉碎者，可用髂骨取骨植骨或异体骨、人工骨等填充塌陷部分；如跟骨结节横断骨折，骨折块翻转者，应早期进行切开复位螺钉或克氏针内固定，以恢复关节面的完整，减少创伤性关节炎的发生。陈旧骨折或经复位不满意者，如有严重的足跟痛，步行困难，可做跟距关节或三关节融合术。

【预防与调护】

整复固定后，患肢抬高，以利肿胀消退，可行踝关节轻微活动，但初期不宜用力使踝关节背伸和跖屈，以防跟腱牵拉骨块移位，负重需待骨折连接后2~3周进行。

【医案举隅】

李某，男，21岁，农民。于20**年4月6日就诊。

[主诉] 右足部疼痛肿胀、活动受限3小时。

[病史] 就诊前4小时，不慎从高处坠落，足跟部着地，肿胀，活动受限。

[体格检查] 患者痛苦面容，面色苍白，时发小声呻吟。右足跟部肿胀、压痛，右足活动障碍，无麻木、放射痛，右足无皮肤破溃。余肢体未见异常。

[辅助检查] X线显示：右跟骨骨质不连续，可见透亮线影，余诸骨骨质连续，未见骨折征象，各关节位置正常，关节间隙未见狭窄。

[临床诊断] 右跟骨骨折。

[治法] 骨折近端助手双手握住小腿，骨折远端助手握住前足进行牵引。术者双掌跟分别置于跟骨内外侧，对向挤压，矫正跟骨体畸形。然后，术者双拇指置于跟骨底部，其余四指环抱踝关节前方，用力推挤跟骨底向近端，远端助手配合跖屈踝关节。复位后给予石膏托固定踝关节于跖屈位，口服散瘀活血汤，每日3次，1周后改服接骨丹，每日3次。

二诊：4月23日。经2周治疗，右足部肿胀基本消退，X线示骨折对位对线良好，嘱其继续加强功能锻炼，继续口服接骨丹，每日3次。

三诊：5月7日。体格检查：右足部肿胀完全消退、锁骨区无压痛。X线示骨折已形成新的骨痂，予以解除石膏外固定，夹板固定踝关节于功能位，改服壮筋续骨丹，每日3次，继续功能锻炼。

四诊：5月16日。X线复查，骨折对位可，骨痂大量形成，去除夹板。嘱患者继续服用壮筋续骨丹1周，以巩固疗效，加强功能锻炼，恢复功能。

第二十六节 趾骨骨折

趾骨骨折占足部骨折的第二位，多见于成人。《医宗金鉴·正骨心法要旨》曰："趾者，足之指也。名以趾者，所以别于手也，俗称足节，其节数与手之骨节同。"趾骨短小，又无肌肉附着，骨折移位多不严重，即使畸形愈合，对足趾的功能也多无影响。

【病因与分类】

1. 病因　直接暴力是引起趾骨骨折的常见原因，多因重物砸伤或踢碰硬物所致。重物压砸多引起趾骨粉碎性骨折，跌碰硬物所致者多为横形或斜形骨折。

2. 分类

（1）趾骨粉碎性骨折：趾骨多有增宽变薄畸形，骨折块可有轻度分离移位，多伴有甲下血肿。

（2）趾骨末节撕脱骨折：撕脱骨折多有分离移位。

（3）趾骨横、斜形骨折：多发生于第1、2趾，可有侧方或重叠移位。

【诊查要点】

1.伤后局部肿痛，行走功能障碍，纵向挤压痛，因位置表浅，故可扪及骨擦感。

常合并趾甲和皮肤损伤，容易引起感染。

2. X 线可明确骨折类型及移位情况。

【天池伤科疗法】

1. 手法整复与固定 患者仰卧，术者双手拇、食指分别捏住骨折远、近端，拔伸牵引，矫正成角或重叠移位。术者双手行跖背、胫腓侧对向挤按矫正侧方移位。有跖或背侧重叠移位者，行挤按手法时辅以屈趾，使重叠矫正。患趾跖背侧放置趾骨夹板，使用胶布固定 2～3 周。

2. 药物治疗 早期应活血化瘀、消肿止痛，可内服散瘀活血汤（当归尾、骨碎补、土鳖虫、赤芍、红花、桃仁、泽兰、薏苡仁、苏赤木、川牛膝、炙乳香、炙没药、广陈皮，水煎服），外敷我院自制熏洗二号；中期肿胀消退，可改服三七接骨胶囊；待骨痂形成，解除固定后，应服用壮筋续骨丹，以固本培元、补益肝肾。

【预防与调护】

开放性趾骨骨折或甲下血肿者，应注意预防感染。骨折复位后，即可进行功能锻炼。

【医案举隅】

陈某，女，56 岁。于 20** 年 11 月 2 日就诊。

[主诉] 右足部疼痛肿胀、活动受限 3 小时。

[病史] 6 小时前，重物从高处坠落，砸伤足背，足背肿胀，活动受限，行走困难。

[体格检查] 右足背部肿胀，压痛明显，活动受限，末梢血运正常，余肢无异常。

[辅助检查] X 线显示：右足第 2、3 趾骨骨折。

[临床诊断] 右足第 2、3 趾骨骨折。

[治法] 术者双手拇、食指分别捏持骨折两端，行牵引挤按手法整复，并用胶布将 1、2 趾和 3、4 趾分别进行固定，嘱患者锻炼足趾屈伸功能，口服接骨丹，每日 3 次。2 周后进行不负重行走锻炼。3 周后去除外固定，用熏洗二号熏洗患处。4 周后查 X 线，见骨折处有明显骨痂生长。

第二十七节　肋骨骨折

肋骨骨折比较常见，肋骨古称"胸肋""胁肋"，靠肋软骨与胸骨相连，共有 12 对，呈弓形，左右对称排列，与胸椎和胸骨相连构成胸廓，对胸部内脏起着支撑和保护作用。上 7 对肋骨靠肋软骨直接附着于胸骨，称为真肋。第 8—10 肋骨借第 7 肋软骨间接与胸骨相连。第 11、12 肋骨前缘游离，称为浮肋。青少年时肋骨富有弹性，用于缓冲外力作用；成年以后，肝肾亏虚，气血不足，肋骨渐失去弹性，骨质疏松，易发骨折。

肋骨骨折临床多见，好发于成年人和老年人，多发于第 4—7 肋。因第 1—3 肋骨较短，又被锁骨、肩胛骨上臂保护。第 7 肋以下借助第 7 肋软骨间接与肋骨相连，不直接连接于胸骨。故弹性较大。第 11、12 肋前缘游离，弹性更大。易避开暴力。故肋骨骨折多见于第 4—7 肋。骨折在左侧需注意肝、脾、肾的损伤。

【病因病机】

肋骨骨折可因直接暴力或间接暴力导致。多由交通事故、坠落、直接打击、撞击、挤压所致。

1. 直接暴力　如铁器打击伤、拳击伤、撞击伤等。骨折直接发生于受打击处，肋骨向胸部内弯曲而致断裂，骨折端向内移位，易伤及胸膜和肺。

2. 间接暴力　如坠落、塌方、车轮碾压、前后夹挤等。胸廓受到前后方对挤的暴力。肋骨多在腋中线处发生向外弯曲而致骨折，亦有暴力打击前胸而后肋骨折或打击后背而致前肋骨折。

3. 混合暴力　多见于骨双折，多为直接暴力和间接暴力合并作用所致。直接暴力使打击处产生骨折，残余力量传递暴力造成该肋多处骨折，多合并内脏损伤。

4. 胸部肌肉急剧强烈收缩　此类造成肋骨骨折，多见于严重咳嗽、打喷嚏等患者，也多见于严重骨质疏松患者。（图 6-27-1）

肋骨骨折多为闭合性骨折，可发生于一根或数根。整根肋骨一般只有一处被折断，称单处骨折。肋骨有两处骨折者，称双处骨折。多根肋骨双处骨折时，使该处胸廓失去支撑，产生反常呼吸运动，吸气时因胸膜腔内负压增加而向内凹陷；呼气时因胸膜腔内负压减低而向外凸出。导致肺通气功能障碍，严重影响呼吸和循环功能。若骨折断端刺破胸膜，空气从外界进入胸膜腔，可形成气胸。流入的空气压缩患侧肺部，影响正常呼吸功能和血液循环。如胸膜穿破口已闭合，无空气进入胸膜腔，则称为闭合性气胸；如胸膜穿破口形成阀门，吸气时空气流过破裂口进入胸膜腔，呼气时则能将空气排出，导致胸膜腔内压力不断增大，持续压迫肺和推移纵隔，称为张力性气胸。若骨折断端刺破胸壁和肺的血管，血液流入胸膜腔，则发生血胸，必须及时处理，如处理不当，日久则会形成胸膜粘连或纤维组织填塞，最终形成血肿机化致纤维胸。

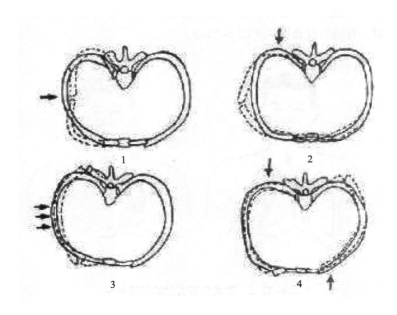

图 6-27-1　肋骨骨折的病因

【诊断要点】

1. 临床表现　肋骨骨折多有明显外伤史。伤后局部疼痛、肿胀、血肿或有瘀斑。局部压痛明显或伴有畸形，有时可闻及骨擦音，患者多能指出疼痛部位，深呼吸、说话、咳嗽或躯干转动时疼痛加剧。胸廓挤压试验阳性。但是在触诊触及肋骨畸形或捻发感时不要进行此测试。多根肋骨多处骨折时，该部胸廓产生浮动胸壁，出现反常呼吸，吸气时骨折处胸壁凹陷，呼气时反而隆起，影响呼吸和循环功能，造成呼吸困难、发绀，甚至呼吸衰竭，直至休克等严重症状。

若并发闭合性气胸时，可出现胸闷气短等不适症状。检查伤侧呼吸运动减弱。叩诊呈鼓音，呼吸音及语颤减低或消失。开放性气胸患者，出现呼吸困难、发绀，血压下降，脉细数，伤侧呼吸音低微或消失，同时可听到空气经胸壁伤口进出的声音。叩诊呈鼓音。张力性气胸患者，可出现严重的呼吸困难、发绀和休克。有时气体由胸膜腔挤入纵隔和皮下组织，在头、颈、胸、上肢触到皮下气肿。于胸腔穿刺抽出部分气体后，压力减低。但不久又增高，症状易反复。X线检查见气胸量多时，肺被压缩移位，纵隔向健侧移位。（图6-27-2）并发血胸时，小量的胸膜腔积血，患者常无自觉症状。大量积血时可出现面色苍白、气促、发绀，脉细数。检查见肋间饱满，叩诊呈浊音，呼吸音及语颤减弱，胸腔穿刺可明确诊断。X线检查时，少量积血，可见肋间角消失；大量积血时可见全肺被液体阴影所掩盖；同时存在气血胸时，会出现液平面。血胸出现后停止出血，称非进行性血胸；出血不止时，称进行性血胸。（图6-27-3）

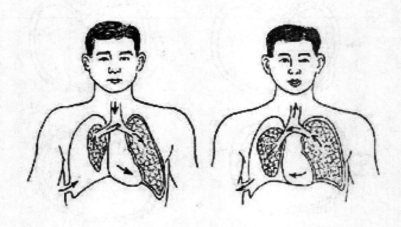

图6-27-2　肋骨骨折引起的纵隔移位

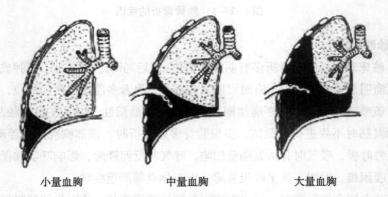

小量血胸　　　　　　中量血胸　　　　　　大量血胸

图6-27-3　血胸

2. 影像学检查　X线检查尤为重要，凡是胸部外伤患者疑有骨折，胸部正侧位X线可明确诊断。

【天池伤科疗法】

1. 手法治疗　单纯肋骨骨折，多无明显移位，一般不需要整复。若骨折超过两根以上，且有明显移位，则应手法整复。

立位整复法：嘱患者站立靠墙，医者与患者相对，并用双足踏患者双足，双手通过患者腋下，相叉抱于背后，然后双上肢扛起肩部，使患者挺胸，骨折端自然整复。

卧位整复法：患者仰卧位或侧卧位，下面垫一枕头，骨折端向上，医者用拇指按住凸出的折端，令患者用力咳嗽，同时下压凸出面，下陷的骨折端借其气向外鼓出。

坐位复位法：嘱患者坐位，助手在患者背后，将一膝顶住背部，双手握其肩，缓慢用力向后方拉开，使患者挺胸。医者一手扶健侧，一手按住患侧，用挫按手法将高凸部分按平；若后肋骨骨折，助手扶于胸前，令患者挺胸，医者立在患者背后，用推按手法将骨折端按平。

坐位整复法：嘱患者正坐，患侧臂向上高举，身躯偏向健侧。医者立于后面，腹部紧贴其背部，一上肢从患侧腋下绕前胸用手握住患侧腋窝。若前段骨折，令患者向后伸腰；若中段骨折，患者向健侧弯；若后段骨折，向前侧弯腰，下陷的骨折端即可自行突出复位。

2. 固定方法

（1）胶布固定法：患者坐位，用宽 7～10cm 的胶布条，两臂外展或向上举，在呼气末胸围缩至最小时，先在后侧超过中线 3～5cm，第一条胶布贴于骨折部位的下 2 肋，此后第二条盖在第一条的 1/2 处，呈叠瓦状，由后向前、由下向上进行固定，前后都要超过中线的 3～5cm，以跨越骨折部位上下各两条肋骨为宜。固定时间 3 周。

（2）宽绷带固定法：适用于皮肤对胶布过敏者，骨折部位可外敷消肿止痛膏。可覆盖一硬纸壳，呼气末时，用宽绷带或多头带包扎固定。可 5～7 天更换外敷药，继续固定3周(图6-27-4)。

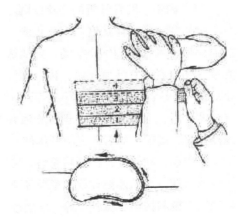

图 6-27-4　宽绷带固定

（3）肋骨牵引固定法：多根肋骨多处骨折，必须迅速固定胸部，减少反常呼吸引起的生理障碍，可用厚布料垫于伤部。然后用胶布固定，必要时行肋骨牵引术或手术内固定。肋骨牵引的方法，患处常规消毒，局麻下在骨折中部作一小切口，行骨膜下剥离，穿过一根不锈钢钢丝，同牵引装置相连接。若多根肋骨骨折，需——进行牵引，牵引重量为 0.5～1kg，2～3 周解除牵引。（图 6-27-5）对骨折端有明显移位的患者，应考虑积极的手术内固定。

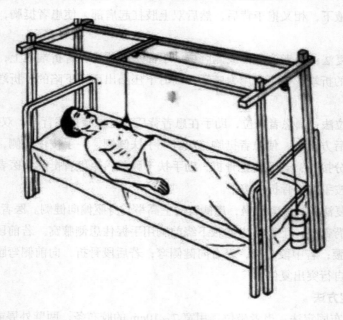

图 6-27-5　肋骨牵引术

3. 药物治疗

（1）内治：肋骨骨折的治疗原则可分期如下。

①初期：应活血祛瘀，理气止痛。必须顾及肺肝。肺气伤宜理气止痛，佐以活血化瘀，可选用理气止痛汤、柴胡疏肝散。气逆喘咳者可加瓜蒌皮、杏仁、枳壳等。伤血者，宜活血化瘀，佐以理气止痛，可选用活血丸、血府逐瘀汤、和营止痛汤。痛甚者可加云南白药或三七。咯血者可加血余炭、仙鹤草、藕节、白及等。气血两伤者，宜活血化瘀、理气止痛并重，可用顺气活血汤或苏子桃仁汤加减。寒热往来，胸胁苦满者，宜疏肝解郁，和解表里，可用小柴胡汤加减。

②中期：和营续骨，舒筋通络。可选用接骨丹、接骨紫金丹和活血舒筋汤。

③后期：胸胁隐隐作痛，筋络不舒，胸部微闷者，宜化瘀和伤，疏肝行气。可选用三棱和伤汤、疏肝片等。气血虚弱者用八珍汤和柴胡疏肝散。

（2）外治：初期可选用消肿止痛膏、肿痛消散、舒筋止痛水等。中期用消瘀膏、消肿活血汤外治等。后期用活血止痛散、熏洗熨火通药等外敷。

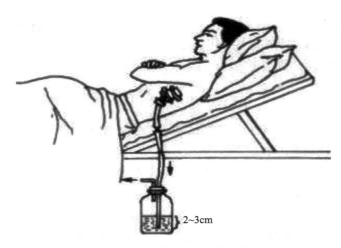

图 6-27-6 肋间闭合水封瓶引流

4. 练功活动 患者经整复固定后，轻者可下地适当活动，重症需卧床者，可取半卧位（肋骨牵引者取平卧位），并锻炼腹式呼吸运动，待症状减轻，即应下地适当活动。同时做好整体护理工作。

5. 穿刺引流 并发闭合性气胸而有少量积气者，对呼吸和循环功能的影响不大。无明显临床症状。小量气体可自行吸收，不需要操作处理。若有大量积血者，患者出现胸痛、胸闷、气短和呼吸困难，应立即排出胸腔积气，在胸前壁第 2 肋间锁骨中线处行胸腔穿刺抽出积气。或肋间闭式引流排出气体。

开放性气胸急救的处理原则：首先将开放性气胸变成闭合性气胸。用消毒纱布或凡士林油纱布填塞伤口包扎，阻止胸腔与外界气体相通。待病情逐渐好转后，再入手术室进行清创术。如合并内脏损伤者，应先处理脏器损伤。污染严重者宜胸壁引流，积极控制感染。

张力性气胸的处理原则：首先在前胸第 2 肋间隙插入一针头排气，暂时降低胸腔内压力，以后插入引流管进行水封瓶引流。

血胸的处理原则：非进行性血胸患者，若病情轻，小量出血可自行吸收，不需要做穿刺抽吸。如积血量多者，可早期在患侧腋后线第 8—9 肋间隙进行胸腔穿刺抽出，但每次抽吸的血量不超过 1000mL 为宜。对于进行性血胸者，应尽快输血，防止休克，做好术前准备，尽快开胸探查。止血，术后插入引流管，水封瓶引流。同时使用抗生素防治感染，以及其他支持疗法等。对于严重血胸等需要进一步手术治疗者，应转胸外科处理。（图 6-27-6）

【预防调护】

肋骨骨折整复固定后，轻者可下地活动，重者需卧床休息，并锻炼腹式呼吸运动，待症状减轻，即应下地活动。

【医案举隅】

王某，男，42岁，工人，于20＊＊年，9月23日就诊。

[主诉] 胸部疼痛1天。

[病史] 患者自诉1天前因外伤后出现右胸部疼痛，深呼吸及咳嗽时疼痛加重。

[体格检查] 右7、8肋处压痛明显，能扪及骨擦感，压胸试验（＋）。

[辅助检查] X现显示：右7、8肋腋中线处骨折，无明显移位。

[临床诊断] 右7、8肋骨折。

[治法] 入院后，外用消肿止痛膏、绷带固定胸廓，中药选血府逐瘀汤加减，1周后，症状减轻；3周后，胸痛消失。

第二十八节　胸腰椎骨折

胸腰椎骨折是指因胸椎、腰椎受到直接或间接传达暴力使胸腰椎挤压而发生的骨折。临床多以第11/12胸椎和第1/2腰椎最为多见，老年人由于骨质疏松的缘故，发生率更高。

【病因与分类】

1. 病因

（1）间接暴力：最常见。多见从高处跌落，臀部或双足着地后，力向上传导至胸腰部；或者是重物从高处掉下冲击头、肩、背部，力向下传导到胸腰部导致骨折；有些老年人由于骨质疏松严重，某些轻微损伤，如乘车颠簸、平地坐倒等，也会造成胸腰椎椎体的骨折。

（2）肌肉拉力：当腰骶部的肌肉突然强烈收缩时，可产生相当大的拉应力，常见的会造成椎体的附件，如横突、棘突等的骨折；严重的如破伤风或其他神经系统的疾病所引起的肌肉强烈收缩，可导致胸腰椎体的压缩性骨折。

（3）直接暴力：平时少见。可见于交通事故、火器伤，或是胸腰部被直接打击等，这类损伤往往造成脊髓损伤而有不同程度的瘫痪等严重后果。

2. 分型 造成胸腰椎骨折的损伤有直接暴力和间接暴力两种。临床上多因间接暴力所致。根据损伤的发病机理可分为屈曲型、过伸型、垂直压缩型、侧屈型、屈曲旋转型、水平剪力型、撕脱型。

（1）屈曲型：从高处坠落，臀部触地，躯干前屈，使胸腰椎相应部位椎体的前半部受到上下位椎体、椎间盘的挤压而发生压缩性骨折，其后部的棘上、棘间韧带，关节突、关节囊，受到牵张应力而断裂，上位椎体向前下方移位，引起半脱位。发生在胸腰椎结合部（T12–L1）锥体骨折的后上缘骨块常突入椎管内。

（2）过伸型：当患者从高处仰面摔下，背部或腰部撞击硬物，被冲击的部位形成杠杆支点，两端继续运动，使脊柱骤然过伸，造成前纵韧带断裂，椎体前下或前上缘撕脱骨折，上位椎体向后移位，棘突相互挤压撞击而断裂，椎弓根、关节突或椎板骨折。大多合并脊髓损伤。

（3）垂直压缩型：高处掉落的物体纵向打击头顶，或跳水时头顶垂直撞击地面，以及从高处坠落，臀部垂直触地，均可使椎体受到挤压而发生粉碎性骨折，骨折块向四周"爆裂"移位，尤其是椎体后侧皮质断裂，骨块易突入椎管内造成椎管变形、脊髓损伤。

（4）侧屈型：高处坠落时一侧臀部触地，或因重物压砸使躯干向一侧弯曲，造成椎体侧方楔形压缩骨折，其对侧因受到牵张应力，可引起神经根或马尾神经牵拉性损伤。

（5）屈曲旋转型：胸腰椎受到屈曲和向一侧旋转的两种复合暴力作用，造成椎间隙变窄，棘上、棘间韧带牵拉损伤，旋转轴对侧的小关节囊撕裂、关节突关节骨折或脱位，肋骨或横突骨折，椎管变形，脊髓受压。

（6）水平剪力型：又称安全带型损伤，多属屈曲分离型剪力损伤。高速行驶的汽车在撞车瞬间，患者下半身被安全带固定，躯干上部由于惯性而急剧前移，暴力主要集中于椎间盘，以前柱为枢纽，后柱、中柱受到牵张力而破裂张开，造成棘上韧带、棘间韧带、后纵韧带、椎间盘水平断裂，或经棘突—椎板—椎体水平骨折，椎体之间的联结破坏，易发生脱位，截瘫发生率高。

（7）撕脱型：由于胸腰椎后方的肌肉急骤而不协调收缩，造成棘突或横突撕脱骨折，骨折移位较小，脊柱的稳定性破坏较轻。

【诊查要点】

根据患者外伤史、临床表现及影像学检查多可明确诊断，但要注意合并脊髓损伤发生。

1. 外伤史 凡由高处坠下、重物落砸、车祸撞击、坍塌事故等均可造成胸腰椎损伤，应详细了解询问受伤的时间，暴力的性质、大小、方向、作用过程和部位，受伤时的体位及搬运情况。

2. 临床表现　伤后腰背部自发性疼痛及活动障碍为主要症状。沿脊柱中线自上而下逐个按压棘突，寻找压痛点，发现棘突后突，椎旁肌痉挛，表明椎体压缩或骨折脱位；棘突周围软组织肿胀、皮下瘀血，说明韧带、肌肉断裂；棘突间距增大，说明椎骨脱位或棘上韧带、棘间韧带断裂；棘突排列不在一条直线上，表明脊柱有旋转或侧方移位；当椎体只有轻微压缩骨折时，疼痛及功能障碍较轻；胸腰段骨折时，可因腹膜后出血及血肿刺激而发生腹壁肌肉紧张；腰部神经受压时，可出现下肢放射痛。对任何脊柱损伤患者，均应进行详细的神经系统检查，以明确是否伴有脊髓损伤。

3. 影像学检查

（1）X 线检查：腰椎均应拍摄正侧位 X 线片，或加照斜位片，应注意观察骨折的部位和类型；椎体压缩、前后左右移位、成角和旋转畸形及其程度；椎管管径改变；棘突间距增大及椎板、关节突、横突、棘突骨折及其程度；判断陈旧性损伤有无不稳定，应拍摄损伤节段的前屈、后伸侧位片。

（2）CT 扫描：能清楚地显示椎体、椎弓、椎板、关节突和棘突骨折，能观察到骨折片与椎管的关系，骨折移位情况，其优点是不受自身阴影重叠及周围软组织掩盖影响，且对软组织具有很高的分辨率。

（3）MRI：具有多平面成像及很高的软组织分辨力，能非常明确地显示脊髓和椎旁软组织是否损伤及损伤的具体细节，是脊髓损伤最有效的影像学检查手段。可通过观察脊髓内部信号改变和椎管内其他结构的创伤情况，来判断脊髓损伤程度，对制定治疗方案、推测预后有较大的指导意义。

（4）电生理检查：包括肌电图和体感诱发电位（SEP）检查等。能确定脊髓损伤的严重程度，帮助预测脊髓或神经功能恢复情况，并对脊柱脊髓手术中起到监测脊髓功能的作用。

（5）脊柱损伤程度及稳定性的判断：根据损伤后脊柱的稳定程度分为稳定性损伤与不稳定性损伤。单纯性横突骨折、棘突骨折、关节突骨折，对于压缩性骨折，其压缩程度大于 50%，椎体后壁完整，成角畸形小于 20°，属一柱损伤的稳定性骨折。椎体压缩程度大于 50%，椎体后壁破裂，属二柱损伤的不稳定性骨折。椎体压缩伴有后部附件骨折、脱位或旋转，属三柱不稳定性骨折。

【天池伤科疗法】

1. 手法整复与固定　根据不同的骨折类型和严重程度，采用不同的治疗方法。

（1）稳定性骨折：一般需卧硬板床 6~8 周。压缩性骨折者可采用垫枕疗法，枕头的适宜高度为 8~10cm。这类骨折配合练功疗法效果较好，因为正确、适当的练功不但能使压缩的椎体复原，保持脊柱的稳定性，而且由于早期活动可增加腰背肌的力量，不致产生或加重骨质疏松现象，亦可避免或减轻后遗的慢性腰痛。具体做法如下（图 6-28-1）。

五点支撑法：患者仰卧在木板床上，用头部、双肘及足跟五点支撑起全身，背部尽力腾空后伸。早期可采用此法。

三点支撑法：在五点支撑法的基础上发展起来，患者双臂置于胸前，用头部、双足支撑用力，使全身腾空后伸。中后期可采用此法。

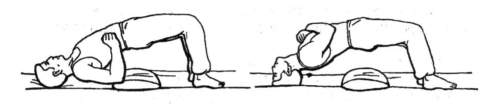

① 五点支撑法　　　　　　　　　　② 三点支撑法

图 6-28-1

飞燕点水法：也称"一点法"，患者俯卧上肢后伸，小腿与踝部垫一枕头，使头部和肩部尽量后仰，同时下肢尽量绷直后伸，全身翘起，仅让腹部着床，呈一弧形，俗称"两头翘"。此法要求较高，多在前两种方法锻炼一段时间后再采用。

（2）不稳定性骨折：如果临床没有脊髓神经损伤的症状，也可以考虑保守治疗方法，但练功活动的时间应稍延后，且卧床时间应稍长。对于有脊髓神经损伤征象的，大多应考虑手术治疗。

（3）脊髓完全性损伤：尽早手术（最好争取在 8 小时以内），行切开复位、彻底减压、内固定术；并且最好在伤后 1 小时内就开始用足够量的糖皮质激素，并维持 1~3 天，以使脊髓损伤减小到最低限度。

（4）脊髓不完全性损伤：除药物治疗、制动等外，应密切观察临床症状和体征，若有加重或无明显好转者，或 CT、MRI 检查椎管内有较大骨片突入，脊髓和神经根受压明显者也应尽早手术；若逐步好转的，则可继续保守治疗。合并脊神经根损伤者，可参照脊髓不完全损伤的处理。

根据胸腰椎骨折的不同类型和程度，选择恰当的复位方法。总的原则是逆损伤的病因病理并充分利用脊柱的稳定结构复位。屈曲型损伤应伸展位复位，过伸型损伤应屈曲位复位。在复位时应注意牵引力的作用方向和大小，防止骨折脱位加重或损伤脊髓。可选用下肢牵引复位法或垫枕腰背肌锻炼复位法（图6-28-2）。

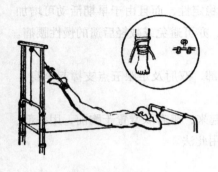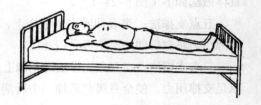

①双踝悬吊法　　　　　　　　　　　　　　②垫腰椎压缩骨祈，以及枕法

图 6-28-2

（1）垫枕复位法：适应于伤后1周之内的胸腰段骨折（T12–L1、L2），患者仰卧于硬板床上，以骨折处为中心垫一5cm软枕，软垫逐日增高，致腰椎呈过伸位，使椎体前缘压缩而皱折的前纵韧带重新恢复原有张力，并牵拉椎体前缘张开，以恢复椎体的高度达到复位，同时后侧关节突关节关系也得到恢复和改善。

（2）双踝悬吊法：元代危亦林在《世医得效方》说："凡挫脊骨，不可用手整顿，须用软绳从脚吊起，坠下身直，其骨使自归窠，未直则未归窠，需要坠下，待其骨直归窠。"此法复位前可给止痛剂（度冷丁100mg肌内注射）或局部麻醉（普鲁卡因40~60mL注入椎板附近）。患者俯卧于复位床或硬板床上，亦可在屋梁上装一滑轮，两踝部衬上棉垫后用绳缚扎，将两足徐徐悬空吊起，使身体与床面约成45°角，将胸腰段脊柱过伸位。术者用手掌在患处适当按压，矫正后凸畸形，复位后患者仰卧硬板床，骨折部垫软枕或用过伸支架维持复位效果。

（3）攀索叠砖法：《医宗金鉴·正骨心法要旨》载："先令病人以两手攀绳，足踏砖上，将腰拿住，各抽去砖一个，令病人直身挺胸，少顷又各去砖一个，仍令直身挺胸，如此者三，其足着地，使气舒瘀散，则陷者能起，曲者可直也。"此法是一种过伸位脊椎骨折复位法。先令患者双手攀绳，以砖六块，分左右各叠置三块，双足踏于转上，然后抽去足下垫砖，让身体悬空（足尖触地），脊柱呈过伸位，医者在患者腰后，将后凸畸形矫正。此法适用于体格健壮单纯屈曲型胸腰椎压缩骨折患者。

（4）攀门拽伸法：《普济方·折伤门》记载："凡腰骨损断，先用门扇一片放地上，一头斜高些，令患人覆眠，以手伸上，攀挂其门，下用三人拽伸，医以手按损处三时久。"适用于胸腰椎骨折，患者俯卧在硬木板上，患者双手攀拄木板上缘，用三人在下腰部与双下肢拔伸牵引，医者用手按压骨折部进行复位。这是一种非过伸位脊柱骨折复位法，适用于不稳定性的屈曲型胸腰椎压缩、粉碎骨折及年老体弱的患者。

（5）牵引过伸按压法：患者俯卧硬板床上，两手抓住床头，助手立于患者头部，两手反持腋窝处，一助手位于足侧，双手握双跟，两助手同时用力，逐渐进行牵引。至一定程度后，足侧助手逐渐将双下肢提起悬离床面，使脊柱得到充分牵引和后伸，当肌肉松弛、椎间隙及前纵韧带被拉开后，术者双手重叠，压于骨折后突部位，适当用力下压，借助前纵韧带的伸张力，将压缩之椎体前缘拉开，同时后突畸形得以复平。

2. 药物治疗

早期：多见局部肿胀、疼痛剧烈，胃纳不佳，大便秘结，苔薄白，脉弦紧。证属气滞血瘀。治宜行气活血，消瘀止痛。方选复元活血汤、膈下逐瘀汤等，可外敷黄连膏（院内制剂）；如果兼有少腹胀痛、小便不利者，当属瘀血阻滞，膀胱气化失调。治宜活血祛瘀，行气利水。可选膈下逐瘀汤合五苓散；如果局部持续胀痛，腹满胀痛，大便秘结，苔黄厚腻，脉强有力。当属血瘀气滞，腑气不通。治宜攻下逐瘀，方用桃核承气汤合大成汤加减。

中期：肿痛虽消而未尽，程度已有减轻，但活动仍受限，舌暗红，苔薄白，脉弦缓。证属瘀血未尽，筋骨未复。治宜活血和营，接骨续筋。可用复元通气散或续骨活血汤。

后期：可见腰酸腿软，四肢无力，活动后局部隐隐作痛，苔白舌淡，脉虚细。证属肝肾不足，气血两虚。治宜补益肝肾，调养气血。方用地黄饮子。

【预防与调护】

胸腰椎骨折通过练功活动可以达到复位与治疗目的，而且能增加腰背肌肌力，保持脊柱的稳定性，预防骨质疏松，避免或减少后遗慢性腰痛。在伤情允许的情况下，尽量早期功能锻炼。一般2~3周即可带支架下床活动。对于不稳定性骨折，卧床4~6周开始练功，下床时间应在6~8周或以后，但须用胸腰椎支架固定。伤后4个月内应避免向前弯腰动作。

【医案举隅】

刘某，男，79岁，退休工人。于20**年6月12日就诊。

[主诉] 腰背部疼痛、活动受限12小时。

[病史] 12小时前，行走时不慎摔伤，致腰背部疼痛，腰椎活动受限。

[体格检查] 患者痛苦面容，腰1-3椎旁组织紧张，腰1、腰2椎体叩击痛阳性，腰椎活动障碍。双下肢肢末梢血运及感觉可，余肢体未见异常。

[辅助检查] X线显示：腰1椎体楔形变。

MRI显示：腰1椎体内高信号，椎体前缘变扁，骨折块未累及椎管。

[临床诊断] 腰1椎体压缩骨折。

[治法] 嘱患者卧床休息，给予患者复元活血汤化裁、接骨胶囊口服。嘱患者适当行腰背肌功能锻炼，如五点支撑法锻炼，同时给予患者腰围固定。

二诊：7月14日。经1个月治疗，患者腰背部疼痛基本消退，复查腰椎正侧位X线示骨折对位对线良好，嘱其适当进行腰背肌肉功能锻炼。

三诊：9月20日。体格检查：腰背部疼痛症状完全消退，叩击痛阴性。X线示骨折愈合良好。嘱患者加强腰背肌功能锻炼。

第二十九节　腰椎滑脱症

腰椎滑脱是指因椎体间连接异常发生的上位椎体与下位椎体表面部分或全部的滑移。当腰椎滑脱同时伴慢性下腰痛、腰骶神经卡压症和马尾综合征等表现称为腰椎滑脱症。

【病因与分类】

1. 病因　腰椎滑脱的病因至今尚不十分明确，大量研究表明，先天性发育缺陷和慢性劳损或应力性损伤是两个可能的重要原因，一般认为以后者为主。

腰椎峡部可因急性外伤，尤其是后伸性外伤产生急性骨折，多见于竞技运动现场或强劳动搬运工。

腰椎在幼儿期有椎体及椎弓骨化中心，每侧椎弓有两个骨化中心，其中一个发育为上关节突和椎弓根，另一个发育为下关节突、椎板和棘突的一半。若两者之间发生不愈合，则形成先天性峡部崩裂，又称为峡部不连，局部形成假关节样改变。行走以后由于站立可使上方的脊椎向前滑动，称为脊椎滑脱；也可因骶骨上部或L5椎弓发育异常，而产生脊椎滑脱，其峡部并无崩裂。人体处于站立时，下腰椎负重较大。导致前移的分力作用于骨质相对薄弱的峡部，长期反复作用可导致疲劳性骨折及慢性劳损损伤。

由于长时间持续的下腰不稳或应力增加，使相应的小关节发生磨损，发生退行性改变，关节突变得水平，加之椎间盘退变、椎间不稳、前纵韧带松弛，从而逐渐发生滑脱，但峡部仍保持完整，故又称假性滑脱。

2. 分型

Ⅰ. 先天性：与宫内发育、家族及种族有关。

Ⅰa：关节突发育不良呈水平排列，常伴脊柱裂。

Ⅰb：关节突呈异常矢状排列，后方支持结构发育不良，但神经弓多完整。

Ⅰc：其他先天畸形如先天脊柱后凸和前或后成角畸形等。

Ⅱ. 椎弓峡部崩裂性：均为峡部应力骨折所致。

Ⅱa：峡部疲劳骨折不愈合致峡部崩裂。

Ⅱb：峡部疲劳骨折愈合，椎弓完整但拉长。

Ⅲ. 退行性：脊柱和关节突长期退行性不稳，前滑椎体的下关节突发生小压缩骨折，导致关节突变为水平方向，且伴旋转不稳定。女性发病率为男性的 6 倍。但该型滑脱很少超过Ⅱ度。也称假性滑脱。

Ⅳ. 创伤性：见于严重的后伸性损伤，如空军飞行员、运动员、重体力劳动者。其病程较慢，与急性骨折–脱位有区别。

Ⅴ. 病理性：由全身或局部骨骼病变引起，较少见。

Ⅴa：全身性骨病，如骨质疏松症等。

Ⅴb：局部性骨病，如骨感染、肿瘤等。

Ⅵ. 手术后滑脱：如脊柱后路融合减压术后，因术中切除过多后方支持结构，上位椎体应力集中出现滑脱。

【诊查要点】

根据患者病史、临床表现及影像学检查多可明确诊断。

1. 临床表现　早期峡部裂患者可以无症状，而在 X 线检查中无意发现。可有如下临床表现。

（1）下腰痛：多在 20 岁以后出现，为最常见的症状，可向臀部及大腿后侧放射，有滑脱椎棘突压痛、左右椎挤痛及腰后伸痛。

（2）站立位腰生理前凸增加，脊柱重心线后移，先天性脊柱滑脱严重者腰前突明显。

（3）神经根及马尾神经受压表现：坐骨神经痛、鞍区麻木、大小便障碍等。

（4）背肌、腘绳肌痉挛及步态异常。

2. 影像学检查

（1）X 线检查：X 线正侧位片（包括腰骶段正侧位、双斜位、后伸前屈动力位片）能清晰显示腰椎峡部缺陷、小关节情况、椎间盘退变及滑移程度。斜位片有时可清晰显示"狗头项圈征"。动力位片可了解腰椎稳定情况。

（2）CT 扫描：能清楚地显示椎体、椎弓、椎板、关节突和棘突骨折，能观察到骨折片与椎管的关系，骨折移位情况，其优点是不受自身阴影重叠及周围软组织掩盖影响，且对软组织具有很高的分辨率。普通椎间盘扫描很难发现峡部不连，但对椎间盘退变及突出情况有意义。高速螺旋 CT 扫描三维重建，可重建峡部不连及滑脱模型，用于严重和复杂的滑脱术前拟定手术方案。

（3）MRI：矢状位可清晰显示硬脊膜及马尾受压部位、程度，也可显示滑脱程度，且对排除椎管内其他病变也有重要意义，有条件的可作为常规检查。

（4）腰椎滑脱程度的判断：Meyerding 分类度法（1932 年）。滑脱程度按下位椎体上缘前后径分为 4 份，由滑脱椎体后缘引出直线，与下位椎上缘交角处，测量前移程度。前移在 1/4 以内者为Ⅰ度，在 2/4 以内者为Ⅱ度，超过 2/4 以上者为Ⅲ度，超过 3/4 者为Ⅳ度，与下位椎完全错开者为Ⅴ度。

【天池伤科疗法】

1. 手法治疗

（1）正脊骨法：前滑脱型，让患者仰卧，屈膝屈髋，术者一手抱膝、一手抱臀部，将患者下肢抱起，膝紧贴胸部做腰部屈曲运动。本症不宜使用旋转复位法，慎用斜扳法。

（2）牵引调曲法：根据腰椎曲度和腰骶轴交角大小和滑脱类型，辨证牵引调曲，主要运用三维牵引调曲法和四维牵引调曲法。在运用此法时需要注意患者的自我感觉，行三维牵引调曲法、四维牵引调曲法要注意力线的支点必须正确。

2. 药物治疗　根据不同证型，可采用不同的临床方剂辨证论治。

（1）风湿痹阻证

治法：祛风除湿，蠲痹止痛。

推荐方药：独活寄生汤（《备急千金要方》）加减。独活、桑寄生、牛膝、杜仲、熟地黄、当归、川芎等。或同类功效的中成药。

（2）寒湿痹阻证

治法：温经散寒，祛湿通络。

推荐方药：附子汤（《金匮要略》）加减。附子、茯苓、人参、白术、白芍等。或同类功效的中成药。

（3）气滞血瘀证

治法：行气活血，通络止痛。

推荐方药：身痛逐瘀汤（《医林改错》）加减。秦艽、川芎、桃仁、红花、羌活、没药、五灵脂、香附子、牛膝、地龙、当归等。或同类功效的中成药。

（4）湿热痹阻证

治法：清热祛湿，通络止痛。

推荐方药：清火利湿汤（《中医骨伤证治》）加减。茵陈、黄柏、薏苡仁、栀子、苍术、防己等。或同类功效的中成药。

（5）肾阳虚衰证

治法：温肾壮阳，通痹止痛。

推荐方药：温肾壮阳方（《中医骨伤证治》）加减。巴戟天、熟地黄、枸杞子、制附子、补骨脂、仙茅等。或同类功效的中成药。

（6）肝肾阴虚证

治法：滋阴补肾，强筋壮骨。

推荐方药：养阴通络方（《中医骨伤证治》）加减。南沙参、北沙参、麦冬、五味子、桂枝、生地黄、丹参、川芎、益母草等。或同类功效的中成药。

3．理筋疗法

（1）中药溻渍：辨证应用中草药，烘干研末后用蜂蜜调匀，在腰部行中药溻渍法，每次 30 分钟，每日 1 次。

（2）针刺法：取肾俞、腰眼、八髎、夹脊等穴，如伴有下肢麻痛者则加环跳、委中、承山、昆仑等穴。采用平补平泻手法，每天 1 次，每次留针 20～30 分钟。

（3）推拿法：采用二步十法，按、压、揉、推、㨰、摇、抖、扳、盘、运。时间以 20～30 分钟为宜。如属前滑脱型，滑脱部位禁用按压法。推拿手法治疗宜柔和，切忌暴力。

（4）针刀治疗

（5）其他外治疗法：如拔罐、远红外医疗舱照射、中医定向透药疗法等。

【预防与调护】

腰椎滑脱症通过练功活动可以达到复位与治疗目的，而且能增加腰背肌肌力，保持脊柱的稳定性。做以锻炼腰部伸肌、腹肌训练为主要目的的各类功法操，例如飞燕、仰卧起坐、屈髋抱膝滚床法等。

【医案举隅】

魏某，男，65 岁，退休职员。于 20** 年 11 月 6 日就诊。

［主诉］腰部疼痛 3 年，加重，伴右下肢放射痛 1 个月。

[病史] 3 年前，无明显诱因出现腰部疼痛，疼痛性质钝痛，劳累时出现，休息可缓解。1 个月前因搬动重物后出现腰部疼痛加重，且伴右下肢放射痛，自行休息后症状无明显好转。

[体格检查] 患者痛苦面容，腰椎生理曲度变直，椎旁组织紧张，深压痛阳性，腰椎活动受限。右下肢直腿抬高试验 55°阳性。双下肢肢末梢血运及感觉可，余肢体未见异常。

[辅助检查] X 线显示：腰 4 椎体前滑脱。

[临床诊断] 腰 4 椎体前滑脱。

[治法] 嘱患者注意休息，给予患者独活寄生汤化裁、腰腿痛宁胶囊口服。给予患者二步十法推拿治疗，每次 30 分钟，每日 1 次。

二诊：11 月 21 日。经 2 周治疗，患者腰痛症状明显缓解，体格检查椎旁组织压痛较前明显减轻。嘱患者加强腰背肌功能锻炼。

第三十节　踇外翻

踇外翻是由于踇收肌强力牵拉，踇趾向外偏移，第一跖骨向内倾斜，二者所形成的外翻角大于 15°者。多见于成年妇女，女多于男。多为机械性压迫所致。踇外翻是指踇趾在第一跖趾关节处向外偏斜超过正常生理范围的一种前足畸形，俗称为"大脚骨"。踇外翻是复杂的解剖畸形，在治疗上极具挑战性。

【病因病机】

1. 遗传因素　踇外翻畸形，常有明显的家族遗传史。

2. 机械性因素　近年来随着高跟鞋、尖头鞋的增多，发病率呈现上升趋势。这是造成踇外翻的主要原因。

3. 平足畸形　平足症患者足部纵行陷落，使第 1 跖骨远端向背、内移位。带有张力的踇收肌牵拉大足趾向外，也可造成踇外翻。

【诊查要点】

1. 临床表现

（1）早期：第 1 跖趾关节内侧肿胀疼痛，形成踇囊炎，局部隆起压痛明显。出现踇外翻畸形。

（2）后期：第 1 跖趾关节内侧由炎症形成质地较硬的肿物，踇外翻畸形进一步加重。活动受限，疼痛加重。

2. 影像学检查

X线检查：足部正斜位片多见到第1跖趾关节半脱位。跚趾明显外翻，有时可见跖骨内翻，跖趾关节增生，间隙变窄，跚趾与第2、3趾重叠。

3. 鉴别诊断

痛风：痛风的主要症状多表现在第1跖趾关节，发病时关节出现红、肿、热、痛，且疼痛较剧，化验检查见血尿酸高值，血沉、C-反应蛋白也高于正常。晚期X线检查可见骨端关节面穿凿样或虫蚀样骨质不规则破坏，可伴痛风石形成。近年来随着生活条件的改善，痛风患者逐年增多，常需要鉴别开来。

【天池伤科疗法】

1. 手法治疗　松解足趾部肌肉软组织，理顺移位的筋络，治疗轻度跚外翻或延缓跚外翻的发展。

具体操作：先行点法、按法、一指禅推法、捏法、拿法、捋筋、推挤、弹拨，最后采用按揉、扳拿跚趾、抖法。

2. 固定方法　对于轻度畸形的患者，可用硅胶制作的顺趾垫放置于跚趾和第2趾之间，减轻跚趾的外翻，缓解疼痛；也可用橡皮筋套住双侧跚趾向内牵拉；还可使用夜间跚外翻矫正器，将跚趾固定于内翻位。对于较重的畸形，支具不能永久地纠正畸形，只能延缓畸形的发展，缓解疼痛。

3. 药物治疗

（1）湿热痹阻证

治法：清热利湿，通络止痛。

推荐方药：利湿消肿胶囊或四妙散或伤湿止痛丸（刘柏龄）加减。苍术、黄柏、薏苡仁、忍冬藤、土茯苓、茯苓、泽泻、川芎、桃仁、当归、赤芍等。

（2）肝肾亏虚夹瘀证

治法：补益肝肾，活血通经。

推荐方药：元蚣通络胶囊常合六味地黄丸或骨质增生丸（刘柏龄经验）。

4. 手术治疗

（1）跚外翻畸形在筋者，运用铍针技术行第1跖趾关节周围软组织松解术治疗。

（2）跚外翻畸形在骨者，利用小切口技术，手术消磨，采用∧型或横行截骨术后，再采用中医拔伸牵引、旋转屈伸、提按端挤、摇摆触碰等手法矫正畸形，然后进行绷带外固定、足部弹力固定套、支具、矫形鞋、石膏等外固定。

（3）对严重踇外翻畸形所造成的疼痛明显，行走困难，常需要手术治疗。

5. 其他 踇囊炎形成时，可行封闭治疗，也可采用铍针松解术治疗，消除炎症、减压、改善疼痛。对于已形成踇囊炎的患者，可理疗，局部使用中药燔洗、消炎止痛药物，消肿止痛，减轻症状。

（1）湿热蕴结

表现：以踇趾内侧红肿、疼痛为主。

治法：清热利湿，通络止痛。

方药：消肿膏（刘柏龄经验方）外用。

桃仁、红花、乳香、没药、五倍子、伸筋草、透骨草、刘寄奴、赤芍、大黄、金银花、黄柏、蒲公英等加减。

（2）寒湿夹瘀

表现：以踇趾内侧突出肿大，以酸痛为重，时而伴有刺痛。

治法：活血通经散结。

方药：熏洗二号（刘柏龄经验方）外用。

制川乌、制草乌、天南星、乳香、没药、申姜、姜黄、炙马钱子、冰片、三棱、莪术、自然铜、黄柏、苍术、苦参、蛇床子等加减。

【预防调护】

1. 穿宽松的鞋，减轻局部压力。

2. 指导患者不穿高跟和前部较窄的鞋子。

3. 指导患者进行足部肌肉训练。

4. 根据病情需要采用足底应力分布测试技术协助治疗和护理。

第七章　脱位

第一节　颞颌关节脱位

颞颌关节脱位，又称下颌关节脱位，《备急千金药方》称为"失欠颊车"，《外科正宗》则称"落下颏"，清代医家多称为脱颏、颌颏脱下，是临床常见脱位之一。

颞颌关节由颞骨的下颌窝、关节结节与下颌骨的下颌头构成。关节囊松弛，上方附着于关节结节和下颌窝的周缘，向下附着于下颌头下方。关节内有软骨盘，将关节腔分为上、下两部，上部则使下颌骨能前后滑动，下部在开口与闭合动作时作铰链式动作，关节囊前部薄，后部厚。外侧有外侧韧带加强，关节囊较松弛，稳定性较差。常见于老年人和体弱者，且容易形成习惯性脱位。

【病因病机】

颞颌关节脱位可由直接暴力或间接暴力引起。

（1）过度张口：不适当的打哈欠、大笑、拔牙或单侧牙齿咬大而硬的食物时，过度张口，造成下颌骨的髁状突关节盘过度向前滑动，移位于关节结节前方，引起一侧或双侧脱位。

（2）暴力打击：在张口状态下，外力向前下方作用于下颌角或颏部，关节囊的侧壁韧带不能抵御外力暴力，则形成一侧或双侧颞颌关节前脱位。

（3）杠杆作用：在单侧上下白齿之间，当咬食较硬食物时，以硬物为支点，翼外肌、嚼肌为动力，颞颌关节处于不稳定状态，肌力牵拉下颌向前下方滑动，形成脱位。

（4）肝肾亏虚：《外科汇纂》记载"夫颌颏脱下，乃气虚不能收束关窍也"，先天禀赋不足、年老体质虚弱者，气血不足，肝肾虚损，筋肉失养，收束无力，易形成习惯性颞颌关节脱位。

【诊查要点】

1. 临床表现　有明显外伤史，患者常有过度张口史或典型的外伤史，脱位后有局部疼痛，张口、闭口困难的表现。脱位后患者呈半开口状态，不能闭合，也不能再将口张大。下齿槽伸至上齿槽的前方。口涎外流，说话、吞咽均有困难。

（1）双侧脱位：下颌骨下垂并向前突出，牙齿外露，咬肌痉挛压痛，面颊扁平，耳屏前方可触及颞颌关节窝空虚凹陷，前方可触及下颌关节突突出。

（2）单侧脱位：口角㖞斜，下颌向健侧倾斜，患侧低于健侧，口半张开较双侧脱位小；患侧可触及颧弓下髁状突和耳前方凹陷，前方可触及下颌关节突突出。

（3）习惯性颞颌关节脱位：临床表现与上述相同，脱位发生次数 2~3 次或以上。

2. 辅助检查　X 线检查主要是了解局部骨质情况。一般情况下可不进行检查。

【鉴别诊断】

本病应与下颌髁状突骨折鉴别。下颌髁状突骨折时，口腔可闭合，可进行咬合，畸形可改变，耳屏前无凹陷，压痛明显，局部肿胀明显，有时可能有骨擦音。

【天池伤科疗法】

1. 手法治疗　一般不需麻醉，嘱患者坐于矮凳上，头靠墙，术者面向患者，以两拇指包裹数层无菌纱布，伸入患者口中，分别压于两侧下方的最后一个白齿上，其余四指托住下颌骨的两侧。两拇指逐渐向下、向后加压，其余四指将颌部向上托起，并向后下推送，使下颌头向后滑入关节窝（图 7-1a、b）。此时术者应迅速将两拇指向两侧方移开退出，以免被咬伤。

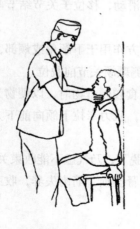
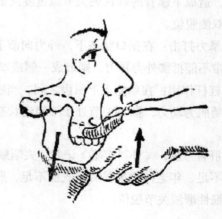

图 7-1a　　　　　　　　图 7-1b

如一次复位失败，可于关节腔内注入1%普鲁卡因溶液数2mL后，以缓解嚼肌痉挛，再按上法复位。

2. 固定方法　复位后用四头带兜住下颌部，带头分别在头顶部打结。于闭口位固定2～3周。固定不宜过紧，以张口不超过1cm为宜。这样有利于损伤关节囊的修复，防止张口过大发生再脱位，以致形成习惯性脱位。

3. 中药治疗　初期应选用理气、活血、舒筋方剂，以促进气血运行，中后期应选用补气养血、益肾壮骨的方剂，以补益肝肾。习惯性脱位者，应选用滋补肝肾、补益气血的方剂。

4. 手术治疗　手法整复失败后，可行切开复位或髁状突切除术。

【医案举隅】

齐某，女，32岁，职员。于20**年4月17日就诊。

[主诉]下颌疼痛伴活动受限2小时。

[病史]患者2小时前因开口大笑，致下颌关节过度张口，不能闭合，伴活动受限。

[体格检查]下颌骨下垂并向前突出，牙齿外露，咬肌痉挛压痛，面颊扁平，耳屏前方可触及颞颌关节窝空虚凹陷，前方可触及下颌关节突突出。

[辅助检查]X线显示：下颌关节前脱位。

[临床诊断]下颌关节前脱位。

[治法]

1. 手法复位　嘱患者坐于矮凳上，头靠墙，术者两拇指包裹无菌纱布，伸入患者口中，分别压于两侧下方的最后一个臼齿上，其余四指托住下颌骨的两侧。两拇指逐渐向下、向后加压，其余四指将颌部向上托起，并向后下推送，使下颌头向后滑入关节窝，复位完成。

2. 注意　嘱患者2周内不能咬过硬食物，建议流食。不得过度开口，放置再次脱位。

第二节　肩关节脱位

肩关节脱位，亦称为肩肱关节脱位，古称"肩胛骨出"或"肩骨脱臼"。肩关节是全身关节脱位中最常见的部位之一。

肩关节由肩胛骨的关节盂与肱骨头构成球凹关节，关节盂小而浅，肱骨头大，呈半球形，面积约为关节盂的 3～4 倍，因此该关节骨性结合极不稳定，加之关节囊及韧带薄弱松弛，这种不稳定的结构增大了肩关节活动度，但使它易于脱位。维系肩关节稳定的另一因素是肌肉的作用，而肩关节的稳定主要依赖于肌肉的平衡协调来位置，一旦肩部的主要肌肉受到损伤，致肌力下降，肩关节的肌肉就失去了平衡、协调、稳定肩关节的作用，从而使原本就不稳定的关节结构更不稳定。

肩关节脱位可根据脱位的时间长短和脱位次数的多少，分为新鲜性、陈旧性、习惯性脱位。根据脱位后肱骨头所在的部位，又可分为前脱位和后脱位两种，而前脱位又可分为喙突下、盂下、锁骨下及胸腔内脱位，其中以喙突下脱位最多见。由于肌肉的收缩、牵拉作用，关节盂下脱位多转变为喙突下脱位。新鲜脱位处理不及时，易形成陈旧性脱位。脱位常伴有股骨外科颈骨折。

【病因病机】

1. 直接暴力（少见）　外力直接作用于肩关节后方，可造成肱骨头向前脱位。当肱骨头过度内旋，肩关节前方受到冲击时，亦可造成后脱位。

2. 间接暴力（多见）　可分为传导外力和杠杆作用力气。

（1）传导外力：患者侧向跌倒，手掌向下撑地，躯干倾斜，上肢外展外旋位，暴力由掌面沿肱骨纵轴向上传达到肱骨头，使肱骨头冲破薄弱的关节囊前壁，向前滑出，造成肩关节前脱位。

（2）杠杆作用力：当上肢处于过度高举、外旋、外展位时向下跌倒，或习惯脱位者外旋外展位高举上肢（如投篮、投弹等），肱骨颈冲击肩峰，以肩峰为杠杆支点，使肱骨头向前下部滑脱，而引起喙突下脱位或盂下脱位。

【诊查要点】

肩关节脱位，尤其特殊的典型体征。受伤后，局部疼痛、肿胀，肩关节活动障碍，伴有骨折时，疼痛和肿胀更甚。

1. 前脱位　患者上臂轻度外展、前屈位。肩部失去正常圆顿平滑的曲线轮廓，形成典型的"方肩"畸形。肩部软组织肿胀，肩峰至肱骨外上髁距离增长。患肩呈弹性固定状态，位于外展约 30°位，任何方向的运动都会加剧疼痛。触诊时，见肩峰下空虚，常在喙突下、腋窝处或锁骨下触到脱位的肱骨头。搭肩试验（Duga's 征）阳性。肩部正侧位 X 线可明确诊断及类型，并可明确是否合并有骨折。

2. 后脱位　肩关节后脱位是所有关节脱位最容易出现误诊的一种损伤。肩关节后脱位大多数为肩峰下脱位，它不会出现前脱位那样明显的方形畸形及肩关节弹性交锁现象。主要表现为肩部前方受到外力作用的病史，喙突突出明显，肩关节前部塌陷扁平，可在肩胛骨下触到突出的肱骨头，上臂呈轻度外展及明显的内旋畸形。因肩部前后位 X 线拍摄时，肱骨头刚好落在关节盂后方，又未显示重叠阴影，容易误导临床诊断，因此常采用上下位或头脚位，可以明显提示肱骨头向后脱位。

3. 陈旧性肩关节脱位 既往多有外伤史，基本体征如新鲜肩关节前脱位，只是肿胀、疼痛较新鲜脱位轻。肩部肌肉萎缩明显，尤以冈上肌和三角肌显著。此类患者多数已经过多次的手法整复，因此合并肩部骨折及臂丛神经损伤的发生率较高，临床上应注意。

4. 习惯性肩关节脱位 有多次肩关节脱位病史，好发于 20—40 岁，脱位时，疼痛不显，但肩关节仍有活动障碍，日久可见肩部周围肌肉萎缩，当肩关节外展、外旋和后伸时，容易诱发再次脱位。X 线照片时，应采取肩关节后前位、上臂 60°～70°内旋位或上臂 50°～70°外旋位，可明确肱骨头后侧是否存在缺损。

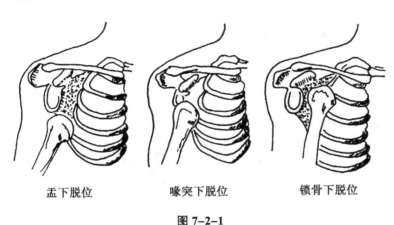

盂下脱位　　　　　喙突下脱位　　　　　锁骨下脱位

图 7-2-1

【鉴别诊断】

本病需与肱骨外科颈骨折鉴别。肱骨外科颈骨折时，肩部呈圆肩，肩峰下无空虚，不能触及肱骨头，可有骨擦感，肿胀、疼痛及压痛均比脱位时严重，X 线检查可明确诊断。

【天池伤科疗法】

1. 手法治疗 肩关节脱位复位原则是将肱骨头沿原移位的方向返回，即由前内方移向外方，使肱骨头通过关节囊外口复位。新鲜脱位时不需麻醉，若疼痛与肌痉挛较重，则需要局部麻醉给予止痛药物，配合按摩，以解除肌肉紧张，再行复位，只要手法得当，一般都可复位成功。陈旧性脱位在 1 个月左右者，关节内若无钙化影，也可进行手法复位，若手法复位失败及习惯性肩关节脱位者，应考虑手法治疗。临床上常用复位手法如下。

（1）牵引推拿法：一助手用一宽布带绕过患侧胸背向健侧牵拉，另一助手用宽布带通过腋下套住患者上臂，向上向外持续牵拉，术者双手握住患肢腕部向外旋转，并向内下牵引内收患肢，肱骨头往往可自行复位（图 7-2-2）。

（2）拔伸足蹬法：患者仰卧，用棉花或软布垫于患侧腋下，保护腋下血管、神经等软组织，术者立于患侧，脱鞋，用足抵于腋窝内，两手握患者腕部沿伤肢纵轴方向徐徐牵引，逐渐外旋，再内收、内旋患肢，利用以足跟为支点的杠杆作用，将肱骨头离开喙突或锁骨下部，外移到肩胛盂前外方，经关节囊破口挤入关节盂内，当有回纳感觉时，复位完成（图 7-2-3）。

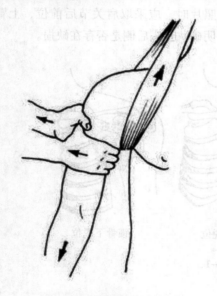
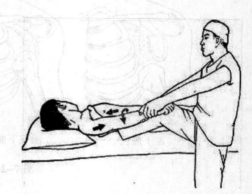

图 7-2-2　牵引推拿法　　　　　　　图 7-2-3　拔伸足蹬法

（3）拔伸托入法：患者坐位，术者立于患侧，以两手拇指压其肩峰，其余四指插入腋窝。第一助手站于患者健侧肩后，两手斜形环抱固定患者，第二助手一手握患侧肘部，一手握腕上部，外展外旋患肢，由轻而重地向前外下方作拔伸牵引。术者插入腋窝的手将肱骨头向外上方钩托，第二助手拔伸的同时逐渐将患肢内收、内旋，直至肱骨头有回纳感觉，复位即告完成。

（4）牵引回旋法：患者取坐位，助手立于患者身后，双手固定患者双肩。术者立于患侧，用一只手臂从肩部后侧穿过腋下，屈肘 90°，握住患者腕部，另一手握住患肢肘部。术者双手臂协同发力，轻轻摆动患肢，继而握肘部之手先发力向下牵拉，当肱骨头被动向下时，术者置于腋下的手臂用力向外上牵拉肱骨上段，此时握肘部之手向上推送患肢，当感到有震动感时，则表明复位成功（图7-2-4）。

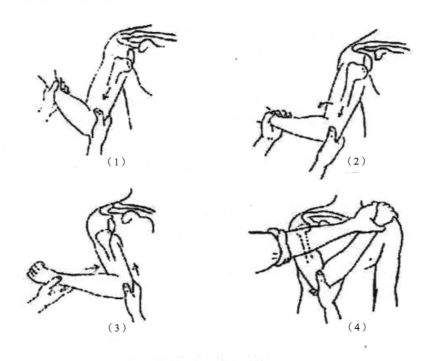

（1）　　　　　　　　　　　（2）

（3）　　　　　　　　　　　（4）

图7-2-4　牵引回旋法

2. 固定方法　将患侧上臂保持在内收内旋位，用绷带包扎固定于胸壁，肘关节屈曲60°～90°，前臂用颈腕带或三角巾悬托于胸前，用纱布棉垫放于腋下和肘内侧，防止胸壁与上臂内侧皮肤长期接触发生糜烂。固定时间2～3周。妥善固定，可使受伤的软组织得以修复，以防日后形成习惯性脱位。

3. 中药治疗　初期应可用活血丸，以促进气血运行，中后期应选用壮骨伸筋胶囊，以补益肝肾。陈旧性脱位者，应选用滋补肝肾、强筋壮骨的方剂。

4. 手术治疗　合并有骨折、血管、神经损伤或手法整复失败后，可行切开复位或肱骨头切除术或肩关节融合术等。

【医案举隅】

王某，男，67岁，退休。于20**年11月15日就诊。

[主诉] 右肩疼痛伴活动受限4小时。

[病史] 患者 4 小时前骑车时不慎跌倒，致右肩部着地，出现右肩关节活动受限。

[体格检查] 右肩关节疼痛、肿胀，右肩前下方压痛明显，肩峰下空虚，搭肩试验（+）。

[辅助检查] X 线显示：右肩关节前脱位。

[临床诊断] 右肩关节前脱位。

[治法]

1. 手法复位 患者仰卧，用棉花或软布垫于患侧腋下，保护腋下血管、神经等软组织，术者立于患侧，脱鞋，用足抵于腋窝内，两手握患者腕部沿伤肢纵轴方向徐徐牵引，逐渐外旋，再内收、内旋患肢，利用以足跟为支点的杠杆作用，将肱骨头离开喙突或锁骨下部，外移到肩胛盂前外方，经关节囊破口挤入关节盂内，当有回纳感觉时，复位完成。

2. 固定 将患侧上臂保持在内收内旋位，用绷带包扎固定于胸壁，肘关节屈曲 60°~90°，前臂用颈腕带或三角巾悬托于胸前，用纱布棉垫放于腋下和肘内侧。

3. 练功活动 脱位整复后，鼓励患者早期活动肩、腕、掌指等关节，拆除固定后进行肩关节及前臂旋转活动。

第三节　肘关节脱位

肘关节脱位（dislocation of elbow joint）是肘部最常见的损伤，在全身各大关节脱位中占 1/2 左右，多发生于青少年、成人，儿童时有发生。多为间接暴力所致。按脱位的方向，肘关节脱位可分为前脱位、后脱位两种，后脱位最为常见，前脱位较为少见。

【病因病机】

肘关节由肱桡关节、肱尺关节和上尺桡关节所组成（见图 7-3-1）。这三个关节共包在一个关节囊内，有一个共同的关节腔。肘关节从整体上来说，以肱尺部为主，与肱桡部、上尺桡部协调运动，使肘关节作屈伸动作。构成肘关节的肱骨下端呈内外宽厚、前后扁薄状，其两侧的纤维层则增厚而形成桡侧副韧带和尺侧副韧带，关节囊的前后壁薄弱而松弛。由于尺骨冠状突较鹰嘴突低，所以对抗尺骨向后移位的能力较对抗前移位的能力差，常易导致肘关节向后脱位。

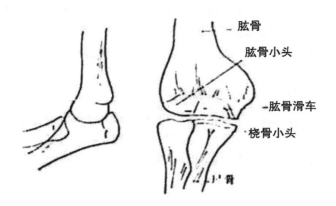

图 7-3-1 正常肘关节

肘关节脱位主要由间接暴力所造成，由于暴力的传导和杠杆的作用而产生不同的脱位形式。

患者跌倒时，肘关节伸直，前臂旋后位手掌触地，外力沿尺骨纵轴上传，使肘关节过度后伸，以致鹰嘴尖端急骤撞击肱骨下端的鹰嘴窝，在肱尺关节处形成杠杆作用，使止于喙突上的肱前肌及肘关节囊的前壁被撕裂，肱骨下端前移位，尺骨喙突和桡骨头同时滑向肘后方，形成肘关节后脱位（图 7-3-2）。

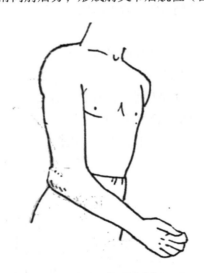

图 7-3-2 肘关节后脱位典型

若屈肘位跌倒，肘尖触地，暴力由后向前，可将尺骨鹰嘴推移至肱骨的前方，成为肘关节前脱位，多并发鹰嘴骨折。

若同时受到侧方暴力作用，尺骨鹰嘴和桡骨头可以向桡侧或尺侧移位，形成肘关节侧方移位，向桡侧移位又可称为肘外侧脱位，向尺侧移位称为肘关节内侧脱位。偶尔可出现肘关节分离脱位，因肱骨下端脱位后插入尺桡骨中间，使尺桡骨分离。

脱位时肘窝部和肱三头肌腱被剥离，骨膜、韧带、关节囊被撕裂，以致在肘窝形成血肿，该血肿容易发生骨化，成为整复的最大障碍，或影响复位后肘关节的活动功能。另外，肘关节脱位可合并肱骨内上髁骨折，有的还夹入关节内而影响复位，若忽视将会造成不良的后果。移位严重的肘关节脱位，可能损伤血管与神经，应予以注意。

【诊查要点】

肘关节肿痛，关节置于半屈曲状，伸屈活动受限。如果肘后脱位，则鹰嘴突向后明显突出；侧方脱位，出现肘内翻或外翻畸形，肘窝部充盈饱满，肱骨内、外髁及鹰嘴突构成的倒等腰三角形关系改变。X 线是判断关节脱位类型和合并骨折及移位状况的重要依据。

1. 肘关节后脱位　肘关节肿胀、疼痛、压痛。肘关节呈靴样畸形，尺骨鹰嘴向后突出，肘后关系失常，鹰嘴上方凹陷或有空虚感。肘窝可能触及扁圆形光滑的肱骨下端，肘关节后外侧可触及脱出的桡骨小头。肘关节呈屈曲位弹性固定，肘关节功能障碍。

X 线正位见尺桡骨近端与肱骨远端相重叠，侧位见尺桡骨近端脱出于肱骨远端后侧，有时可见喙突骨折。

2. 肘关节前脱位　肘关节肿胀、疼痛，肘后部空虚，肘后三点关系失常，前臂较健侧变长，肘前可触及尺骨鹰嘴，前臂有不同程度的旋前或旋后。

X 线侧位可见尺骨鹰嘴突出于肘前方，或合并尺骨鹰嘴骨折，尺桡骨上段向肘前方移位（图 7-3-3）。

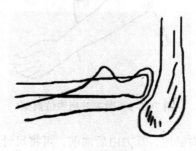

图 7-3-3　肘关节前脱位

3. 肘关节侧方脱位　肘关节内侧或外侧副韧带、关节囊和软组织损伤严重，肘部内外径增宽。内侧脱位时肱骨外髁明显突出，尺骨鹰嘴和桡骨小头向内侧移位；外侧脱位时，前臂呈旋前位，肱骨内髁明显突出，尺骨鹰嘴位于外髁外方，桡骨头突出。肘部呈严重的内翻或外翻畸形。

X 线可见外侧脱位，尺骨半月切迹与外髁相接触，桡骨头移向肱骨头外侧，桡骨纵轴移向前方，前臂处于旋前位。内侧脱位时，尺骨鹰嘴、桡骨小头位于肱骨内髁内侧。

【鉴别诊断】

本病需与肱骨髁上骨折鉴别。骨折后，多出现皮下瘀斑，压痛位于髁上且明显，肘后三角关系正常，有骨擦音或异常活动，但无弹性固定畸形。

【天池伤科疗法】

新鲜肘关节脱位一般采用手法复位，应遵循从哪个方向脱出，还从哪个方向复回的原则。固定 3 周后可去除外固定作功能锻炼。合并血管、神经损伤者，早期应密切观察，必要时行手术探查。对于陈旧性肘关节脱位，经手法整复失败者，可采用切开复位术。

1. 手法治疗及固定

（1）新鲜肘关节脱位

①肘关节后脱位：助手用双手握患肢上臂，术者用一手握住患肢腕部，另一手握持肘关节，在对抗牵引的同时，握持肘关节前方的拇指，扣住肱骨下端，向后上方用力推按，置于肘后鹰嘴部位的其余手指向前下方用力端托，在持续加大牵引力量后，当听到或触诊到关节复位弹响感觉时，使肘关节逐渐屈曲90°～135°，复位即告成功（图 7-3-4）。肘关节恢复无阻力的被动屈伸活动，其后用三角巾悬吊前臂或长臂石膏托，在功能位制动 2～3 周。

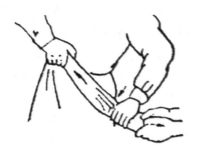

图 7-3-4　拔伸屈肘复位法

②肘关节前脱位：术者一手握住肘部，另一手握住腕部，稍加牵引，保持患肢前臂旋内，同时在前臂上段向后加压，听到复位的响声，即为复位（图7-3-5）。再将肘关节被动活动2～3次，无障碍时，将肘关节屈曲135°，用小夹板或石膏固定3周。合并有鹰嘴骨折的肘关节脱位，复位时前臂不需牵引，只需将尺桡骨上段向后加压，即可复位。复位后不作肘关节屈伸活动试验，以免导致骨折再移位，将肘关节保持伸直位或过伸位，此时尺骨鹰嘴近端向远端挤压，放上加压垫，用小夹板或石膏托固定4周。

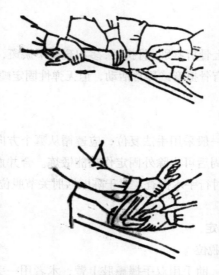

图7-3-5　肘关节前脱位复位

③肘关节侧方脱位：术者双手握住肘关节，以双手拇指和其他手指使肱骨下端和尺桡骨近端向相对方向移动即可使其复位。伸肘位固定3周后进行功能锻炼。

（2）陈旧性肘关节脱位法：复位前，应先拍X线片排除骨折、骨化性肌炎，明确脱位类型、程度、方向及骨质疏松等情况。行尺骨鹰嘴骨牵引，重量6～8kg，时间约1周。肘部、上臂行推拿按摩，并中药熏洗，使粘连、挛缩得到松解。

在臂丛麻醉下，解除骨牵引，进行上臂、肘部按摩活动，慢慢行肘关节屈伸摇摆、内外旋转活动，范围由小到大，力量由轻到重，然后在助手上下分别牵引下，重复以上按摩舒筋手法，这样互相交替，直到肘关节周围的纤维粘连和瘢痕组织及肱二、三头肌得到充分松解，伸展延长，方可进行整复。患者取坐位或卧位，上臂和腕部分别由两名助手握持，作缓慢强力对抗牵引，术者两手拇指顶压尺骨鹰嘴突，余手指环握肱骨下端，肘关节稍过伸，当尺骨鹰嘴和桡骨头牵引至肱骨滑车和外髁下时，缓缓屈曲肘关节，若能屈肘90°以上，即为复位成功。此时鹰嘴后突畸形消失，肘后三角关系正常，肘关节外形恢复。复位成功后，将肘关节在 90°～135°范围内反复屈伸 3～5 次，以便解除软组织卡压于关节间隙中，再按摩上臂、前臂肌肉，旋转前臂及屈伸腕、掌、指关节，以理顺筋骨，行气活血。然后将肘关节屈曲 90°位以上，用石膏托或绷带固定 2 周，去除固定后，改用三角巾悬吊 1 周。

2. 药物治疗　早期多为瘀血阻络，治以活血祛瘀、消肿止痛。中期为气血留滞，治以行气活血，舒筋通络。后期为肝肾不足，治以补益肝肾，壮骨强筋。外敷用活血散或消瘀散等，每隔 1～3 日换药 1 次，肿胀消退后改用外洗药方，至功能恢复。

3. 手术治疗及适应证　对于陈旧性肘关节脱位，手法复位不成功者及骨化性肌炎明显者，可采用切开复位及关节切除术，术后肘关节功能改善比较满意。

【预防调护】

肘关节脱位因暴力的强大可伴见肱骨内上髁或外上髁撕脱骨折，尺骨冠状突骨折，桡骨头或桡骨颈骨折，桡神经、尺神经损伤。后期可见侧副韧带骨化，损伤性骨化性肌炎，创伤性关节炎，后关节僵直。因此，需要积极康复治疗，固定期间可进行肩关节、腕及手指的活动；去除固定后，积极进行肘关节的主动活动，以促进功能恢复。

【医案举隅】

邓某，男，30 岁，工人。于 20＊＊年 12 月 23 日就诊。

[主诉] 右肘部疼痛、活动受限 1 小时。

[病史] 患者 1 小时前向右侧跌倒，右手掌扶地，出现右肘关节活动受限。

[体格检查] 右肘关节疼痛，肿胀，肘后三角消失，右肘关节囊空虚。

[临床诊断] 右肘关节后脱位。

[治法]

1. 手法复位　患者正坐，助手立其身后，用双手握住患侧上臂中部，术者站在伤侧，一手握住患者手腕，置前臂于旋后位，另一手放在肱骨髁上，与助手相对拔伸数分钟并顺势屈肘，然后一手的拇指把肱骨下端往后推，余四指抵住鹰嘴向前端提，当肘关节屈曲到一定程度，肘部发生滑入的响声，便已复位。

2. 固定　用绷带或直角托板固定患肢于屈 90°位，并用三角巾悬吊患肢于胸前，固定时间 2～3 周。

3. 练功活动　脱位整复后，鼓励患者早期活动肩、腕、掌指等关节，拆除固定后进行肘关节屈伸及前臂旋转活动。

第四节　小儿桡骨小头半脱位

小儿桡骨头半脱位又称为"牵拉肘"，俗称"肘错环"。多发生于5岁以下幼儿。因幼儿桡骨头发育尚不完全，头颈直径几乎相等，环状韧带也比较松弛，所以在外力的作用下，桡骨头即被环状韧带卡住，而发生半脱位。

【病因病机】

上尺桡关节由尺骨的桡切迹与桡骨头的环状关节面构成。桡骨头被环状韧带包绕，此韧带将桡骨头紧紧固定在尺骨桡切迹外侧。环状韧带借助肘关节的桡侧副韧带远侧纤维与肱骨附着。在尺骨桡切迹下缘和桡骨颈内侧缘有一纤维束附着，称方韧带。骨间膜的上缘为一斜形纤维束，起自鹰嘴，止于桡骨粗隆，其为斜索，走行方向与骨间膜相反。环状韧带和方韧带对维持上尺桡关节的稳定起主要作用；此外，骨间膜和斜索也有一定的作用。当作用于前臂的被动旋前力超过环状韧带的最大张力时，即可造成桡骨头脱位。桡骨小头半脱位是小儿外伤中最常见的损伤之一，常见发病年龄为1—3岁，经手法治疗后功能恢复正常。

【诊查要点】

患儿有牵拉伤，患肘不能活动，受伤时肘部有"弹响"。检查见前臂常处于旋前位，肘关节呈半屈曲位，桡骨头部位可有压痛。X线检查无异常表现。

【天池伤科疗法】

一般均以手法复位。嘱家长抱患儿坐位。术者一手握住患儿前臂及腕部并轻轻屈肘，另一手握住其肱骨下端及肘关节，拇指压住桡骨头，将前臂快速旋转至完全旋后位。当桡骨头复位时可感觉甚至听到弹响，此时疼痛立即消失。

复位后无需特殊固定，悬吊屈肘功能位1周即可。对于反复多次发生脱位者，复位后患肢宜石膏托固定2周。

【预防调护】

嘱其家长应避免用力牵拉患儿伤臂，在小儿穿脱衣服时多加注意，以防反复发生而形成习惯性脱位。

【医案举隅】

李某，男，3 岁。于 20** 年 8 月 15 日就诊。

[代诉] 左肘部活动受限 3 小时。

[病史] 晨起后为患儿穿衣，穿左侧衣袖时患儿突然哭闹，不肯让触碰左侧上肢，不肯活动上肢，遂来就诊。

[体格检查] 患儿左侧上肢轻度屈曲，双侧上肢对比，左侧上肢肘关节轻度肿胀，患儿拒绝触诊，活动受限。

[临床诊断] 左侧小儿桡骨头半脱位。

[治法] 嘱家长抱患儿坐位。术者一手握住患儿前臂及腕部并轻轻屈肘，另一手握住其肱骨下端及肘关节，拇指压住桡骨头，将前臂快速旋转至完全旋后位。当听到弹响时，整复手法即止。10 分钟后复查，局部无压痛，嘱患儿做挥手动作，患儿活动自如。

第五节　月骨脱位

月骨在维持腕的稳定性、协调桡腕关节、腕间关节运动等方面起着重要作用。腕骨中以月骨脱位最常见。月骨掌侧为四方形、背侧较尖，侧面观呈半月形，远端为一凹面，头状骨坐落在其凹面上，近端为凸面，与桡骨远端的凹面形成关节，内侧与三角骨、外侧与舟状骨互相构成关节面。正常 X 线片月骨正位观为四方形，侧位为新月形。由于月骨的解剖特点，其通常向掌侧脱位，向背侧脱位极少见。由于月骨的前面为腕管，故月骨掌侧脱位可压迫正中神经。腕骨脱位古称"手腕骨脱""手腕出臼"。

【病因病机】

月骨脱位多由于间接暴力所造成，跌倒时手掌先着地，腕极度背伸位受伤。月骨被桡骨下端和头状骨挤压向掌侧移位，舟月骨间韧带、月三角韧带、月头掌侧韧带及关节囊破裂，造成月骨周围脱位，头状骨位于月骨的背侧，此时月骨压迫屈指肌腱，腕由背伸而转为掌屈，头状骨从背侧压挤月骨的背侧，从而使桡月背侧韧带断裂，造成月骨向掌侧脱位。这时从侧位观可见头状骨纵轴与桡骨纵轴相一致，月骨则 90°甚至超过 90°旋转，完全向掌侧脱位，将正中神经、屈指和屈拇肌腱向掌侧推移。因为营养月骨的细小血管经韧带进入月骨，当月骨脱位时，桡月背侧、掌侧等韧带断裂，血运遭到破坏，极易造成月骨缺血性坏死。

【诊查要点】

有明显外伤史，受伤时手掌着地、腕部背伸，即出现腕部肿胀、疼痛、压痛明显，腕关节掌侧均增厚、变圆，局部压痛、功能受限。由于月骨向掌侧脱位，压迫屈指肌腱使之张力加大，腕关节及手指呈屈曲位，不能完全伸直，握拳时第 3 掌骨头明显塌陷，叩击该掌骨头有明显疼痛。脱位的月骨压迫正中神经出现急性腕管综合征，正中神经支配的桡侧 3 个半指掌侧麻木、活动受限、拇指不能对掌。

X 线正位片显示月骨由正常的四方形变成三角形，其三角形的尖端朝远侧，而底朝向近侧。侧位片可见月骨凹形关节面与头状骨分离而转向掌侧，月骨可旋转 90°～270°，头状骨等其他腕骨与桡骨远端关系正常（图 7-5-1）。

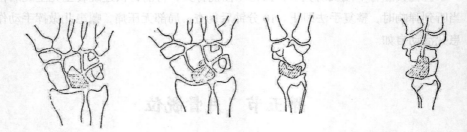

图 7-5-1 月骨掌侧脱位正侧位示意

月骨脱位在临床上易漏误诊，需要熟悉腕骨在各个 X 线投照位的正确解剖关系，建立规范的诊疗常规，以减少漏误诊。月骨脱位在临床上往往合并舟骨、三角骨、尺骨茎突或桡骨茎突骨折、掌指骨骨折等，也易于使医生只注意到骨折而漏诊月骨脱位。

正位腕关节 X 线上，月骨约呈四方形，远端稍凸，如呈三角形，说明可能有脱位存在；正常腕骨间关节间隙宽 1～2mm，关节间隙增宽或消失，也提示可能有骨折脱位存在，这时结合侧位片进一步诊断，腕部侧位片较之斜位片对月骨脱位诊断及分型意义更大。

【天池伤科疗法】

对于新鲜月骨脱位病例，应及早在臂丛麻醉或局麻下手法复位。

1. 手法治疗

（1）拇指整复法：患者取坐位或沙滩椅位，麻醉生效后，肘关节屈曲 90°，患腕背伸位。两助手分别握住肘部和手指对抗拔伸牵引，徐徐使前臂旋后（即仰掌），腕关节背伸，使桡骨与头状骨之间的关节间隙加宽，术者两手握住患者腕部，两手拇指用力推压月骨凹面的远端，迫使月骨回纳入桡骨和头状骨间隙，助手同时使腕在对抗牵引中逐渐掌屈，当月骨有滑动感，中指可以伸直时，则表明已复位，复查X线照片以证实（图7-5-2）。

（2）针拨复位法：患者取坐位或沙滩椅位，麻醉生效后，在严格无菌操作及X线透视下，两助手作患腕背伸对抗牵引，术者用20号注射针头或细钢针，顶月骨凹面的远端，使之复位，此时中指可以伸直，表示已复位。然后固定患腕于掌屈40°（图7-5-3）。

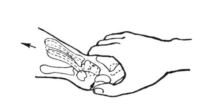 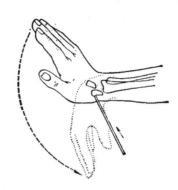

图7-5-2　月骨掌侧脱位拇指整复法　　　**图7-5-3　月骨掌侧脱位针拨复位法**

2. 固定方法　复位后，用石膏托或塑形夹板将腕关节固定于掌屈约40°位（图7-5-4），1周后改为腕中立位，再固定2周。

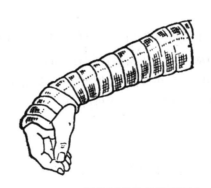

图7-5-4　月骨掌侧脱位复位后固定

3. 中药治疗　初期应可用活血丸，以促进气血运行，中后期应选用壮骨伸筋胶囊，以补益肝肾。陈旧性脱位者，应选用滋补肝肾、强筋壮骨的方剂。拆除固定后，外用熏洗二号熏洗，促进腕关节功能恢复。

4. 手术治疗 对于陈旧性月骨前脱位，有报道手法复位成功的个例，但有些人则认为以月骨切除为宜。发生月骨缺血性坏死则多主张可作月骨切除术，术后将腕关节制动于功能位 3 周。月骨切除后，由于头骨向近侧月骨的空隙移位，舟、三角骨则向两侧移位，从而改变了腕骨的正常生理排列关系及比率，造成腕关节不稳定，肌力减弱，为此，有人主张在月骨切除后可将掌长肌腱近端切断后卷成团状并缝制成球形填塞空隙，或采用硅橡胶人工月骨置换入月骨的空隙。

对于月骨缺血性坏死第三期（月骨变形、致密、龟裂、囊性变）和第四期早期（轻度桡腕关节创伤性关节炎），以及陈旧性月骨脱位，人工月骨置换术作为一种治疗手段，受到重视和发展，但目前的研究仍有待完善。人工月骨置换术所用的硅橡胶假体（图 7-5-5）仍存在不足，不能很好地满足临床要求。

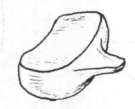

图 7-5-5 硅橡胶人工月骨

5. 练功活动 固定期间，主动作掌指关节与指间关节屈伸活动，解除固定后，逐渐进行腕关节主动屈伸活动。

【预防调护】

月骨脱位如损伤较重或处理不当，后期有出现月骨坏死、创伤性关节炎等并发症的可能。应严格制动，早起使用温肾健骨之品防止月骨发生缺血坏死。一般固定不超过 3 周，解除固定后积极进行功能锻炼，防止腕关节受损。定期复查 X 线片，动态观察月骨是否有坏死情况并即时处理。

【医案举隅】

罗某，男，34 岁，工人。于 20** 年 7 月 6 日就诊。

[主诉] 左腕部疼痛、肿胀 1 天。

[病史] 1 天前，患者跑步时不慎跌倒致左腕部着地，左腕部出现疼痛伴肿胀。

[体格检查] 左腕及左手背稍肿，腕关节压痛，屈曲受限。

[辅助检查] X 线片示：左腕关节月骨部位空虚，月骨与头状骨下端重叠，月骨脱向掌侧。

[临床诊断] 左侧月骨脱位。

[治法] 患者在臂丛麻醉生效后，取坐位，肘关节屈曲 90°，患腕背伸位。两助手分别握住肘部和手指对抗拔伸牵引，徐徐使前臂旋后，腕关节背伸，使桡骨与头状骨之间的关节间隙加宽，术者两手握住患者腕部，两手拇指用力推压月骨凹面的远端，迫使月骨回纳入桡骨和头状骨间隙，助手同时使腕在对抗牵引中逐渐掌屈，当月骨有滑动感，中指可以伸直时，则表明已复位，复查 X 线照片以证实月骨复位。复位后，用塑形夹板将腕关节固定于掌屈约 40°位，1 周后改为腕中立位，2 周后复查解除固定。

第六节　髋关节脱位

髋关节脱位古称"胯骨出"，出自《仙授理伤续断秘方》。亦称大腿根出臼、臀髎骨出、臀髎脱臼、大腿骨髎脱、环跳骨出臼。髋关节为杵臼关节，髋臼较深，关节周围有坚强的肌肉和韧带保护，一般不易脱位。往往需要在严重的间接暴力作用下才能发生本病，故患者多为活动力强的青壮年男性。

【病因病机】

1. 病因　髋关节脱位多因车祸、塌方、堕坠等强大暴力造成。直接暴力和间接暴力均可引起脱位，以间接暴力多见，软组织损伤亦较严重，且往往合并其他部位多发损伤。

2. 分类

（1）后脱位：后脱位多因间接暴力所致。当屈髋 90°时，过度内旋内收股骨干，使股骨颈前缘紧抵髋臼前缘支点。此时，股骨头位于较薄弱的关节囊后下方，当受到前方来自腿部、膝前向后或后方作用于腰背部向前的暴力时，可使股骨头冲破关节囊而脱出髋臼，发生后脱位。或屈髋 90°，来自膝前方的暴力由前向后冲击，暴力可通过股骨干传递到股骨头，在造成髋臼或股骨头骨折后发生脱位。向后上方脱位的股骨头可压迫坐骨神经，而出现患肢相应的运动、感觉障碍。

（2）前脱位：当髋关节因外力强度外展、外旋时，大转子顶部与髋臼上缘接触，股骨头因受杠杆作用而被顶出髋臼，突破关节囊的前下方，形成脱位，可合并髋臼前缘骨折。脱位后，若股骨头停留在耻骨支水平，则为耻骨部脱位，可引起股动、静脉受压，而出现下肢循环障碍；若股骨头停留在闭孔，则成为闭孔脱位，可压迫闭孔神经，而出现大腿内收肌群瘫痪和大腿内侧面皮肤感觉障碍。

（3）中心性脱位：中心性脱位比较少见，多由于强大暴力作用于大转子时，传达于股骨头，直接撞击髋臼底部，引起髋臼底骨折。如外力继续作用，股骨头可冲破髋臼骨折片而移位于盆腔内，形成中心性脱位；或当髋关节在轻度外展位，顺股骨纵轴加以冲击外力，也可引起中心性脱位。中心性脱位必然引起髋臼骨折，骨折可成块状或粉碎。中心脱位时，关节软骨损伤一般比较严重，而关节囊损伤则相对较轻。严重的脱位，股骨头整个从髋臼骨折的底部穿入骨盆，股骨颈被髋臼骨端卡住，复位困难。

【诊查要点】

髋关节脱位均有明确外伤史，伤后即髋部疼痛，不能站立行走，髋关节功能障碍，不同类型的脱位又具有特殊的体征，严重者还可发生休克、骨折，以及神经、血管损伤等并发症。

1. 后脱位 患髋弹性固定，下肢呈屈曲、内收、内旋和短缩畸形，患侧臀部和股骨大粗隆部异常突出（图7-6-1），在髂前上棘与坐骨结节连线后上方可触及股骨头。患肢膝关节轻度屈曲并置于健膝上部，被动外展、外旋患侧下肢时呈弹性固定（即黏膝征阳性），黏膝征可作为髋关节前、后脱位的鉴别诊断。X线检查可见股骨头位于髋臼外上方，可合并髋臼后缘骨折。若髂股韧带同时断裂（少见），则患肢缩短、外旋。

2. 前脱位 患髋疼痛，功能障碍。患肢呈外展、外旋和轻度屈曲的典型畸形（图7-6-2），并较健肢长，在腹股沟处可触及股骨头，患肢不能主动活动，被动活动时弹性固定，被称为"黏膝征"阴性，可引起疼痛和肌痉挛。X线检查可见股骨头在闭孔内或耻骨上支附近，股骨头呈极度外展、外旋位，小转子完全显露。

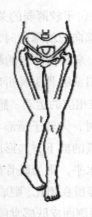 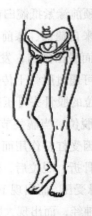

图7-6-1　髋关节后脱位　　　　　　图7-6-2　髋关节前脱位

3．中心性脱位　髋部疼痛显著，下肢功能障碍。损伤较大时，患者可即刻出现休克。股骨头移位不多者，诊断较困难，只有局部疼痛、肿胀及轻度活动障碍。若移位较大，则患肢短缩，髋臼骨折形成血肿，患侧下腹部有压痛，可触及包块。X线正位片可显示髋臼底部骨折及凸向盆腔的股骨头。

【天池伤科疗法】

新鲜脱位，一般以手法复位为主；陈旧性脱位，力争手法复位，若有困难，可考虑切开复位；脱位合并臼缘骨折，一般随着脱位的整复，骨折亦随之复位；合并股骨干骨折，先整复脱位，再整复骨折。

1．手法治疗

（1）髋关节后脱位

①屈髋拔伸法：患者取仰卧位，用宽布条固定患者骨盆及健侧下肢。使患肢屈髋屈膝各90°，术者骑跨在小腿上，用一侧上肢前臂及肘窝部环扣患者伤肢腘窝部，徐缓拔伸，在向上牵拉的同时，稍将患肢旋转，促使股骨头滑入髋臼，感到入臼声后，再将患肢伸直。（图7-6-3）

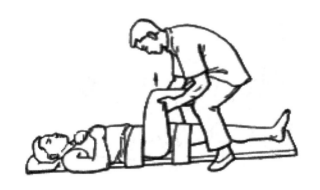

图7-6-3　髋关节后脱位屈髋拔伸法复位

②回旋法（又称"问号法"）：患者仰卧，一助手立于患者头侧，用两手按压髂嵴，固定骨盆。术者立于患侧，一手握住患肢踝部，另一侧上肢前臂及肘窝部环扣患者伤肢腘窝部，向上提拉的过程中，将髋关节内收、内旋、极度屈曲，然后外展、外旋、伸直。在此过程，可听到股骨头入臼声时，复位即告成功（图7-6-4）。因为复位时股部的连续动作呈"？"，形似一问号，故又称"问号法"复位，左侧后脱复位时，股部的连续动作如一个正"问号"，反之，右侧后脱位为一反"问号"（图7-6-5）。

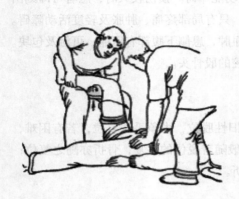
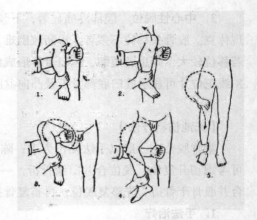

图 7-6-4　髋关节后脱位回旋法复位　　图 7-6-5　髋关节后脱位"问号法"复位分拆

　　③俯卧曲膝牵引法：伤者俯卧在木板上，两助手分别固定骨盆和健侧下肢，使伤肢垂于床沿外，术者握住其踝部，使其屈膝 90°，并悬垂 10～20kg 重物，作持续牵引，术者轻轻摇晃旋转伤肢，另一手以手掌把股骨头推向髋臼，闻得滑动响声即已复位。（图 7-6-6）

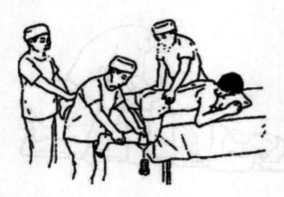

图 7-6-6　后脱位俯卧曲膝牵引法

　　（2）髋关节前脱位

　　①屈髋拔伸法：患者仰卧，一助手立于患者头侧，用两手按压髂嵴固定骨盆。另一助手握住患肢小腿并屈曲其膝关节，在髋外展、外旋位徐徐向上拔伸牵引至屈髋 90°位。同时，术者用双手环抱患侧大腿根部，向后外方用力，股骨头即可纳入髋臼。

　　②反回旋法：其操作步骤与后脱位相反，先将髋关节外展、外旋，然后屈髋、屈膝，再内收、内旋，最后伸直患肢。

③牵引推压法：病者仰卧，使膝屈曲 90°，术者在伤肢畸形方向，握住大腿作持续牵引，一助手用两手掌在伤侧的腹股沟部将股骨头推向髋臼，同时术者在强力牵引下，加强屈髋、屈膝，使大腿作内旋、内收的环行运动，即可听到股骨头入臼的滑动响声。

（3）中心性脱位

①拔伸扳拉法：患者仰卧，一助手握患肢踝部，轻轻拔伸旋转，使足中立、髋外展 30°，另一助手双手环抱患者两侧腋窝，作相对拔伸牵拉。术者立于患侧，一手抓住绕过患侧大腿根部之布带，向外拔拉，一手推骨盆部，即可将内移之股骨头拉出，此时，双下肢等长，触摸大转子与健侧比较，两侧对称，即已复位。

②持续牵引复位法：适用于股骨头突入骨盆腔严重的患者。患者仰卧位，患侧用股骨髁上牵引，重量 8~12kg，可逐步复位。若复位不成功，可在大转子部前后位以骨圆针贯穿，或在大转子部钻入一带环螺丝钉，作侧方牵引，侧牵引重量 5~7kg。在向下、向外两个分力同时作用下，可将股骨头牵出。经床边 X 线摄片，确实已将股骨头拉出复位后，减轻髁上及侧方牵引重量至维持量，继续牵引 8~10 周。

（4）陈旧性髋关节脱位：一般先行局部按摩和松解手法，然后参考新鲜脱位的复位方法。必要时手术治疗。对陈旧性关节脱位，原则上均可采用中西医配合的方法行闭合性手法整复，但下述病例目前尚未取得较完善的经验，应暂列为手法复位之禁忌。

①临床检查时，脱位关节的活动性极少，且异常僵硬者。

②合并骨折之陈旧性关节脱位。

③X 线摄片显示脱位关节周围有广泛的软组织钙化阴影。

④关节脱位时间较长，X 线摄片显示骨骼已显著脱钙者。

⑤关节脱位已合并有严重的血管、神经损伤。

2. 固定方法　一般可采用下肢皮肤牵拉制动。髋关节后脱位，应维持患髋及下肢在轻度外展、伸直、中立位 3~4 周。合并髋臼骨折者，在复位后骨折片也随之复位者，固定时间应延长至 6~8 周。髋关节前脱位则维持患髋及下肢在内收、内旋、伸直位，可穿丁字鞋避免患肢外展。髋关节中心性脱位的持续牵引时间为 6~8 周。

3. 药物治疗　初期以活血祛瘀、消肿止痛为主，可内服活血丸，外用消肿膏。中期以和营续损、舒筋活络为主，内服生血补髓汤。后期以补益气血、强壮筋骨为主，内服舒筋汤加味，外用熏洗二号。

【预防与调护】

复位后即可在牵引制动下，行股四头肌及踝关节锻炼。解除固定后，可先在床上作屈髋、屈膝及内收、外展及内外旋锻炼。以后逐步作扶拐不负重训练。3个月后，作X线摄片检查，见股骨头血供良好，方能下地做下蹲、行走等负重锻炼。中心性脱位时，关节面因有破坏，床上练习可适当提早，而负重锻炼应相对推迟，以减少创伤性关节炎的发生。单纯性脱位及时固定复位后功能恢复良好，但延迟负重时间对预防股骨头缺血性坏死有很大好处。即使下地活动后也应尽可能减少患肢负重，以有效防止股骨头坏死的发生和发展。

【医案举隅】

王某，男，38岁，农民。于20**年8月15日就诊。

[主诉] 左髋部疼痛，活动受限24小时。

[病史] 24小时前驾驶拖拉机下坡时，不慎翻车，当时患者人事不省片刻，醒后左髋部畸形、肿胀、疼痛剧烈，不能站立，活动受限。

[体格检查] 患者面色苍白，痛苦呻吟不止，舌暗，脉滑。左下肢呈屈髋、屈膝、内收、内旋和缩短畸形，左臀部较膨隆，左侧股骨大粗隆上移突出，臀部可触及股骨头。左下肢活动障碍。

[辅助检查] X线片显示：左股骨头向后上方移位。

[临床诊断] 左髋关节后脱位。

[治法] 患者取仰卧位，用宽布条固定患者骨盆及健侧下肢。使患肢屈髋屈膝各90°，术者骑跨在小腿上，用一侧上肢前臂及肘窝部环扣患者伤肢腘窝部，徐缓拔伸，在向上牵拉的同时，稍将患肢旋转，促使股骨头滑入髋臼，感到入臼声后，再将患肢伸直。取2条长夹板作内外侧固定，以沙袋维持患肢于外展20°中立位，局部外敷消肿散，内服安神止痛汤，练踝背伸和股四头肌收缩活动。

二诊：2周后髋部只有轻度肿痛，以舒筋散外敷，内服续骨丸。

三诊：3周后局部无肿痛，解除固定，以舒筋活血洗剂熏洗，并练扶杆站立、扶椅练走等活动。

四诊：4周后患者行走正常。随访4年，未发现股骨头坏死现象。

第七节　踝关节脱位

踝关节为屈戌关节，由胫、腓、距三骨组成。当踝关节遭受强力损伤时，常常合并踝关节的骨折脱位，而单纯的踝关节脱位是很少见的，损伤时，依据距骨在胫骨下端关节面脱出的不同，分为外脱位、内脱位、前脱位、后脱位、分离扭转脱位。根据有无伤口和外界相通，分为开放性和闭合性脱位。根据脱位性质，分为急性脱位和复发性脱位。一般以内侧脱位较多见，其次为外侧脱位，后脱位和前脱位少见，分离扭转脱位更少见。

【病因病机】

1. 病因 多由直接或间接暴力引起。当踝关节跖屈位时，小腿突然受到强有力的向前冲击力，可致踝关节后脱位。当踝关节背伸时，自高处坠落，足跟着地，可致踝关节前脱位，当压缩性损伤使下胫腓关节分离时，可致踝关节上脱位。

2. 分类

（1）踝关节内脱位：常因间接暴力所引起，如由高处坠落，足踝误入坑道内，此时踝关节处于相对的内翻位，常常首先发生内踝骨折，其后暴力继续延续，致使外踝骨折，距骨连同双踝骨折一起向内侧移位，也可由过度的外翻、外旋暴力引起，如跌伤时以足内侧先着地，内侧三角韧带未断裂，而内踝发生骨折（图7-7-1），外翻应力继续作用，距骨连同内踝骨块一起向内侧移位，所以踝关节内脱位一般合并骨折。

（2）踝关节外脱位：常因间接暴力引起，如由高处坠落或扭伤时，足内缘着地，足踝呈过度外翻，内侧三角韧带断裂，外翻应力继续作用，继而外踝骨折，距骨连同外踝骨折远端骨块一起向外脱位，如果内侧三角韧带无断裂，亦可发生内踝骨折，同样外翻应力作用的结果，使外踝发生骨折，距骨连同内、外踝骨折块一起向外脱位（图7-7-2）。

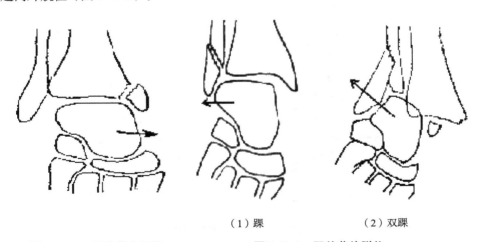

（1）踝　　　　　（2）双踝

图 7-7-1　踝关节内脱位　　　　**图 7-7-2　踝关节外脱位**

（3）踝关节前脱位：常因直接或间接暴力所引起，如由高处坠落，足跟着地，踝关节处于背屈位，或由于足踝在背屈位，暴力来自跟后侧，胫骨下端向后相对移动，造成踝关节前脱位。踝关节背屈时，踝关节较稳定，前脱位时常合并胫骨下端前缘骨折，而踝跖屈时，距骨后部狭窄区属于踝穴内，且两侧韧带处于松弛状态，故这种姿势造成的前脱位，很少合并骨折，但临床也较少见（图7-7-3）。

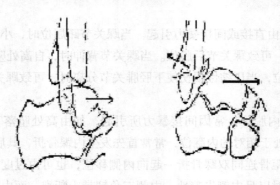

图7-7-3　踝关节前脱位

（4）踝关节后脱位：常因直接或间接暴力所引起，当高处坠落或误入坑道时，足踝部处于跖屈位，身体后倾，胫骨下端向前方撅起，而距骨向后上方冲击胫骨后踝，造成后踝骨折，骨折后暴力继续作用，致使距骨向后移位，也可由于直接暴力作用于胫骨下端后侧，足前端受向后的暴力，在两者剪力作用下，造成距骨在踝穴内向后脱出，这种损伤较少见，如足踝部处于跖屈位，遭受外旋外翻应力时，应发生三踝骨折的同时，距骨也可向后脱位（图7-7-4）。

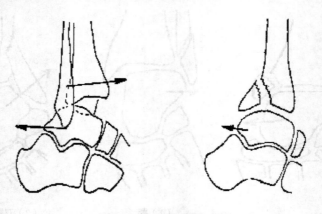

图7-7-4　踝关节后脱位

（5）踝关节分离旋转脱位：常因直接暴力引起，从高处垂直方向坠落，踝关节处于略外翻、外旋位，踝关节下胫腓韧带断裂，踝内侧三角韧带断裂，距骨被夹于分离的下胫腓之间，常有旋转，有时距骨体发生嵌压性骨折，也常合并胫骨下端外缘粉碎性骨折，或腓骨下段骨折（图 7-7-5）。

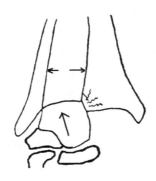

图 7-7-5　踝关节分离旋转脱位

（6）踝关节复发性脱位或半脱位：常见病因为踝关节初次损伤后，撕裂的韧带、关节囊等未经痊愈，又反复多次发生创伤性脱位或半脱位，也可由于先天性松弛或肌力不协调、关节力线异常等因素诱发。

【诊查要点】

1．踝关节内脱位　患者有踝部受伤史，患踝剧痛，明显肿胀，皮下瘀血，肌肤紧张或有水疱，踝关节屈曲功能丧失，足呈外翻外旋，内踝下高突，外踝下凹陷，有合并骨折时，可触及骨擦音，并有内踝部或外踝部压痛，X 线正侧位片即可确诊，并可判断踝部骨折移位情况。

2．踝关节外脱位　患者伤后踝部肿胀，有明显外踝高起，皮肤紧张发亮，甚或有水疱，压痛明显，踝关节功能丧失，内踝下方空虚，合并骨折时，可触及骨擦音，严重的损伤，可有内踝部的开放伤口。踝关节 X 线正侧位片即可确诊。

3．踝关节前脱位　患者有踝部受伤史，踝关节明显肿胀、剧痛，皮下瘀血，皮肤紧张发亮，甚或有水疱，踝关节呈极度背屈位，跟腱区紧张，踝关节前方皮肤皱起，拍摄踝关节 X 线正侧位片即可确诊，胫骨下端前缘常合并骨折。

4．踝关节后脱位　患者有踝部受伤史，踝关节明显肿胀、剧痛，踝关节功能丧失。踝关节前方高起，能触及胫骨下端前方，足踝呈跖屈位，或伴有不同程度的外旋、外翻畸形，后踝部前凸，后踝部皮纹增多，跟腱前方空虚。有时可闻及内外踝骨擦音。踝关节 X 线正侧位片即可确诊，多合并三踝骨折。

5．踝关节分离旋转脱位　患者有踝部受伤史，踝关节明显肿胀、剧痛，弹性固定，踝关节内外踝距离增宽，内踝下方有空虚感。足有外旋或轻度外翻畸形，皮肤可出现张力性水疱，踝关节X线正侧位片即可确诊，有时可合并胫骨下端外缘，或腓骨下端骨折。

6. 踝关节复发性脱位或半脱位 患者有踝部受伤史，并有多次复发病史。患者诉感到走路时踝关节不稳，尤其道路不平整时，易发生突发性内翻扭伤，伤后踝关节肿胀、疼痛，以外踝下方和前外侧明显，局部压痛，并有明显的沟状凹陷，用一手握住患足，另一手握住小腿，将踝关节内翻，足前部内收时，出现踝关节不稳现象。踝关节X线正侧位片常无异常发现，但当做上述内翻、前足内收的动作时，拍片可发现距骨在踝穴内倾斜度超过20°~25°，即可认为有外侧或内侧韧带陈旧性断裂伤，结合临床表现，可认为踝关节复发性脱位或半脱位。

【天池伤科疗法】

1. 手法治疗

（1）踝关节内脱位：患者仰卧位，稍屈膝，一助手固定小腿，将小腿抬起，术者一手握住足踝部，术者与助手做相对拔伸牵引，此时畸形容易矫正，如仍有内踝部或内踝下方突起，则术者在保持牵引下，用双拇指按压高突区向外，其余各指握住足作内翻动作，内外踝恢复原形后，足踝背屈，跖屈数次，然后固定（图7-7-5）。

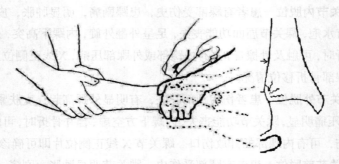

图7-7-5 踝关节内脱位整复手法

（2）踝关节外脱位：患者仰卧位，助手固定小腿，术者两手握住足踝部，加以拔伸牵引，此时用双拇指按压内踝部向下，其余各指扣扳外踝，将足做内翻。检查内外踝复原平整后，使踝关节背屈、跖屈活动后，然后固定（图7-7-6）。

（3）踝关节前脱位：患者仰卧位，稍屈膝，助手固定小腿，将小腿抬起，术者一手握住足背，另一手握住后踝近侧，术者与助手做相对拔伸牵引，牵引同时，术者一手将后踝上提，一手将足背下按，使之跖屈，即可复位。必要时再于前踝区向后推按，以巩固复位效果（图7-7-7）。

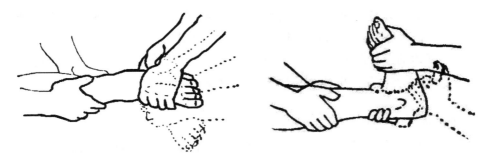

图 7-7-6　踝关节外脱位整复手法　　　图 7-7-7　踝关节前脱位整复手法

（4）踝关节后脱位：患者仰卧位，膝关节屈曲 90°，以放松跟腱，第 1 助手握住小腿，第 2 助手握足跖部和足跟部，两助手先行扩大畸形的牵引，在牵引的同时，术者以两拇指下压踝前侧高起的胫腓骨下端，余指持足跟部上提，并令助手改变牵引方向，逐渐背屈，直至畸形消失，即告复位（图 7-7-8）。

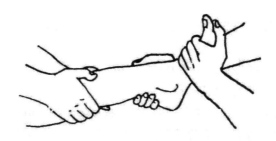

图 7-7-8　踝关节前脱位整复手法

（5）踝关节分离旋转脱位：患者仰卧位，一助手握住小腿，另一助手握住足跖部，两助手做相对拔伸牵引，在牵引的同时，术者以双手掌各置内外踝侧，在助手保持牵引下，两手掌做向中央挤压的动作，并令助手作轻度内旋和内翻，畸形矫正后，在术者两手掌仍在挤压下，做踝关节背屈、跖屈活动后，即告复位。

2. 固定方法　踝关节内侧脱位整复后以超关节夹板固定，保持踝关节外翻位 4～5 周，外侧脱位整复后以超关节夹板固定，踝关节中立位或略内翻位固定 4～5 周，前侧脱位整复后以石膏托板固定，踝关节保持跖屈中立位 4～5 周，后脱位用石膏托固定，保持膝关节屈曲及踝关节背屈中立 4～6 周。分离旋转脱位以超踝夹板固定踝于中立位 4～5 周。

3. 药物治疗　伤后瘀血容易下注内结，多肿胀严重，或起水疱，故早期即用大剂量活血化瘀、利湿通经之剂，方用活血疏肝汤，或活血灵合煎。待肿胀消退后，内服通经利节、壮筋骨之药，方用养血止痛丸。解除固定后，内服补气血、壮筋骨、强腰膝、通经活络之品，方用加味益气丸、健步虎潜丸。

4. 手术治疗及适应证　对于踝关节复发性脱位或半脱位，若对症治疗无效者，应采用手术治疗，并同时行外踝韧带重建术。

【预防与调护】

固定时练习足趾活动以利于血液循环，解除固定后，应以中药活血止痛汤熏洗，局部保暖，手法按摩等，积极恢复踝关节功能，尤其要练习下蹲活动。

【医案举隅】

王某，男，23 岁，学生。于 20＊＊年 1 月 19 日就诊。

[主诉] 左踝肿痛、活动受限 1 小时。

[病史] 1 小时前从 1.5 米高处跌落时，左前足着地致伤。引起左踝部肿痛、畸形，不能行走与站立。活动受限。

[体格检查] 左踝关节肿胀、疼痛，呈跖屈位，跟腱前方空虚，足跟后突畸形，功能障碍。

[辅助检查] X 线显示：左踝关节后脱位。

[临床诊断] 左踝关节后脱位。

[治法] 患者仰卧位，膝关节屈曲 90°，以放松跟腱，第 1 助手握住小腿，第 2 助手握足跖部和足跟部，两助手先行扩大畸形的牵引，在牵引的同时，术者以两拇指下压踝前侧高起的胫腓骨下端，余指持足跟部上提，并令助手改变牵引方向，逐渐背屈，直至畸形消失。小夹板固定踝关节轻度背伸中立位。术后 4 周拆除外固定，按术后常规处理。30 天后复查，踝关节功能恢复正常。

第八节　距骨脱位

距骨古称"马鞍骨"，是一块嵌插在关节内的骨。距骨有 6 个关节面，血液供应主要来自从距骨颈前外侧进入的足动脉关节支；从胫距关节和距跟骨间韧带所供血液有限，故脱位后易引起缺血性坏死。距骨无肌肉附着，也无肌腱起止点附着，脱位后一般不再移位。由于周围关节囊和坚强韧带牵拉，手法整复比较困难，而一旦整复成功，亦不容易再移位。距骨的稳定性是由于距骨被紧紧地包围在踝穴中，而胫骨前后缘限制距骨前后移动，以及过度背屈和跖屈活动；也由于关节周围坚韧和纵横交错的韧带，起着辅助的稳定作用。因此，距骨脱位时，必然会发生严重的韧带和关节囊撕裂伤，常合并有骨折。

【病因与分类】

1．病因　距骨脱位可由背伸外翻暴力及内翻跖屈暴力等引起。临床以背伸外翻暴力引起的损伤为多。

（1）踝背伸外翻暴力：典型的受伤情况为驾驶员紧急踩刹车，或由高处坠下，距小腿关节强力背伸外翻，距骨下后方韧带断裂，距下关节脱位。

（2）踝内翻跖屈暴力：距小腿关节强力内翻时及轻度跖屈位受伤时，由于距跟韧带断裂，可能导致距下关节脱位；如外力继续作用，踝外侧韧带亦断裂，则距骨体可自踝穴中向前内侧旋转脱出；当暴力作用消失时，足回弹，距骨体的后缘被外踝的前缘阻挡交锁于脱位的位置，导致距骨前脱位。

2．分类

（1）距骨完全性脱位

①距骨前外侧脱位：常因足踝部处于跖屈位，前足外缘遭到内翻、内收和内旋暴力时，两侧踝韧带及距骨下骨间韧带断裂，作用力继续传达至距舟关节，其关节囊破裂，距骨完全被挤出至踝前外侧。距骨可发生平行移出，也可翻转或旋转脱出。有时距骨颈被嵌夹于破裂的关节囊处，或被周围软组织包绕，难以解脱（图7-8-1）。

②距骨外脱位：损伤时足踝部处于跖屈位，受伤着力点在足外缘，形成足极度内翻，使外侧骨间韧带断裂，继而外踝或内踝韧带断裂，距骨向外脱出，亦常合并内踝或外踝骨折（图7-8-2）。

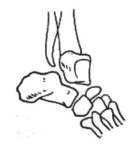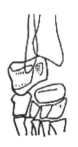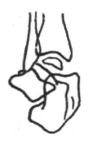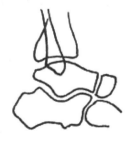

图7-8-1　距骨前外侧脱位　　　　图7-8-2　距骨外脱位

③距骨内前脱位：常因足踝处于跖屈位时，足遭受极度外旋、外翻暴力损伤，造成踝内侧三角韧带断裂，或内踝骨折，暴力持续作用。使距骨内侧骨间韧带断裂，

关节囊破裂，距骨脱出于踝内前方，距骨常有扭转，合并内踝骨折（图7-8-3）。

④距骨内后脱位：常因足踝部处于背屈位，足遭受极度外翻的暴力损伤，后侧距骨骨间韧带断裂，踝关节后关节囊破裂。距骨脱出于后踝内侧，常有距骨扭转，往往合并后踝或内踝骨折（图7-8-4）。

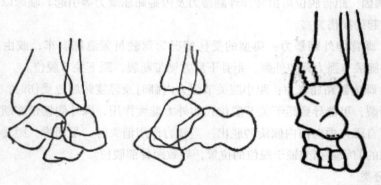

图7-8-3　距骨内前脱位　　　　　　图7-8-4　距骨内后脱位

（2）距骨周围跗骨关节脱位

①内脱位：当足受强力内翻损伤时，由于下胫腓和胫距韧带未断裂，而距舟关节囊首先发生破裂，在伤力继续作用下，进一步发生距骨间韧带撕裂，而发生跟距关节脱位，由于内翻作用，使跟骨及其他跗骨一起，脱位于距骨内侧。往往合并距骨头、颈骨折，或外踝骨折（图7-8-5）。

②外脱位：当足受强力外翻损伤时，同样原理，由于下胫腓和胫距韧带未断裂，而外翻暴力继续作用下，使距骨间韧带断裂，跟骨及其他跗骨一起，脱位于距骨外侧。这种脱位往往由于胫后肌腱向背外侧移位，绕过距骨颈，造成手法整复困难。此外，还常合并有载距突骨折（图7-8-6）。

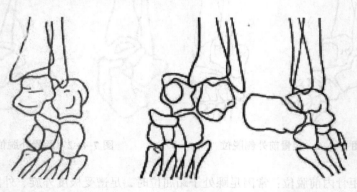

图7-8-5　距骨下关节内脱位　　　　图7-8-6　距骨下关节外脱位

③前脱位：当足受强力背屈损伤时，胫骨下端关节面前缘抵住距骨颈，在跗极度背屈情况下，可使距骨向后方推挤，迫使距舟关节囊撕裂，持续的剪力作用，使距跟间韧带断裂，距跟关节发生脱位，跟骨相对前移，形成前脱位。如果踝关节处于背屈位，此时距骨在踝穴内相对稳定，如由高处坠落，着力于跟骨后结节区，使跟骨在距骨关节面下向前冲击，先发生距跟关节脱位，而后发生距舟关节脱位，或骨折脱位，此型脱位也可常合并载距突骨折（图7-8-7）。

④后脱位：当足受强力跖屈损伤时，胫骨下端关节面后缘抵住距骨，外力可作用于距骨体后部，推距骨向前，先发生距跟关节脱位，后发生距舟关节脱位或骨折脱位。例如暴力在跖屈位来自足前部的撞击或跌落伤。此型脱位也常合并舟状骨骨折（图7-8-8）。

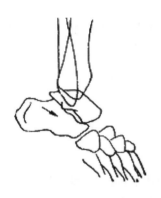 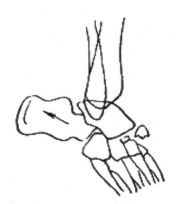

图7-8-7 距骨下关节前脱位　　图7-8-8 距骨下关节后脱位

【诊查要点】

1. 距骨完全性脱位

（1）距骨前外侧脱位：患者如有上述暴力受伤史，足踝部明显肿胀剧痛，踝关节功能丧失，足部呈内翻、内旋和内收畸形。外踝前方有骨性隆起，皮肤紧张，踝前皮纹消失，甚至局部皮肤苍白或暗黑色或坏死。有时踝前外侧有皮肤开放性伤口，距骨头关节面可在伤口外露，伸趾活动受限。踝关节X线正侧位片可以明确诊断，并可判断合并骨折的情况。

（2）距骨外脱位：患者有上述暴力损伤史。患踝、足部明显肿胀、剧痛，踝关节畸形位弹性固定，呈足背侧屈内翻畸形，外踝下方有骨性高起，局部皮肤光亮、紧张或苍白，广泛皮下瘀血。踝关节X线正侧位片可以明确诊断，并可充分显示合并骨折的情况。

（3）距骨内前脱位：患者有如上述暴力损伤史。患足踝部明显肿胀、剧痛，踝关节呈畸形位弹性固定。内踝前下方可触到高突的硬性包块，局部皮肤紧张、光亮、苍白，外踝前内侧有空虚感，有广泛的皮下瘀血或张力性水疱。踝关节 X 线正侧位片即可确诊，并可判明骨折情况。

（4）距骨内后脱位：患者有如上述暴力损伤史。患足踝明显肿胀、剧痛，踝关节呈畸形弹性固定。足呈外翻、背屈位畸形。踝前侧有空虚感，而于内踝后侧、跟腱内侧有骨性突出物。局部皮肤紧张、光亮或苍白，且有踝内后侧广泛皮下瘀血。踝关节 X 线正侧位片可确定诊断，并可判明合并骨折的情况。

2. 距骨周围跗骨关节脱位　患者有遭受如上病因所述的损伤史。患足踝明显肿胀、剧痛，踝关节功能丧失，并处于弹性固定状态。局部皮肤皮下瘀血，或有张力性水疱。不同脱位类型有不同的畸形。如内脱位时，足呈内翻、内旋畸形；外脱位时，足呈外翻、外旋畸形；前脱位时，足呈背屈位，跟骨结节处变平；后脱位时，足呈跖屈位，跟骨结节明显高突。踝关节 X 线正侧位片即可确诊，还可显示各型脱位时，距骨头处于不同的方向。如内脱位，距骨头指向外侧；外脱位，距骨头指向内侧；前脱位，显示跟骨前移；后脱位，显示跟骨后移。

【天池伤科疗法】

1. 手法治疗

（1）距骨完全性脱位

①距骨前外侧脱位：患者仰卧位，一助手握住小腿，另一助手握足跗部和跟部，两助手作相对拔伸牵引，可以先沿原有畸形方向扩大牵引。术者在牵引同时，以双拇指按压踝前外侧突起的距骨，余指上提跟骨，助手应配合使足向外旋、外翻。待踝前外侧骨性突起消失，踝关节解除弹性固定，并能作被动踝关节活动，即可认为复位，拍片检查（图 7-8-9）。

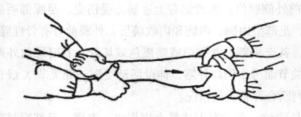

图 7-8-9　距骨前外侧脱位复位手法

②距骨外脱位：患者仰卧位，屈曲膝关节。一助手握住小腿，另一助手握住足跗部和跟部，两助手作顺势拔伸牵引，使足呈极度内翻、内旋位。术者以拇指

推压高突的距骨向内，随着骨突的消失，助手应将足踝部恢复为中立位，或稍外翻位，拍片检查。

③距骨内前脱位：患者仰卧位，屈曲膝关节，一助手握住小腿，将小腿抬起。另一助手握住足跖部和跟部，两助手顺势拔伸牵引，使足外翻、外旋位。术者以两拇指推压高起骨块，向外前后方，余指握跟部向上提拉，待骨性高起消失时，令助手将足踝恢复至中立位，拍片检查。

④距骨内后脱位：患者仰卧位，屈曲膝关节，一助手握住足跖部和跟部，两助手顺势拔伸牵引，使足呈背屈和外翻位。术者以两手拇指挤压突起的骨块向前向外方，待骨高起出消失后，令助手恢复足踝中立位，拍片检查。

（2）距骨骨周围附骨关节脱位：要求解剖复位，如有复位不良，可造成创伤性关节炎，严重影响持重和行走功能。复位较容易，一般在拔伸牵引下，将足的畸形向相反方向扳正，以两手掌向中央挤压即可复位。但对外脱位应特别注意有时会出现困难，如有胫后肌腱绕过距骨颈时，则应先解脱胫后肌腱的阻挡，可一手握住跟骨，一手握住前足，作拔伸牵引，然后背屈前足，以使胫骨后肌腱从距骨颈区解脱出来，然后，将脱出的跟骨和跗骨一起向内推挤复位。

2．固定方法

（1）距骨完全性脱位：距骨前外侧脱位复位后，以石膏托板固定足踝部，保持90°中立位，固定4~5周；外脱位复位后，以石膏托板固定，保持足背屈90°中立位，固定4~5周。如有骨折内固定者，应固定6~8周。内前脱位复位后，以石膏托板固定，保持足背屈90°中立位，或略内翻、内旋位，固定4~5周；内后脱位复位后，以石膏托板固定，保持足踝中立位，或略内旋、内翻位，固定4~5周。

（2）距骨周围附骨关节脱位：复位后应以石膏托板固定。各不同类型的脱位，固定有不同要求。如内脱位时，则应固定于90°；稍有内翻位，前脱位时，则应固定于110°中立位；后脱位时，则应固定于背屈75°中立位，固定4~5周；有骨折脱位者，应固定6~8周。

3．药物治疗　初期宜活血祛瘀、消肿止痛为主，内服可选活血止痛汤、肢伤一方、云南白药等，外用药物可选活血散、消肿止痛膏等。中期以和营生新、接骨续筋为主。内服可选用壮筋养血汤、肢伤二方等，外用药物可选用续筋接骨药膏、舒筋活络药膏等。后期补肝肾、利关节，内服健步虎潜丸，解除外固定后，可外用海桐皮汤熏洗，以通利关节。

【预防与调护】

复位固定后，垫高患肢，以利消肿，并应主动进行股四头肌功能锻炼及练习肌肉收缩，以加速肿胀消退及促进肢端血循环。1个半月后，可扶双拐不负重下地活动。在做内翻、内旋练习时，要适度、逐步、稳定、防止韧带的重新撕裂。

【医案举隅】

患者，男，28岁。于20**年1月6日就诊。

[主诉] 右足肿痛，活动受限2小时。

[病史] 2小时前打篮球跳高跌倒，右足着地致伤。引起右踝部及前足肿痛、畸形、活动受限。

[体格检查] 右足内旋、内翻畸形，足下垂呈弹性固定，局部肿胀、疼痛，功能障碍。

[辅助检查] X线摄片示：右足距骨周围跗骨后内侧脱位。

[临床诊断] 右足距骨脱位。

[治法] 即行距骨周围跗骨关节脱位手法整复，畸形随着复位消失。X线摄片示：右距骨周围跗骨脱位已复位，跟骨载距突骨折对位好。足稍外翻、背伸位90°小夹板外固定。术后6周拆除外固定，按术后常规处理。60天后复查，踝关节功能恢复正常。

第八章　筋伤

第一节　颈部筋伤

落　枕

落枕，又称失枕。多因睡眠姿势不良，睡起后颈部疼痛，活动受限，似身虽起而颈尚留落于枕，故名落枕。指颈部一侧的肌肉因睡枕高低不适、睡眠姿势不良或感受风寒后，而引起痉挛，导致颈项部疼痛，功能活动受限的一种疾患。中医学对本病认识较早，起初本病叫做"失枕"，《素问·骨空论》有言："失枕在肩上横骨间，折使瑜臂齐肘正，灸脊中。"本病多见于青壮年，男性多于女性，好发于冬春两季。

【病因病机】

落枕的原因分内、外两类。内因，即素体禀赋不足，如肾虚，气血不足，筋脉失养，不荣则痛。外因，《素问·痹论》曰："风寒湿三气杂至，合而为痹也。其风气胜者为行痹，寒气胜者为痛痹，湿气胜者为着痹。"颈背部遭受风寒侵袭是常见因素，如严冬受寒，盛夏贪凉，风寒外邪使颈背部某些肌肉气血凝滞，经络痹阻，僵凝疼痛，功能障碍。清代胡廷光《伤科汇纂·旋台骨》载有："有因挫闪及失枕而项强痛者。"睡眠时姿势不良，头颈过度偏转，或睡眠时枕头过高、过低或过硬，使局部肌肉处于长时间紧张状态，使伤处肌筋强硬不和，气血运行不畅，引起局部疼痛不适，动作受限。

【诊查要点】

1. 临床表现　晨起突感颈部疼痛不适，头常歪向患侧，活动欠利，不能自由旋转后顾，如向后看时，须整个躯干向后转动。风寒外束，颈项强痛者，可有渐淅恶风、身有微热、头痛等表证。颈项部肌肉痉挛压痛，触及条索状硬结，斜方肌及大小菱形肌部位亦常有疼痛。

2. X线检查 X线片多无异常改变，部分因肌肉痉挛，头颈部歪斜，颈椎X线侧位片可见颈椎变直或反弓。

【鉴别诊断】

本病需与颈椎小关节紊乱鉴别。颈椎小关节紊乱症患者颈部一侧或两侧肌肉酸痛，晨起后疼痛加重，稍活动后减轻；棘突上或棘突一侧韧带压痛或明显增厚，X线示小关节轻度增生或关节间隙模糊。

【天池伤科疗法】

中医治疗落枕的方法很多，手法理筋、针灸、药物、热敷等均有良好的效果，尤以按摩理筋法为佳。因按摩可很快缓解肌肉痉挛，消除疼痛，故往往治疗一次，症状即减轻大半，如配合药物治疗等，则疗效更佳。

1. 手法治疗

（1）揉摩法：患者端坐，术者站立于患者身后，在颈项部找到压痛点，以拇指或小鱼际在患处揉摩10余次，使肌肉痉挛得到缓解。

（2）点穴法：术者以拇指或中指点按风池、天柱、天宗、曲池、合谷等穴位，按压5~8次，以流通气血、解痉止痛。

（3）拿捏弹筋法：用拇指和食指、中指对捏颈部、肩上和肩胛内侧的肌肉，做捏拿弹筋手法。

（4）牵颈法：术者一手托住患者下颌，另一手托住枕部，双手同时用力向上端提，此时患者的躯干部重量向下起到反牵引的作用，牵引同时，行颈前屈、后伸动作数次。

（5）摇颈法：使头略成仰角，术者双手左右旋转头部，待患者能主动配合头部旋转时，可突然向患侧加大活动范围，使下颌角处于锁骨前缘，切记不可暴力，动作要稳妥，在旋转过程中，可听到发出清脆的弹响声，略停片刻随即将下颌角旋转至健侧同样位置。

（6）拍打叩击法：轻轻拍打叩击肩背颈项四周10余次。

2. 药物治疗

（1）中药内服

①风寒证：颈项背部强痛，拘紧麻木，可兼有淅淅恶风、微发热、头痛等表证，舌淡、苔薄白、脉弦紧。治宜疏风散寒，无汗者可用葛根汤；有汗者可用瓜蒌桂枝

汤；兼有湿邪者可用羌活胜湿汤。

②瘀滞证：晨起颈项疼痛，活动不利，活动时患侧疼痛加剧，头部歪向患侧，局部有明显的压痛点，舌紫暗、脉弦紧。治宜活血舒筋止痛，方可用和营止痛汤、活血舒筋汤。

（2）中药外敷：该病可外擦万花油、正红花油，或外贴伤湿止痛膏、风湿跌打膏等。

3. 针灸治疗　针灸治疗该病方法颇多，如针刺、指针、电针、耳穴压丸等。

（1）针刺

①主穴：悬钟、养老、后溪。配穴：内关、外关、中清、阳陵泉。

治法：以主穴为主，每次仅取1穴，效欠佳时，加用或改用配穴。悬钟穴，直刺1~1.5寸深，用强或中等刺激，得气后留针15~20分钟；养老穴，针尖向上斜刺1寸，使针感传至后部；后溪穴，直刺0.5~0.8寸，得气后转运针1~3分钟，亦可加电针刺激，频率40~50次/分，连续波。配穴，用常规针法，深刺，务求得气感强烈。在上述任一穴位针刺时，均需要求患者主动活动颈部，范围由小渐大。留针均为15分钟，每日1次。

②或者采用主穴：大椎。配穴：肩井。

治法：令患者端坐于椅上，头向前倾。取准穴后，针尖偏向患侧，进针深度0.5~1寸，使针感向患侧颈、肩部传导，得气后，操作者用一手按患侧肩井穴，让患者做最大限度左右活动颈部，同时，另一手捻针3~4分钟。如效果不显著，取艾条长约5cm，插于针柄上点燃，至灸完后起针，穴区加拔罐10~15分钟，每日1次。

（2）指针

主穴：外关、内关、阿是穴。配穴：风池、肩井、肩贞、养老、天柱、风府、大椎等穴。

治法：主穴为主，效不佳时加配穴。先轻拍或指按疼痛处（即阿是穴）1分钟。术者以拇指按压患者内关穴，中指或食指抵于外关穴，每次2~3分钟，用力由轻而重，使压力从内关透达外关，患者可有酸、麻、胀、热感，或有此类得气感上传的感觉。掐压过程中，嘱患者左右旋转颈部。配穴，单手拿风池穴20次，双手拿肩井穴20次，余穴可采用指压法，或上下左右推按，每穴1~2分钟。上述方法每日1次，3次为1个疗程。

（3）电针

主穴：分2组。第一组为养老、合谷、外关、肩中俞；第二组为风池、肩井、大椎旁1寸、肩外俞。

治法：上穴均取。应用直流感应电疗机，取直径为3cm的圆形手柄电极操作。其阴极取第2组穴。通电前先轻揉穴位片刻，再通以感应电，电量渐增大至2~10V，以患者能耐受为限，每次通电3~5秒。当看到患侧肌肉收缩，即改为直流电治疗，为20~40mA，每次亦通电3~5秒，治疗时令患者做颈部活动。全部治疗时间5~10分钟。每日1次，3次为1个疗程。

（4）耳穴压丸

主穴：颈、神门。

治法：双侧主穴均用。取绿豆1~2粒，置于以市售活血止痛膏或伤湿止痛膏剪成的1cm×1cm的方块中，粘贴于所选耳穴，将边缘压紧。之后，按压该耳穴0.5~1分钟，手法由轻到重，至有热胀及痛感为佳，并嘱患者活动颈部2~3分钟。要求患者每日自行按压3次，贴至痊愈后去掉。

4. 物理疗法

（1）牵引疗法：对于落枕后是否用牵引疗法，存在不同的观点。有人认为，可以像颈椎病样采用颌枕托牵引，且重量可适当加重，常用重量为4~7kg，牵引时间为20~30分钟。但也有人认为，落枕后牵引不仅无效，反而使疼痛加剧。在与颈椎病颈型做鉴别诊断时，若用两手稍用力将患者头颈部向上牵引时，颈型颈椎病症状可消失或缓解，而落枕者则疼痛加剧。一般认为，因为落枕后肌肉处于痉挛状态，所以牵引时的重量大小尤其要讲究，过轻往往效果差，过重又易加重损伤。因此，可用其他方法进行治疗。当然，是否使用牵引疗法，也可以在临床工作中进行探讨、研究。有些医院应用牵引疗法治疗落枕已积累了不少经验。根据实践，也可使用牵引疗法。

（2）热敷疗法：采用热水袋、电热手炉、热毛巾及红外线灯照射均可起到止痛作用，必须注意防止烫伤。此外亦可应用醋敷法。取食醋100mL，加热至不烫手为宜，然后用纱布蘸热醋在颈背痛处热敷，可用两块纱布轮换进行，痛处保持湿热感，同时活动颈部，每次20分钟，每日2~3次。

（3）拔罐法

主穴：阿是穴（颈部压痛最显处）。配穴：风门、肩井。

治法：用力揉按阿是穴片刻，常规消毒后，以三棱针快速点刺3~5下，或用皮肤针中等度叩打，叩打面积可相当于罐具口径。然后，选用适当口径之罐具吸拔。配穴可取1~2个，针刺得气后，留针，再于针上拔罐。吸拔时间均为10~15分钟。起罐后，可在阿是穴用艾卷回旋灸5~7分钟。每日1次，不计疗程。

5. 运动疗法

（1）低头仰头：坐在椅子上，挺起胸部，头先向下低，以下颌骨挨着胸部为止，然后向上仰头，眼朝天上看。停 3 秒再低头，如此反复 20 次。

（2）左右摆头：坐在椅子上，两臂自然下垂，头先向左摆，然后再向右摆，这样反复 20 次。

（3）摇摆下颌：坐在椅子上，两臂自然下垂，胸部挺起，用力向左右摇摆下颌，连续 20 次。

（4）伸缩颈部：坐在椅子上，胸部挺起，先将颈部尽量向上伸长，再将颈部尽量向下收缩，伸缩 20 次。

（5）旋转颈部：坐在椅子上，身体不动，先向左旋转颈部 90°，再向右旋转颈部 90°，连做 20 次。

6. 机械疗法 该病可选用 TDP 神灯局部照射、局部旋磁疗法及局部冷疗法或湿热敷法治疗。此外，轻微的落枕也可自行使用电动按摩棒治疗。按摩棒强而有劲的捶打按摩功能渗透肌肉组织，可有效减轻肌肉酸痛。按摩棒的重量全集中在按摩头上，大幅度加强了按摩力度，效果颇佳。

7. 其他疗法

（1）封闭疗法：用 2% 利多卡因，做痛点或疼痛部位的局部封闭。

（2）理疗：可用局部热敷法，常用的方法有水热敷或醋局部热敷，每次 20 ~ 30 分钟。睡眠时头枕要合适，不能过高、过低、过硬，避免颈部受风受凉。

【预防与调护】

1. 保养

（1）用枕适当：人生的三分之一是在床上度过的，枕头的高低软硬对颈椎有直接影响，最佳的枕头应该是能支撑颈椎的生理曲线，并保持颈椎的平直。枕头要弹性稳定，枕芯以热压缩海绵枕芯为宜。喜欢仰卧的，枕头高度为 8cm 左右；喜欢侧卧的，枕头高度为 10cm 左右。仰卧位时枕头的下缘最好垫在肩胛骨的上缘，不能使颈部脱空。其实，枕头的真正名字应该叫"枕颈"。枕头不合适，常造成落枕，反复落枕往往是颈椎病的先兆，要及时诊治；另外要注意的是枕席，枕席以草编为佳，竹席一则太凉，二则太硬，最好不用。

（2）颈部保暖：颈部受寒冷刺激会使肌肉、血管痉挛，加重颈部疼痛。在秋冬季节，最好穿高领衣服；天气稍热，夜间睡眠时应注意防止颈肩部受凉；炎热季节，空调温度不能太低。

（3）姿势正确：颈椎病的主要诱因是工作、学习的姿势不正确，良好的姿势能减少劳累，避免损伤。低头时间过长，使肌肉疲劳，颈椎间盘出现老化，并出现慢性劳损，会继发一系列症状。最佳的伏案工作姿势是颈部保持正直，微微地前倾，不要扭转、倾斜；工作时间超过 1 小时，应该休息几分钟，做些颈部运动和按摩；不宜头靠在床头或沙发扶手上看书、看电视。

（4）避免损伤：颈部的损伤也会诱发该病，除了注意姿势以外，乘坐快速的交通工具，遇到急刹车，头部向前冲去，会发生"挥鞭样"损伤。因此，要注意保护自己，不要在车上打瞌睡。坐座位时可适当地扭转身体，侧面向前；体育比赛时更要避免颈椎损伤；颈椎病急性发作时，颈椎要减少活动，尤其要避免快速转头，必要时用颈托保护。

2. 颈部功能锻炼 颈椎的锻炼应该慎重，要避免无目的的快速旋转或摇摆，尤其是颈椎病急性期、椎动脉型颈椎病或脊髓型颈椎病。我们推荐的方法简单易行，但要达到防病治病的目的，必须持之以恒。

（1）头中立位前屈至极限，回复到中立位；后伸至极限，回复到中立位；左旋至极限，回复到中立位；右旋至极限，回复到中立位；左侧屈至极限，回复到中立位；右侧屈至极限，回复到中立位。动作宜缓慢，稍稍用力。锻炼时，有的患者颈部可感觉到响声，如果伴有疼痛，应减少锻炼的次数或停止锻炼；如果没有疼痛，则可以继续锻炼。

（2）头中立位，双手十指相叉抱在颈后，头做缓慢的前屈和后伸运动，与此同时，双手用力对抗头的运动，以锻炼颈椎后侧的肌肉力量。

【医案举隅】

江某，女，36 岁，老师，于 20** 年 7 月 5 日就诊。

[主诉] 颈部疼痛伴活动受限 5 小时。

[病史] 5 小时前患者因睡眠姿势不正确出现颈部疼痛，不能自由旋转，俯仰困难，使头偏向患侧。

[体格检查] 颈部活动受限，呈斜颈姿势，胸锁乳突肌、斜方肌、菱形肌及肩胛提肌等处压痛，触之有"条索感"，脉紧。

[辅助检查] X 线检查：颈椎棘突向一侧弯曲，颈椎椎体前后缘不同程度增生，双侧椎间孔无明显狭窄，余未见明显异常。

[临床诊断] 落枕。

[治法]

处方：和营止痛汤加减。赤芍 9g，当归尾 9g，川芎 6g，苏木 8g，陈皮 6g，桃仁 6g，续断 12g，乌药 9g，没药 6g，木通 6g，甘草 6g。水煎服，日 1 剂。

针刺疗法：可针刺落枕、风池、大椎、天柱、悬钟、合谷等穴。直刺 1 寸。

前后 2 周治疗，诸症悉退。

颈部扭挫伤

因各种暴力使颈部过度扭转、牵拉或受暴力直接打击，引起颈部软组织损伤者，称为颈部扭挫伤。颈部软组织损伤常累及的肌肉有胸锁乳突肌、斜方肌、肩胛提肌、头夹肌和前斜角肌等。当暴力作用于颈部，有时可能有颈椎骨折或脱位，甚至可损伤颈段脊髓，临床上必须仔细加以检查，以免误诊。

【病因病机】

当颈部猛然扭闪，搬重物或攀高等用力过猛，可使颈部筋肉受到过度牵拉，而发生扭伤。或在日常生活中，颈部突然前屈后伸，如快速行驶的车辆因骤然刹车，使乘客头颈猛然向前屈，而后头部后伸，或反复出现数次较小的屈伸活动，均可导致颈部筋肉损伤。因为颈部的屈伸活动由头夹肌、肩胛提肌、斜方肌和颈部的筋膜与韧带等组织来完成，当颈部突然屈伸，肌肉起点或肌腹处部分纤维可出现撕裂致伤。

颈部挫伤系因钝物打击颈部软组织所致，单纯的颈部软组织挫伤临床上较为少见。

【诊查要点】

1. 临床表现 有明确的损伤史。主要症状有颈部活动受限，以旋转侧屈受限明显，故患者不敢活动颈部。有的患者可出现头痛、头胀等症状。伤后颈部疼痛，有负重感，疼痛可向肩背部放射。主要体征表现为在患处可摸到肌肉痉挛并有压痛，甚至局部有轻度肿胀。

2. 影像学检查 X线片多无异常表现。

【鉴别诊断】

可与颈椎骨折、脱位，颈椎间盘突出症、颈椎病相鉴别。

【天池伤科疗法】

该病应用各种保守治疗方法都能取得良好的疗效，治疗的目的是舒筋活血、消肿止痛，防止颈部软组织产生粘连及挛缩，鼓励患者多活动头颈部。临床常用手法及中药辨证治疗该病。

1. 推拿疗法 术者站立于患者背后，一手扶住患者头部，一手以中指点按风池、天柱、风府、肩井等穴位，并以中指或食指在所点之穴由上而下推揉，反复数次。再以拇指和食指相对，轻轻捏拿颈项部筋肉数次。如果筋伤后颈部偏歪者，可做颈颌带牵引或手法牵引。

2. 中药疗法 损伤之初以祛瘀活血为主，可用羌活灵仙汤、防风归芎汤加减；损伤中期，则以舒筋活络止痛为主，可服舒筋活血汤；后期宜温经通络，可用大活络丹、小活络丸等。

3. 针灸疗法

（1）体针：可针刺落枕、风池、大椎、天柱、悬钟、合谷等穴。落枕穴位于胸锁乳突肌后缘上中 1/3 交界处，直刺 1~1.5 寸。

（2）火罐：主要在颈背部痛点处。

4. 练功疗法 应向患者说明，必须有意识地松弛颈部肌肉，尽量保持头部于正常位置，并练习头颈后伸旋转活动。

【预防与调护】

激烈运动或乘车时要注意自我保护，以防颈部扭挫伤。伤后应尽量保持头部于正常位置，松弛颈部的肌肉，必要时用颈部围领固定。平时经常做颈部功能锻炼，增强颈部肌力，维持颈椎稳定，增强抗损伤的耐受力。

【医案举隅】

梁某，女，36 岁，职员，于 20** 年 8 月 5 日就诊。

[主诉] 颈痛、活动受限 2 小时。

[病史] 2 小时前患者不慎扭伤颈部，活动明显受限，疼痛剧烈。

[体格检查] 颈部活动受限，呈斜颈姿势，颈椎旁（左）肌肉紧张，胸锁乳突肌压痛（+），脉浮紧。

[辅助检查] X 线检查：颈椎生理弯曲消失、变直，余未见明显异常。

[临床诊断] 颈部扭挫伤。

[治法]

处方：防风归芎汤加减。川芎 20g，当归 25g，防风 20g，荆芥 15g，羌活 20g，白芷 15g，细辛 3g，蔓荆子 15g，丹参 20g，乳香 25g，没药 25g，桃仁 15g，苏木 15g，泽兰叶 15g。水煎服，日 1 剂，连服 5 剂。

推拿：理筋手法，每日 1 次。治疗 1 周，请症悉退。

颈椎病

颈椎病，主要以主要病机或主要症状等命名。本病是由于急性损伤或慢性劳损等因素引起颈椎生理曲线改变，颈椎间盘退变，颈椎骨质增生，颈部软组织痉挛或损伤致脊柱内外组织结构平衡失调，刺激或压迫颈部血管、神经、脊髓而产生的一系列临床症状。

【病因病机】

中医学理论认为主要病因为外伤、外感风寒湿邪、慢性劳损等。主病机多为肝、脾、肾亏虚，抗病能力下降，导致风寒痰湿等邪实阻滞经络，以本虚标实为主要特点。《素问·逆调论》曰："荣气虚则不仁，卫气虚则不用。"肝肾亏虚，气血不足，筋骨失其濡养，致使椎间盘萎缩变性，颈椎骨质增生，颈部韧带肥厚和钙化，颈椎生理曲线改变，发生颈椎小关节错位，引起颈椎失稳，影响气血运行，是其内因。颈部遭受风、寒、湿邪外袭、外伤、长期姿势不良，使颈部肌群劳损而发生痉挛水肿，脉道瘀阻，是其外因。

总之，由于内外因素的作用，打破了颈椎的生理平衡，致使"筋出槽""骨缝开错"，筋脉痹阻，气滞血结，气滞则血瘀，血结则痰生，瘀久化热，亦炼液成痰，性属阴邪，其性黏滞，阻碍气机，易致痰瘀凝结，痰痹互结，滞于局部，胶着于骨，使筋脉变性，骨质增生，颈椎病随之发生。

【诊查要点】

1. 神经根型颈椎病

（1）临床表现：大多患者逐渐感到颈部单侧局限性痛，颈根部呈电击样向肩、上臂、前臂乃至手指放射，且有麻木感，或以疼痛为主，或以麻木为主。疼痛呈酸痛、灼痛或电击样痛，颈部后伸、咳嗽，甚至增加腹压时疼痛可加重。上肢沉重，酸软无力，持物易坠落。部分患者可有头晕、耳鸣、耳痛、握力减弱及肌肉萎缩，此类患者的颈部常无疼痛感觉。颈部活动受限、僵硬，颈椎横突尖前侧有放射性压痛，患侧肩胛骨内上部也常有压痛点，部分患者可摸到条索状硬结，受压神经根皮肤节段分布区感觉减退，腱反射异常，肌力减弱。颈5-6椎间病变时，刺激颈6神经根引起患侧拇指或拇、食指感觉减退；颈6-7椎间病变时，则刺激颈7神经根而引起食、中指感觉减退。臂丛神经牵拉试验阳性，颈椎间孔挤压试验阳性。

（2）影像学检查：颈椎正侧位、斜位或侧位过伸、过屈位X线片可显示椎体增生，钩椎关节增生，椎间隙变窄，颈椎生理曲度减小、消失或反角，轻度滑脱，项韧带钙化和椎间孔变小等改变。

（3）鉴别诊断：神经根型颈椎病应与尺神经炎、胸廓出口综合征、腕管综合征等疾病作鉴别。

2. 脊髓型颈椎病

（1）临床表现：脊髓型颈椎病亦称瘫痪型颈椎病。此型比较多见，且症状严重，常见慢性进行性双下肢麻木、发冷、疼痛，走路欠灵、无力，打软腿、易绊倒，不能跨越障碍物。休息时症状缓解，紧张、劳累时加重，时缓时剧，逐步加重。晚期下肢或四肢瘫痪，二便失禁或尿潴留。一旦延误诊治，常发展成为不可逆性神经损害。颈部活动受限不明显，上肢活动欠灵活，双侧脊髓传导束的感觉与运动障碍，即受压脊髓节段以下感觉障碍，肌张力增高，反射亢进，锥体束征阳性。

（2）影像学检查：X线摄片显示颈椎生理曲度改变，病变椎间隙狭窄，椎体后缘唇样骨赘，椎间孔变小。CT检查可见颈椎间盘变性、颈椎增生、椎管前后径缩小、脊髓受压等改变。MRI检查可显示受压节段脊髓有信号改变，脊髓受压呈波浪样压迹。

（3）鉴别诊断：脊髓型颈椎病应与脊髓肿瘤、脊髓空洞症等疾病鉴别。

3. 椎动脉型颈椎病

（1）临床表现：主要症见单侧颈枕部或枕顶部发作性头痛、视力减弱、耳鸣、听力下降、眩晕，可见猝倒发作。常因头部活动到某一位置时诱发或加重，头颈旋转时引起眩晕发作是本病的最大特点。

（2）影像学检查：椎动脉血流检测及椎动脉造影可协助诊断，辨别椎动脉是否正常，有无压迫、迂曲、变细或阻滞。X线检查可显示椎节不稳及钩椎关节侧方增生。

（3）鉴别诊断：椎动脉型颈椎病应除外眼源性、耳源性眩晕及脑部肿瘤等疾病。

4. 交感神经型颈椎病

（1）临床表现：主要症见头痛或偏头痛，有时伴有恶心、呕吐，颈肩部酸困疼痛，上肢发凉发绀，眼部视物模糊，眼窝胀痛，眼睑无力，瞳孔扩大或缩小，常有耳鸣、听力减退或消失。心前区持续性压迫痛或钻痛，心律不齐，心跳过速。头颈部转动时症状可明显加重，压迫不稳定椎体的棘突可诱发或加重交感神经症状。

（2）影像学检查：X线、CT、MRI等检查结果与神经根型颈椎病相似，应注意区分。

（3）鉴别诊断：单纯交感神经型颈椎病诊断较为困难，应注意与冠状动脉供血不足、神经官能症等疾病作鉴别。

【天池伤科疗法】

1．手法治疗

（1）拿揉法：患者端坐，术者站立于患者身后，在颈项部用拇指与食、中指指腹从风池至颈根部拿捏10余次，由上至下，使肌肉痉挛得到缓解。

（2）点穴：术者以拇指或中指点按风池、肩井、天宗、列缺等穴位，按压5~8次，以流通气血、解痉止痛。

（3）间歇拔伸法：患者仰卧位，一手托住颈枕部，一手把住下颌，纵向用力拔伸，持续2~3分钟，可反复3~5次。

（4）定位旋转扳法：以向右旋转为例。患者坐位，医生站于患者后方，以左手拇指指腹推定在患者病变颈椎棘突（或横突）旁，用右手（或肘窝）托住患者下颌部。嘱其颈项部放松，低头屈曲15°~30°，然后嘱患者顺着医生的右手在屈曲状态下向右慢慢转头，当旋转到最大限度而遇有阻力时，医生顺势施以快速的向右扳动，同时，推顶棘突的左手拇指向右用力推压，两手协调动作，常可听到"喀"的弹响声，有时医生拇指下也有轻微的位移感。

（5）调理善后：在上述手法之后，在颈项部以施以擦法放松肌肉，动作轻柔，以缓和手法治疗后的不适感。

2．药物治疗

（1）中药内服：治宜活血化瘀、通络止痛，可用补阳还五汤、活血舒筋汤或院内制剂颈腰壮骨胶囊。

（2）中药外敷：可外擦万花油、正红花油，或外贴伤湿止痛膏、风湿跌打膏等。

3．针灸治疗

（1）针刺

[主穴]风池、肩井、天宗、后溪。

[配穴]内关、外关、中渚、阳陵泉。

[治法]以主穴为主，每次仅取1~2穴，配穴每次取3~4穴。配穴用常规针刺法深刺，力求得气感强烈。留针20分钟，每日1次。

（2）灸法

[取穴]阿是穴、列缺。

[治法] 阿是穴：患者取俯伏坐位，嘱患者缓慢活动颈部，以便精准揣寻颈项部阿是穴（痛点）。点燃艾条，以温和灸法循经脉走行，自下而上依次施术于各个阿是穴，以穴位感受到温热而不灼痛为度，每穴5分钟。

列缺：嘱患者取坐位或仰卧位。先在双侧列缺附近揣测压痛点，继而艾灸痛点15分钟，艾灸同时嘱患者缓慢活动颈部。以上治疗有先后次序，每日1次。

4. 运动疗法 做颈项前屈后伸、左右侧屈。左右旋转及前后伸缩活动，每个方向10~15次。

5. 其他疗法 可采用理疗、牵引、封闭等。

【医案举隅】

马某，女，42岁，职员，于20**年10月13日就诊。

[主诉] 颈肩部疼痛，伴左上肢疼痛5天。

[病史] 5天前患者因感寒后，出现颈肩部疼痛，不能自由旋转，左上肢麻痛，经休息未见好转。

[体格检查] 颈肩部活动受限，椎间孔挤压实验阳性，左侧臂丛神经牵拉试验阳性。

[辅助检查] X线检查：颈椎生理曲度变直，椎体前后缘不同程度增生，斜位示左4/5、5/6侧椎间孔狭窄，余未见明显异常。

[临床诊断] 颈椎病（神经根型）。

[治法]

1.手法治疗：先以拿捏法放松颈肩部，使肌肉痉挛得到缓解，再点按风池、肩井、天宗等穴位，以流通气血、解痉止痛，弹拨颈部、肩上和肩胛内侧肌群，间歇拔伸颈部，后施以颈部旋转扳法，最后以轻柔手法缓和手法治疗后的不适感。

2.口服颈腰壮骨胶囊，每日3次，每次6粒，1周。

3.嘱患者自行颈部运动，每日1次。

1周后复诊，上述症状、体征消失，颈部活动自如。

颈背肌筋膜炎

颈背肌筋膜炎，又称颈项部纤维组织炎，或肌肉风湿病，是指颈背部肌肉、筋膜的急慢性损伤，或感受风寒湿邪等原因引起的一种无菌性炎症，而出现慢性疼痛、活动受限等症状的疾病。它通常是指颈项部的肌肉、筋膜、肌腱和韧带等软组织的病变，主要表现为颈项部疼痛、僵硬、活动受限等症状。

【病因病机】

引起本病的病因有劳损、外伤、风寒湿邪等。劳损即由于身体姿势不良，使背部肌肉、筋膜处于伸展状态，长时间反复处于这种状态，导致局部肌肉紧张，血运不佳，出现疲劳，产生炎症。或者因外伤未进行治疗，加上风寒湿邪侵袭，筋脉拘急，产生疼痛不适等症状。此外，邪毒感染，如感冒、麻疹等邪毒经血脉而侵入肌肉、筋膜，使局部组织产生纤维性改变而形成小的结节，形成以后慢性肌筋膜炎的基础。

【诊查要点】

有急性损伤或者劳损病史，颈椎活动受限，疼痛放散性分布，受累肌肉轻度无力，背部肌肉紧张，或可触及肌膜条索或硬结，激痛点局部压痛，含激痛点的肌肉出现肌紧张并可触及肌紧张带，用力加压激痛点可引起局部肌收缩反应，X线无明显异常。

【鉴别诊断】

本病需与胸椎关节突关节紊乱症、颈项部扭伤及强直性脊柱炎相鉴别。

1. 胸椎关节突关节紊乱症　患者有明显外伤史或姿势不良，扭伤后转侧均感掣痛受限，错位棘突偏歪，有明显压痛和叩痛，斜方肌呈痉挛状并有压痛，胸闷呼吸不畅，深吸气时可使疼痛加剧。

2. 颈项部扭伤　有明确的颈项部外伤史，病程短。颈项部无结节，按摩治疗效果较好。

3. 强直性脊柱炎　强直性脊柱炎多发生在青壮年男性，有肌肉萎缩，以下肢为明显。实验室检查红细胞沉降率（简称血沉）快，贫血。X线片检查骶髂关节及腰椎关节有明显改变。

【天池伤科疗法】

1. 手法治疗　手法治疗的目的是解除肌肉痉挛，松解粘连，活血化瘀，舒筋活络，促进局部血循环，促进炎症吸收。

（1）揉法：患者仰卧位，暴露颈项部及背部，用揉法在患者背部进行深透揉动，反复持续5分钟。

（2）弹拨法：用弹拨法弹拨背部斜方肌与菱形肌，重点在痛性硬块区或明显压痛点上进行治疗。再自上而下点按棘突两侧夹脊穴、足太阳膀胱经穴或阿是穴。

（3）推理舒筋法：从颈项部开始，沿斜方肌、背阔肌、竖脊肌的纤维方向，分别向项外侧沟及背部推理舒筋，手法由轻到重，再由重到轻，反复 10 余次。

（4）拍打叩击法：最后用小鱼际或空拳轻叩项背部及两侧肩胛部，反复 10 余次，结束治疗。

2. 药物治疗

（1）中药内服

风寒湿阻型：治宜祛风散寒除湿，方用羌活胜湿汤、葛根汤加减。或用中成药独活寄生丸、小活络丸等。

气血凝滞型：治宜行气活血、舒筋活络，方用舒筋活血汤或四物汤加减。或用中成药三七片、复方丹参片。

气血亏虚型：治宜清热化湿止痛，方用二妙散加减。中成药可用二妙丸。

（2）中药外敷：可外敷狗皮膏药、伤湿止痛膏等。

3. 针灸治疗 取阿是、风池、肩髃、肩井穴等，强刺激手法，留针 10 分钟，结合艾灸，每日或隔日 1 次。

4. 练功疗法 做背肌功能锻炼，增强背肌肌力，不仅可以预防本病的发生，还可巩固本病的治疗效果，以免复发。颈部练功可做提肩缩颈、与项争力、前俯后仰、颈项侧弯、左顾右盼、前身探海、回头望月、颈椎环转等。临床主要采用飞燕点水势练功方法。同时要注意避免受凉、感冒等。

【医案举隅】

郭某，男，35 岁，职员，于 20** 年 7 月 24 日就诊。

[主诉] 背部疼痛伴活动受限 7 天。

[病史] 7 天前因受风寒致颈背部疼痛，活动受限。

[体格检查] 背部肌肉紧张，广泛性压痛明显。脉紧。

[辅助检查] X 线检查：未见明显异常。

[临床诊断] 颈背肌筋膜炎。

[治法]

①手法治疗：首先运用㨰法和揉法按摩背部肌肉，沿足太阳膀胱经进行弹拨，推理舒筋，施以手指点穴法，点按阿是穴。最后再用叩击法结束治疗。每日 1 次，7 天为 1 个疗程。

②口服葛根汤加减，水煎取汁 100mL，每日 2 次，7 天为 1 个疗程。

③嘱患者行飞燕点水功能练习，每日 1 次。

1 周后复诊，上述症状、体征消失。

胸椎关节突关节紊乱症

胸椎因外力作用、姿势不良、用力不当、运动或其他运动不协调而扭伤，使关节错动偏移，双侧关节的解剖位置发生细微的、不对称的错位改变，且不能自行复位而引起的背痛、活动受限，并伴随胸闷气短等症状，称为胸椎关节突关节紊乱症。

胸椎小关节紊乱在中医归属于"筋出槽""骨错缝"范畴，是由于暴力、损伤等原因导致胸小关节错位，使胸椎功能失衡而引起的一系列症候群。该病多见于女性或体力劳动者，好发于胸3~6椎体之间，是引起胸背痛的常见原因。

【病因病机】

胸椎后关节即关节突关节，属于掣动关节，主要起稳定脊柱、协调脊柱活动等作用。但是，当突然的外力作用、姿势不当、活动不协调而扭伤后，使关节错动偏移，双侧关节的解剖位置发生细微不对称的错位改变，则可引起胸椎后关节急性错缝病变，或长期劳累、年老体弱、风寒湿邪客于经脉，致使局部气滞血瘀，经脉受阻，使气血、经络周流不畅而作痛。清代《伤科补要》中说："若骨错叠出，俯仰不能，疼痛难忍，腰筋僵硬，轻者仅伤筋肉，易治，重者骨缝参差，难治。先以手轻轻搓摩，令其骨合筋舒。"

【诊查要点】

1. 临床表现 部分患者有明显外伤史或姿势不良、受凉，慢性劳损扭伤后转侧均感掣痛受限，错位棘突偏歪，有明显压痛和叩痛，疼痛常沿肋间神经放射，斜方肌呈痉挛状并有压痛，可触及条索状物或者痛性结节，上身旋转受限，颈部活动时有疼痛感，心前区可有疼痛，或伴有心律失常，胸闷呼吸不畅，深吸气时可使疼痛加剧，胃脘胀痛，食欲不振。慢性患者可表现为胸闷、胸痛、憋气、背痛、沉重或者以心前区压迫感为主。

2. 体格检查 触诊棘突有明显压痛、叩击痛和椎旁压痛；病损处棘突偏离中轴线、后突或者前凹，棘上韧带可触及条索状硬结。

3. X线检查 胸椎正侧位片多无异常发现，部分患者有患椎偏、歪改变。X线不作为该病的诊断依据，但可以排除胸椎的其他骨病，有助于鉴别诊断。

【鉴别诊断】

本病与肋椎关节或胸肋关节半脱位相鉴别：肋椎关节与胸肋关节半脱位时，

于胸壁外有显著疼痛，局部可伴有肿胀，并可有放射性肋间神经痛，呼吸困难。

与胸椎间盘突出症相鉴别：胸椎间盘突出临床上很少有急性症状，可有叩击放射痛，常有脊髓受压症状，可作磁共振确诊。

与冠心病相鉴别：劳累或紧张时突然出现胸骨后左胸部疼痛，伴有出汗或放射到肩、手臂或颈部；体力活动时有心慌、气短、疲劳和呼吸困难感；饱餐、寒冷、看惊险影片时感心悸、胸痛。

【天池伤科疗法】

1. 手法治疗

（1）顶背扳肩复位法：患者坐于低凳上，术者立其背后，一下肢呈半屈曲状，足尖踩于凳子上，膝部顶于患椎，双手握拿患者两肩前部向上拔伸，嘱患者抬头挺胸，深呼吸，在吸气末手、膝协同用力顶背扳肩，此时多闻及复位响声，而后用拇指按揉、推理该部2分钟即可。

（2）半握拳复位手法：术者左手"半握拳"，掌心向上，置于患椎下方，大小鱼际垫于患者右侧棘突旁，其余4指垫于患者左侧棘突旁，使患椎棘突置于大小鱼际与屈曲4指所形成的空隙中。嘱患者深呼吸，在其吸气末，术者右手于患者前臂处做一快速的、有控制的向下按压，闻及"咔嚓"声时，表明复位成功。

（3）扩胸牵引法：患者坐位，双上肢上举180°，两手掌前后相叠。医者站于患者侧后方，右手拇指按住患椎棘突，左手臂抵住患者的两肘关节处。然后医者双手瞬间发力，右手前推，左手后扳，使之复位。适用于上段胸椎的调整。

（4）对抗复位法：患者坐位，令患者十指相扣置于颈项部，医者立于其后，双手分别托住患者双肘，以膝部抵住患者胸椎错位病变处，双手徐徐用力向后牵引，牵引至最大限度时，膝顶与双手的后扳瞬间发力，当闻及"咯嚓"声后，即告手法成功。再酌情配合局部揉摩与擦法，温热即可。适用于中上段胸椎。

2. 中药疗法

新伤者，气滞血瘀，经络不通，治宜活血化瘀、通络止痛，方用血府逐瘀汤加减。慢性损伤，肝肾亏虚，气虚血瘀，治宜补肝肾、强筋骨、补气活血。方用补肾活血汤加减。

3. 其他疗法

（1）局部注射：局部注射是一种对症治疗措施，是指将特殊的药物进行穴位注射或痛点注射，对消除疼痛、麻木症状有较好的效果。

（2）止痛药物：口服解热镇痛剂或外敷止痛剂。

【医案举隅】

张某，男，40岁，职员，因背部疼痛伴活动受限3天，于20**年6月23日就诊。

[病史] 3天前因不慎扭伤背部，出现背部疼痛，旋转受限。

[体格检查] 背部肌肉紧张，局部肌肉压痛阳性，第6胸椎棘突向左偏移。脉紧。

[辅助检查] X线检查：胸侧弯，椎体前后缘不同程度增生，余未见明显异常。

[临床诊断] 胸椎关节突关节紊乱症。

[治法] 活血化瘀，通络止痛。

[处方]

① 手法治疗：半握拳复位手法。术者左手"半握拳"，掌心向上，置于第6胸椎下方，大小鱼际垫于患者右侧棘突旁，其余4指垫于患者左侧棘突旁，使患椎棘突置于大小鱼际与屈曲4指所形成空隙中。嘱患者深呼吸，在其吸气末，术者右手于患者前臂处做一快速的、有控制的向下按压，闻及"咔嚓"声，复位成功。用拇指按揉、推理该部2分钟。

② 药物治疗：口服血府逐瘀汤加减（桃仁、红花、当归、生地黄、枳壳、赤芍、柴胡、川芎、牛膝、桔梗、延胡索、续断，水煎取汁），早晚各1次，1周为1个疗程。

1周后复诊，上述症状、体征消失，活动自如。

第二节 腰部筋伤

急性腰扭伤

腰脊柱周围有许多肌肉和韧带等软组织，对维持体位，增强脊柱稳定、平衡和灵活性，均起着重要作用。急性腰扭伤指的是腰部肌肉不协调收缩引起的腰部肌肉、筋膜的撕裂及腰部关节扭伤，以腰部疼痛、活动受限为主要症状的一组症候群。急性腰扭伤好发于下腰部，以青壮年多见。损伤可涉及肌肉、筋膜、韧带、椎间小关节和关节囊、腰骶关节及骶髂关节等。

【病因与分类】

1. 病因 腰部承担着人体1/2以上的体重，腰部活动度大，活动灵活，但其结构相对薄弱，其前方为腹腔，其附近只有一些肌肉、筋膜和韧带，无其他骨性结构保护，故在运动及负重时极易遭到损伤。本病多见于青壮年体力劳动者，但也见于缺乏体育锻炼者。90%以上的患者发生在腰骶部，两侧骶棘肌和骶髂关节处。

急性腰扭伤多由间接外力所致，如劳动姿势不正，弯腰取重物时，重心距离躯干中轴过远，增加肌肉负荷而引起肌肉扭伤；或二人抬重物时动作不协调，亦可发生本病。日常生活中，如倒洗脸水、久坐起立，甚至打喷嚏等，也可以造成"闪腰"。其中医病机为气滞血瘀，经络受阻，不通则痛。病理表现为关节滑膜挫伤，韧带撕裂、充血、水肿，肌肉紧张痉挛，腰部运动及协调发生障碍。

2. 分类　通常按照具体的扭伤部位初步分类，分为急性腰肌扭伤、急性韧带扭伤、急性关节扭伤三大类，但临床实际上，三者经常交叉混合在一起，需要依据受伤机制、症状、体格检查，仔细分辨，加以确认。

【诊查要点】

1. 急性腰肌扭伤　受伤当时常有腰部撕裂感，并伴有剧烈的疼痛，腰不能伸直，甚至出现强迫体位，轻度活动可加重。严重者不能坐立和行走，甚至咳嗽、打喷嚏亦可产生疼痛。体格检查可见患者腰部肌肉僵硬或痉挛、拒按，可有腰部保护性侧弯，严重者局部轻度肿胀。在腰骶关节下方、髂后上棘、髂嵴后缘和L3、L4横突等处有明显压痛。拾物试验阳性，少数患者可伴有下肢放散痛，但直腿抬高试验阴性。

2. 急性韧带扭伤　棘上、棘间韧带扭伤的患者都有负重前屈或扭转的外伤史。检查可见患者腰部僵硬紧张，棘突和棘突间压痛、肿胀，腰前屈活动受限且疼痛加重，仰卧屈髋试验阳性等。部分患者可有反射性下肢痛。髂腰韧带扭伤的压痛点在髂嵴后部与第5腰椎间的三角区内，压痛深在，屈伸和旋转脊柱时加重。X线检查无特异表现，棘上棘间韧带断裂者，棘突间距可增大。

3. 急性关节扭伤

（1）急性腰骶关节扭伤：有腰骶部负重外伤史，伤后腰骶部剧痛，活动受限，多以一手或双手叉腰，或一手支撑膝部，以减少腰部活动和疼痛，患者步行迟缓，表情痛苦，咳嗽与喷嚏时腰痛加重。部分患者有反射性下肢痛。检查患者有腰部平直僵硬，腰部前倾可向一侧偏斜，腰肌紧张痉挛，腰骶活动受限。L5～S1棘突有明显压痛和叩击痛。骨盆旋转试验和腰骶部被动过伸过屈试验呈阳性。X线检查无特殊表现，但可除外其他骨折和骨关节病。

（2）急性骶髂关节扭伤：有腰部旋转外伤史，伤后立即感一侧腰部和骶髂关节剧痛，不敢转身，站立或行走时可伴有放射性下肢痛，咳嗽、喷嚏时骶髂部疼痛。

检查见患者腰部僵硬，可有腰肌和臀肌痉挛及侧弯。骶髂关节可有肿胀，局部压痛明显。坐位屈伸脊柱疼痛不明显，站立时作屈伸疼痛剧烈。骨盆挤压、分离试验均为阳性。X线检查无特异表现，仅在半脱位时，正位片左右两侧骶髂关节不对称，患侧关节间隙增宽或髂骨上移。

（3）急性椎间小关节扭伤：有腰骶部旋转外伤史，伤后下腰部疼痛剧烈，不能活动，可伴有臀部和下肢放射痛。检查见腰部僵硬，腰肌和臀肌痉挛。仔细触摸腰椎棘突可发现病椎棘突偏歪，脊柱可侧弯。X线片常见腰椎前凸消失，椎间隙左右不等宽，有时可见椎间小关节畸形。

【鉴别诊断】

本病应与棘上韧带损伤及棘间韧带损伤等相鉴别。

1. 棘上韧带损伤　棘上韧带是附着在各椎骨棘突上的索状纤维组织，表面和皮肤相连，起保持躯干直立姿势，以及限制脊柱过度前屈的作用。腰部棘上韧带较强大，但在腰5～骶1处常缺如或较为薄弱，而腰部活动范围较大，故也易造成损伤。

2. 棘间韧带损伤　棘间韧带位于相邻的两个棘突之间，位于棘上韧带的深部，其腹侧与黄韧带相连，背侧与脊肌的筋膜和棘上韧带融合在一起，形成脊柱活动的强大约束。腰部屈伸动作使棘突分开和挤压，棘间韧带的纤维之间相互摩擦，日久可引起变性。在此基础上，加之外伤因素，棘间韧带可发生断裂或松弛。

【天池伤科疗法】

预防为主，如二人抬重物时要步伐一致，动作协调，精神集中，防止滑倒。劳动前应做好准备活动，这一点极为重要，特别在搬运、抬举重物之前，应将周身关节、肌肉放松，以达到动摇筋骨、舒筋活血，增加肌肉、韧带的适应能力。重体力劳动者应佩戴护腰带，以限制腰部过度前屈，有利于防止腰扭伤。注意劳动操作方法，屈膝、屈髋、直腰搬起重物，因重物之重心距离躯干较近，缩短了力矩，从而大大减轻了腰部肌肉的负荷。在搬运重物时应屏气增加腹压，起到软组织夹板作用，增加脊柱稳定。加强腰背肌和腹肌锻炼，从根本上增强腰部结构对负荷的承载能力。如老年人可打太极拳、散步、慢跑等。

1. 手法治疗

（1）急性腰肌、韧带和骶髂关节扭伤：在施手法时，患者取俯卧位，术者先用两拇指按压两侧"委中"穴半分钟，待患者下肢有酸胀感后，再用两拇指分别放于髂骨嵴平面的骶棘肌外缘，同时用力向中线横行挤压，再向下向前用力挤压，然后用力向上推挤并旋向外侧，继用小鱼际尺侧缘及3、4、5掌指关节背侧作局部滚法和两手环抱腰部作搓法。最后用两手握住踝部作轻柔的牵抖两下肢。

（2）扳腿按腰法：术者一手按于患处，另一肘关节屈曲，用前臂抱住患者一侧大腿下1/3处，将下肢向后抱起，两手配合，一手向下按压患处，另一手托其大腿向上提拔扳腿，有节奏地使下肢一起一落。随后摇晃拔伸，有时可听到响声，每侧做3~4次，此法尤其适于轻度小关节滑膜嵌顿者。

（3）旋转扳腰法：医者立于棘突偏歪的一侧，用拇指按住偏歪的棘突，另一手环绕过同侧扶按颈部，使腰部做尽量大范围的旋转，用另一手同时推按压偏歪的棘突，两手相向用力，多能感到小关节复位的弹响或振动。然后让患者站立，医者与患者背靠背，双手臂相扣，将患者背起，利用背法使其腰部过伸牵拉，以利复位。此法尤其适于小关节滑膜嵌顿者。

2. 中药治疗 腰痛局限一处，压痛明显，腰部活动受限，部分患者可伴有腹部胀满，大便秘结，舌质暗、有瘀点，脉弦紧，治宜行气消瘀，方用复元活血汤。若腰扭伤病程已久，筋肉板结或有硬结，呈条索状，治疗除活血行气以外，需同时舒筋通络，选方宜用调荣活络饮，可酌加威灵仙、穿山甲（代）、姜黄、川续断、五加皮、伸筋草等，亦可加服伸筋片。中成药可选用七厘散、跌打丸、云南白药等。外治可选用活血膏、伤科膏药等外贴。亦可用外涂药物，如跌打万花油、活血酒、红花酒精等。

3. 针灸疗法 局部取穴配循经取穴。选择压痛最明显之阿是穴进行针刺，再取命门、志室、腰阳关、肾俞、大肠俞、委中、承山等穴；别经取穴，针刺双后溪穴，强刺激，得气后，嘱患者缓慢进行腰部活动，通常有显著效果。

4. 手术治疗 通常不需要手术治疗。但对于使用以上方法无效，棘间韧带断裂的腰椎不稳患者，可采用脊柱融合术和韧带重建术。

5. 功能锻炼

（1）五点导引法：仰卧位，两膝屈曲，足膝并拢，两肘关节附于床面，以两足及两肘作为支点，同时向下用力，腹、腰、臀部逐渐向上挺起，再使腰臀缓慢放下。注意在向上挺起时不能屏气，每次挺起时在原位上，作短暂的停留，一般以呼吸3次为一起落。

（2）飞燕点水导引法：俯卧位，两下肢伸直，两臂伸直放于体侧，使躯干和下肢同时作过伸动作，使其背肌紧张，坚持10秒，每20次为一组，每天3~4组。

通过以上练功与导引可以达到舒筋活血、消肿止痛，调整机体，增强肌肉、肌腱力量的目的。

【预防与调护】

平时要注意腰部的保暖，勿受风寒湿等外邪侵扰。注意劳动操作方法，屈膝、屈髋、直腰搬起重物，因重物之重心距离躯干较近，缩短了力矩，从而大大减轻了腰部肌肉的负荷。在弯腰用力时应屏气增加腹压，起到软组织夹板作用，增加脊柱稳定。加强腰背肌和腹肌锻炼，从根本上增强腰部结构对负荷的承载能力。如老年人可打太极拳、散步、慢跑等。疼痛明显时应卧硬板床休息，起床活动时可用腰围保护，以减轻疼痛，缓解肌肉痉挛。

【医案举隅】

时某，男，35岁，公务员，因扭伤致腰部疼痛伴活动受限3小时，于20**年10月16日就诊。

[病史] 3小时前患者因久坐后起立时不慎扭伤腰部，出现腰部、左臀部疼痛剧烈，不敢旋转，俯仰困难，腰部略向左侧侧弯。

[体格检查] 腰部僵硬，腰肌和臀肌痉挛，局部压痛。触摸腰椎棘突可见 L_4、L_5 棘突偏歪，脊柱侧弯。脉紧。

[辅助检查] X线检查：腰椎侧弯，棘突序列差，椎体前后缘不同程度增生，余未见明显异常。

[临床诊断] 急性腰扭伤（关节扭伤为主）。

[治法] 行气活血、理筋复位。

[处方]

正骨理筋手法治疗：先以㨰法，自腰部压痛周围顺骶棘肌自上而下，反复㨰动2~3次，可收舒筋活血、解除疼痛之效。后施以旋转扳腰法，可感到小关节复位的两声弹响，患者疼痛立去十之七八。最后给予轻柔缓和的㨰法、搓法及抖法收尾，缓解不适感。

口服七厘散，每日2次；局部外敷活血膏，每日1次。共3日。

嘱患者注意保护腰部，适当缓慢运动。

二诊：10月19日复诊，X线示腰椎曲度基本恢复正常，侧弯得到矫正。上述症状、体征消失，腰部活动自如。予局部理筋手法1次，继续七厘散，每日2次，嘱其继续加强功能锻炼。

第3腰椎横突综合征

由于第3腰椎横突周围组织的损伤，造成慢性腰痛，出现以第3腰椎横突处明显压痛为主要特征的疾病，称为第3腰椎横突综合征，亦称第3腰椎横突滑囊炎，或第 3 腰椎横突周围炎。因其可影响邻近的神经纤维，故常伴有下肢疼痛。本病多见于青壮年，尤以体力劳动者常见。

【病因病机】

多因急性腰部损伤未及时处理或长期慢性劳损所致。第 3 腰椎居 5 个腰椎的中点，其两侧的横突最长，是腰肌和腰方肌的起点，并有腹横肌、背阔肌的深部筋膜附着其上。第 3 腰椎为 5 个腰椎的活动中心，其活动度较大，腰腹部肌肉收缩时，此处受力最大，易使肌肉附着处发生撕裂性损伤。

第 3 腰椎横突部的急性损伤或慢性劳损，使局部发生炎性肿胀、充血、渗出等病理变化，而引起横突周围瘢痕粘连，筋膜增厚，肌腱挛缩，以及骨膜、纤维组织、纤维软骨增生等病理改变。风寒湿邪侵袭可加剧局部炎症反应。

臀上皮神经发自腰 1~腰 3 脊神经后支的外侧支，穿横突间隙向后，再经过附着于腰 1~腰 4 横突的腰背筋膜深层，分布于臀部及大腿后侧皮肤。故第 3 腰椎横突处周围组织损伤可刺激该神经纤维，日久神经纤维可发生变性，导致臀部及腿部疼痛。

【诊查要点】

1. 临床表现　有腰部扭伤史或慢性劳损史。多表现为腰部疼痛及同侧肌紧张或痉挛，腰部及臀部弥散性疼痛，有时可向大腿后侧乃至腘窝处扩散，骶脊肌外缘腰 3 横突尖端处（有的可在腰 2 或腰 4 横突尖端处）有明显压痛，压迫该处可引起同侧下肢反射痛，但反射痛的范围多不过膝。腰部活动时或活动后疼痛加重，有时患者翻身及行走均感困难，晨起或弯腰时疼痛加重，腰部功能多无明显受限。病程长者可出现肌肉萎缩，继发对侧肌紧张，导致对侧腰 3 横突受累、牵拉而发生损伤。

2. 影像学检查　X 线摄片检查可见一侧或双侧第 3 腰椎横突过长。

【鉴别诊断】

第 3 腰椎横突综合征应注意与腰椎间盘突出症、急性腰骶关节扭伤及臀上皮神经损伤等相鉴别，压痛点的部位具有鉴别诊断意义。

【天池伤科疗法】

以手法治疗为主，配合药物、练功等治疗。

1. 理筋手法　患者俯卧位，术者在脊柱两侧的骶脊肌、臀部及大腿后侧，以按、揉、推、擦等手法理筋，并按揉腰腿部的膀胱经腧穴，理顺腰、臀、腿部肌肉，解除痉挛，缓解疼痛。再以拇指分别挤压、弹拨、按揉腰 3 横突尖端两侧，剥离粘连、活血散瘀、消肿止痛。

2. 药物治疗

（1）中药内服：肾阳虚者治宜温补肾阳，方用补肾活血汤；肾阴虚者治宜滋补肾阴，方用知柏地黄丸或大补阴丸加减；瘀滞型治宜活血化瘀、行气止痛，方用地龙散加杜仲、续断、桑寄生、狗脊之类；寒湿型治宜宣痹温经通络，方用独活寄生汤或羌活胜湿汤；兼有骨质增生者，可配合服骨刺丸。

（2）中药外敷：外贴活血止痛类膏药、跌打风湿类膏药，亦可配合中药热熨或熏洗。

3. 局部药物注射疗法 这类疗法可以改变局部微循环状态，解除肌肉痉挛、缓急止痛。

用针头经皮肤向痛点垂直刺入，缓慢深入，触及压痛点，此时患者痛感加剧，即可注入药物，使药液将痛点及周围组织全部浸润。

常用处方：可选 1% 利多卡因 5~10mL，复方倍他米松 1mL，注射用腺苷钴胺 1.5mL，每周 1 次，共 2~4 次。

4. 练功活动 患者身体直立，两足分开，与肩同宽，两手叉腰，两手拇指向内挺压第 3 腰椎横突，进行揉按。然后旋转、后伸和前屈腰部，以利于舒通筋脉、放松腰肌、解除粘连、消除炎症。

【预防与调护】

平时要经常锻炼腰背肌，要注意腰部的保暖，勿受风寒。疼痛明显时应卧硬板床休息，起床活动时可用腰围保护，以减轻疼痛，缓解肌肉痉挛。

【医案举隅】

杨某，男，36 岁，程序员，因反复腰臀部疼痛 1 年，加重伴活动受限 2 天，于 20** 年 7 月 25 日就诊。

[病史] 1 年前无明显诱因反复腰部、左臀部疼痛，休息后可略缓解。2 天前患者因久坐兼之吹空调后，出现腰部、左臀部、左大腿后侧疼痛，活动受限。

[体格检查] 腰部僵硬，腰肌痉挛，腰椎左侧横突处有明确压痛点，压之可有左臀部、左大腿后侧放射痛。双下肢直腿抬高试验（−），脉弦紧。

[辅助检查] X 线检查：腰椎退行性改变，棘突序列差，L_3 左侧横突增生肥大，余未见明显异常。

[临床诊断] 第 3 腰椎横突综合征。

[治法] 温经通络，舒通筋脉。

① 手法治疗：患者俯卧位，在脊柱左侧的骶脊肌、臀部及大腿后侧，以按、揉、推、擦等手法理筋，并按揉腰腿部的膀胱经腧穴，理顺腰、臀、腿部肌肉，解除痉挛，缓解疼痛。再以拇指及中指分别挤压、弹拨、按揉腰 3 横突尖端，剥离粘连、活血散瘀、消肿止痛。

② 口服独活寄生汤，每日 1 剂，外用中药热熨，每日 1 次，共 3 日。

二诊：7 月 28 日。经 3 天治疗，腰臀部疼痛症状较前缓解一半左右，活动仍受限。给予局部注射治疗，以 1% 利多卡因 5～10mL，复方倍他米松 1mL，注射用腺苷钴胺 1.5mL，于痛点处垂直刺入，缓慢深入触及压痛点，此时患者痛感加剧，注入药物，局部浸润，嘱其继续口服独活寄生汤，每日 1 剂，外用中药热熨，每日 1 次，共 7 日。

三诊：8 月 4 日。患者诉臀部及大腿已经无放射痛，腰部偶有酸痛，疼痛症状已去十之八九，嘱停用独活寄生汤，再次给予手法治疗 1 次，以巩固疗效，继续中药热敷 1 周，注意加强腰部锻炼，恢复功能。嘱平日注意保护腰部，避风寒，忌久坐。

腰椎间盘突出症

腰椎间盘突出症又称腰椎间盘纤维环破裂髓核突出症，是指因腰椎间盘发生退变，在外力作用下使纤维环破裂、髓核突出，刺激或压迫神经根，而引起以腰痛及下肢坐骨神经放射痛为特征的疾病。两个相邻腰椎椎体之间由椎间盘相连接，椎间盘由纤维环、髓核、软骨板 3 个部分组成。纤维环位于椎间盘的外周，为纤维软骨组织构成，其前部紧密地附着于坚强的前纵韧带，后部最薄弱，较疏松地附着于薄弱的后纵韧带。髓核位于纤维环之内，为富有弹性的乳白色透明胶状体。髓核组织在幼年时呈半液体状态或胶冻样，随着年龄增长，其水分逐渐减少，纤维细胞、软骨细胞和无定型物质逐渐增加，以后髓核变成颗粒状和脆弱易碎的退行性组织。软骨板位于椎间盘的上、下面，为透明软骨构成。腰椎间盘具有很大的弹性，起着稳定脊柱、缓冲振荡等作用。腰前屈时椎间盘前方承重，髓核后移。腰后伸时椎间盘后方负重，髓核前移。本病好发于 20—40 岁青壮年，男性多于女性，是临床最常见的腰腿痛疾患之一。

【病因病机】

本病病因以肾虚为主，肾主腰脚，三阴三阳十二经八脉贯肾络于腰脊。《素问·脉要精微论》曰："腰者肾之府也，转摇不能，肾将惫矣。"《诸病源候论》

曰："役用伤肾，是以腰痛。"张景岳曾说："腰痛之虚证十居八九。"《素问·上古天真论篇》曰："女子三七肾气平均，男子三八肾气平均，筋骨劲强……五八肾气衰……"《素问·阴阳应象大论》曰："年四十，而阴气自半也，起居衰也。"以上说明随着年龄的增长肾气渐虚，腰部活动频繁，负重大，易产生劳损，日久伤肾，导致肾虚。腰骶关节不对称、移位椎体、椎弓峡部不连等多属先天因素所致，乃先天肾气不足之故。肾虚则精血不得荣养筋脉，致使肾府－腰部功能失调，腰椎间盘出现慢性损伤退变，为椎间盘突出创造了条件。

腰椎间盘突出症多为本虚标实之证，因此在重视肾虚的同时，强调外在因素在本病发病中的作用。

1. 久病劳损 《素问·脉要精微论》提到："肾为精血之海，五脏之本……五脏之伤，势必及肾。"久病可致肾气亏损。《医林绳墨》曰："故大抵腰痛之证，因于劳损而肾虚者甚多。"慢性积累性劳损，日久腰府受损，使椎间盘退变加速，纤维环及髓核退行性变不平行，纤维环变化重于髓核，弹性、韧性减低，即使无明显的外伤亦可造成纤维环的破裂。总之，积累性劳损是促使椎间盘发生退变和引起纤维环破裂的重要原因。

2. 急性扭伤 急性扭伤作为本病的主要诱发因素已被广泛确认。急性扭伤破坏了脊柱原有的力学平衡，或加剧了原来的力学失衡。另外，生物力学实验证实，弯腰旋转外力对纤维环的损伤最大。在椎间盘有退变的基础上，弯腰取物或肩抬重物用力不当，使腰部产生不协调运动，尤其是旋转运动，易使纤维环发生破裂。《素问·刺腰痛》"……得之举重伤腰。"《素问·生气通天论》讲："因而强力，肾气乃伤，高骨乃坏。"《灵枢·贼风》曰："若有所堕坠，恶血留内，而不去……则气血凝结。"说明举重、强力、堕坠等外伤是本病的病因，经络阻塞、气血瘀滞是其病机所在。此类患者疼痛较重，转侧困难，因气血阻于腰间，不能下达，致下肢麻痛相间，日久则筋脉失养，可见肢体痿软无力等症。

3. 外感风寒湿邪 外感风寒湿之邪，尤其是寒湿之邪，可使局部小血管收缩和肌肉痉挛，影响血液循环，从而使椎间盘的血供障碍，尤其是长期工作、生活于潮湿寒凉的环境中，日久导致椎间盘的退变加速。若在已有椎间盘退变的情况下，突然受风着凉，使局部肌肉和韧带的紧张性增强，导致椎间盘的内压突然增高，可发生纤维环的破裂。

此外，椎间盘突出后，上下椎间连接的平衡失调，腰椎出现倾斜和旋转，可使其交通支受到刺激牵拉或卡压，导致自主神经功能障碍，为风寒湿邪侵袭提供了条件，因此腰椎间盘突出症患者多伴有风寒湿之证，如肢体发凉、畏寒、无汗等。

【诊断要点】

1. 临床表现

（1）外伤史：本病多有不同程度的腰部外伤史，少数有受凉史。

（2）主要症状：腰痛伴有下肢坐骨神经放射痛。腰腿疼痛可在咳嗽、打喷嚏、用力排便等腹腔内压升高时加剧，步行、弯腰、伸膝起坐等牵拉神经根的动作也使疼痛加剧，腰前屈活动受限，屈髋屈膝、卧床休息可使疼痛减轻。重者卧床不起，翻身极感困难。病程较长者，其下肢放射痛部位感觉麻木、发冷、无力。中央型突出造成马尾神经压迫症状为会阴部麻木、刺痛，二便功能障碍，阳痿或双下肢不全瘫痪。少数病例的起始症状是腿痛，而腰痛不甚明显，或仅有腰痛。

（3）主要体征

①腰部畸形：腰肌紧张、痉挛，腰椎生理前凸减少、消失，或后凸畸形，不同程度的脊柱侧弯。为躲离突出物对神经根的压迫，突出物压迫神经根内下方时（腋下型），脊柱向患侧弯曲，突出物压迫神经根外上方时（肩上型），则脊柱向健侧弯曲。

②腰部压痛和叩击痛：突出的椎间隙棘突旁有压痛和叩击痛，并沿患侧的大腿后侧向下放射至小腿外侧、足跟部或足背外侧。沿坐骨神经走行部位有压痛。

③腰部活动受限：急性发作期腰部活动可完全受限，绝大多数患者腰部屈伸和左右侧屈功能活动呈不对称性受限。

④皮肤感觉障碍：受累神经根所支配区域的皮肤感觉异常，早期多为皮肤过敏，渐而出现麻木、刺痛及感觉减退。腰 3、4 椎间盘突出，压迫腰 4 神经根，引起大腿前侧、小腿前内侧皮肤感觉异常。腰 4、5 椎间盘突出，压迫腰 5 神经根，引起小腿前外侧、足背前内侧和足底皮肤感觉异常。腰 5、骶 1 椎间盘突出，压迫骶 1 神经根，引起小腿后外侧、足背外侧皮肤感觉异常。中央型突出则表现为马鞍区麻木，膀胱、肛门括约肌功能障碍。

⑤肌力减退或肌萎缩：受压神经根所支配的肌肉可出现肌力减退、肌萎缩。腰 4 神经根受压，引起股四头肌（股神经支配）肌力减退、肌肉萎缩。腰 5 神经根受压，引起伸肌力减退。骶 1 神经根受压，引起踝跖屈和立位单腿翘足跟力减退。

⑥腱反射减弱或消失：腰 4 神经根受压，引起膝反射减弱或消失。骶 1 神经根受压，引起跟腱反射减弱或消失。

⑦特殊检查体征：直腿抬高试验阳性，加强试验阳性，屈颈试验阳性（头颈部被动前屈，使硬脊膜囊向头侧移动，牵张作用使神经根受压加剧，而引起受累的神经痛），仰卧挺腹试验与颈静脉压迫试验阳性（压迫患者的颈内静脉，使其

脑脊液回流暂时受阻，硬脊膜膨胀，神经根与突出的椎间盘产生挤压，而引起腰腿痛），股神经牵拉试验阳性（为上腰椎间盘突出的体征）。

2．影像学检查

（1）X线检查：正位片可显示腰椎侧凸、椎间隙变窄或左右不等，患侧间隙较窄。侧位片显示腰椎前凸消失，甚至反张后凸，椎间隙前后等宽或前窄后宽，椎体可见许莫氏结节（为髓核椎体内突出），或有椎体缘唇样增生等退行性改变。X线平片的显示必须与临床的体征定位相符合才有意义，以排除骨病引起的腰骶神经痛，如结核、肿瘤等。

（2）造影检查：椎间盘造影能显示椎间盘突出的具体情况。蛛网膜下腔造影可观察蛛网膜下腔充盈情况，能较准确地反映硬脊膜受压程度和受压部位，以及椎间盘突出部位和程度。硬膜外造影可描绘硬脊膜外腔轮廓和神经根的走向，反映神经根受压的状况。单纯造影检查现临床已较少使用。

（3）CT、MRI检查：可清晰地显示出椎管形态、髓核突出的解剖位置和硬膜囊神经根受压的情况，必要时可加以造影。CT、MRI的检查对临床诊疗意义重大，MRI将是该病影像学检查的发展方向。

【鉴别诊断】

本病应与腰椎管狭窄症、腰椎结核、腰椎骨关节炎、强直性脊柱炎、脊柱转移肿瘤等相鉴别。

（1）腰椎管狭窄症：腰腿痛并有典型间歇性跛行，卧床休息后症状可明显减轻或消失，腰部后伸受限，并引起小腿疼痛，其症状和体征往往不相一致。X线摄片及CT检查显示椎体小关节突增生肥大，椎间隙狭窄，椎板增厚，椎管前后径变小。

（2）腰椎结核：腰部疼痛，有时晚上痛醒，活动时加重。有乏力、消瘦、低热、盗汗症状，腰肌痉挛，脊柱活动受限，可有后凸畸形和寒性脓肿。X线摄片显示椎间隙变窄，椎体边缘模糊不滑，有骨质破坏，有寒性脓肿时，可见腰肌阴影增宽。

（3）腰椎骨关节炎：腰部钝痛，劳累或阴雨天时加重，晨起时腰部硬，脊柱屈伸受限，稍活动后疼痛减轻，活动过多或劳累后疼痛加重。X线摄片显示椎间隙变窄，椎体边缘唇状骨质增生。

（4）强直性脊柱炎：腰背部疼痛，不因休息而减轻，脊柱僵硬不灵活，脊柱各方向活动均受限，直至强直，可出现驼背畸形。X线摄片显示早期骶髂关节和小关节突间隙模糊，后期脊柱可呈竹节状改变。

（5）脊柱转移肿瘤：疼痛剧烈，夜间尤甚，有时可出现放射性疼痛，消瘦，贫血，血沉加快。X线摄片显示椎体骨质破坏变扁，椎间隙尚完整。

【天池伤科疗法】

1. 手法治疗——二步十法　让患者排空大小便，脱去外衣，俯卧于手术床上，小腿部垫枕，两手平放于身旁，使肌肉放松，在舒适的体位下接受治疗。术者手要擦干，有汗时会影响效果。

推拿过程分两步进行，每步五法（简称二步十法）。手法要轻而不浮，重而不滞，稳而且准，循序渐进。

（1）第一步：运用按、压、揉、推、擦5种轻手法。

①按法：术者以两手拇指指腹自患者上背部沿脊柱两旁足太阳膀胱经的第2侧线，由上而下地按摩至腰骶部，连续3次（图8-2-1）。

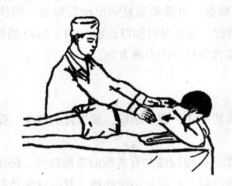

图8-2-1　按法

②压法：术者两手交叉，右手在上，左手在下，以手掌自患者第1胸椎沿棘突向下按压至骶部，左手按压时稍向足侧用力，连续3次（图8-2-2）。

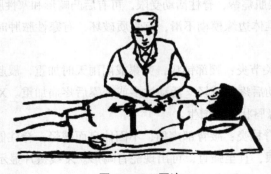

图8-2-2　压法

③揉法：术者单手张开虎口，拇指与中指分别置于两侧肾俞穴，轻轻颤动，逐渐用力（图8-2-3）。

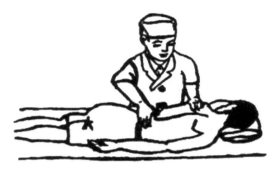

图 8-2-3　揉法

④推法：术者以两手大鱼际自腰骶部中线向左右两侧分推（图8-2-4）。

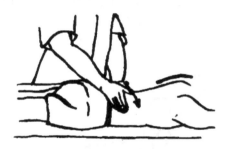

图 8-2-4　推法

⑤擦法：术者用手背掌指关节的突出部，沿患者足太阳膀胱经的经线自上而下地擦动，至腰部时稍加力，直至下肢（患侧）足跟部，反复3次（图8-2-5）。

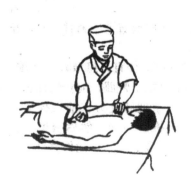

图 8-2-5　擦法

（2）第二步：运用摇、抖、扳、盘、运5种重手法。

①摇法：术者两手掌置于患者腰臀部，推摇患者身躯，使之左右摆动，连续数次（图8-2-6）。

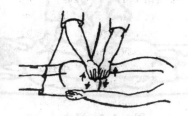

图 8-2-6　摇法

②抖法：术者立于患者足侧，以双手握住其双踝，用力牵伸与上下抖动，使患者身体抖起呈波浪形活动，连续3次（图8-2-7）。

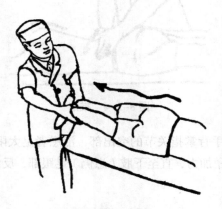

图 8-2-7　抖法

③扳法：患者侧卧，健肢在下伸直，患肢在上屈曲。术者立于患者腹侧，屈双肘，一肘放于患者臀部后外缘，一肘放于患者肩前（与肩平），相互交错用力。然后换体位，另侧再做一次（图8-2-8）。

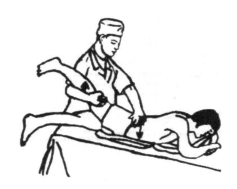

图 8-2-8　扳法

④盘法：患者侧卧，健腿在下伸直，患肢在上屈曲。术者站于患者腹侧，一手从患腿下绕过按于臀部，前臂托拢患者小腿，以腹部贴靠于患者膝前方；一手握膝上方，前后移动躯干，使患者骨盆产生推拉动作，带动腰椎的活动。然后嘱患者屈髋，使膝部贴胸。术者一手向下方推屈膝部，一手拢住臀部，以前臂托高小腿，在内旋的动作下，使患肢伸直（图 8-2-9）。

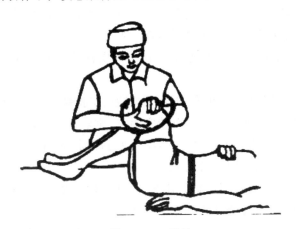

图 8-2-9　盘法

⑤运法：术者以左手握患者膝部，右手握其踝部，运用徐缓加提踝手法，使患肢做屈曲伸直动作，徐缓地抬高并伸展（图 8-2-10）。

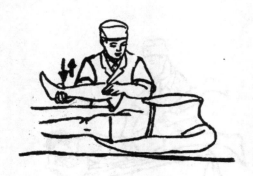

图 8-2-10 运法

2. 固定方法 急性期应卧硬板床休息，起床下地应佩戴腰围固定，以稳定腰部，有利于减轻疼痛。

3. 中药疗法

（1）中药内服

①气血瘀滞型：治宜活血行气、祛瘀止痛，兼补肝肾。方用逐瘀止痛汤。

②风寒湿型：治宜祛风散寒化湿、补肾活血，方用独活寄生汤化裁。

③肾虚型：治宜滋补肝肾、舒筋通络、强壮筋骨，方用杜仲散加减，偏于肾阳虚者，加肉桂、鹿角霜；偏于肾阴虚者，加龟甲、知母、黄柏。

（2）中药外敷：可外贴伤湿止痛膏、狗皮膏等，或外搽正红花油、正骨水等。

（3）中成药：以上各型均可同时服用腰腿痛宁胶囊，每次 6 粒，每日 3 次。

4. 针灸疗法 以循经取穴与局部取穴为主，常取阿是、肾俞、腰夹脊、腰阳关、环跳、委中、承扶、风市、昆仑、悬钟等穴位进行针刺，可留针 30 分钟，或用电针，或加艾灸每日 1 次，10 次为 1 个疗程。

5. 牵引疗法 主要采用骨盆牵引法，适用于初次发作或反复发作的急性期患者。患者仰卧床上，在腰胯部缚好骨盆牵引带后，每侧各用 10~15kg 重量牵引，并抬高床尾增加对抗牵引的力量。每日牵引 1 次，每次 30 分钟，10 次为 1 个疗程。目前临床已有各种机械牵引床、电脑控制牵引床替代传统的牵引方式。

6. 封闭疗法 具有镇痛、消炎、保护神经的作用，常用方法有痛点封闭、硬膜外封闭和骶管封闭等。可选用醋酸泼尼松龙 25mg 加 2% 利多卡因 4~10mL 行封闭治疗。每周 1 次，2~3 次为 1 个疗程。

7. 物理疗法 可选用红外线、超短波、频谱仪或中药离子导入等方法配合治疗。

8. 手术疗法　对病程时间长、反复发作、症状严重者，中央型突出压迫马尾神经者，合并椎管狭窄、神经根管狭窄且经保守治疗无效者，可手术治疗，如行椎板切除及髓核摘除术、经皮穿刺髓核抽吸术等。手术方式的选择，要根据患者的病情、医者的经验及设备而定。

9. 练功活动　腰腿痛症状减轻后，应积极进行腰背肌的功能锻炼，可采用五点支撑法、三点支撑法、飞燕点水法练功，经常做后伸、旋转腰部，直腿抬高或压腿等动作，以增强腰腿部肌力，有利于腰椎的平衡稳定。

【预防与调护】

急性期应严格卧硬板床 3 周，手法治疗后亦应卧床休息，使损伤组织修复。疼痛减轻后，应注意加强锻炼腰背肌，以巩固疗效。久坐、久站时可佩戴腰围保护腰部，避免腰部过度屈曲或劳累，或受风寒。弯腰搬物姿势要正确，避免腰部扭伤。

【医案举隅】

李某，男，36 岁，司机，于 20** 年 10 月 23 日就诊。

[主诉]　间歇性腰痛 3 年，加重伴右下肢放射疼 1 周。

[病史]　患者自诉 3 年前无明显诱因出现右下肢疼痛麻木，晚间疼痛渐增，并向右下肢放射，腰部酸软困痛，喜揉喜按，遇劳加重，卧则减轻。1 周前，劳累过度，致腰痛加重。

[体格检查]　腰椎生理曲度自然，腰椎无侧突及后突畸形。L4、L5、S 1 棘间及棘右旁压痛（＋），右环跳穴压痛（＋），用力按压时诱发右下肢放射疼痛、麻木。右下肢直腿抬高试验 45°（＋），左侧（－）。腹压增高则右下肢麻木加重。右膝腱反射减弱，右跟腱反射减弱，右下肢外后侧及足底感觉减弱。踇趾背伸肌力减弱。

[辅助检查] MRI 显示：①腰椎退行性变；②L4/L5、L5/S 1 腰椎间盘突出症。

[临床诊断]　腰椎间盘突出症。

[治法]

① 运用天池伤科特色手法——二步十法，进行手法治疗。

② 给予口服腰腿痛宁胶囊，每次 6 粒，每日 3 次。

③ 针刺疗法

[主穴]　腰痛穴、臀痛穴、阿是穴、腰夹脊穴。

[配穴]　肾俞、大肠俞、腰阳关、阳陵泉、环跳、委中、阴谷。

[治法] 腰痛穴（平衡针法）：位于前额正中，遵循交叉取穴的原则，将针尖向疼痛侧的对侧平刺，中间腰痛则针尖向下平刺。入针时宜贴骨深刺，深度2~3cm，不留针，行针10秒即可出针。针感以局部酸胀感为主。

臀痛穴（平衡针法）：位于对侧肩关节腋外线中点，即肩峰至腋皱襞连线中点。针尖向腋窝中心方向斜刺2~3寸，不留针，行针10秒即可出针。针感以局部酸胀感为主。

腰部夹脊穴及阿是穴：取毫针直刺1~1.5寸，手法均用泻法，取得局部酸胀感或向下肢传导。

根据患者体质选择性应用肾俞、大肠俞等穴位，直刺1.5寸，取得局部酸胀感或向下肢传导。

嘱行腰背肌锻炼。

二诊：11月6日，经2周治疗，腰痛症状基本消退，右足麻木较前减轻，继续口服腰腿痛宁胶囊，行功能锻炼。

三诊：11月20日，体格检查：腰部疼痛消失，右足麻木较前减轻。嘱患者继续加强功能锻炼，恢复功能。

腰椎管狭窄症

腰椎管狭窄症是指因先天发育性或后天多种因素造成腰椎椎管、神经根管及椎间孔变形或狭窄，引起神经根及马尾神经受压而产生相应临床症状的疾病，又称腰椎椎管狭窄综合征。老年人发病率较高，在50岁以上的人群中发病率为1.7%~8%。好发部位为腰4、5，其次为腰5、骶1，男性较女性多见，体力劳动者多见。

【病因病机】

本病的发病原因包括两个方面。内因，如肾气亏虚。外因，如慢性劳损和急性损伤、外感风寒湿邪等。

1. 肾气不足　包括先天肾气不足与后天肾精失养。肾藏精，主骨生髓，主人体的生长发育。肾主生髓长骨的作用主要是通过对精的调节而实现的。肾所藏之精，包括先天之精与后天之精。《灵枢·经水》曰："人始生，先成精，精成而脑髓生，骨为干，脉为营，筋为刚，肉为墙，皮肤坚而毛发长，谷入于胃，脉道以通，血气乃行。"以上说明骨的生长、发育等均依赖于肾脏之精气的充养。若禀赋不足及后天失养导致肾精亏虚，则肾脏不能发挥主骨生髓及主生长发育的功能，导致骨骼生长、发育紊乱，出现形态及功能上的改变。

《素问·上古天真论》曰："三八肾气平均，筋骨劲强"，"四八筋骨隆盛，肌肉满壮；五八肾气衰，发堕齿槁；六八阳气衰竭于上"，"七八肝气衰，筋不能动"，"八八天癸竭、精少，肾脏衰，形体皆极，则齿发去。"随着年龄的增长，肾脏精气渐衰竭，因而不能发挥主骨生髓的生理功能。"腰为肾之府，转摇不能，肾将惫矣……骨者，髓之府，不能久立，行将振掉，骨将惫矣。"《诸病源候论》也指出："夫腰痛，皆由伤肾气所为。"《千金要方》曰："肾虚，役用伤肾是以痛。"腰者，一身之要也，是人体活动之枢纽，故易产生劳损，过劳则伤肾，导致肾气不足。

综上，年龄及慢性劳损是导致肾气不足、肾府失养，从而出现腰腿痛等症的重要原因之一。

病情迁延日久，久病入络，督脉失调，出现肾虚血瘀之病理变化，可影响二便功能。

2. 损伤　腰部的各种急慢性损伤，可伤及腰部经脉，局部出现气血瘀滞的病理状态。尤其是急性损伤，椎管内外软组织的损伤出血，或发生机化粘连，均可在原有狭窄的解剖基础上，进一步使椎管容积减少，从而出现椎管狭窄的症状。因此，腰部的各种急慢性损伤既是本病的原发因素，也是本病重要的诱发因素。

3. 风寒湿邪外侵　《素问·痹论》曰："风寒湿三气杂至，合而为痹也。"《素问·至真要大论》曰："痛者，寒气多也，有寒故痛也。"《素问·调经论》曰："寒湿之中人也，皮肤不收，肌肉坚紧，荣血泣，卫气去，故曰虚。"《素问·痹论》曰："痹在于骨则重，在于脉则血凝而不流，在于筋则屈不伸，在于肉则不仁，在于皮则寒。"以上说明风寒湿邪乘虚侵犯腰背经络，导致气血瘀滞，营卫不得宣通，故有不通则痛的诸种症状。可见，风寒湿之邪外侵是引起本病的又一重要外因。

【诊查要点】

1. 临床表现　本病主要症状表现为缓发性、持续性的腰腿痛，间歇性跛行，腰部过伸活动受限。腰痛的特点多显现于站立位或走路过久时，若躺下或蹲位及骑自行车时，疼痛多能缓解或自行消失，局部多呈现疲胀疼痛，没有固定的压痛点，常强迫于前屈位姿势。腿痛主要因腰神经根受压所致，常累及两侧，亦可单侧或左右交替出现。腰腿痛多因腰后伸、站立或行走而加重，卧床休息而减轻或缓解。间歇性跛行为本病的重要特征，当患者卧床休息时可无任何症状，在站立或行走时，可出现下肢痛，患侧或双下肢麻木无力。若继续行走，可有下肢发软或迈步不稳。当停止行走或蹲下休息时，疼痛亦随之减轻或缓解。若再行走时，症状又重新出现。检查可见腰部后伸受限，背伸试验阳性，即患者做腰背伸动作可引起后背与小腿疼痛。部分患者可出现下肢肌肉萎缩，以胫前肌及伸肌最明显，足趾背伸无力。小腿外侧痛觉减退或消失，跟腱反射减弱或消失。大部分患者可没有特殊阳性体征，其症状和体征不一致是本病的特点之一。病情严重者，可出现尿频尿急或排尿困难，两下肢不完全瘫痪，马鞍区麻木，肛门括约肌松弛、无力或阳痿等马尾神经受压损伤的表现。

2. 影像学检查 X线摄片检查显示椎体骨质增生，小关节突增生、肥大，椎间隙狭窄，椎板增厚、密度增高，椎间孔前后径变小，或见椎体滑脱、腰骶角增大等改变。CT、MRI检查可显示椎体后缘骨质增生呈骨唇或骨嵴，椎管矢状径变小，关节突关节可增生肥大向椎管内突出，椎管呈三叶形，中央椎管、侧隐窝部狭窄及黄韧带肥厚等，可明确诊断。

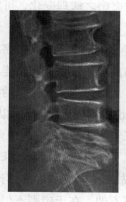
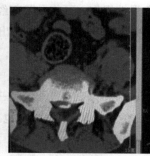

（1）X线片 　　　　　　　　　　（2）CT片

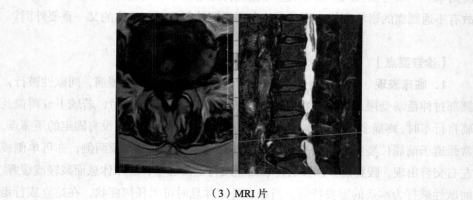

（3）MRI片

图 8-2-11　L5/S1 椎管狭窄影像学检查

【鉴别诊断】

1.本病应与血栓闭塞性脉管炎相鉴别。血栓闭塞性脉管炎属于慢性中小动静脉受累的全身性疾病，多见于青壮年男性，多有吸烟史，间歇性跛行同体位无关，多无神经受压症状，但有肢体缺血表现，如步行后动脉搏动消失，小腿青紫、苍白、下肢发凉、麻木、酸胀、疼痛，本病感觉异常多位于下肢后部肌肉，同神经根分布无明显相关性，足背动脉和胫后动脉搏动减弱或消失，病程后期肢体远端发生溃疡或坏死。腰椎管狭窄症的患者，其足背、胫后动脉搏动良好，肢体的远端不会发生溃疡或坏死。

2.本病应与腰椎间盘突出症相鉴别。腰椎间盘突出症多见于青壮年，起病较急，有反复发作病史，腰痛和下肢放射性痛，体征上多有脊柱侧弯、平腰畸形，腰部棘突旁压痛，并向一侧下肢放射，症状多持续，无间歇性跛行，无明显缓解体位，直腿抬高试验和加强试验阳性。

【天池伤科疗法】

1. 手法治疗——"三步八法"　首先患者排空大小便，脱去外衣，俯卧于按摩床上，两手平放身旁，使肌肉充分放松，在舒适的体位下接受治疗，术者立于患者俯卧位的左侧，便于施术。

第一步：患者俯卧位。

（1）按法：术者用双手拇指指腹按于患者脊柱两侧足太阳膀胱经线上，自上而下，腰骶部着力大些，反复数次。

（2）揉法：术者右手虎口张开，于患者腰部两侧肾俞穴施行揉按，且应逐渐用力。

（3）搓法：术者用右手背或掌指关节突出部，于患者腰骶部施行搓法。

（4）弹拨法：术者用弹拨法弹拨腰背部腧穴，以三焦俞、肾俞、气海俞、大肠俞和关元俞为重点。弹拨力由轻逐渐加重为宜。

第二步：患者仰卧位，屈髋屈膝。

术者双手扶患者双膝，稍用力下按，渐次用力，再左右旋转摇晃双膝以带动腰部活动。

第三步：患者俯卧位，腹部加薄软枕。

术者双手弹压患者骶部（以纠正腰骶角过大），并平推腰腿，以患者灼热感为佳。最后点按腧穴，拿捏叩击腰腿，结束手法。

施术时间：共约 20 分钟。每日 1 次，14 次为 1 个疗程，共 2 个疗程。

腰骶角过大者，手法结束后可用腰围固定，平时注意加强腰背肌及腹肌的功能锻炼。

2. 中药疗法

（1）中药内服：在治疗本病时多辨为本虚标实之证，以肾虚为本，外感风寒湿邪及外伤为标。根据临床表现，本病可分为急性发作期和缓解期。急性期以标实为主，治以祛邪为主，兼以补肾。缓解期以本虚为主，治以补肾为主，兼以活血通络。在临证中，将本病分为以下四型：①风寒湿型；②外伤血瘀型；③肾阳虚型；④肾阴虚型。

①风寒湿型：治宜祛邪通络，佐以养血益肾。方用独活寄生汤加减。

②外伤血瘀型：治宜行气活血，化瘀止痛。方用身痛逐瘀汤加减。

③肾阳虚型：治宜温补肾阳，活血通络。方用右归丸化裁。

④肾阴虚型：治宜滋补肾阴，活血通络。方用左归丸化裁。

（2）中成药：以上各型均可配合服用通督活络丸 1 丸，每日 3 次；或腰腿痛宁胶囊，5 粒，每日 3 次。

3. 针灸疗法 可选取肾俞、志室、气海俞、命门、腰阳关、环跳、承扶、委中、阳陵泉、承山、昆仑等穴进行针刺，留针 30 分钟，或用电针，或加艾灸。每日 1 次，10 次为 1 个疗程。

4. 物理疗法 可选用红外线、超短波、中药离子透入、局部热敷等方法配合治疗。

5. 封闭疗法 可选用醋酸泼尼松龙 25mg 加 2% 利多卡因 4～10mL 行骶管封闭治疗，或进行硬膜外封闭。每周 1 次，2～3 次为 1 个疗程。

6. 手术疗法 椎管狭窄严重有括约肌功能障碍、神经功能缺损，跛行进行性加重，反复发作及保守治疗无效者，可进行手术治疗。手术治疗的目的是松解狭窄区对马尾神经或神经根的压迫刺激，以解除症状。常用手术方法有椎管扩大减压术、腰椎板间开窗潜行扩大减压术等。

【预防调护】

重体力劳动者工作时应佩戴腰围，以维护和加强腰椎的稳定，亦有助于疼痛症状的缓解。肥胖患者应适当减轻体重，勿久行久立，勿穿高跟鞋。注意局部保暖，避风寒湿邪侵袭。经常加强腰腹部肌肉及下肢肌肉的锻炼，有助于腰椎的稳定和防止可能出现的肌肉萎缩。

【医案举隅】

吴某，女，52岁，教授，于20**年11月30日就诊。

[主诉]　右下肢反射痛，麻木半年，加重3个月。

[病史]　患者自诉半年前无明显诱因出现右下肢疼痛伴有麻木，休息后可缓解，未予以重视，随后症状反复发作，近3个月来，患者自觉症状加重，间歇性跛行明显，疼痛可由右臀部放射至大腿及小腿外侧。

[体格检查]　脊柱生理曲度存在，腰骶部无明显压痛，腰椎活动受限；右下肢小腿内侧、内踝及足背部痛温觉及触觉减退。双下肢肌力：髂腰肌右 / 左 = Ⅳ / Ⅳ级；股四头肌右 / 左 = Ⅳ / Ⅳ级；胫前肌右 / 左 = Ⅳ / Ⅳ级；小腿三头肌右 / 左 = Ⅳ / Ⅳ级；足踇背伸肌右 / 左 = Ⅳ / Ⅳ级；足趾背伸肌右 / 左等于ⅠⅤ级；肌张力不高。双侧跟腱反射可，双侧膝反射减弱。余正常。

[辅助检查]　MRI显示：腰3-4、腰5-骶1椎间盘突出，腰4-5椎间盘突出，硬膜囊受压，腰4-5双侧神经根受压，相应阶段椎管狭窄。

[临床诊断]　腰椎管狭窄症。

[治法]

① 运用天池伤科特色手法——"三步八法"，进行手法治疗。

② 给予口服腰腿痛宁胶囊，每次6粒，每日3次。

③ 针刺疗法

[主穴]　腰痛、臀痛、腰阳关、环跳、扳机点（右）、风市（右）、委中（右）、昆仑（右）、阿是等穴。

[配穴]　肾俞、大肠俞、阳陵泉、承山、阴谷。

[治法]

腰痛穴（平衡针法）：位于前额正中，遵循交叉取穴的原则，将针尖向疼痛侧的对侧平刺，中间腰痛则针尖向下平刺。入针时宜贴骨深刺，深度2~3cm，不留针，行针10秒即可出针。针感以局部酸胀感为主。

臀痛穴（平衡针法）：位于对侧肩关节腋外线中点，即肩峰至腋皱襞连线中点。针尖向腋窝中心方向斜刺2~3寸，不留针，行针10秒即可出针。针感以局部酸胀感为主。

腰阳关、委中、昆仑及阿是穴取毫针直刺1~1.5寸，扳机点、环跳取毫针直刺2~3寸，手法均用泻法，取得局部酸胀感或向下肢传导。

风市，取毫针斜刺2~3寸，以向小腿外侧放射为度。

根据患者体质选择性应用肾俞、大肠俞等穴位，直刺1.5寸，取得局部酸胀感或向下肢传导。

嘱行腰背肌锻炼。

二诊：12月16日，经2周治疗，右下肢反射痛，症状基本消退，麻木较前减轻，继续口服腰腿痛宁胶囊，行功能锻炼。

三诊：转年1月3日，体格检查：右下肢反射痛消失，麻木较前减轻。嘱患者继续加强功能锻炼，恢复其功能。

第三节　上肢筋伤

冈上肌腱炎

冈上肌起于肩胛冈上窝，其肌腱在喙突肩峰韧带和肩峰下滑囊的下面、肩关节囊的上面通过，止于肱骨大结节的上方。冈上肌有协同肩关节外展的作用，肩峰下滑囊将冈上肌腱与肩峰相隔，以减轻两者之间的摩擦。冈上肌腱炎是指劳损或外伤后逐渐引起的肌腱退行性改变所造成的慢性无菌性炎症反应。

【病因病机】

当肩关节外展至90°时，肩峰下滑囊完全缩进肩峰下面，冈上肌腱必然受到喙突肩峰韧带和肩峰的挤压和摩擦，日久而形成劳损。中年以后冈上肌发生退行性变，更易发生劳损，冈上肌腱呈慢性炎症改变，即冈上肌腱炎，临床比较多见。少数患者的冈上肌腱因劳损而渐趋粗糙，甚至钙化，或有冈上肌腱的部分断裂。肩部急性筋伤，或感受风寒湿邪，局部气血瘀滞，筋膜粘连，冈上肌腱更易受到挤压和摩擦，而转变为冈上肌腱炎。

【诊查要点】

1. 临床表现　多数呈缓慢发病，肩外侧渐进性疼痛，用力肩外展时疼痛较明显，肱骨大结节处或肩峰下压痛。当肩关节自主外展至60°左右时，因疼痛不能继续外展及上举，出现"疼痛弧"现象。"疼痛弧"是冈上肌腱炎的特征，是指患肩外展未到60°时疼痛较轻，被动外展至60°~120°范围时，疼痛较重，当上举超过120°时，疼痛又减轻，且可自主继续上举。因而对60°~120°这个范围称为"疼痛弧"。此点与肩关节周围炎是不同的。

2. X线检查　冈上肌腱钙化时，X线片可见局部有钙化影。

【鉴别诊断】

冈上肌腱炎应与肩峰下滑囊炎、肱二头肌长头腱鞘炎相鉴别。肩峰下滑囊炎主要表现为肩峰下疼痛、压痛，但当肩外展至60°时，原肩峰下压痛处压痛不明显或消失。肱二头肌长头腱鞘炎疼痛、压痛以肱骨结节间沟为主，肱二头肌抗阻力屈肘时疼痛加重。

【天池伤科疗法】

1. 手法治疗

（1）根据急、慢性不同病期，病情轻重，选其所宜，随症施治，急性期以轻手法为主，慢性期宜稍重。

（2）拿法：先用拿法拿捏颈部、肩部、上臂部，自上而下，舒松筋结，然后以颈项及肩部为重点，自上而下按摩，以舒筋活络。

（3）摇肩：患者坐位，术者立于患侧，握住腕由前、上、后、下反正画大圈，范围均由小变大，适量。大摇摆过程中，外展尽量在90°~120°，轻度上举。

（4）牵抖法：患者坐位，术者双手握腕之两侧，松臂，在向下牵引动作同时，以臂用力均匀颤动3~5次。

2. 固定方法　急性期肿痛难忍者可用三角巾悬吊，作短期制动。

3. 药物治疗

（1）中药内服：急性期宜舒筋活血、通络止痛为主，内服舒筋活血汤加减；慢性期可内服舒筋丸；局部疼痛畏寒者可内服大活络丸或小活络丸；兼有血虚者可内服当归鸡血藤汤。本院制剂健龙舒筋片，3片，每日2次，口服。

（2）中药外敷：急性期疼痛较重时，外敷消瘀止痛膏或三色敷药；后期外贴伤湿止痛膏等，亦可用熏洗二号或腾药热熨患处。

4. 针灸治疗

（1）针刺

[主穴] 肩井、肩中俞、曲池、阿是穴。

[配穴] 天髎、肩髃。

[治法] 患者取坐靠位或侧卧位。肩井穴，向肩胛上冈刺入约1.5寸，补法进针，得气后留针40分钟；肩中俞穴，向脊椎方向斜刺约1.3寸，补法进针，得气后留针40分钟；曲池穴，直刺约1.8寸，泻法进针，得气后以局部胀麻为主，常可放散至腕、手或肩部，得气后留针40分钟。先刺阿是穴，用平补平泻法进针。配穴，用常规针刺法针刺，力求得气感强烈。在上述任意穴针刺时，均需患者配合主动进行肩部活动，活动度由小见大，留针40分钟，每日1次。

（2）灸法

[取穴] 曲池、肩髃、臂臑。

[治法]

阿是穴：患者取坐位，嘱患者缓慢活动患侧上肢部，以便精准揣寻肩部及前臂部阿是穴（痛点），点燃艾条，以温和灸法循经脉走行，自下而上，依次施术于各个阿是穴，以穴位感受到温热而不灼痛为度，每穴 5 分钟。

曲池穴：嘱患者取坐位，灸曲池穴 5~20 分钟，艾灸同时嘱患者缓慢活动前臂部。

肩髃穴：患者取坐位，灸肩髃穴 5~15 分钟，艾灸同时嘱患者缓慢活动肩颈部。

臂臑穴：患者取坐位，灸臂臑穴 20~30 分钟，艾灸同时嘱患者缓慢活动前臂部。

以上治疗有先后次序，每日 1 次。

5．运动疗法 肿痛缓解后进行功能锻炼，如肩外展、前屈、外旋、甩手、上举等活动，以舒筋和络，恢复肩臂活动功能。

6．其他疗法 可采用理疗、牵引、封闭等。

【预防与调护】

中老年人，尤其是平时缺乏锻炼者，在肩部活动时要避免突然、强力的动作，特别是在大角度的外展、后伸、上举等动作时更要注意，以防止本病的发生。发病后肩部疼痛明显时，应避免上肢外展外旋等用力动作，肩部注意避风寒。中后期肩痛缓解后，逐步开始功能锻炼。

【医案举隅】

王某，女，45 岁，教师，因左肩部外展时疼痛伴活动受限 1 个月，于 20** 年 8 月 20 日就诊。

[病史] 1 个月前患者因抬东西时不慎扭伤左肩关节，出现左肩部外侧疼痛，用力肩外展时疼痛较明显，不能上抬肩部。

[体格检查] 左肩部活动受限，肱骨大结节处或肩峰下压痛。当肩关节自主外展至 60°左右时，因疼痛不能继续外展及上举，出现"疼痛弧"现象。左冈上肌处，触之有"条索感"。脉紧。

[辅助检查] 磁共振示左肩关节对应关系可，冈上肌腱连续，远端信号局限稍增高，肱骨头见局限囊变影，关节腔及周围滑囊少量积液。

印象：左肩冈上肌腱损伤，左肩关节腔及周围滑囊少量积液，左肱骨头囊变。

[临床诊断] 左冈上肌肌腱炎。

[治法] 舒筋活血，通络止痛。

① 手法治疗：患者正坐，术者先用拿法，拿捏冈上部、肩部、上臂部，自上而下，以疏通经络；然后术者用拇指在冈上肌部位作局部弹拨、按揉、分筋法，以舒筋活络；最后术者一手按肩部，一手拿腕部，相对用力拔伸肩关节，拿腕之手作肩摇法，以两手扣住患侧手大、小鱼际部，在向下牵引的同时作上肢的牵抖法，以滑利关节。

② 浮针治疗：在左冈上肌触及条索感处周围 5 ~ 8cm 行浮针治疗，配合左肩关节外展、上抬再灌注方法。隔日 1 次，共计 3 次。

③ 口服健龙舒筋片，每日 2 次，每次 3 片，1 周。

1 周后，上述症状、体征消失，左肩部活动自如。

肩袖损伤

肩袖损伤是常见的肩部筋伤，也是中老年人肩痛和肩关节活动障碍的主要原因之一。随着年龄的增长，肩袖发生退变，其退变程度与年龄相关，由于这是一组以肩痛和肩关节活动障碍为主要特征的症候群，故以往多被诊断为"冻结肩"。随着现代检查技术的进步和临床实践的不断探索，肩袖损伤逐渐被人们所认识。

【病因病机】

1. 中医病因病机　中医认为中老年人肝肾亏虚，"肝主筋""肾主骨"，筋骨失其所养而退变，再加上劳损、外伤，致筋腱损伤、气血失和、痰瘀互阻，日久虚实夹杂，"不通则痛""不荣则痛"，并导致关节活动失利。

2. 现代医学认识　肩袖由冈上肌、冈下肌、肩胛下肌和小圆肌组成，起自肩胛骨体部，止于肱骨大、小结节。这些肌肉组成一个"袖套样"结构，将肱骨头包绕并固定在肩关节盂窝内，协助肩关节外展，并有旋转功能。肩袖损伤多数患者并无明确外伤史，一般主要有两种病因学说：一是退变学说（内因），二是撞击学说（外因）。前者认为在距冈上肌大结节止点 1cm 处有一乏血管区，即"危险区"，此区是造成肩袖退变或损伤的主要原因；后者认为由于肩袖肌腱位于喙肩弓和肱骨大结节这两个骨性结构之间，当肩关节外展上举时，肩袖肌腱很容易受到喙肩弓的碰撞而发生充血、水肿，久之可出现变性和退变，直至肩袖撕裂。若不及时治疗，病情会进一步恶化，将导致肩关节功能严重障碍。

肩袖损伤按损伤的程度可分为挫伤、不完全断裂和完全断裂。肩袖挫伤肌腱充血、水肿甚至纤维变性，是可复性的损伤；肩袖撕裂主要发生于冈上肌腱，其次为肩胛下肌腱，冈下肌和小圆肌腱较少发生。根据撕裂的位置及厚度，将肩袖不完全断裂分为 3 类，即关节侧部分撕裂、肌腱内部分撕裂和滑囊侧部分撕裂。若撕裂处理不当、未能修复或损伤严重，常发展为肌腱的完全（全层）断裂，这将使盂肱关节与肩峰下滑囊发生贯通。通常大于 5cm 或超过 2 条肌腱损伤的肩袖撕裂为巨大肩袖损伤。

【诊查要点】

1. 临床表现

（1）症状：肩部无力，肩前方或外侧疼痛，急性期疼痛剧烈，呈持续性，慢性期呈自发性钝痛。在肩部活动尤其是做过头动作时疼痛加重，常伴夜间明显疼痛，而致无法睡眠。

（2）体征：压痛多见于肱骨大结节近侧，或肩峰下间隙部位。肩袖大型断裂者，肩主动上举及外展功能受限，而被动则无明显受限，"耸肩征"阳性（肩关节不能主动外展，如果帮助患肢外展至 60° 以上后，就能自动抬举上臂）。病史超过 3 周以上，肩周肌肉有不同程度的萎缩，以冈上肌及冈下肌较常见。

特殊阳性体征：①肩坠臂试验阳性：被动抬高患臂至上举 90°~120° 范围，撤除支持，患臂不能自主支撑而发生臂坠落和疼痛。②撞击试验阳性。③疼痛弧征阳性。

2. 影像学检查

（1）X 线：对急性肩袖撕裂无特异性，仅用于鉴别和排除肩关节骨折、脱位及其他骨关节疾患。进入后期，肩袖肌萎缩，在三角肌牵引下，使肱骨头上移，可观察肩峰 – 肱骨头间距，如果明显减小，一般提示存在肩袖撕裂。

（2）MRI：可清晰显示肩袖肌腱炎性的信号改变，能很好地反映肩袖撕裂的部位和程度，具有较高的敏感性和特异性，可作为诊断肩袖病变的首选方法。

（3）肩关节造影：肩关节造影适用于有 MRI 禁忌证的患者，检查时可见肩峰下间隙造影剂漏出或肩袖处造影剂填充。

【鉴别诊断】

该病应与颈椎病、肩关节周围炎、肩袖损伤等相鉴别。

鉴别要点：颈椎病是颈部僵硬疼痛，压痛部位在受累节段的棘突、横突，臂丛神经牵拉、椎间孔挤压试验等阳性，影像学亦有相应的表现。肩关节周围炎是肩关节主动、被动活动均受限，肩周压痛点广泛；而肩袖损伤一般主动活动受限，被动活动正常，压痛点仅限于肱骨大结节近侧，或肩峰下间隙部位。影像学可提示诊断。

【天池伤科疗法】

1．手法治疗 急性期患肩宜休息制动、冰敷，三角巾悬吊患肢 23 周，同时做局部轻柔的按揉手法，疼痛缓解后开始做功能锻炼。

2．药物治疗

（1）内服药：急性期宜活血祛瘀、化痰通络、缓急止痛，可服桃仁四物汤、二术汤、芍药甘草汤等；慢性期宜补益肝肾、舒筋活络、通利止痛，可服大活络丹、小活络丹、三痹汤等。

（2）外用药急性期以活血止痛为主，可外敷三色敷药或双柏散等；慢性期宜活络止痛，可配合上肢损伤洗方、海桐皮汤局部熏洗疗法等。

（3）西药可口服非甾体类消炎止痛药。

3．针灸治疗

（1）针刺

［主穴］肩髃、肩髎、阿是穴。

［配穴］腰阳关、膈俞、委中、肾俞、命门、志室。

［治法］患者取坐位或俯卧位。肩髃穴，直刺或斜向上刺 0.8～1.5 寸，力求局部酸麻，向手部传导为佳。配穴，用常规针刺法针刺，力求得气感强烈。在上述任意穴针刺时，均需患者配合主动进行肩部活动，活动度由小见大，留针 40 分钟，每日 1 次。

（2）灸法

［取穴］阿是穴、委中。

［治法］阿是穴：患者取俯卧位，嘱患者缓慢活动肩部，以便精准揣寻肩部阿是穴（痛点），点燃艾条，以温和灸法循经脉走行，自下而上，依次施术于各个阿是穴，以穴位感受到温热而不灼痛为度，每穴 5 分钟。艾灸同时嘱患者缓慢活动肩部。

以上治疗有先后次序，每日 1 次。

4．运动疗法 第一，要恢复肩关节的正常活动度。可采用健侧上肢辅助患侧上肢做外展上举和后伸内旋等被动活动。第二，要恢复肩袖肌的力量。通常冈上肌腱最常受累，因此，通过加强未受累肩袖肌力的锻炼来代偿肩袖肌的功能，帮助稳定肱骨头在关节盂中央，平衡关节的生理旋转轴，如上臂置于体侧低负荷量的内外旋肌群的力量训练等。

5．其他疗法

（1）非手术综合治疗：适用于 Neer Ⅰ期，特别是伤后短于 3 个月，肩袖部分撕裂，不愿接受手术治疗的完全撕裂和老年患者，在药物治疗的同时，配合局部痛点封闭理疗，并于患肩外展、前屈、外旋位予外展支具固定 3 ~ 4 周，随后进行肩关节功能锻炼。

（2）手术治疗：对保守治疗无效或大型撕裂者需手术治疗，可行关节镜下肩袖修补术。

【预防护理】

肩袖损伤经治疗和功能锻炼后，大部分患者可以得到恢复；对保守治疗无效及怀疑有大型撕裂的患者，要及时行 MRI 检查，明确诊断后需手术治疗，以免肌肉萎缩或关节挛缩，影响功能康复。3 个月内应避免提举重物等动作。

【医案举隅】

赵某，男，52 岁，职员，因右肩部疼痛伴活动受限 4 个月，于 20** 年 9 月 12 日就诊。

[病史] 4 个月前患者因多次打羽毛球时用力过猛，出现右肩部疼痛，初期疼痛剧烈，呈持续性，后期呈自发性钝痛。在肩部活动尤其是做过头动作时疼痛加重，常伴夜间明显疼痛，而致无法睡眠。

[体格检查] 右肱骨大结节近侧，右肩峰下间隙部位压痛阳性。右肩关节主动外展受限，被动外展至 60°以上后，能自动抬举上臂。右肩周肌肉有不同程度的萎缩，以冈上肌及冈下肌较常见。

特殊阳性体征：①肩坠臂试验阳性：被动抬高患臂至上举 90° ~ 120°范围，撤除支持，患臂不能自主支撑而发生臂坠落和疼痛。②撞击试验阳性。③疼痛弧征阳性。

[辅助检查] 右肩关节检查：右冈上肌腱处见异常信号，T_1W 低信号，在 T_2W 脂肪抑制图像上呈明显高信号。右肩关节囊内见异常信号，T_1W 呈低信号，T_2W 呈高信号，并流出囊外。右肩关节骨质信号正常。

[临床诊断] 右肩袖损伤。

[治法] 舒筋活血，通络止痛。

① 手法治疗：先以揉摩法放松右肩关节周围，使冈上肌、冈下肌、肩胛下肌、小圆肌肌肉紧张得到缓解，点按肩贞、肩髃、肩髎、肩井、肩外俞、肩中俞、极泉等穴位，以流通气血、解痉止痛，拿捏右肩上和肩胛内外侧肌群，主动、被动使肩关节前屈、内收、内旋活动，增加肩关节活动范围，后用放松手法放松局部肌肉。

② 浮针疗法：在冈上肌、冈下肌、肩胛下肌、小圆肌病理性紧张的肌肉周围

6~8cm 处进浮针，扫散配合再灌注治疗，留针 24 小时，隔日治疗 1 次，7 次为 1 个疗程。

③ 药物治疗：口服健龙舒筋片，每日 2 次，每次 4 片，3 周。

④ 功能锻炼：嘱患者自行右肩关节前屈、内收、内旋抗阻力训练，每日 1 次。3 周后，上述症状、体征消失，右肩关节活动自如。

肱二头肌长头肌腱炎

肱二头肌长头肌腱炎是由于各种肩关节的慢性炎症，或肩关节长期职业劳损、过度活动的机械性刺激，或一次急性突然的牵拉损伤，使结节间沟的肱二头肌长头肌腱和腱鞘发炎、充血、水肿，甚至纤维化、腱鞘增厚、粘连形成，肌腱滑动发生障碍而出现的病变，亦称为"肱二头肌长头腱及腱鞘炎"。本病多发于 40 岁以上的中年人，是肩痛的常见原因之一。

【病因病机】

1. 中医病因病机 中医认为，人到中年，肝肾渐虚，肝肾虚则筋骨失养；再加外伤、劳损或寒湿侵袭，而致筋脉不畅、气血失和，以生此症。

2. 现代医学认识 肱二头肌长头腱起于盂上粗隆，经结节间沟和结节间韧带的深面穿出肩关节囊，骨纤维鞘管限制了肌腱的滑动方式及范围，且肌腱在结节间沟内缺少相应的籽骨，使肌腱需耐受较大的应力；若结节间沟有骨赘或畸形，则肌腱更容易磨损而产生炎症、变性。肱二头肌长头腱是全身唯一走于关节腔内、位于滑膜外的肌腱，滑膜鞘和盂肱关节相通，任何肩关节的炎症或肩峰下撞击、慢性卡压，都可引起肌腱炎症、退变甚至断裂。

【诊查要点】

1. 临床表现

（1）症状：肩痛，可向上臂及前臂放射，上举、提拉时或夜间疼痛加重。

（2）体征：结节间沟或肌腱局限性压痛，肱二头肌腱抗阻力试验：前臂旋后肘关节伸直位对抗阻力屈曲肩关节，结节间沟出现疼痛为阳性。

2. 影像学检查

X 线检查：肱二头肌肌间沟位 X 线检查可发现结节间沟骨赘或畸形。

MRI 检查：肌腱变性表现为肌腱异常增粗，肌腱内部高信号；肌腱撕裂可表现为肌腱的连续性中断或部分中断。

【鉴别诊断】

与冻结肩相鉴别。

鉴别要点：冻结肩发病年龄一般在 50 岁左右，而肱二头肌长头肌腱炎大多在 40 岁，以壮年居多；冻结肩无固定压痛点，且肩关节呈"冻结"状态，而肱二头肌长头肌腱炎在结节间沟有明显局限性压痛，肩关节无"冻结"，且肱二头肌腱抗阻力试验阳性。

【天池伤科疗法】

1. 手法治疗　急性期患肢宜制动休息、冰敷，三角巾将前臂固定于胸前，3 天后去除固定，做以下理筋手法。

患者端坐，患肩外展约 60°，术者以拇指取与肱二头肌长头腱纵轴垂直方向轻柔左右弹拨，然后顺其肌腱走行方向作纵行理筋、点按，继用掌根在患肩作由上而下的按摩。

2. 药物治疗

（1）内服药：急性期宜活血祛瘀、舒筋止痛，可服活络效灵丹、芍药甘草汤等；慢性期宜补益肝肾、活络止痛，可服大活络丹、小活络丹、三痹汤等。或院内制剂健龙舒筋片。

（2）外用药：急性期以活血止痛为主，可外敷双柏散、三色敷药等；慢性期宜活络止痛，可配合上肢损伤洗方、海桐皮汤局部熏洗疗法等。

（3）西药：可口服非甾体类消炎止痛药。

3. 针灸治疗

（1）针刺

[主穴] 天府、肩髎、阿是穴。

[配穴] 臂臑、阑尾穴（健侧）。

[治法] 患者取坐位，在患侧找准天府穴及阿是穴，先刺健侧阑尾穴进针，进针后用泻法刺激 2 分钟左右，刺激时让患者运动患侧肩部，向疼痛最明显的方向活动，直至疼痛消失或减轻时，停止手法捻针，留针 40 分钟。

天府穴：将肱二头肌稍提起，针刺入时有韧感，直接贯穿肱二头肌下边的长短肌腱、腱膜，1.5~1.8 寸，力求得气，得气后胀痛感向肘部放散，平补平泻进针，留针 40 分钟。

肩髎穴：向肘关节方向平刺约 1.8 寸，得气后，肩部肿胀向下放散至肘关节上部，泻法进针，留针 40 分钟。

配穴：用常规针刺法针刺，力求得气感强烈。

在上述任意穴针刺时，均需患者配合，主动进行肩部活动，活动度由小见大，留针40分钟，每日1次。臂臑穴，直刺约1.5寸，得气后，胀痛感向肘外侧放散，泻法进针，留针40分钟。阑尾穴，直刺约1.8寸，得气后局部胀痛感向足背放散，泻法进针，留针40分钟。

（2）灸法

[取穴] 阿是穴、阳陵泉。

[治法] 阿是穴：患者取俯伏坐位，嘱患者缓慢活动颈部，以便精准揣寻颈项部阿是穴（痛点），点燃艾条，以温和灸法循经脉走行，自下而上，依次施术于各个阿是穴，以穴位感受到温热而不灼痛为度，每穴5分钟。

阳陵泉：嘱患者取坐位或仰卧位。先在双侧阳陵泉附近揣测压痛点，继而艾灸痛点15分钟，艾灸同时嘱患者缓慢活动颈部。

以上治疗有先后次序，每日1次。

4. 运动疗法

钟摆摇肩运动：患者直立位或坐位，急性疼痛时可空手，疼痛缓解后可患侧手提1~3kg重物，放松肩部肌肉，肘关节伸直上肢自然下垂，于身体侧方做肩关节前后和左右钟摆牵张运动，每组来回各50次，每次做3组，每日1~2次。

5. 手术治疗 需要手术治疗者少，对长时间持续性顽固性疼痛，或肌腱断裂者，可考虑手术治疗。

【预防护理】

应避免提举重物、上肢过头动作及肩关节剧烈运动，肩部避风寒。

【医案举隅】

张某，男，45岁，快递员，因左肩关节前部疼痛伴左肩关节活动受限12天，于20**年8月10日就诊。

[病史] 12天前患者因频繁搬抬货物，出现左肩前部疼痛，上举、提拉、夜间疼痛加重，穿脱衣服困难。

[体格检查] 患者左结节间沟及肌腱局限性压痛。

肱二头肌腱抗阻力试验：前臂旋后、肘关节伸直位对抗阻力屈曲肩关节，结节间沟出现疼痛，为阳性。

[辅助检查] 左肩X线检查：骨质未见明显异常。

[临床诊断] 左肱二头肌长头肌腱炎。

[治法] 舒筋活血，通络止痛。

① 手法治疗：先用揉、拿、捏、擦、颤抖等手法被动活动肩关节，后用一指禅手法弹拨左结节间沟处紧张处，改善局部血供、促进功能恢复。

② 浮针疗法：在左肱二头肌结节间沟紧张的肌肉下方 6~8cm 处进浮针，扫散配合再灌注治疗，留针 24 小时，隔日治疗 1 次，5 次为 1 个疗程。

③ 口服健龙舒筋片，每日 2 次，每次 4 片，3 周。

④ 嘱患者自行左肩关节外展、后伸、旋转活动训练，每日 1 次。

2 周后，上述症状、体征消失，左肩关节活动自如。

肩关节周围炎

肩关节周围炎，简称肩周炎，又称五十肩，是肩关节周围的关节囊、软组织损伤、退变等原因而引起的以肩关节周围疼痛、肩关节活动障碍为主要特征的慢性无菌性炎症。其病名较多，因睡眠时肩部受凉引起的称"漏肩风"或"露肩风"；因肩部活动明显受限，形同冻结而称"冻结肩"。此外，还有称"肩凝风""肩凝症"等。本病一般属中医学"痹症""肩痹"等范畴。《素问·痹论》云："痹……在于脉则血凝而不流，在于筋则曲而不伸……痛者，寒气多也……""风寒湿三气杂至，合而为痹。"

【病因病机】

五旬之人，肝肾渐衰，肾气不足，气血虚亏，筋肉失于濡养，加之外伤劳损、风寒湿邪侵袭肩部而引起本症。外伤劳损为其外因，气血虚弱、血不荣筋为其内因。肩关节的关节囊与关节周围软组织发生了范围较广的慢性无菌性炎症反应，而引起软组织的广泛性粘连，致使肩关节活动发生障碍。肩部的骨折、脱位，臂部或前臂的骨折，因固定时间太长，或在固定期间不注意肩关节的功能锻炼，亦可诱发肩周炎。《素问·上古天真论》曰："五八，肾气衰，发堕齿槁；六八，阳气衰竭于上，面焦，发鬓斑白；七八，肝气衰，筋不能动；八八，天癸竭，精少，肾脏衰，形体皆极，则齿发去。"

【诊查要点】

1. 临床表现 多见于中老年人，多数患者呈慢性发病，少数有外伤史。初时肩周有疼痛，隐痛，酸痛，或跳痛感。常不引起注意。1~2 周，疼痛逐渐加重，肩部酸痛，夜间尤甚，甚至睡后痛醒。兼外邪侵袭者，可于受凉变天时疼痛加重。

肩关节外展、外旋活动开始受限，逐步发展成肩关节活动广泛受限。外伤诱发者，外伤后肩关节外展功能迟迟不恢复，且肩周疼痛持续不愈，甚至加重。

检查肩部肿胀不明显，肩前、后、外侧均可有压痛，病程长者可见肩臂肌肉萎缩，如三角肌、冈上肌、冈下肌萎缩，尤以三角肌为明显。肩外展试验阳性，即肩外展功能受限，继续被动外展时，肩部随之高耸。此时一手抵住肩胛骨下角，一手将患肩继续外展时，可感到肩胛骨随之向外上转动，这说明肩关节已有粘连。重者外展、内收、外旋、内旋、上举、前屈、后伸等各方向功能活动均受到严重限制。此时在进行穿衣、插手、摸兜、梳头、摸背、擦肛、晾晒衣物等日常活动时都会发生困难，严重时，甚至会累及肘关节功能，屈肘时手不能摸肩。

此病病程较长，一般在1年以内，长者可达2年左右。根据不同病理过程和病情状况，可将本病分为急性疼痛期、粘连僵硬期和缓解恢复期。

急性期：病期约1个月，亦可以延缓2~3个月，主要临床表现为肩部疼痛，肩关节活动受限，是由于疼痛引起的肌肉痉挛，韧带、关节囊挛缩所致，但肩关节本身尚能有相当范围的活动度。

粘连期：病期2~3个月，本期患者疼痛症状已明显减轻，其临床表现为肩关节活动范围严重受限，肩关节因肩周软组织广泛粘连，不论主动或被动的肩上举、前屈、后伸、外展、内收、外旋、内旋等活动度全面下降，出现"肩胛联动症""耸肩"现象及肩部肌肉挛缩。

缓解期：为本病的恢复期或治愈过程。患者随疼痛的减轻，在治疗及日常生活劳动中，肩关节的挛缩、粘连逐渐消除而恢复正常功能。

2. 影像学检查 X线片可无明显异常。有时可见骨质疏松、冈上肌腱钙化或大结节处有密度增高的阴影。肩关节造影则有肩关节囊收缩、关节囊下部皱褶消失，肩周炎后期可出现严重的骨质疏松改变，特别是肱骨近端，重者有类似"溶骨性"破坏的表现，但通过病史及局部体格检查很容易与骨肿瘤鉴别开来。

【鉴别诊断】

1. 本病与颈椎病相鉴别。颈椎病虽有肩臂放射痛，但在肩臂部往往无明显压痛点，有颈部疼痛和活动障碍，但肩部活动尚可。必要时可加摄颈椎X线片鉴别。

2. 本病与肩袖损伤相鉴别。肩袖损伤有明显受伤史，肩部自动外展时疼痛受限，但被动外展可无痛而达正常。此点可与肩关节周围炎做鉴别。

【天池伤科疗法】

1. 手法治疗

（1）揉摩法：患者端坐位或仰卧位，术者站立于患侧，术者主要是先运用揉法作用于肩前、肩后和肩外侧，以手掌或大鱼际在患处揉摩 10 余次，使肌肉痉挛得到缓解。

（2）点穴：术者以拇指或中指点压肩井、肩髃、秉风、天宗、肩贞、手三里、曲池、合谷等穴位，每穴操作时间约 1 分钟，以酸胀为度，以流通气血、解痉止痛。

（3）拿捏弹筋：术者由拇指和食指、中指作用于肩前部、三角肌部和肩后部等疼痛部位，行拿捏法，用手的拇、食、中三指对握三角肌束，作垂直于肌纤维走行方向的拨法，再拨动痛点附近的冈上肌、胸肌以充分放松肌肉，对有粘连部位或痛点行弹拨手法，以促进粘连松解。

（4）牵肩法：术者先用抱揉、搓揉手法施于肩部周围，然后握住患者腕部，将患者慢慢提起，使其上举，并同时做牵拉提抖，最后用搓法从肩部到前臂反复搓动 3~5 遍，以舒筋活血。

（5）摇扳法：术者一手扶住患肩，另一手握住其腕部或者托住肘部，以肩关节为轴心做环转摇动，幅度由小到大。然后再做肩关节内收、外展、后伸及内旋的扳动，可配合做肩关节的拔伸法以松解粘连，滑利关节。

（6）调理善后：对初期疼痛较甚者，可用较轻柔的手法在局部治疗，以舒筋活血，缓解肌肉痉挛，改善局部血液循环，加速渗出物的吸收，促进病变肌腱及韧带的修复。对晚期患者，可用较重的手法如扳、拔伸、摇，并配合肩关节各功能位的被动活动，以松解粘连、滑利关节，促使关节功能恢复。手法治疗时，会引起不同程度的疼痛，要注意用力适度，以患者能忍受为度。在施上述手法之后，做肩部肌肉梳理揉按，动作轻柔，以缓和手法治疗后的不适感。每日治疗 1 次，10 次为 1 个疗程。

2. 药物治疗

（1）内服药：治宜补气血、益肝肾、温经络、祛风湿为主，内服独活寄生汤或三痹汤等。体弱血亏较重者，可用当归鸡血藤汤加减。

（2）外用药：急性期疼痛、触痛敏感，肩关节活动障碍者，可选用海桐皮汤热敷熏洗或寒痛乐热熨，外贴伤湿止痛膏等。

3. 针灸治疗

（1）针刺

[主穴] 肩前、肩髃、肩髎、肩贞、阿是穴、曲池、阳陵泉。

[配穴] 合谷、外关、后溪、列缺。

[治法] 以局部穴位为主，配合循经远端取穴，肩髃、肩髎、肩贞，分别为手阳明经、手少阳经、手太阳经穴，加奇穴肩前和阿是穴，均为局部选穴，配远端曲池、阳陵泉，远近配穴，可疏通肩部经络气血，行气活血止痛。

肩髃：向肩关节方向直刺 0.8～1.5 寸。

肩髎：向肩关节直刺 1～1.5 寸。

肩贞、肩前：直刺 1～1.5 寸，用强刺激，得气后留针 15～20 分钟。

曲池、阳陵泉：直刺 1～1.5 寸，得气后捻转运针 1～3 分钟。

配穴：用常规针刺法深刺，力求得气。先刺远端穴，行针后鼓励患者运动肩关节，肩部穴位要求有强烈的针感，可加灸法、电针治疗。留针 20 分钟，每日 1 次。

（2）灸法

[取穴] 阿是穴、肩髃、肩髎、肩贞。

[治法] 阿是穴：患者取俯伏坐位，嘱患者缓慢活动肩部，以便精准揣寻肩部阿是穴（痛点），点燃艾条，以温和灸法循经脉走行，自下而上，依次施术于各个阿是穴，以穴位感受到温热而不灼痛为度，每穴 5 分钟。

肩髃、肩髎、肩贞：嘱患者取坐位或仰卧位。先在患者侧肩髃、肩髎、肩贞附近揣测压痛点，继而艾灸痛点 15 分钟，艾灸同时嘱患者缓慢活动肩部。

以上治疗有先后次序，每日 1 次。

4. 运动疗法 练功疗法是治疗过程中不可缺少的重要步骤。如果不练功活动，虽有灵药和手法也不能获得满意的效果。

早期患者肩关节的活动减少，主要是由于疼痛和肌肉痉挛所引起，此时可加强患肢的外展、上举、内旋、外旋等功能活动。

粘连僵硬期，患者可在早晚反复作外展、上举、内旋、外旋、前屈、后伸、环转等功能活动，如"内外运旋""叉手托上""手拉滑车""手指爬墙"等动作。

锻炼必须酌情而行，循序渐进，持之以恒，久之可见效果。否则，操之过急，有损无益。

5. 其他疗法 可采用超短波、磁疗、蜡疗、光疗、热疗、封闭等，以减轻疼痛、促进恢复。对老年患者，不可长期电疗，以防软组织弹性更加减低，反而有碍恢复。

【医案举隅】

王某，男，55 岁，职员，因右肩部疼痛，活动受限 8 个月，加重 5 天，于 20** 年 5 月 6 日就诊。

[病史] 该患缘于 8 个月前因着凉而出现右肩部疼痛、活动受限症状，曾去多家医院就诊，但未系统治疗，症状反复。7 天前无明显诱因出现上述症状加重，

遂来我院就诊。现患者右肩部剧痛，活动受限，夜间疼痛加重，因疼痛而睡眠欠佳。

[体格检查] 右肩关节外形正常，右肩部压痛阳性，以肱二头肌长头肌腱、肩峰下最明显，右肩关节各方向活动受限：上举 50°，前屈 65°，后伸 20°，外展 55°，内收 5°，外旋 5°，内旋 35°，余未见明显异常体征。舌质淡，苔薄白，脉沉迟。

[辅助检查] X 线检查：右肩关节诸骨骨质无破坏，关节面光滑，关节间隙不狭窄。

[临床诊断] 右肩关节周围炎（风寒湿痹）。

[治法] 祛风除湿，温经通络。

① 手法治疗：患者端坐位、侧卧位或仰卧位，术者主要是先运用摖法、揉法、拿捏法作用于肩前、肩后和肩外侧，用右手的拇、食、中三指对握三角肌束，作垂直于肌纤维走行方向的拨法，再拨动痛点附近的冈上肌、胸肌，以充分放松肌肉；然后术者左手扶住肩部，右手握患手，作牵拉、抖动和旋转活动；最后帮助患肢作外展、内收、前屈、后伸等动作，解除肌腱粘连，帮助功能恢复。

手法治疗时，会引起不同程度的疼痛，要注意用力适度，以患者能忍受为度，每日治疗 1 次，10 次为 1 个疗程。

② 口服中药治疗：当归 15g，赤芍 15g，葛根 15g，桂枝 15g，桑寄生 15g，独活 15g，川断 15g，地龙 15g，延胡索 15g，甘草 15g，炙麻黄 10g，炙黄芪 10g。10 剂，水煎取汁 300mL。每次 150mL，每日 2 次，口服。

③ 物理疗法：可采用中药溻渍等，以减轻疼痛、促进恢复。

④ 功能锻炼：嘱患者可在早晚反复作外展、上举、内旋、外旋、前屈、后伸、环转等功能活动，如"内外运旋""叉手托上""手拉滑车""手指爬墙"等动作。每日 1 次。

10 天后复诊，右肩部疼痛症状有所缓解，仍活动受限，舌质淡红，苔薄白，脉沉。继续服用上方 10 剂。指导患者进行康复锻炼。

再 10 天后复诊，右肩部疼痛症状明显缓解，右肩前侧、外侧及后侧压痛明显减轻。活动范围：上举 65°，前屈 75°，后伸 30°，外展 65°，内收 10°，外旋 15°，内旋 50°。舌质淡红，苔薄白，脉平缓。减少葛根、桂枝用量。葛根 10g，桂枝 10g，续服 10 剂。并继续坚持功能锻炼。

再 10 天后复诊，右肩部疼痛症状明显好转，活动受限好转，右肩部活动范围：上举 75°，前屈 85°，后伸 40°，外展 75°，内收 20°，外旋 25°，内旋 65°。舌质淡红，苔薄白，脉平缓。

肱骨外上髁炎

肱骨外上髁炎是以肘外侧疼痛，提物及前臂扭转时疼痛加重为主要症状的病症，疼痛有时向前臂放射。又称网球肘、肱骨外上髁综合征、肱桡关节外侧滑囊炎、肱骨外髁骨膜炎。亦有学者称为"纤维血管增生性肌腱炎"。好发于前臂劳动强度较大的中年人，以右侧多见。常见于特殊工种，如钳工、泥瓦工、木工，以及网球运动员等。本病一般属中医学"筋痹""伤筋"等范畴。

【病因病机】

多因慢性劳损致肱骨外上髁处形成急、慢性炎症所引起。肱骨外上髁为前臂腕伸肌总腱（桡侧腕长、短伸肌，指总伸肌，小指固有伸肌，尺侧腕伸肌）的起点，由于反复伸腕及旋转，如木匠拉锯动作；或前臂反复做旋前、旋后动作，如网球运动员打网球，引起前臂伸肌群联合总腱在肱骨外上髁附着部的牵拉、撕裂伤，使局部出现充血、水肿等损伤性炎症反应，进而在损伤肌腱附近发生粘连，以致纤维变性。局部的病理改变可表现为桡骨头环状韧带的退行性变、肱骨外上髁骨膜炎、前臂伸肌总腱深面滑囊炎、慢性肱桡关节的滑膜炎症，或局部滑膜皱襞的过度增厚、皮下血管神经束的绞窄及桡神经关节干的神经炎等。

【诊查要点】

1. 临床表现　起病缓慢，多无急性损伤史，初起时在劳累后偶感肘外侧疼痛，延久逐渐加重，疼痛甚至可向上臂及前臂放散，影响肢体活动。作拧毛巾、扫地、端壶倒水等动作时疼痛加剧，前臂无力，甚至持物落地。疼痛可向上臂、前臂及腕部放射，但在伸直肘关节提重物时疼痛不明显，休息时多无症状。部分患者夜间疼痛显著。

肱骨外上髁及肱桡关节间隙处有明显的压痛点，腕伸肌紧张试验阳性，前臂伸肌腱牵拉试验（Mill）征阳性，将患侧肘伸直，腕部屈曲，作前臂旋后时，外上髁处出现疼痛。

2. 影像学检查　X线摄片检查多属阴性，偶见肱骨外上髁处骨质密度增高的钙化阴影或骨膜肥厚影像。

【鉴别诊断】

本病与神经根型颈椎病及骨化性肌炎等相鉴别。神经根型颈椎病常以颈部为主，上肢放射痛，可表现为多发压痛点，手及前臂可有感觉障碍区；骨化性肌炎疼痛部位广泛，伴有肘关节活动及功能障碍。

【天池伤科疗法】

以手法治疗为主，配合药物、理疗、针灸、针刀疗法、浮针疗法及封闭疗法等治疗。

1. 手法治疗 用肘部弹拨法、分筋法、屈伸法、顶推法。

患者正坐，术者先用拇指在肱骨外上髁及前臂桡侧痛点处作弹拨、分筋法（图8-3-5）。点按曲池、外关等穴位以舒筋活血，术者一手由背侧握住腕部，另一手掌心顶托肘后部，拇指按压在肱桡关节处，握腕部之手使桡腕关节掌屈，并使肘关节作屈、伸的交替动作，同时另一手于肘关节由屈曲变伸直时在肘后部向前顶推，使肘关节过伸，肱桡关节间隙加大，如有粘连时，可撕开桡侧腕伸肌之粘连。最后以柔散法、捋顺法等结束。

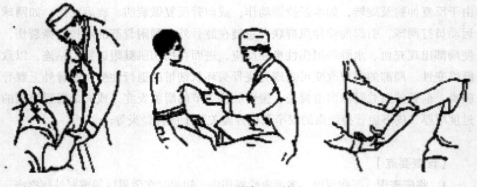

图 8-3-5 弹拨、分筋法

2. 固定方法 疼痛严重者，可用三角巾悬吊患肢于胸前1～2周。

3. 药物治疗

（1）内服药：治宜舒筋活络、活血止痛，内服舒筋活血汤或院内制剂伸筋片。

（2）外用药：外敷定痛膏或用海桐皮汤熏洗。

4. 针灸治疗

（1）针刺

[主穴] 阿是穴。

[配穴] 曲池、手三里、外关、合谷穴。

[治法] 以主穴为主，阿是穴中心直刺1针，并在周围以45°角围刺3针，共用4根毫针，余穴用1根毫针，针刺深度达到皮下近肌层即可，一般1.0cm或稍浅，采用平补平泻行针，留针30分钟，针刺治疗每日1次。连续治疗10日为1个疗程，治疗2～3个疗程。治疗期间嘱患者注意休息，避免肘部剧烈活动。

（2）灸法

[取穴] 阿是穴。

[治法] 阿是穴：患者取坐位，利用艾灸架将点燃的艾条对肱骨外上髁压痛点进行灸治，开始时火源距离皮肤 1~2cm，每隔 3~5 分钟根据患者感受逐渐调节距离，始终保持一定温热的刺激，又无灼痛感。治疗过程中要注意询问患者的感受，以及密切观察局部皮肤变化情况。一般灸治直至患者局部肘关节外侧红斑、潮红，或自觉全身出汗，灸感透达，即可停止灸治，一般灸 30~50 分钟，每日 1 次，7 日为 1 个疗程，治疗 2 个疗程。

5. 封闭疗法 体位、定点、消毒、铺巾同针刀治疗，用 1% 盐酸利多卡因注射液 3mL 加复方倍他米松注射液 7mg 作痛点封闭，每周 1 次，连续 3 次。或用当归注射液 2mL 做痛点注射，隔日 1 次，10 次为 1 个疗程。

6. 物理疗法 可采用超短波、磁疗、蜡疗、光疗、离子透入疗法等，以减轻疼痛、促进炎症吸收。

7. 针刀疗法

（1）体位：患者仰卧位，患肘屈曲 90° 平置于床面。

（2）定点、消毒、铺巾：术者以拇指在患肘肱骨外上髁处触压寻找压痛点，做好痛点标记，同时，向肱骨外上髁的外下方触压寻找尺神经沟并标记，以免麻醉及操作时伤及尺神经。用碘伏棉球消毒 3 遍，75% 酒精脱碘 3 遍，消毒范围是以定点为中心、半径约 5cm 类圆形皮肤区域。铺无菌洞巾，暴露肱骨外上髁处定点周围皮肤区域。

（3）麻醉：用 5mL 注射器抽取 1% 利多卡因注射液 3mL，在定点处垂直进针，使针头快速穿过皮肤，然后缓慢探索进针，保持针体与皮肤表面垂直，当针尖触及骨面时，术者持针手可有明显感觉，这时针尖触及的是肱骨外上髁骨面。轻提针头约 1mm，回抽无回血，缓慢注射麻药，注射剂量为每个定点约 0.5mL。

（4）针刀松解：选用 4 号针刀，术者以右手拇、食指捏持针柄，左手拇、食指按压在定点旁边以固定局部皮肤（以免皮肤滑动造成定点偏离病灶），使刀口线与前臂纵轴平行，持针手的中指与无名指抵在定点处皮肤表面以控制进针速度和深度，在定点处垂直进针，使针尖快速穿过皮肤，然后缓慢探索进针，保持针体与皮肤表面垂直。

入路层次：皮肤、浅筋膜、伸肌总腱、肱骨外上髁。

进针过程中会有两个阻力点，第 1 个阻力点是针尖穿过皮肤后约 0.5cm 处，这时的阻力感是针刀尖端到达肌（伸肌总腱）表面所致，此时阻力感的特点是初而有弹性，这时应用力进针，使针刀穿过该肌，然后便到达第 2 个阻力点。该阻力点的特点是硬而无弹性，是针刀尖端触及骨面时所产生的，术者持针手可有明显感觉，这时针刀触及的是肱骨外上髁骨面。轻提针体到达第 1 个阻力点处，刀口线与上肢纵轴平行（刀口线平行于肌纤维），纵向切割伸肌 3～4 刀，再使针体向两侧倾斜约 45°，向其两侧铲切 2～3 刀，调转刀口线 90°，横向切割肌腱 1～2 刀，该点术毕。

每一定点操作相同，针刀松解应在外上髁与伸肌连接处的解剖范围内进行。出针后局部按压片刻，确认无出血，外敷包扎。

（5）术后手法：术者用拇指在进针点一侧按压，推动皮下组织连同肌腱沿骨面向另一侧滑动，以扩大针刀松解范围，反复 3～5 次。

（6）术后注意事项：2 天内针孔避免接触水，防止感染，术后 2 周内患肢避免提重物劳动等，以避免患处受刺激，影响恢复。

8. 浮针疗法　采用中号浮针，长 32mm，粗 0.6mm，针具由针芯、软套管及针座构成。患者取坐位，充分暴露患部，找准病灶压痛点，做好标记，常规消毒，在距痛点上或下 10mm 处进针，针尖直指痛点，尽量快速透皮，针体与皮肤呈 15°～30°角，达皮下疏松结缔组织后缓慢平行进针，进针后一般疼痛即时缓解，以进针点为支点，手握针座左右摇摆，作匀柔平稳扫散，时间约 10 分钟后取出钢针芯，软套管留于皮下，贴上输液贴，视疼痛缓解程度而决定留置时间，最迟不超过 24 小时，然后手法实施。

9. 功能锻炼　在治疗初期先徒手锻炼患肢伸腕动作，后期随着症状消失，再用哑铃负重（哑铃重量以 2kg 为宜）锻炼患肢伸腕动作。功能锻炼须循序渐进，强度以患肢前臂酸胀即可。功能锻炼每日 2 次，每次 15 分钟左右。遵循"酸加、麻减、痛停"原则，即患肘部及前臂感酸胀可适当加大运动量，若出现麻木感则需减少运动量，出现痛感应停止功能锻炼，以免加重症状或再次损伤患处。

10. 冲击波治疗　患者取坐位，患肘屈曲于支架上，标记患肘压痛点及伸肌总腱的体表投影。利用治疗仪的定位系统使其焦点定位标记处，选择治疗参数：触发电压 8.0kV，冲击范围约为 1.5cm²，频率一般为 3Hz。

操作时先冲击压痛点 1000～1200 次，再对伸肌总腱体表投影冲击 1000～1200 次，每周治疗 3 次，2 周为 1 个疗程，共治疗 1 个疗程。每次治疗后休息 5～10 分钟，确定无特殊不适后离开。同时嘱患者每日行前臂伸肌群静力锻炼。

【预防与调护】

肱骨外上髁炎是由于肘、腕关节的频繁活动，腕伸肌的起点反复受到牵拉刺激而引起，因此尽量避免其剧烈活动。疼痛发作期应减少活动，必要时可作适当固定，可选择三角巾悬吊或前臂石膏固定 3 周左右，待疼痛明显缓解后应及时解除固定，并逐渐开始肘关节功能活动，但要避免使伸肌总腱受到明显牵拉的动作。

【医案举隅】

李某，女，45 岁，右肘外侧疼痛，活动受限 1 个月，于 20** 年 5 月 6 日来我院就诊。

[病史] 该患缘于 1 个月前因劳累而出现右肱骨外上髁处疼痛、活动受限，小手指伸展用力时牵扯肘部疼痛，不能做端碗、扫地等动作。多方求治，疗效欠佳。舌质紫暗，苔白，脉细涩。

[体格检查] 右肱骨外上髁处压痛，局部无肿胀，未扪及包块，右肘抗阻力背伸试验阳性。

[辅助检查] 右肘正侧位 X 线片：右肘关节未见异常。

[临床诊断] 右肱骨外上髁炎。

[治法] 舒筋通络，活血止痛。

①针刀治疗：患者仰卧位，患肘屈曲 90°平置于床面。常规定点、消毒、铺巾，用 1%盐酸利多卡因注射液 2mL 痛点注射麻醉，给予肱骨外上髁痛点针刀松解治疗，出针后局部按压片刻，确认无出血，外敷包扎。术后术者用拇指在进针点一侧按压，推动皮下组织连同肌腱沿骨面向另一侧滑动，以扩大针刀松解范围，反复 3 次。嘱患者 2 天内针孔避免接触水，防止感染，术后 2 周内患肢避免提重物、劳动。

②口服中药：以"舒筋通络、活血止痛"为主，给予自拟方中药汤剂口服，药物如下。

羌活 10g，防风 10g，荆芥 10g，独活 10g，当归 12g，续断 12g，青皮 5g，牛膝 9g，五加皮 9g，杜仲 9g，红花 6g，枳壳 6g，伸筋草 9g。

上药 7 剂，水煎取汁 300mL。每次 150mL，每日 2 次，口服。

二诊：服药后疼痛缓解，但伸指用力时，局部仍有些疼痛未彻。效不更方，继续口服 7 剂。以"舒筋通络，活血止痛"为主，给予自拟方中药外敷，药物如下。

血竭 15g，没药 10g，白芷 10g，胆南星 10g，川椒 10g，红花 10g，五加皮 10g，穿山甲（代）10g，土鳖虫 10g，桑白皮 10g。

将上诸药研磨，再加薄荷冰、梅片研磨，加热形成液体，将所有研磨好的药混合并加入蜂蜜或凡士林溶成膏用。将药膏摊于湿纱布上，再敷于肱骨外上髁处，外用胶布封边固定，在用绷带包扎，每隔一天清理患处并换药 1 次。嘱注意休息，其避免患肢持重，适当功能锻炼。

1 周后复诊，上述症状、体征消失，右肘关节活动自如。

尺骨鹰嘴滑膜囊炎

尺骨鹰嘴滑膜囊炎是指肱三头肌腱附着于鹰嘴处的两个滑液囊，因外伤而引起充血、水肿和渗出、囊内积液为特征的外伤性劳损性病变。本病常见于矿工、士兵、学生，故又称矿工肘、学生肘等。尺骨鹰嘴的两个滑液囊不与关节相通。一个在肱三头肌腱与鹰嘴突之间，另一个在肱三头肌与皮肤之间，后者最易受伤致损。

【病因病机】

肘关节包括肱尺关节、肱桡关节、桡尺近侧关节三个关节，有共同的关节囊包绕。肱尺关节由肱骨下滑车与尺骨半月切迹构成，尺骨鹰嘴形成肘尖。肘后区皮肤较厚且松弛，皮下组织不多，皮肤的移动度较大。在皮肤与尺骨鹰嘴之间有一滑囊，称鹰嘴皮下囊。深层有深筋膜及肱三头肌肌腱。肱三头肌腱止于尺骨鹰嘴，在肱三头肌腱深面与鹰嘴之间有一滑囊，称为肱三头肌腱下囊。上述的两个滑囊不与关节相通。正常情况下，两个滑囊可起到肱三头肌腱及周围筋膜与尺骨鹰嘴之间的润滑作用。

急性损伤：肘尖部受到外力创伤可致尺骨鹰嘴滑膜囊的急性损伤，滑液囊渗出增多，滑膜囊壁充血、水肿，渗液迅速积聚使滑膜囊膨胀隆起，渗出液常为血性。

慢性损伤：肱三头肌反复受暴力作用，久之可使肌腱止点处纤维断裂、出血，继发腱下囊及皮下囊慢性滑膜囊炎；或因为肘关节频繁伸屈运动，使滑囊反复受到摩擦和压迫，逐渐引起该处滑膜囊囊壁肥厚，囊壁内绒毛形成，滑膜充血、水肿，甚至增生钙化或纤维化，滑液逐渐增多，可充盈整个囊腔。积液可因活动、摩擦而不同程度减少，但难以完全吸收。有时活动多，反而使积液迅速增加。

【诊查要点】

1. 临床表现　主要表现为鹰嘴部呈囊腔性肿物，直径在 2～4cm，无疼痛，或疼痛不重，伴有功能障碍。急性损伤后，由于大量血性浆液渗出，可出现局部红肿，皮温稍高，有压痛，渗出液多时可有波动感，关节活动不利，逐渐形成圆形包块。其软硬程度与囊内积液的多少有关。慢性滑液囊炎为渐起，常为多次损伤后偶然发现，肿物在尺骨鹰嘴下，多为圆形或椭圆形，压痛不明显，可有波动，肱三头肌抗阻试验阳性，但伸直抗阻阴性。囊内可抽出无色清亮黏液。

2. 影像学检查　X线检查晚期可见钙化阴影，尺骨鹰嘴结节变尖。肱骨内上髁炎与肱骨外上髁炎为肌腱附着点受病，尺骨鹰嘴滑膜囊炎则为滑液囊组织受病。

【鉴别诊断】

1. 肘关节结核　关节肿胀在肱三头肌两旁，不偏桡侧，无肌肉痉挛。活动受限，肌肉萎缩，肘关节呈梭形肿胀，穿刺抽出清淡脓液或干酪样物，X线可见骨质破坏。确诊常需手术切除病变滑囊，病理检查。

2. 单纯性皮下血肿　单纯性皮下血肿的肿胀范围较广，肘关节活动受限。

3. 肱三头肌肌腱炎　临床主要症状为疼痛位置在肘尖部，当抗阻伸肘时疼痛加重，局部无软组织肿胀膨隆，触诊无囊性物，肱三头肌抗阻试验阳性有助于鉴别。

4. 尺骨鹰嘴骨折　多有明确的外伤史，由肱三头肌肌腱强力牵拉所致，表现为尺骨鹰嘴部疼痛剧烈、肿胀明显，可触及骨擦感及局部异常活动，肘关节X线平片检查可明确诊断。

【天池伤科疗法】

1. 手法治疗　急性外伤发病者，手法多在1周后进行，用指揉法或弹拨法等。慢性滑囊炎可用较重手法刺激，首先用揉、散、刮法，舒筋通络，然后用弹拨法弹拨臂丛神经，对于深部滑膜囊炎可用拨挤压按法，先伸后屈，效果较好。

2. 固定方法　急性损伤后可采用颈腕带悬吊、小夹板或石膏托制动，避免患部的撞击和摩擦。

3. 药物疗法

（1）内服药

血瘀气滞证：肘关节外后方及尺骨鹰嘴上方有条索状肿胀，质软、有波动感，肘关节自主运动有一定范围受限，被动活动疼痛加剧。舌质红，苔薄，脉弦数。治宜活血祛瘀、行气止痛，方用正骨紫金丹、五虎丹。

气虚血瘀证：肘关节外后方及尺骨鹰嘴上方有肿胀，稍硬实，无波动，肘关节屈伸运动障碍及疼痛。舌质淡，苔薄，脉弦细。治宜补气活血通络，方用补阳还五汤加姜黄、鸡血藤、丹参等。

（2）外用药

①坎离砂

组成：当归 37.5g，川芎 50g，防风 50g，透骨草 50g，铁屑 10kg。

制法：炮制以上五味，除铁屑外，其余当归等四味加米醋适量，煎煮 2 次，滤过，合并滤液。将铁屑置炉内煅至一定程度时取出，立即将上述滤液倒入铁屑中，搅匀，晾干，过筛，即得。

功效：祛风散寒，活血止痛。

用法用量：每 250g 加米醋 15g（不可过量），立即拌匀，装入布袋。外包棉垫（或毛巾），待发热后，烫患处，药凉后取下。再用时仍以前法拌醋，可反复使用数次。每日烫患处 1～3 次。每疗程 1 周。

②滑囊炎散

组成：穿山甲（代）30g，天南星 20g，生半夏 20g，茯苓 20g，防己 20g，龙骨 15g，牡蛎 15g。

功效：软坚散结，利水消肿。

制法与用法：上药共为细末，混合均匀，再用温水、热醋各半，将药粉调匀，外敷患部。每日 2 次，每疗程 1 周。

③熏洗药

组成：伸筋草 50g，透骨草 50g，香樟木 50g，甘松 9g，山柰 9g。

功效：滑利关节，温经通络，活血祛风。

用法：上药放入竹桶内，煮沸后熏洗伤处。每次 25 分钟，每日 2 次，每疗程 1 周。

4. 针刺疗法　选曲池、外关、阿是穴施捻转提插之泻法，以肘部酸胀为度，留针 30 分钟，每日 1 次，10 次为 1 个疗程。

5. 封闭疗法　患者取座位，患肘标记，消毒，无菌洞巾覆盖，取 5mL 注射器穿刺，先作囊内穿刺，抽尽渗液，然后于囊腔内注入复方倍他米松注射液 7mg+2% 利多卡因注射液 1mL，封闭后局部加压包扎，24 小时内防止污染。每周 1 次，共 2～3 次。

6. 针刀治疗　疼痛及压痛较浅在者，患者取侧卧位，患肘半屈曲位。患处消毒，铺无菌洞巾。针刀刀口线与上肢纵轴平行，针体垂直于皮肤刺入达鹰嘴骨面，纵行切开 2～3 刀，再横行铲剥 2 下，出针。过伸、过屈肘关节，针孔加压包扎。压痛在尺骨鹰嘴上面肱三头肌腱附着的骨尖处，为腱下囊炎。刀口线与肱三头肌腱纤维方向一致，针体与上臂皮肤约呈 45° 刺入，达鹰嘴尖骨面。纵切几刀，纵行疏通剥离，横行摆动针体。出针后，过度屈肘关节几次，针孔加压包扎。滑囊肿胀不明显者，可选斜刃针刀治疗。刀口线要与上臂纵轴平行，针体垂直皮肤在压痛点刺入，针刀尖刺达骨面，纵行切割 2～3 下，出针，针孔加压包扎。注意针刀松解腱下囊时，刀刃勿离骨面而刺入关节腔或尺神经，以免造成不必要的损伤。

7. 引流和手术疗法　若已并发感染，应给予切开引流。感染后滑膜囊切开者，部分患者能黏合自愈，但有的仍需要做刮除囊壁术。久治不愈而又影响日常生活者，可手术切除滑膜囊。手术大体步骤：采用肘关节后侧切口，切口长度以能显露滑囊为度。向两侧稍行游离皮缘，显露滑囊。沿滑囊四周做钝性分离解剖，将滑囊完整切除。彻底止血，生理盐水冲洗伤口，按层次缝合切口。缝合时应注意消灭死腔，滑囊切除后皮肤多余部分可切除。应注意保护尺神经，防止损伤。可将尺神经游离出，用橡皮条牵开保护。术后注意多饮水，多食新鲜水果蔬菜，高蛋白、高维生素、高含钙质食物。术后 2 周拆线，并锻炼关节功能。

8. 练功疗法　用于关节功能低下者，可做前臂旋前屈伸与旋后屈伸各 10～20 次，每天 3 次。

【预防与调护】

一般保守治疗，效果良好。急性发作期用三角巾或布带将前臂屈肘位悬吊于胸前，通过局部休息可达到治疗目的。平时应经常做一些缓慢的肘关节屈伸活动，并保持局部温暖，避免寒邪侵袭。预防复发的关键在于将滑囊彻底切除，未切除者应避免该部位反复损伤。

【医案举隅】

刘某，男，42 岁，修理工。

[病史] 右肘疼痛 20 天，活动不受限。局部揉按、稍活动肘关节，疼痛可减轻，工作劳累、肘关节活动过多，可使疼痛加重。

[体格检查] 尺骨鹰嘴上方骨尖有明显压痛，可触及一囊肿，有波动感，肱三头肌抗阻试验阴性。

[辅助检查] 肘关节 X 线检查无异常。

[临床诊断] 尺骨鹰嘴滑膜囊炎。

[治法] 舒筋通络，活血祛瘀。

① 药物治疗：丁香 10g，木香 10g，血竭 10g，儿茶 10g，熟大黄 10g，红花 10g，当归头 20g，莲子肉 20g，白茯苓 20g，白芍 20g，牡丹皮 5g，甘草 3g。

共为细末，炼蜜为丸，每服 15g，黄酒调下，每天 2 次。

② 手法治疗

取穴：曲池、肘髎、天井、少海、四渎、手三里及尺骨鹰嘴部。

主要手法：按、揉、运肘、擦等。

操作方法如下。

指按穴位法：患者取端坐位屈肘，医者用拇指或中指点按曲池、肘髎、天井、少海、四渎、手三里穴，每穴1~2分钟。

局部揉法：在尺骨鹰嘴部轻揉慢摩，手法适当，持续操作3~5分钟。

运肘法：医者一手握患臂腕部，另一手托其患肘，作肘关节屈伸活动。操作速度由慢而快，再由快而慢，反复操作20~30次。擦肘后部，以透热为度。每日1次。

1周后复诊，上述症状、体征消失，基本痊愈。

桡侧腕伸肌腱周围炎

桡侧腕伸肌起始于肱骨外上髁，其肌群主要有桡侧腕伸长肌、腕伸短肌、外展拇长肌和拇伸短肌。在前臂桡背侧中下1/3处，外展拇长肌及拇伸短肌从桡侧腕伸长、短肌上面斜行跨过，二者交叉重叠。由于此处周围没有腱鞘，仅有一层疏松的腱膜覆盖，当腕关节及拇指活动时，上述肌腱即相互摩擦而容易引起肌腱及其周围劳损，称为桡侧腕伸肌腱周围炎。

【病因病机】

腕部背伸运动是由腕伸肌的舒缩活动完成的，当腕部处于背伸、过度尺偏位或手指重复持续用力活动过久，以上两组交叉重叠的肌腱因运动方向不一而相互摩擦，引起腱膜组织的急性炎症反应，导致伸肌腱及其周围筋膜的损伤。多见于木工、砖瓦工等，亦见于一时性突然从事紧张的伸肘腕劳动时的文职人员。如及时治疗，经1~2周即可恢复；如不痊愈，易反复发作，日久则局部可纤维变性而引起肌腱粘连。

【诊查要点】

有明显的劳损病史，多发于男性青壮年，以右侧前臂多见，发病与手及腕部过度频繁活动和劳动有关。起病较快，常诉前臂桡背侧下1/3处酸痛或疼痛、有压痛、肿胀、腕部活动不自如，并伴有细微的摩擦感或捻发音。检查时沿着病变的桡侧腕伸肌腱呈条索状肿胀，嘱咐患者握拳并作腕关节强力伸屈时，腕部疼痛加重，且可闻及捻发音。

【鉴别诊断】

本疾病应与桡骨茎突部狭窄性腱鞘炎相鉴别。桡骨茎突部狭窄性腱鞘炎其桡骨茎突处有明显疼痛和压痛。急性期有局部肿胀，外展、背伸拇指时，有肌腱摩擦或握雪感，慢性期可微肿，腕部活动无力，疼痛可放射至手指或前臂，局部可扪及硬性结节、条索状物，压痛明显，可鉴别。

【天池伤科疗法】

1. 手法治疗　急性期一般不宜行理筋手法。

理筋手法：一助手握患肢前臂上端，术者一手握拇指，与助手相对拔伸牵引，用另一手拇指沿桡侧腕伸肌腱自下而上反复用推法，直至桡腕关节活动时捻发音消失或减轻为止。肿胀消退后作拿捏和理顺手法。肿痛消退后可用拇指指腹部在患处按揉、推摩，再捏提腕伸肌腱，最后作相对拔伸牵拉拇指并稍加旋转动作，以使其肌腱筋膜舒展、柔顺。

2. 固定治疗　若肿胀、疼痛严重者，除了用手法和外敷药之外，可选用一块硬纸壳板，放置于前臂下 1/3 处，超腕关节固定，外用绷带包扎。直至肿胀消失。

3. 药物治疗　手法结束后可在患处外敷宝珍膏或定痛膏，也可用跌打止痛液外擦，若日久肌腱粘连，可用海桐皮汤熏洗。

4. 封闭治疗　用醋酸泼尼松龙 12.5mg 加 0.5% 普鲁卡因 4mL，于前臂肿胀部位局部封闭，注射在该肌腱的腱膜组织中。一周 1 次，连续注射 3~5 次。

【预防与调护】

避免腕关节作长时间的过度背伸活动。局部肿痛消退后，逐步恢复工作。如及时治疗，经 1~2 周即可恢复。如恢复不好，易反复发作，日久则局部可纤维变性而造成肌腱粘连。

【医案举隅】

张某，男，35 岁，右前臂中下段的背桡侧肿胀、疼痛，活动受限 7 个月，加重 1 星期，于 20** 年 11 月 6 日来我院就诊。

[病史] 患者 7 个月前因右手过度劳累，导致右前臂中下段的背桡侧肿胀、疼痛，腕部活动受限，当时并未在意，未给予治疗，1 个星期前，患者右前臂肿胀、疼痛，活动受限加重。舌质紫暗，苔白，脉细涩。

[体格检查] 右腕部肿胀、疼痛，活动受限，压痛（＋），握拳并做腕关节伸屈时，出现捻发感。

[临床诊断] 桡侧腕伸肌腱周围炎。

[治法] 舒筋通络，消肿止痛。

① 手法治疗：急性期一般不宜行理筋手法。

中后期理筋手法：一助手握患肢前臂上端，术者一手握拇指，与助手相对拔伸牵引，用另一手拇指沿桡侧腕伸肌腱自下而上反复用推法，直至桡腕关节活动时捻发音消失或减轻为止。肿胀消退后作拿捏和理顺手法。肿痛消退后可用拇指指腹部在患处按揉、推摩，再捏提腕伸肌腱，最后作相对拔伸牵拉拇指并稍加旋转动作，以使其肌腱筋膜舒展、柔顺。

② 药物治疗：手法结束后在患处外敷宝珍膏或定痛膏。

③ 固定治疗：选用一块硬纸壳板，放置于前臂下 1/3 处，超腕关节固定，外用绷带包扎。直至肿胀消失。

④ 封闭治疗：用醋酸泼尼松龙 12.5mg 加 0.5% 普鲁卡因 4mL，于前臂肿胀部位局部封闭，注射在该肌腱的腱膜组织中。一周 1 次，连续注射 3 ~ 5 次。

2 周后复诊，上述症状、体征消失，右前臂活动自如。

腕管综合征

腕管综合征又称腕管狭窄症、正中神经挤压症，是一种由于正中神经在腕管中受到卡压，产生相应支配区的功能障碍，而引起的以手指麻木乏力为主的症候群。腕管系指腕掌横韧带与腕骨所构成的骨——纤维管。腕管中有正中神经、拇长屈肌腱和 4 个手指的指浅、深层肌腱。正中神经居于浅层，处于肌腱与腕横韧带间。

【病因病机】

当腕部有骨折脱位（桡骨下端骨折、巴顿骨折、腕骨骨折脱位）或腕管内有骨病（脂肪瘤、腱鞘囊肿）等，而引起韧带增厚、腕管内肌腱肿胀、压力稍有增高时，均可导致腕管内腔改变而出现正中神经症状。

【诊查要点】

本症主要表现为正中神经受压，患者常主诉桡侧 3 个半手指异常感觉，如刺痛、灼痛、麻木、肿胀感、手力减弱、拇指笨拙无力。劳动后、入睡前，局部温度增高时，症状可加重；寒冷季节，患指可有发冷、发绀或活动不便，活动或甩手后减轻。病程久者，大鱼际萎缩，拇、食、中 3 指和无名指的桡侧半感觉减退，拇指与小指对掌时，第1掌骨无力旋转、外展和对掌，病指出汗减少，皮肤干燥脱屑。临床特殊体征检查，叩击掌长肌桡侧之正中神经或掌屈腕关节，1分钟后出现窜电样刺痛[Tinel（蒂纳尔）征]，或是在上臂缠以血压计气囊带，充气1分钟后，病侧手即出现充血、疼痛加剧。肌电图检查可见大鱼际出现神经变性。X线检查可能有陈旧性骨折或月骨脱位等征象。

【鉴别诊断】

本病应与颈椎间盘突出症，特别是颈6、7神经根受压和胸廓出口综合征相鉴别。

颈椎病、颈椎间盘突出症：两者麻木区不单单在手指部位，前臂区也同时有痛觉减退区，并且运动、腱反射也出现某一神经根受压的变化，同时伴有颈部的症状和体征。

【天池伤科疗法】

1. 手法治疗　局部不宜过重过多施用手法，以减少已增加的腕管内压。手法运用一般先在外关、阳溪、鱼际、合谷、劳宫及痛点等穴位处施以按压、按摩，后将患手在轻度拔伸下，缓缓旋转、屈伸腕关节数次。最后，术者以左手握住腕上，右手拇、食二指捏住患手拇指及其第2、3、4指，依次行拔伸弹刮法，以上手法可每日作1次。

2. 局部制动　初期轻症患者，可用石膏托或夹板固定腕部于背伸功能位1~2周，症状可缓解。

3. 药物治疗　对早期病例可用消瘀止痛膏或三色敷药外敷，亦可用海桐皮汤熏洗。

4. 封闭治疗　以醋酸氢化可的松0.5~1mL加0.5%普鲁卡因2mL作腕管内注射，5~7天一次，共4~5次。勿将药物直接注射在正中神经内。

5. 手术治疗　适用于以上疗法无效或多次发作的病例，可用小针刀切开腕横韧带；或在腕部掌侧作"S"形手术切口，切开腕横韧带，探查正中神经，不缝合韧带。术后效果良好。

【预防与调护】

对腕部的创伤要及时、正确处理，特别是有腕部骨折或者脱位的时候，如果已经发生腕管综合征，施行理筋手法之后要固定腕部。不适合做热疗，避免加重病情。如果保守无效者应该尽快做手术治疗，防止正中神经长时间受压而出现变性。

【医案举隅】

吕某，女，60岁，职员，于20**年8月13日就诊。

[主诉] 右手腕部疼痛伴手指麻木15天。

[病史] 患者自诉15天前无明显诱因出现右手腕部疼痛伴右手2、3、4指麻木，指端感觉减弱，洗衣做饭上述症状加重，热敷未见减轻。

[体格检查] 右手外观无畸形，右手2、3、4指桡侧半掌侧皮肤及背侧2、3指远节皮肤感觉减弱，右手拇指对掌力弱，右外展功能障碍，右大鱼际肌萎缩。屈腕压迫试验阳性，腕部叩击试验阳性，即腕部叩击可出现向手指的放射症状加重。

[辅助检查] 肌电图显示：右侧正中神经损伤（感觉、运动均受累）。

[临床诊断] 右腕管综合征。

[治法]

① 运用天池伤科特色疗法，进行手法治疗，每日1次。

② 局部制动，用夹板固定腕部于背伸功能位1周。

二诊：8月20日，经1周治疗，右腕部疼痛症状有所消退，右手2、3、4指麻木较前减轻，继续此治疗方案，注意保暖。

三诊：8月27日，经过2周治疗，右腕部疼痛症状基本消失，右手2、3、4指麻木症状明显减轻，症状明显见改善。

桡骨茎突狭窄性腱鞘炎

本病又称德凯尔万（De Quervain）综合征，是外展拇长肌和伸拇短肌两肌腱通过桡骨茎突部的腱鞘发生狭窄性的无菌性炎症。在解剖关系上，由于肌腱在桡骨茎突处浅沟内滑动，此处弯曲角较锐，当腕部或拇指活动时，此弯角可进一步加大，故长久的间接摩擦易造成劳损以致创伤，为一种职业性损伤。

【病因病机】

手腕部过度劳动及运动可导致本病的发生，任何需要持续拇指的操作，如育婴抱婴妇女、草帽编织者、刻缮人员、细纱纺工等工作，使肌腱在腱鞘管道中频繁摩动，日久劳损，即可使腱鞘发生损伤性炎症，造成纤维管的充血、水肿，鞘壁增厚，管腔狭窄，肌腱变粗，在管内滑动困难而产生相应的症状。

体弱血虚，血不荣筋者更易发生本病，如局部病变迁延日久，腱鞘纤维化和挛缩，腱鞘腔更加狭窄，将使症状更为顽固。

【诊查要点】

本病多见于中年妇女。发病后，桡骨茎突处及舟状窝之桡侧有疼痛及压痛，偶可触及小的结节隆起，局部不红肿。疼痛可向手及前臂放射，亦可因拇指外展或内收动作而加剧。拇指活动无力，持重时乏力，尤其不能做提热水瓶倒水等动作。转为慢性时有挤轧感，尺侧活动受限，或见大鱼际肌萎缩。

若令病员内收拇指并握拳尺偏时，可在桡骨茎突顶部引起剧痛，此即芬克斯坦（Finkel-Stein）试验阳性。

【鉴别诊断】

本病应与化脓性腱鞘炎相鉴别。化脓性腱鞘炎是手部一种严重的感染，发病迅猛，当鞘管内尚未形成脓液时，即可出现明显的全身症状，如高热、寒战、恶心、呕吐、白细胞增高等。

【天池伤科疗法】

1．手法治疗　患者正坐，术者一手托住患手，另一手于腕部桡侧疼痛处及其周围作上下来回的推拿及揉捏，并弹拨肌腱 3~5 次。最后将患手拇指握持，在向远心端牵拉的同时，向尺桡侧摇晃腕关节。可起到舒筋解粘、疏通狭窄的动作，每日或隔日 1 次。

2．固定治疗　若患者手部缓慢动作，谨慎保护下可以自愈。初期患部可外敷消肿止痛膏或三色敷膏，纸板或夹板将拇指伸展，腕关节桡侧偏15°角固定 2~3 周。

3．封闭治疗　醋酸氢化可的松 0.5mL 加入 1%~2% 普鲁卡因 2mL 内作鞘内注射，5~7 天 1 次，共 3~4 次。术后配合手法治疗，疗效更佳。

4．小针刀疗法　无菌操作，小针刀刀口线和桡动脉呈平行刺入，在鞘内纵行疏剥，病情严重者，亦可刺穿腱鞘，使刀口接触骨面，刀身倾斜，将腱鞘从骨面上剥离铲起，出针，针孔挤压至不出血为止。注意勿伤桡动脉和神经支。

5．手术治疗　用以上方法治疗未见效果者，可在局麻下纵行切开腕背韧带和腱鞘（不缝合），解除卡压，缝合皮肤切口。有时外展拇长肌与拇伸短肌腱各有一个腱鞘，此种解剖变异，在术中应探查清楚。

【预防与调护】

患者平时做手部动作要缓慢，要尽量减少手腕部的过度活动，少用冷水，以减少刺激。如若出现疼痛严重时，可用夹板将腕关节固定于桡偏15°2~3周，用以限制活动，可缓解症状。

【医案举隅】

王某，女，45岁，工人，于20**年11月5日就诊。

[主诉] 左手桡骨茎突处疼痛伴手部放射痛5天。

[病史] 患者自诉5天前因冷水洗菜及收拾卫生后出现左手桡骨茎突处疼痛且伴有手部的放射痛，手腕部保暖后症状有所缓解，但遇劳加重，暖则减轻。

[体格检查] 左手外观无畸形，左桡骨茎突处及舟状窝之桡侧有疼痛及压痛，疼痛可向手部放射，拇指活动无力，尺侧活动受限，左手握拳尺偏试验阳性。

[临床诊断] 左桡骨茎突狭窄性腱鞘炎。

[治法]

手法治疗：患者正坐，术者一手托住患手，另一手于腕部桡侧疼痛处及其周围作上下来回的推拿及揉捏，并弹拨肌腱3~5次。最后将患手拇指握持，在向远心端牵拉的同时，向尺桡侧摇晃腕关节。可起到舒筋解粘、疏通狭窄的作用，每日1次，连续7天。

二诊：11月13日，左手疼痛症状好转，有轻微的手部放射痛，继续手法治疗。

三诊：11月20日，经过2周治疗，左桡骨茎突部疼痛症状基本消失，左手部反射症状明显减轻，症状明显见改善。

第四节　下肢筋伤

髋部扭挫伤

髋关节挫伤是指髋关节在过度的内收、外展、屈曲、过伸时，由于摔倒或高处坠下、扭挫而导致髋关节部周围的肌肉、韧带出现损伤。临床上因髋关节周围的肌肉和韧带比较坚韧，所以筋伤的发生率较低。

【病因病机】

多因跌扑、坠堕、跳跃时，关节过度收、展、屈、伸，致髋关节周围肌肉、韧带和关节囊撕裂、水肿等。

【诊查要点】

受伤后局部疼痛、肿胀，功能障碍。患肢呈保护性姿态，如跛行、拖拉步态、骨盆倾斜等。检查患侧腹股沟内部有明显的压痛及轻度肿胀。在股骨大转子后方也有压痛。髋关节各方向运动时均可出现疼痛加剧。部分患者患肢外观变长，呈外展外旋位，但 X 线照片检查无异常发现。一般预后较好，往往 2~3 周方可痊愈。

【鉴别诊断】

1. 股骨头骨骺炎　患者往往年龄较小，外伤史常不明确，跛行较明显，局部压痛及肿胀不显，晚期的 X 线显示明显的软骨损害，股骨头变扁。

2. 髋关节结核　多见于儿童及青少年，症见消瘦、疲乏，食欲减退，常盗汗，体温增高，血沉加快，患髋可出现屈曲、内收、内旋畸形，髋关节功能受限，托马斯征阳性，晚期可出现脓肿、窦道。X 线片可见骨质破坏，关节间隙狭窄，或有死骨出现，常合并病理性髋脱位或畸形。

【天池伤科疗法】

1. 手法治疗　患者取俯卧位，术者在臀部痛点做按、压、揉、推、摩法。患者改仰卧位，助手固定骨盆，术者一手握患肢踝部，另一手扶持膝部，轻柔缓慢地将髋关节屈曲、内收、外展、旋转，以舒顺肌筋，嵌顿的韧带或关节囊亦可松解。

2. 固定方法　不需严格的固定，但患者应卧位休息，患肢不负重，以利于早日恢复。

3. 药物治疗　治宜活血祛瘀、舒筋通络，内服舒筋丸，成人早晚各 1 丸，外贴宝珍膏。

4. 针灸治疗　取阿是、环跳、秩边、髀关、承扶、委中、阳陵泉、昆仑等穴位，按八纲辨证采用补泻手法，留针 15 分钟，每日 1 次。

5. 针刀治疗　可用针刀处理相应损伤的肌肉、韧带、关节囊，以肌肉起止点、可触及的紧张的肌纤维及明显压痛点为主，先行纵向疏通在横行剥离，以针下有松动感为度。

【预防与调护】

急性期疼痛严重者应卧床休息，将伤肢外旋外展位，避免髋关节的旋转动作，使髋关节周围肌肉、韧带处于正常状态。疼痛缓解后应加强髋关节的活动及周围肌肉的功能锻炼。

【医案举隅】

王某，男，19岁，学生，因，于20**年5月12日就诊。

[主诉] 右髋部疼痛，活动受限1小时。

[病史] 1小时前运动时不慎扭伤右髋部，后出现右髋部疼痛，活动受限，髋部疼痛以腹股沟内部为甚，痛有定处，行走、髋部屈曲疼痛加重。右髋活动受限，屈曲受限明显。

[体格检查] 患者被扶入病房，跛行步态，右髋部略肿胀，皮肤表面淤青、破溃。腹股沟内部压痛（＋）（＋），大转子后侧压痛（＋），臀中肌压痛（＋）。髋关节活动受限，屈曲为甚，"4"字实验（＋），余无明显异常。

[辅助检查] 骨盆X线片：未见骨质异常及骨折线。

[临床诊断] 右髋部扭伤。

[治法] 活血祛瘀，舒筋通络。

① 给予舒筋丸，早晚各1丸。

② 手法治疗：患者取俯卧位，术者在臀部痛点做按、压、揉、推、摩法。患者改仰卧位，给予腹股沟区同上述手法。术毕令助手固定骨盆，术者一手握患肢踝部，另一手扶持膝部，轻柔缓慢地将髋关节屈曲、内收、外展、旋转，以舒顺肌筋。每日1次。

③ 嘱患者注意休息，患肢不负重。

二诊：5月19日。患者诉症状缓解明显，右大腿腹股沟内侧略有疼痛，卧位、立位尚可，久行不能，活动受限明显改善，无负重下可屈伸髋关节。血瘀已去，但脉络未完全畅通。继续给予舒筋丸，早晚各1丸。给予髋部按摩日1次。1周后症状完全消失。

梨状肌综合征

梨状肌为臀部的深层肌肉，起自骶椎前面，穿坐骨大孔，止于股骨大转子，将坐骨大孔分为梨状肌上孔与下孔。坐骨神经紧贴梨状肌下缘穿出骨盆。梨状肌综合征是梨状肌受到急慢性损伤或局部解剖变异，影响到周围的血管和神经而出现的一系列综合症状。临床症状主要表现为臀部疼痛，严重时疼痛可呈"切割样""火烧样"，并可牵扯至下肢，或伴有小腿外侧麻木、行走困难、跛行等症状。

【病因病机】

由于梨状肌的解剖位置特殊，故在工作或日常生活中如受到风寒侵袭或过度牵扯，均可引起该肌出现充血、痉挛、水肿、肥厚等无菌性炎症反应，从而刺激或压迫该部位的坐骨神经，产生以坐骨神经痛为主要症状的症候群。

【诊查要点】

本病大部分患者有外伤史或慢性劳损史，部分患者有受凉史。臀部深在性疼痛，且向同侧下肢的后面或后外方放散，偶尔小腿外侧发麻，阴部不适。大小便、咳嗽、喷嚏可增加疼痛。患侧臀肌可有萎缩，局部变硬，压痛明显，梨状肌部位可触及条索、束状肌束或弥漫性钝厚。直腿抬高在 60°以内出现疼痛。梨状肌紧张试验（＋）。严重者走路时身体半屈。臀部呈"刀割样"，或"烧灼样"疼痛。腰部一般无压痛点，亦无明显异常。

【鉴别诊断】

1. 坐骨神经炎 多因细菌、病毒的感染，维生素的缺乏，而使神经发生炎症水肿，除有坐骨神经体征外，以有沿坐骨神经走行的压痛为其特点。

2. 臀上皮神经卡压综合征 主要表现为腰痛和臀部疼痛，可扩散到大腿及腘窝，但极少涉及小腿，在髂后上棘缘下有明显的压痛点，有时可扪及条索结节或小脂肪瘤，可伴有臀肌痉挛。局部封闭可立即消除疼痛。

【天池伤科疗法】

1. 手法治疗 分筋弹拨深压捋顺法。

患者俯卧于按摩床上，使其肌肉充分放松（可在臀部痛点处行轻度按揉法）。术者立于患者俯卧位的左侧，便于施术。术者用拇指按压梨状肌肌腹，继之用分筋法沿与梨状肌纤维垂直的方向来回拨动。必须注意，拇指按压时不能只在皮肤上揉擦，而是要用力深压，使其力量透过皮肤、皮下组织、臀大肌，直接作用于梨状肌。然后再顺梨状肌纤维走行方向施行捋顺手法，最后再按压梨状肌。目的是分离粘连，解除痉挛，促进血液循环，使梨状肌恢复正常功能。

2. 针灸治疗 穴位取环跳、殷门、委中、承山、足三里及阿是穴。针刺用泻法。

3．针刀治疗 触诊梨状肌体表投影区域发现痛点及条索或束状肌束并标记位置。行针刀松解术，先纵行疏通剥离，再横行摆动针体，剥离肌肉。适当时可"+"字切割。如梨状肌病变影响坐骨神经，形成坐骨神经痛，则可在梨状肌下孔，坐骨神经出口处行针刀松解。刀口线与坐骨神经走向相平行，针体与皮肤垂直，迅速刺入患者皮下组织层部位，然后再逐渐深入，当患者出现麻木感或下肢出现过电样的感觉时，说明针尖已经刺入到梨状肌下孔坐骨神经出口的位置，缓慢松解其周围高张力的组织，当刀下出现松动感的时候即可出针。

4．其他疗法 可采用封闭、理疗等。

5．手术疗法 非手术治疗无效，而诊断明确者，可考虑行梨状肌松解术。

【预防与调护】

急性期患者出现疼痛严重者应该卧床休息，将患肢保持在外旋外展位，避免因为髋关节的旋转而出现梨状肌的紧张，使梨状肌处于松弛的状态。疼痛缓解后应该加强髋关节及腰部活动和功能锻炼，以减少肌肉萎缩，促进血液循环。

【医案举隅】

李某，男，48岁，工人，于20**年5月3日初诊。

[主诉] 左臀部疼痛、偶伴左下肢放散痛5个月，加重1周。

[病史] 5个月前劳累致左臀部疼痛，疼痛性质以酸痛为主，偶伴左下肢放散痛，时轻时重。1周前劳累后上述症状加重，左臀部疼痛明显，痛有定处，以刺痛为主，久行、久坐加重明显，伴左下肢放散痛。

[体格检查] 患者步入病房，跛行步态，腰部无明显畸形和压痛，患侧梨状肌投影区压痛明显，梨状肌下孔压痛（++），向大腿后侧放散痛，髋部内旋、外收略受限，直腿抬高试验50°，梨状肌紧张实验（+）余无明显异常。

[临床诊断] 梨状肌综合征。

[治法] 活血祛瘀，消肿止痛。

① 针刀治疗：于梨状肌肌腹部压痛点行针刀松解术，先纵行疏通剥离，再横行摆动针体剥离肌肉。在梨状肌下孔，坐骨神经出口处，行针刀松解。缓慢松解其周围高张力的组织，当针下出现松动感的时候即可出针。

② 手法治疗：患者俯卧位，自然放松下肢，术者立于患侧。用揉法、擦法施于梨状肌体表部位约5分钟，并用拇指指腹弹拨理顺梨状肌条索状和束状隆起，分解粘连。患者取侧卧位，术者用肘尖、拇指指腹、点按梨状肌和环跳、殷门、承扶、委中、承山、昆仑、足三里等穴位约10分钟。再以左手掌根按压住梨状肌，

右手肘窝拎住患肢膝上前方，两手同时用力，向上扳动大腿 3 次。

抗牵伸法：患者取侧卧位，助手一人固定患者两侧腋部，另一助手与术者各握持踝关节上部，作对抗性逐渐用力牵伸，此法需重复 3 次。

屈膝屈髋按压法：术者将患者髋、膝作强度屈曲，并用力向后外方作顿挫性按压。

屈髋牵张法：将患肢作直腿抬高达 90° 左右，助手在抬高的足底前部作背屈动作 3 次。

患者取俯卧位，术者在梨状肌处用叩击法及掌根按压 10 秒，镇静收功。手法完毕。间日进行 1 次。

③ 药物治疗：给予舒筋片 6 片，每日 3 次。

④ 其他：嘱患者卧床休息。

二诊：5 月 10 日。经服药、手法针刀治疗，患者自诉左臀部无明显疼痛，肿胀消退。血瘀减去，肿胀已消，但脉络受损，继手法治疗 1 周，口服舒筋片 2 周。嘱患者适当进行臀部肌肉功能锻炼。

随诊：经治疗后症状基本消失而愈。追访 1 年未复发，可正常工作。

膝关节侧副韧带损伤

膝关节侧副韧带损伤，多由直接撞伤、牵拉或膝部扭转引起。轻者部分韧带撕裂，轻度内出血、肿胀。重者可完全断裂，或伴有膝部半月板或十字韧带损伤。没有得到正确及时治疗，局部组织病变性、瘢痕、粘连形成顽固性疼痛，多数迁延不愈，患肢功能严重障碍，以内侧副韧带损伤多见。

【病因病机】
膝关节的胫侧及腓侧各有坚韧的副韧带所附着，是膝关节组织的主要支柱。内侧副韧带起于股骨内侧髁结节，上窄下宽呈扇状，与内侧半月板相连，下止于胫骨内侧髁的侧面，防止膝外翻；腓侧副韧带起于股骨外侧髁结节，呈条索状，下止于腓骨头，防止膝内翻。屈膝时侧副韧带较松弛，使膝关节有轻度的内收、外展活动，伸膝时侧副韧带较紧张，膝关节无侧向运动。膝伸直时，膝或腿部外侧受到暴力打击或重物压迫，迫使膝关节作过度的外翻动作时，可以发生胫侧副韧带的损伤或断裂。在少见的情况下，外力迫使膝关节过度内翻，可发生腓侧副韧带的损伤或断裂。单纯的侧副韧带损伤较少见，多与膝关节囊、交叉韧带或半月板同时损伤。

【诊查要点】

多有明显外伤史，局部肿胀、疼痛，有瘀斑，压痛明显，膝关节屈伸功能障碍。胫侧副韧带损伤时，压痛点在股骨内上髁，腓侧副韧带损伤时，压痛点在腓骨头或股骨外上髁。检查侧向试验有重要的临床意义，胫侧副韧带断裂时，在膝伸直位小腿可作被动的外展活动，若该韧带部分撕裂时，则小腿不能作被动的外展活动，但膝内侧疼痛可加剧；腓侧副韧带完全断裂时，小腿可作被动内收活动；若韧带部分撕裂时，则小腿不能被动内收而膝关节外侧疼痛加剧。若有半月板损伤，常发生关节血肿。患膝的内侧（或外侧）在局麻后置双膝关节于外翻（或内翻）位作 X 线正位片检查，可发现韧带损伤处关节间隙增宽，有助于诊断，并注意有无骨折。

【鉴别诊断】

本疾病可与膝关节半月板损伤、膝关节交叉韧带损伤裂相鉴别。

【天池伤科疗法】

1. 手法治疗 理筋手法。侧副韧带部分撕裂者，初诊时应予伸屈一次膝关节，以恢复轻微的错位，并可以舒顺卷曲的筋膜。这种手法不宜多做，否则有可能加重损伤，在后期可作局部按摩。

2. 固定和练功活动 侧副韧带有部分断裂者，应固定膝关节屈曲 20°~30°、功能位 3~4 周，并作股四头肌收缩锻炼，解除固定后练习膝关节的屈曲活动。腓侧副韧带完全断裂，多用非手术治疗；若胫侧副韧带完全断裂，应尽早作修补术。

3. 药物治疗 早期治宜祛瘀消肿为主，内服三七粉，每次 1.5g，每日 2 次，或服舒筋丸，每次 1 丸，每日 2 次。局部可敷三色敷药或消瘀止痛膏。后期治宜温经活血、壮筋活络为主，内服小活络丹，每次 5g，每日 2 次，或服健步虎潜丸，每次 5g，每日 2 次。局部可用四肢损伤洗方或海桐皮汤熏洗患处，熏洗后贴宝珍膏。

4. 针灸治疗 取阿是、血海、梁丘、内膝眼、外膝眼、足三里、阳陵泉、阴陵泉等穴位。进针后捻转使有酸胀感，留针 15 分钟，每日 1 次。

5. 针刀治疗 多选取膝关节侧副韧带起、止点、膝关节内侧副韧带滑液囊、关节间隙处、鹅足囊、股二头肌止点等。进针后刀口线和韧带纵轴平行刺入，先纵行疏通剥离，再横行摆动针体剥离肌肉，如该处组织张力较大或组织变性，可将刀刃旋转 90°，横行切割 2~3 刀，针下有松动感为度。

【医案举隅】

张某，男，32 岁，职员，于 20** 年 3 月 20 日就诊。

[主诉] 右膝部疼痛、肿胀 5 天。

[病史] 5 天前不慎扭伤右膝后右膝部内侧疼痛、肿胀，初未在意后右膝内侧疼加重，活动受限明显，自行口服活血化瘀类药物，外用膏药无明显好转，且进行加重，今来我院就诊。现症：右膝部疼痛、肿胀、活动受限。

[体格检查] 患者步入病房，跛行步态，右膝部内侧略肿胀，皮肤表面淤青、破溃。内侧副韧带压痛（＋），鹅足囊压痛（＋），内侧关节间隙压痛（＋）。内侧方挤压实验（＋）、浮髌试验（－）、研磨实验（－）抽屉实验（－），余无明显异常。

[辅助检查] 右膝部 MRI：右膝内侧副韧带内可见长 T_2 信号。

[临床诊断] 右膝部内侧副韧带损伤。

[治法] 行气活血，祛瘀疏筋。

① 患肢制动，局部敷消肿膏；内服活血消肿汤。

当归 20g，白芷 10g，桑枝 10g，白芍 15g，续断 15g，丹皮 10g，五加皮 5g，杜仲 20g，生地黄 15g，红花 10g，桃仁 10g，牛膝 10g。

1 剂，每日 2 次，水煎服，连服 10 剂。

② 给予侧副韧带压痛起止点、鹅足囊针刀松解术。

二诊：3 月 1 日。患者诉症状缓解，肿胀消失，无负重下可屈膝关节，基本无痛，但久行不能，侧方挤压实验阳性。患者血瘀减去，肿胀已退，但脉络仍然受损，汤药停止。

① 局部敷消肿膏。

② 口服舒筋丸，每次 1 丸，每日 2 次。

③ 给予膝部针灸每日 1 次，阿是穴、血海、梁丘、内膝眼、阴陵泉、三阴交等平补平泻。10 日为 1 个疗程。

④ 嘱患者适当进行膝关节功能锻炼。

经 20 日治疗，上述症状、体征消失，膝部活动自如。

膝关节半月板损伤

膝关节半月板损伤是一种以膝关节局限性疼痛，部分患者有打软腿或膝关节交锁现象，股四头肌萎缩，膝关节间隙固定的局限性压痛为主要表现的疾病。半月板为位于股骨髁与胫骨平台之间的纤维软骨，附着于胫骨内外髁的边缘，因边缘较厚而中央部较薄，故能加深胫骨髁的凹度，以适应股骨髁的凸度，使膝关节稳定。半月板可分为内侧半月板与外侧半月板两部分，内侧较大，前后角间距较远，呈"C"字形，其后半部分与内侧副韧带相连，故后半部固定；外侧者较小，前后角间距较近，呈"O"字形，其活动度比内侧大。（图8-4-5）外侧半月板常有先天性盘状畸形，称先天性盘状半月板。伸膝时半月板被股骨髁向前推挤，屈膝时半月板则向后移动。

半月板损伤多由扭转外力引起，当一腿承重，小腿固定在半屈曲、外展位时，身体及股部猛然内旋，内侧半月板在股骨髁与胫骨之间受到旋转压力，而致半月板撕裂。半月板具有缓冲振荡和稳定关节的功能。由于半月板属纤维软骨组织，无血液循环，仅靠关节滑液获得营养，故损伤后修复力极差。

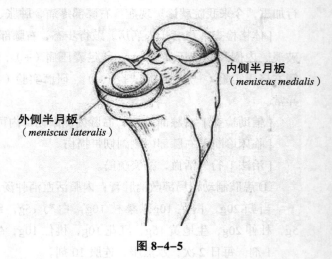

内侧半月板
（*meniscus medialis*）

外侧半月板
（*meniscus lateralis*）

图 8-4-5

【病因与分类】

1. 病因　当膝关节处于半屈曲位并作内外翻或向内外扭转时，半月板虽紧贴股骨髁部随之活动，而下面与胫骨平台之间形成旋转摩擦剪力最大，当旋转碾挫力超过了半月板所承受的拉力，就会发生半月板的撕裂损伤，亦即在膝半屈曲外展位，股骨髁骤然内旋牵拉，可致内侧半月板破裂；若膝为半屈曲内收位，股骨髁骤然外旋伸直，可致外侧半月板破裂。如篮球运动员的转身跳跃、铁饼运动员的旋转动作等。此外，长期蹲、跪工作的人，由于积聚性挤压损伤，加快半月板的退变，容易发生外侧半月板慢性撕裂性损伤。故引起半月板破裂的外力因素有撕裂性外力和研磨性外力两种。撕裂性外力发生在膝关节半屈曲状态下的旋转动作，股骨牵动侧副韧带，韧带牵动半月板的边缘部而发生撕裂；研磨性外力多发生在外侧半月板，因正常膝关节有3°~5°外翻，外侧半月板负重较大，若为先天性盘状半月板，长期受关节面的研磨，可产生外侧半月板慢性损伤，常见为分层破裂。

2. 分类　半月板损伤有边缘性撕裂、中心型纵形撕裂（有如桶柄式撕裂，此型易套住股骨髁发生"交锁"）、横形撕裂（多在中偏前，不易发生交锁），水平撕裂及前、后角撕裂。破裂的半月板如部分滑入关节之间，使关节活动发生机械障碍，妨碍关节伸屈活动，形成"交锁"。严重创伤病例，半月板、十字韧带和侧副韧带可同时损伤。

【诊断要点】

1. 临床表现　多数患者有膝部外伤史，特别是膝关节突然旋转的损伤；长期蹲位、跪位的职业亦容易导致半月板损伤；膝关节韧带损伤，关节不稳定，可继发引起半月板损伤。急性膝关节扭伤患者，伤后膝关节立即发生剧烈的疼痛、关节肿胀、屈伸功能障碍。急性期过后，肿胀和积液可自行消退，但活动时关节仍有疼痛。慢性期或无明显外伤史的患者，表现为长期膝关节活动时疼痛，行走中及膝关节伸屈活动时常常发生弹响和交锁、解锁现象，即在伸膝时，损伤卷曲之部位被弹开可闻有弹响声，以行走和上下坡时明显，部分患者可出现跛行。患肢一般不肿或稍肿，伸屈膝关节时，膝部有弹响，约有 1/4 患者出现"交锁征"，即当走路或作某个动作时，伤膝突然被卡住交锁，坐地不能屈伸，有酸痛感，若轻揉膝关节并略加小范围的屈伸晃动，则出现一响声，遂告解锁，恢复行走。多数患者，特别是陈旧性损伤者上下楼梯、跳跃或做其他相似运动时有腿失力现象。体格检查可见患膝不肿或微肿，股四头肌较健侧萎缩，尤以内侧头明显，膝关节不能过屈和过伸，关节间隙处压痛明显。回旋挤压试验（麦氏征）、挤压研磨试验呈阳性。

2. 辅助检查

（1）X 线检查：X 线正侧位片，虽不能显示出半月板损伤情况，但可以排除骨折、骨关节炎、关节内游离体等其他病变。气碘造影有比较高的阳性率，当半月板撕裂后，气体和造影剂进入裂隙内，显出各种不同形态的浓度减低或增高阴影；可能见到半月板上缘、下缘或中段显线状裂隙，或形成锐利的阶梯错位，或者半月板尖端变钝。有条件者亦可行膝关节镜检查。

（2）膝关节镜检查：通过关节镜可以直接观察半月板损伤的部位、类型和关节内其他结构的情况，有助于疑难病例的诊断。

（3）MRI 检查：是迄今为止诊断半月板损伤、交叉韧带断裂等阳性敏感率和准确率最高的影像学检查手段，准确率达 98%。半月板撕裂的 MRI 表现为低信号的半月板内，有线状或复杂形状的高信号带贯穿半月板的表面。

其他的影像学诊断方法如膝关节高分辨率超声、高分辨率 CT 等对膝关节内紊乱的诊断也有一定帮助。

【鉴别诊断】

1. 侧副韧带损伤 当应力作用于损伤的韧带时出现疼痛，有压痛但疼痛的范围不局限于关节线上，韧带两端的骨附着点压痛更明显。

2. 膝部滑囊炎 在膝关节内侧副韧带的浅层和深层之间有多个滑囊，发炎时可出现疼痛。与半月板损伤的鉴别方法是向滑囊内注射氢化可的松，滑囊炎的症状得以缓解或消除。

3. 髌骨疾病 髌骨软化、髌骨对线不良和退化性关节炎，常有髌前部疼痛，髌下区有较局限性压痛。

4. 关节游离体 关节内游离体可发生与半月板损伤相同的交锁症状，但通过X线片不难鉴别。

【天池伤科疗法】

1. 手法治疗 急性损伤者，可作一次被动的伸屈活动。嘱患者仰卧、放松患肢，术者右拇指按揉痛点，右手握踝部，徐徐屈曲膝关节并内外旋转小腿，然后伸直患膝，可使局部疼痛减轻，促进血肿消散。

进入慢性期并有交锁者，可用舒筋解锁法。患者仰卧，屈膝屈髋90°，一助手握持股骨下端，术者握持踝部，二人相对牵引，术者可内外旋转小腿数次，然后使小腿尽量屈曲，再伸直下肢，即可解除交锁。

具体手法包括按摩理筋法、捏揉摇膝法等。

（1）按摩理筋法：患者取仰卧位，放松患肢，术者左拇指按摩痛点，右手握踝部，徐徐屈曲膝关节并内收旋转小腿，然后伸直患肢。上法适于急性损伤者。进入慢性期后，隔日作1次局部推拿，先用拇指按压关节边缘的痛点，继在痛点周围作推揉拿捏。

（2）捏揉摇膝法：患者仰卧于治疗床上，施术者先用双手着力，反复捏揉膝关节半月板损伤的一侧及其周围软组织，用以理气活血、舒筋通络。再反复拿揉伤侧下肢肌肉穴位。再用一手扶住膝部，另一手握住踝部，提起伤肢至屈髋位，双手协同用力，做屈伸膝关节的反复活动，和反复向内外的摇膝活动，各10余次，手法由轻逐渐酌情加重，活动幅度也由小逐渐加大，以充分活动膝关节。最后，用拍打法，反复拍打伤侧下肢四面肌肉。

2. 固定方法 急性损伤期可用夹板或石膏托固定于屈膝10°位，即限制膝部活动，并禁止下床负重。

3. 药物治疗 早期宜消肿止痛，内服桃红四物汤或舒筋活血汤，外敷三色敷药；局部红肿较甚者，可敷清营退肿膏。后期治宜温经通络止痛，内服健步虎潜丸或补肾壮筋汤，并可用四肢损伤洗方或海桐皮汤熏洗患膝。

4. 手术治疗　经保守治疗无效的半月板损伤或已诊查为半月板碎裂严重者，应尽量早期手术切除，以防止远期膝关节退行变，继发创伤性关节炎。因此，术后也应重视伤肢的功能锻炼，以求强有力的肌肉来稳定关节。

5. 功能锻炼　固定期间，肿痛稍减，应进行股四头肌收缩运动；3~4周解除固定后，应作关节屈伸活动，加强股四头肌锻炼，可指导进行膝关节的屈伸活动与下地步行锻炼，防止肌肉萎缩，增强肌力。若关节积液，则在积液吸收后及时进行膝关节屈伸活动，防止软组织粘连。

6. 其他疗法　关节腔内注射或痛点注射；中药溻渍、药物渗透、中短波及微波治疗等。

【预防与调护】

一旦出现半月板损伤，应该减少患肢的运动，避免膝关节的突然扭转、伸屈动作，如若出现膝关节的积液，应配合理疗及中药治疗，若疼痛一直未见好转，或保守治疗效果不明显者，必要时可行手术治疗。

【医案举隅】

侯某，女，55岁，无业，于20**年2月7日就诊。

[主诉] 膝关节疼痛、活动受限半年，加重1周。

[病史] 半年前因骑自行车不慎摔倒，将右膝关节扭伤，当时到当地医院就诊，经摄X线片检查，右膝关节骨质结构未见异常，未经治疗回家休养，于今年2月1日因劳累，右膝关节疼痛加重，在市中心医院行MRI检查。

[体格检查]　右膝关节轻度肿胀，膝关节间隙前方、内侧有压痛点，膝关节过伸或过屈可引起疼痛，屈伸功能障碍。浮髌试验阳性，抽屉试验阴性，研磨试验阳性，回旋挤压试验阳性。

[辅助检查]　自带市中心医院MRI片，示右膝关节内侧半月板前角撕裂，关节腔少量积液。

[临床诊断] 右膝关节内侧半月板损伤。

[治法] 活血化瘀，消肿止痛，舒筋通络。

① 手法治疗：先施揉法、㨰法于膝关节及周围，重点在髌骨上、下缘及股四头肌部位，时间约5分钟，以松解肌肉；患者取仰卧位，患膝屈曲，腘窝部垫枕。医生在损伤侧膝眼处用一指禅或按揉法治疗；用拇指按揉风市、血海、委中、阴陵泉、阳陵泉、膝眼等穴，以酸胀为度；一手扶患膝，一手握其踝，做膝关节

摇法 3～5 次，再拔伸膝关节，持续半分钟放松，重复操作 3～5 次；最后在损伤膝关节沿关节间隙施擦法，透热为度。最后，用拍打法，反复拍打伤侧下肢四面肌肉。

② 用红外线局部照射，每次 30 分钟，结合超声波治疗，时间 15 分钟。

③ 患膝制动休息。

10 日后，上述症状、体征消失，膝关节活动自如，3 年后随访，无复发。

膝关节滑膜炎

膝关节创伤性滑膜炎，是指膝关节受到急性的创伤或慢性的劳损，引起滑膜损伤或破裂，导致膝关节内积血或积液的一种非感染性炎症反应疾患。急性创伤性滑膜炎，多发于爱运动的青年人；慢性损伤性滑膜炎多发于中老年人，身体肥胖者或过度用膝关节负重之人。属于中医伤科"节伤""节黏证"范畴。

膝关节滑膜为构成关节的主要结构，膝关节的关节腔除股骨下端、胫骨平台和髌骨的软骨面外，其余大部分为关节滑膜所遮盖，衬于关节囊纤维层内面。滑膜血管丰富，滑膜细胞分泌滑液，润滑关节，并能吸收营养，排除代谢产物。一旦滑膜受损，如不予以有效处理，则滑膜必发生功能障碍，影响关节活动，形成慢性滑膜炎，逐渐变成增生性关节炎。（图 8-4-6）

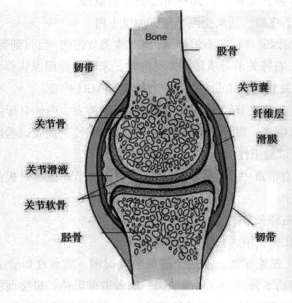

图 8-4-6

【病因病机】

急性滑膜炎多有明显外伤，因外来暴力的打击、扭转、关节附近骨折或运动过度以及外科手术等，损伤或刺激滑膜，使之充血水肿，渗出滑液增加，可见局部或全关节肿胀，胀痛不适。膝关节屈伸功能受限，行走困难，不能自由伸屈甚至无法行走。以关节迅速肿胀，疼痛随肿加剧，肌肉痉挛，伴随有体温上升为特点。瘀血或渗出液充满关节腔可增高关节内压，阻碍淋巴回流，形成恶性循环。同时，积液日久，纤维素沉着，则易发生纤维性机化，关节滑膜在长期慢性刺激下逐渐增厚，引起粘连，影响关节活动，由于股四头肌萎缩，使关节不稳定。

慢性滑膜炎一般由急性创伤性滑膜炎失治转化而成，或由其他的慢性劳损导致滑膜的炎症渗出，产生关节积液造成。临床上属于中医的痹证范畴，多由风寒湿三气杂合而成，一般夹湿者为多或肥胖之人，湿气下注于关节而发病。以肿胀多持续不退，休息后减轻，过劳后加重，虽无明显疼痛及功能障碍，但常感膝部胀满不适，关节屈伸不利，病程久者滑膜增厚，摸之有韧厚感，有肌肉萎缩、关节松弛、关节功能障碍等。

【诊查要点】

1. 临床表现 急性滑膜炎有膝关节受到打击、碰撞、扭伤等明显的外伤史。膝关节在伤后 1~2 小时发生肿胀、疼痛、活动困难，走路跛行。检查时，膝关节局部皮肤温度略高，皮肤因肿胀而紧张，浮髌试验为阳性，关节穿刺可抽出血性液体。

慢性滑膜炎临床上多见于中老年人，有劳损或关节疼痛的病史，患者感觉两腿沉重，关节肿胀、下蹲困难，或上下楼梯疼痛，劳累后及遇寒后加重，休息后及得暖时减轻。检查时，膝关节肿胀，两侧膝眼处饱满，局部轻度压痛，皮温不高。病程日久者，股四头肌萎缩，关节不稳，活动受限，浮髌试验阳性，关节穿刺可抽出淡黄色、清亮的积液。

2. 辅助检查 X 线片示膝关节骨与关节结构无明显异常，无骨质破坏及其他膝关节疾患，可见关节肿胀，有的患者可见骨质增生。

【鉴别诊断】

膝关节血肿：多见于骨折、韧带、半月板损伤等。疼痛剧烈、关节运动明显障碍，关节穿刺抽出血性液体。X 线摄片或 CT 检查可发现骨折、半月板损伤。交叉韧带断裂时抽屉试验阳性，半月板损伤时麦氏征、研磨试验阳性。

【天池伤科疗法】

对本病的治疗，首先应正确处理活动与固定的关系，活动可增加关节积液和继续出血，但活动可防止肌肉萎缩和关节粘连。所以在治疗过程中须掌握恰当，分清急、慢性期，合理选择治疗方法，才能达到预期的效果。

1. 手法治疗 外伤当天，应将膝关节伸屈活动一次。先伸直膝关节，然后充分屈曲，再自然伸直，可使局限的血肿消散，疼痛减轻。慢性期可在肿胀处及其周围作按压、揉摩、拿捏等手法，以疏通气血，消肿止痛，预防粘连。

具体手法包括理筋法、托板固定法、推揉活血通络法、按揉通络止痛法等。

（1）理筋法：此法多在小针刀手术结束后应用。先行推揉点按法，令患者仰卧，双膝伸直，由两名医生配合共同施治。分别拉住患者的大腿根部和踝关节上缘，从患肢大腿至膝部，反复进行推揉，而后点按痛点、双膝眼等穴1~2分钟。再行擦法，双手握拳，从踝关节到胫骨结节，由下向上；从大腿上段到髌上囊上缘，从上向下，行对向碾压手法，同时在腘窝处做单向擦法，每次3遍。在关节腔内积液完全吸收后，可行此法。将5指微屈并拢，成爪形或梅花形，自上到下以食、中、无名三指，用腕力如鸡啄米般打击大、小腿部肌肉3~5遍，以松解关节腔内粘连。亦可使用伸拔屈膝法。医者以一手按住髌骨上缘，另一手握住患肢踝部，小幅度来回屈伸膝关节，尽量使膝关节完全屈曲。在此过程中，嘱患者肌肉完全放松。最后可行刮筋、分筋法。用一拇指屈关节放于痛点内侧，于髌骨外上方、髌骨内下方处，以臂力推动拇指向外刮。隔日1次，6次为1个疗程。

（2）托板固定法：此法于牵引之后施行。在髌上囊和两侧膝眼处垫上敷料，用纱布绷带将托板两头分别固定于臀横纹下侧和踝关节上侧，另取两条纱布绕住托板固定，若几天之后发现关节腔内积液又有增多，可依上法抽积液1次，加压固定1次。托板中间的绷带，应在24小时后拆除，抽取积液一般不超过3次，正常者只抽取1次即不再出现积液。亦可采用长腿石膏托将膝关节固定于伸直位2周的方法，托板多在28天后拆除。

（3）推揉活血通络法：让患者仰卧于治疗床上，施术者用双手着力，反复拿揉髌骨上下及其四周肌肉，手法由轻逐渐酌情加大用力，从四周逐渐向中心集中。再用右手拇指着力，反复推按抠揉髌上滑囊及其四周，手法由轻逐渐加重。再用手掌着力，按于髌骨之上，反复推移挪动髌骨，促使髌骨内面按揉滑膜。再用双手合抱于膝关节两侧，反复进行搓揉抖动下肢肌肉，理气活血化瘀，舒理筋腱。再用双手拿揉下肢肌肉。用下肢逆推法，反复逆推下肢四面，自踝关节推向大腿根，用以加速气血循环，改善静脉及淋巴回流，消肿消炎。

（4）按揉通络止痛法：滑膜炎施推拿法时要求均匀、有力、持久、柔和，从而达到深透的目的，在痛点及其周围施以推拿、揉按等手法，以温运气血，使气血流通，起到活血消肿、舒筋止痛的目的。主要选用一些具有行气活血、镇静止痛的轻柔手法，以松弛肌肉关节，缓解其痉挛状态。忌用大力粗暴手法，特别是急性滑膜炎，应禁用手法，以免引起再损伤，使肿胀加重。若关节活动功能障碍者，可在关节部施以屈曲旋转等手法，以恢复关节活动功能。在患者产生刺激反应之后，运用轻柔舒筋的手法，以减缓局部反应，起到松弛肢体、整理收功的作用。

2. 固定与练功疗法　早期应卧床休息，抬高患肢，并禁止负重。治疗期间可作股四头肌舒缩活动锻炼，后期应加强膝关节的屈伸锻炼，这对消除关节积液，防止股四头肌萎缩，预防滑膜炎反复发作，恢复膝关节伸屈功能，起着积极作用。

3. 药物治疗　急性期滑膜损伤，瘀血积滞，治宜散瘀生新消肿为主，内服桃红四物汤加三七粉 3g，车前子 12g，茯苓皮 20g，外敷消瘀止痛膏。慢性水湿稽留，肌筋弛弱，治宜祛风燥湿、强壮肌筋，内服羌活胜湿汤加减，外贴万应膏；若寒邪较盛，亦可散寒祛风除湿，方用乌头汤。

4. 针灸治疗

（1）毫针法

处方：阳陵泉、三阴交、曲池、合谷、足三里、阿是穴。

操作：急伤采取快针泻法，每日 1～2 次，7 天为 1 个疗程。慢性损伤及劳损，针刺足三里、阳陵泉两穴，并于阿是穴行温针灸，同时配合针刺对侧曲池，并做患膝运动 15 分钟。隔日 1 次，连续治疗 10 次。

（2）穿刺法

处方：阿是穴。

操作：在局部麻醉和严格无菌技术操作下，于髌骨外缘进行关节穿刺，穿刺针需到达髌骨的后侧。将关节腔内的积液和积血完全抽取干净，然后注入 1% 盐酸普鲁卡因 3～5mL 和泼尼松龙 15～25mg；在穿刺孔上覆盖消毒纱布，以弹力绷带加压包扎。

5. 抽液与关节腔内注射治疗　关节积液显著者，可在无菌条件下穿刺抽液，之后注入泼尼松龙 25mg 加 1% 普鲁卡因 2mL。然后用弹性绷带加压包扎，这有利于积液的消除和关节功能的恢复。

6. 其他疗法

（1）封闭治疗：先用 12 号针头抽出渗出液，然后进行封闭治疗。可取 0.2% 利多卡因 3mL、醋酸曲安耐德（或得保松）1mL 配置混悬液，适量注射。

（2）物理治疗：用红外线局部照射，时间 30 分钟。或超声波治疗，时间 15 分钟。

【预防与调护】

急性期应卧床休息，及时、正确治疗，以避免转变为慢性滑膜炎。慢性期，若关节内积液较多，应该卧床休息，减少关节活动，以利于炎症的吸收，防止纤维化和关节粘连。

【医案举隅】

王某，男，40岁，工人，于20**年4月30日就诊。

[主诉] 右膝关节疼痛活动受限5小时，加重2小时。

[病史] 5小时前患者因晨跑时不慎扭伤，出现右膝部疼痛，膝关节活动受限，遂到当地医院就诊，经摄X线片示膝关节骨与关节结构无明显异常，无骨质破坏及其他膝关节疾患，未经治疗，回家休养；2小时前膝关节出现肿胀，疼痛加重，膝关节活动受限，故来本院就诊。

[体格检查] 右膝关节髌上囊处饱满膨隆，膝关节肿大，屈膝时两侧膝眼饱胀，皮温升高，膝关节过伸或过屈可引起疼痛，屈伸功能障碍。浮髌试验阳性，抽屉试验阴性，研磨试验阴性，回旋挤压试验阴性。关节穿刺抽出淡红色液体约30mL。

[辅助检查] X线片示膝关节骨与关节结构无明显异常，无骨质破坏及其他膝关节疾患。

[临床诊断] 右膝关节急性滑膜炎。

[治法] 活血化瘀，消肿止痛。

本病治疗关键是减少渗出，促进吸收。急性期手法宜轻柔，主要在肿胀周围施以手法，不做膝关节被动运动，防止关节内积液增多，忌暴力按压髌上囊；嘱患者卧床休息，避免患肢负重而引起渗出增多；注意保暖。

①手法治疗：患者仰卧位伸膝。先揉法、滚法于膝关节周围，治疗肿胀周围，再治疗肿胀部位，并配合拿揉股四头肌，手法由轻到重，以患者能忍受为度。时间约5分钟。之后用拇指点按髀关、伏兔、梁丘、血海、膝眼、鹤顶、委中、阴陵泉、阳陵泉、足三里、三阴交等穴，以局部酸胀为度；后将患肢髋、膝关节各屈曲90°，一手扶腘窝部，另一手握其踝上，在牵引下，左右摇晃膝关节6~7次，然后将膝关节充分屈曲，再将其伸直，反复5次。动作要轻柔缓和，以免再次损伤滑膜组织。再以手掌按于患侧膝部施行掌摩法，其后在髌骨周围及膝关节两侧用擦法治疗，以透热为度。最后用双手掌搓揉膝关节两侧，结束治疗。

②配合针灸治疗，采取快针泻法，每日1~2次，7天为1个疗程。用红外线局部照射，每次30分钟，结合超声波治疗，时间15分钟。

③ 内服桃红四物汤加三七粉 3g，车前子 12g，茯苓皮 20g，外敷消瘀止痛膏。

急性期卧床休息，避免患膝负重；急性期过后，嘱患者做股四头肌收缩和直腿抬高动作，以防肌肉萎缩。

20 天后，上述症状、体征消失，膝关节活动自如。

髌骨软化症

髌骨软化症，又称髌骨软骨病、髌骨劳损，是指髌股关节软骨因年老失荣、反复劳损而引起的退行性变。多因长期过度屈伸活动中髌骨与股骨髁间窝摩擦、撞击，致使关节软骨面磨损，引发膝部疼痛，活动不利。

【病因病机】

髌骨软化症的病因不外乎内、外两类。

内因：《张氏医通》云："膝为筋之府……膝痛无不有因肝肾虚者。"肾为先天之本，主藏精、主骨生髓，肝主藏血、主筋，肝虚则藏血失司，肝肾亏虚则气血不足，筋脉失养，不荣则痛。

外因：《素问·痹论》曰："风寒湿三气杂至，合而为痹也。其风气胜者为行痹，寒气胜者为痛痹，湿气胜者为着痹。"膝部遭受风寒侵袭是膝痛常见因素，如严冬受寒，盛夏贪凉，风寒外邪，使膝部肌肉气血凝滞，经络痹阻，僵凝疼痛，功能障碍。亦有反复强力运动，股髌之间反复摩擦，局部肌肉处于长时间紧张状态，使伤处肌筋强硬不和，气血运行不畅，引起局部疼痛不适，动作受限。

【诊查要点】

1. 临床表现　患者常有膝部劳损或扭伤史，各年龄段均有一定发病率，以运动员及老年女性多见。起病缓，病程长，最初常感膝关节前部隐痛或酸痛、乏力，休息后好转，随病程延长，疼痛逐渐加剧，疼痛时间多于缓解时间，下楼时加重，严重时常需侧身横着下楼，下楼或行走时常突然无力摔跤。体格检查可见膝部无明显肿胀，髌骨压痛、髌周挤压痛，有摩擦音，髌骨研磨试验阳性、挺髌试验阳性、下蹲试验阳性。关节内较多积液时，可有浮髌试验阳性。病程较长者，可有股四头肌萎缩。

2. X线检查　早期常无明显改变，中、后期轴位片可见髌骨侧倾或半脱位，髌骨关节外侧间隙变窄，髌股关节面软骨下骨硬化、囊样变等改变。

【鉴别诊断】

本病与半月板损伤相鉴别。

膝关节半月板损伤常有外伤史，伤后关节疼痛、肿胀，有弹响和交锁现象，膝内外间隙压痛。慢性期股四头肌萎缩，以股四头肌内侧尤明显。麦氏征和研磨试验阳性。X线检查无特异性，可通过MRI相鉴别。

【天池伤科疗法】

1. 手法治疗

（1）按摩：患者仰卧、双下肢伸直，沿股四头肌体表投影方向揉压、按摩，放松股四头肌。

（2）拿捏：术者双手分别置于髌骨上下缘，轻柔推挤按压髌骨体至最大活动度，再提拿髌骨1~2次，以不引起剧烈疼痛为度。

（3）屈转：术者一手握患肢远端，另一手扶膝关节，将患肢膝关节及髋关节屈曲至最大，分别在内旋及外旋状态下逐渐旋转恢复中立位，两组动作交替进行。

（4）弹拨：术者分别以弹拨与按揉法作用于髌韧带、内外侧副韧带。

（5）调理善后：在上述手法之后，做股四头肌梳理揉按，动作轻柔，以缓和手法治疗后的不适感。

2. 固定疗法 急性期或疼痛较重时可佩戴支具，将膝关节固定于伸直位制动，卧床休息，以减轻症状。

3. 药物治疗 需内服药配合外用药物，急性期加服抗炎镇痛药控制局部滑膜炎症状。

（1）内服药：治宜补益肝肾、化瘀通络，可用独活寄生汤、薏苡仁化瘀汤。

（2）外用药：可外擦万花油、正红花油，或外贴骨伤科Ⅰ号膏药等。

4. 针灸治疗

（1）针刺

[主穴] 梁丘、犊鼻、血海、阳陵泉。

[配穴] 伏兔、阴市、条口、冲阳。

[治法] 尽取主穴，效果欠佳时，加用配穴。梁丘穴，直刺1~1.2寸，用强或中等刺激；犊鼻穴，向后内斜刺0.5~1寸；血海穴，直刺1~1.5寸。配穴，用常规针刺法深刺，力求得气感强烈。留针15分钟，每日1次。

（2）灸法

[取穴] 阿是穴、膝关节周围诸穴及股四头肌。

[治法] 患者均取仰卧位。

膝关节周围诸穴：急性发作期使用雀啄灸、慢性期使用回旋灸 15 分钟。

阿是穴：点按患者膝周，以便精准揣寻膝周阿是穴（痛点），点燃艾条，以温和灸法依次施术于各个阿是穴，以穴位感受到温热而不灼痛为度，每穴 5 分钟。

股四头肌：使用回旋灸法，沿股四头肌体表投影施术。艾灸同时嘱患者缓慢活动膝关节。

以上治疗有先后次序，每日 1 次。

5. 运动疗法　股四头肌肌力锻炼：患者仰卧，自主内收、外展、屈髋，术者与患者自主运动相对抗。

6. 手术治疗　诸治疗无效时可选择手术治疗，包括关节镜治疗，开放手术韧带转移法，人工髌骨关节表面置换术等。

【预防与调护】

平日减少膝关节剧烈的反复屈伸活动动作。症状明显时需减轻劳动强度或减少运动量，膝关节屈伸动作宜缓慢，尤其要避免半蹲位。注意膝部保暖，勿受风寒，勿劳累。

【医案举隅】

吴某，女，54 岁，教师，于 20** 年 11 月 5 日就诊。

[主诉]　左膝关节疼痛 1 周。

[病史]　患者 1 周前劳累后出现左膝关节疼痛，休息后缓解，劳累感凉后加重。

[体格检查]　膝关节活动轻度受限，下蹲无力，疼痛加剧，髌周多处压痛。脉紧。

[辅助检查]　X 线检查：髌骨低位，髌骨关节间隙狭窄，少量骨刺，余未见明显异常。

[临床诊断]　髌骨软化症。

[治法]　舒筋活血，通络止痛。

① 手法治疗：先以揉压按摩法放松股四头肌，使肌肉痉挛得到缓解；以关节活络法整复髌骨关节，以屈伸旋转法及关节扳旋法整复膝关节、髌骨关节及髋关节，最后以轻柔手法缓和手法治疗后的不适感。

② 口服薏苡仁化瘀汤，每日 2 次。

③ 嘱患者自行进行股四头肌肌力锻炼，每日 1 次。

1 周后，上述症状、体征缓解明显，步行自如。

踝关节扭挫伤

踝关节是由胫、腓骨下端和距骨组成的屈戌关节。踝关节周围主要的韧带有内、外侧副韧带和下胫腓韧带。内侧副韧带又称三角韧带，起于内踝，向下呈扇形止于足舟骨、距骨内侧和跟骨的载距突，内侧副韧带相对坚强，不易损伤；外侧副韧带起自外踝，包括止于距骨前外侧的腓距前韧带、止于跟骨外侧的腓跟韧带，止于距骨后侧的腓距后韧带，外侧副韧带相对薄弱，容易损伤。下胫腓韧带为胫骨与腓骨下端之间的骨间韧带。踝关节扭挫伤可发生于任何年龄，但以青壮年为主。

【病因病机】

踝关节扭挫伤多由踝关节突然遭受过度的内翻或外翻暴力引起，如行走于不平稳的路面，上下楼梯时不慎踩空。临床上分为内翻扭挫伤和外翻扭挫伤两类，其中以跖屈内翻扭挫伤最为常见。这是由踝关节的解剖特点所决定的。踝关节的外踝长于内踝，距骨体呈前宽后窄状，加之内侧韧带比外侧韧带坚韧，从而有效防止距骨外翻。单纯内翻扭挫伤时，容易损伤外侧腓跟韧带；外翻扭挫伤，较少发生，但严重时可引起下胫腓韧带撕裂及腓骨下端骨折。《杂病源流犀烛·跌扑闪挫源流》云："跌扑闪挫，卒然身受，由外及内，气血俱伤也。"提示损伤早期为筋络所伤，瘀血留滞，影响经络气血运行，故而为痛为肿、功能障碍。《圣济总录·伤折门》云："若因伤折，内动经络，血行之道不得宣通，瘀结不散，则为肿为痛，治宜除去恶瘀，使气血流通，则可以复元也。"道出了在治疗本病过程中应以活血化瘀、行气止痛为要，使瘀血得以消散、气血循经运行。

【诊断要点】

1. 临床表现 患者有明确的外伤史。受伤后踝关节即出现肿胀、疼痛，不能行走或勉强行走，但疼痛加剧，局部压痛明显，伤后 2～3 天局部可出现瘀斑。内翻扭挫伤时，在外踝前下方肿胀疼痛，尝试做足内翻动作时，外踝前下方发生剧痛；外翻扭挫伤时，在内踝前下方肿胀疼痛，尝试做足外翻动作时，内踝前下方发生剧痛。部分患者会出现因韧带松弛导致的踝关节不稳，反复扭挫伤。抽屉试验阳性，内翻应力试验阳性等。

2. X 线检查 X 线片多无异常改变。严重扭挫伤疑似有韧带断裂合并骨折脱位者，应做与受伤姿势相同的内翻或外翻位 X 线检查。一侧关节间隙增宽往往提示同侧韧带撕裂，内外踝间距增宽提示下胫腓韧带断裂。

【鉴别诊断】

第5跖骨基底部撕脱骨折：本病与踝关节外侧副韧带扭伤的机制相似，是由于暴力使足突然旋后时，腓骨短肌受到牵拉，引起第5跖骨基底部撕脱骨折。检查时，在第5跖骨基底部可有明显压痛。X线足部正斜位片可确诊。

【天池伤科疗法】

1. 手法治疗

用于单纯韧带损伤或韧带部分撕裂者，瘀肿严重者不宜使用。

（1）弹拨：患者仰卧位，内翻、外翻、跖屈、背伸关节，初步判断踝关节的活动度，在关节处寻找"筋结"并弹拨5分钟，以患者耐受为宜，重点弹拨下胫腓前联合及内、外侧副韧带。

（2）点按：用拇指或中指点按弹拨太冲、中封、丘墟、解溪、内廷、申脉、照海等穴位，每个穴位1~2分钟，使穴位产生酸、肿、麻等感觉，达到解痉镇痛作用。

（3）拔伸：助手双手固定膝关节，医生两手分别固定足跟、足背，逐步拔伸踝关节，持续10秒，共重复10次，每次间隔10秒。

（4）旋法：在拔伸踝关节基础上，由外上向内下轻度旋转足踝，然后再做反方向旋转，反复3~5次，期间可听到轻微搓动声，提示肌腱、韧带复位。

（5）调理善后：在上述手法之后，做踝关节周围肌肉、韧带梳理揉按，动作轻柔，以缓和手法治疗后的不适感。

2. 固定方法　急性期或疼痛较重时可弹力绷带压迫并将踝关节固定于轻度外翻中立位制动，同时卧床休息，抬高患肢，以减轻症状。

3. 药物治疗　需内服药配合外用药物，急性期加服消炎镇痛药，控制局部滑膜炎症状。

（1）内服药：治宜活血祛瘀、消肿止痛，可内服七厘散或舒筋丸。

（2）外用药：外敷骨伤Ⅰ号膏药以及骨伤科熏洗方熏洗。

4. 针灸治疗

（1）针刺

[主穴] 申脉、丘墟、商丘。

[配穴] 照海、冲阳、足临泣、解溪。

[治法] 急性扭伤者先针刺同侧养老或阳谷穴，同时嘱患者活动患肢，陈旧性损伤者尽取主穴，留针配合灸法或温针灸，效果欠佳时，加用配穴。申脉穴，直刺0.3~0.5寸；丘墟穴，直刺0.5~0.8寸；解溪穴，直刺0.5~1寸。配穴，用

常规针刺法，力求得气感强烈。用弱或中等刺激，得气后留针 15~20 分钟，每日 1 次。

（2）灸法

[取穴] 阿是穴。

[治法] 患者取仰卧位，揣寻踝关节周围阿是穴（痛点），点燃艾条，以温和灸法循经脉走行自下而上依次施术于各个阿是穴，以穴位感受到温热而不灼痛为度，每穴 5 分钟。

以上治疗有先后次序，每日 1 次。

5. 运动疗法

（1）踝关节抗阻训练：患者坐位，伸膝，弹力带置于足底，双手握紧弹力带头端，在弹力带阻力下进行踝关节跖屈、内翻、外翻功能锻炼。

（2）提踵训练：多种体位下进行提踵训练，从坐到站到行走。

6. 手术治疗 较严重的外踝韧带损伤，出现踝关节不稳及关节囊撕裂，以及较严重的内踝韧带损伤伴有骨折或其他韧带损伤的患者，建议进行手术治疗。

【预防与调护】

急性期宜休息，并抬高患肢，症状好转后仍宜减少行走与站立，鞋以宽松为主，并在患足内放置海绵垫，以减少足部压力。

【医案举隅】

张某，女，42 岁，职员，于 20** 年 11 月 18 日就诊。

[主诉] 左踝关节扭伤 3 天。

[病史] 患者 3 天前不慎扭伤左侧踝关节，现左踝关节肿胀疼痛，行走不利。

[体格检查] 左踝关节及左足背多处压痛明显，肿胀明显，内翻症状加重，脉紧。

[辅助检查] X 线检查：左踝关节未见明显骨质异常。

[临床诊断] 左踝关节扭挫伤。

[治法] 舒筋活血止痛。

① 针灸治疗：针同侧阳谷及养老，嘱缓慢活动踝关节，以引起疼痛为限，灸踝关节周围诸穴。

② 外敷骨伤Ⅰ号膏药，每日 1 次。

③ 嘱患者自行足部锻炼，每日 1 次。

1 周后复诊，上述症状、体征缓解，足部活动疼痛不明显。

跟痛症

跟痛症是由多种原因所致的跟骨跖面慢性损伤引起的足跟疼痛，步行或站立时加重，甚则行走困难为主的一类病症。隋代巢元方称之为"脚根颓"，书云："脚根颓者脚跟忽痛，不得着也，世俗呼为脚根颓。"朱丹溪在《丹溪心法》中称之为"足跟痛"。本病常见于45—60岁中老年人，女性居多。

【病因病机】

跟痛症的病因分内、外两类。

内因：肝肾不足，气血衰少，筋脉失养。肝主筋，肾主骨，肝血盈则筋得所养，肾髓充则骨骼劲强，肝肾精气盛衰，关系筋骨成长与衰退，中老年人肝肾不足，筋骨失荣，则易致足跟痛。《素问·脉要精微论》说："骨者髓之府，不能久立，行则振掉，骨将惫矣。"《质疑录》云："肝血不足，则为筋挛……凡此皆肝血不荣也。"《金匮翼》中指出："肝虚者，肝阴虚也……阴虚血燥，则经脉失养而痛。"《医宗金鉴》云："筋骨间作痛者，肝肾之气伤也。"张璐在《张氏医通》中说："肾脏阴虚者，则足胫时热而足跟痛；阳虚者，则不能久立而足跟痛。"

外因：久站久行，慢性劳损，《诸病源候论》有言："夫劳伤之人，肾气虚损，而肾主腰脚。"足跟部外受风寒侵袭，或痰湿瘀血痹阻经络，亦是常见原因。《医宗金鉴》云："此症生于足跟，顽硬疼痛不能步履，始着地更甚，由脚跟着冷或遇风侵袭于血脉，气血瘀滞而生成。"

【诊断要点】

1. 临床表现　起病缓慢，多为一侧发病，可有数月或数年的病史。足跟部疼痛，行走加重。典型者晨起后站立或久坐起身站立时足跟剧烈疼痛，行走片刻后疼痛减轻，但行走或站立过久则疼痛又加重。体格检查可见跟骨的跖面有压痛，若跟骨有较大骨质增生，可触及骨性隆起。

2. X线表现　X线摄片常见有骨质增生，但临床表现可与X线征象不符。

【鉴别诊断】

本病应与局部软组织感染和肿瘤进行鉴别诊断。

跟痛症的患者晨起下地会出现疼痛，活动一段时间后会有所减轻，而软组织感染或肿瘤患者会出现夜间痛的情况。软组织感染的患者，足跟附近会出现红、肿、热、痛的典型体征，肿瘤患者会出现肿瘤包块等表现，而跟痛症患者不会出现以上表现。

【天池伤科疗法】

1. 手法治疗

（1）弹拨：患者俯卧，屈膝90°，踝关节取中立位，术者双手握持患足，双手拇指置于足跟前缘，反复弹拨足底筋膜10次，并逐渐背屈跖趾关节。

（2）点穴：术者以拇指或中指点按涌泉、然谷、足临泣、金门等穴位，按压5~8次，以流通气血、解痉止痛。

（3）调理善后：在上述手法之后，做筋膜梳理揉按，动作轻柔，以缓和手法治疗后的不适感。

2. 药物治疗　需内服药配合外用药物，疼痛剧烈时加服抗炎镇痛药控制症状。

（1）内服药：治宜补益肝肾、舒筋止痛，可内服七厘散或独活寄生汤。

（2）外用药：外敷骨伤Ⅰ号膏药及骨伤科熏洗方熏洗。

3. 针灸治疗

（1）针刺

[主穴] 涌泉、然谷、金门。

[配穴] 申脉、阳陵泉、水泉。

[治法] 尽取主穴，效果欠佳时，加用配穴。涌泉穴，直刺0.5~1.0寸；然谷穴，直刺0.5~0.8寸；金门穴，直刺0.5~0.8寸。配穴，用常规针刺法深刺，力求得气感强烈。用弱或中等刺激，得气后留针15~20分钟，每日1次。

（2）灸法

[取穴] 阿是穴、涌泉。

[治法] 阿是穴：患者取仰卧位，揣寻足跟部阿是穴（痛点），点燃艾条，以温和灸法循经脉走行自下而上依次施术于各个阿是穴，以穴位感受到温热而不灼痛为度，每穴5分钟。

涌泉：嘱患者取仰卧位。先在患侧涌泉附近以温和灸法施术15分钟，同时嘱患者缓慢活动足部。

以上治疗有先后次序，每日1次。

4. 封闭疗法　可用曲安奈德20mg加1%利多卡因2mL作痛点注射。

5. 运动疗法

（1）患者靠墙，中立位，垫脚站立，维持姿势至最长时间，反复5次。

（2）取外覆棉纱木棒，适度力量击打患者第2、3楔部或足底跗骨处，反复10～15次。

【预防与调护】

急性期宜休息，并抬高患肢，症状好转后仍宜减少行走与站立，鞋以宽松为主，并在患足内放置海绵垫，以减少足部压力。

【医案举隅】

李某，女，48岁，职员，于20**年11月18日就诊。

[主诉] 左侧足跟部疼痛1个月，加重3天。

[病史] 患者1个月前无明显诱因下出现左侧足跟部疼痛，当时未予重视，强力行走后，于3天前症状加重，现行走不利。

[体格检查] 足跟周围多处压痛明显，稍许肿胀，脉紧。

[辅助检查] X线检查：跟骨骨刺。

[临床诊断] 跟痛症。

[治法] 舒筋活血止痛。

① 手法治疗：先以揉法放松足底肌肉筋膜，再以弹拨松解法松解足底筋膜，最后以轻柔手法缓和手法治疗后的不适感。

② 外用骨伤科熏洗方，每日1次。

③ 嘱患者自行足部锻炼，每日1次。

二诊：11月27日，上述症状、体征消失，足部活动自如。

第九章　骨病

第一节　化脓性关节炎

关节流注是由化脓性细菌引起关节内化脓性感染病变，现代称为化脓性关节炎。本病以 3—12 岁儿童为多见，男多于女。发病以膝、髋关节最多见，其次是肘、肩、踝和骶髂关节。多为单个关节，个别可有多个关节。

【病因病机】

1. 病因　关节流注，总因正气不足、湿热邪毒壅阻关节所致。归纳起来常见病因有 3 种。

（1）暑湿邪毒：先感受暑湿之邪，继而露卧贪凉，寒邪外束，致令暑湿之邪客于营卫之间，阻于经脉之内，不得宣通外泄，郁久化热、凝注于关节而发病。

（2）余毒留滞：疖疮、疔、痈病后，因正气未复，虽治而余毒未尽，或因挤压、碰撞，邪毒走散，流注关节。或外感风寒，表邪未尽，客于经络，郁而化热，流注关节。

（3）瘀血停滞：因积劳过累，肢体经脉受损，或因跌打损伤，恶血留内，或因产后恶露未尽等，均可郁而化热，恶血热毒流注关节而致本病。

2. 病机　湿热毒邪流注关节时，经络气血瘀滞，津液不得输布，水湿内生，蕴热化脓，腐筋蚀骨而发本病。在发病演变过程中，始终处于"正邪相搏"和"邪正消长"的病机中，相争的结果有以下转归。

（1）正盛邪弱期：临床多见初期，在正气旺盛、邪毒弱时，正能胜邪，能把握时机，正确及时有效治疗，能够控制炎症，使热毒消散、炎症吸收而治愈。

（2）正盛邪实期：临床多表现为中期，机体正气虽然还旺盛，但邪毒亦盛，机体处于正邪相争，势均力敌的病机中，如果能得到正确有效治疗，炎症得到控制，可转为慢性，效果较好。若邪毒盛，正不胜邪，病情发展加剧，关节化脓，预后较差。

（3）正虚邪盛期：经过初期、中期病机过程，机体正气日衰，毒邪日盛，热毒在关节内扩散，最终形成化脓，使骨坏筋烂，造成严重后果，有的关节可出现强直、脱位等畸形。

化脓性关节炎感染途径有 3 种：①血源性感染；②开放性关节损伤合并感染；③关节内穿刺，关节受感染。

病理特点：病变常累及关节滑膜、关节软骨和全关节。滑膜受累时，表现为滑膜充血、肿胀、渗出。

病理变化分为 3 个阶段。①浆液性渗出阶段：滑膜充血、肿胀，白细胞浸润，渗出液增多，关节液呈清晰的浆液状。此时治疗得当，可不留后遗症。②浆液纤维蛋白性渗出阶段：滑膜炎程度加重，关节液呈絮状，但关节软骨仍未受累，此时细菌培养多为阳性。若能得到正确治疗，炎症可得以控制，但关节仍发生粘连。③脓性渗出阶段：病情最为严重，感染波及整个关节及周围组织，关节内渗出脓液，滑膜肿胀、肥厚、坏死，死亡的多核白细胞释放出蛋白质分解酶，使关节软骨溶解破坏。此阶段治疗后多遗有关节功能障碍，或出现强直，或发生病理脱位。

【诊查要点】

1. 临床表现　因余毒流注，血瘀化热，出现寒战、高热、出汗、食欲减退，体温升高，可达 40℃ 以上。舌苔薄白，脉弦紧数。病变关节疼痛，红肿、压痛，皮温增高，活动受限。患肢不能承受重力，关节稍加活动则疼痛加剧。当脓肿形成时，关节内压力增高，疼痛剧烈，触诊可有波动感，关节处于屈曲位畸形。较表浅的关节，如膝关节、肘关节、踝关节等，红肿、压痛较明显。关节积脓多时，局部肿胀更为明显，并有波动感。位于较深部的关节，如髋关节，因周围有较厚的肌肉，早期病变关节常无明显的红、肿、热、痛，到中期关节内脓液增多后，肿胀明显，关节处于屈曲位，使关节囊较松弛，以减轻疼痛。疼痛由大腿内侧向膝部内侧放射。肩关节病变时，患肢常处于半外展位，腋部肿胀、压痛。病变关节到后期，脓液未溃破之前，压力增大，加上强烈的肌肉痉挛，常发生病理性脱位。慢性期时，疮口常形成瘘道，经久不愈。

2. 辅助检查

（1）实验室检查：白细胞计数可达 $20 \times 10^9/L$ 以上，中性多核细胞可达 80%～90%。

（2）关节穿刺：早期穿刺，可见浆液性混浊液。中期穿刺即脓肿未破之前，多见血性夹脓液，或只是脓液。细菌培养为阳性，涂片检查发现大量脓细胞。

（3）X 线检查：早期关节囊肿胀，间隙增宽，骨端逐渐有脱钙现象。不久到后期，关节面软骨破坏，关节间隙变窄。可见病理性脱位及骨骺滑脱。后期之后即晚期，关节下骨质呈反应性增生，骨质硬化，密度增加，关节间隙消失，发生纤维性骨性强直。

【鉴别诊断】

关节流注应与下列疾病相鉴别。

1. 急性风湿热 常为多个关节游走性肿痛，其关节液内无脓细胞，血清抗链球菌溶血素 "O" 试验阳性，常伴有心脏病体征。全身感染中毒症状比化脓性关节炎轻，服抗风湿药后，症状得以缓解。白细胞计数增高，以单核为多，总数较化脓性关节炎低。

2. 小儿髋关节暂时性滑膜炎 全身情况好，体温稍高，白细胞计数属正常或偏高，发病 2 周后痊愈。

3. 急性血源性骨髓炎 全身症状与化脓性关节炎相似，病变部位以干骺端为主，局部肿胀压痛，但关节活动一般影响不大。

4. 关节结核 关节结核起病缓慢，常有午后低热、夜间盗汗、面色苍白、两颧潮红等全身结核中毒症状，局部肿而不红，体温略有增高，关节穿刺，关节结核致病菌为结核杆菌，化脓性关节炎致病菌为化脓性球菌。

【天池伤科疗法】

关节流注治疗的目标是控制邪毒所引起的炎症，恢复关节功能，避免病理性脱位及畸形发生。

治疗原则：内外结合辨证治疗。急性期配合抗生素等治疗。慢性期中医药治疗有良好效果。基本治法是消、托、补三大法。采用分期治疗。

早期脓未成时，以内消为主，兼表邪者，佐以解表；兼湿阻者，佐以化湿；兼血瘀者，佐以化瘀和营。

中期脓成未溃时，用托法，选用补益气血，扶正托毒方药。

后期脓溃时，用补法，即补益气血，健脾补肾，补养肝肾。

外治法强调早期要软坚散结、消肿止痛，脓成后穿刺抽脓或切开引流。

1. 常规治疗 应住院治疗，卧床休息，患肢制动，注意营养，饮食宜清淡，忌油腻及辛辣刺激性食物，多饮水。晚期注意关节功能锻炼。

2. 药物治疗

（1）中药内治法

①初期（酿脓期）：

治则：清热解毒，化湿消肿，软坚散结。

方药：黄连解毒汤合五味消毒饮加味。

黄连 10g，黄柏、黄芩、栀子、金银花、连翘、野菊花各 12g，蒲公英 30g，紫花地丁、天葵子、茯苓各 15g，薏苡仁 40g，豆卷、佩兰、浙贝母、苍术各 18g，甘草 6g。

加减方法：局部肿硬者，加乳香、没药各 10g。瘀血肿胀者，加桃仁、红花各 10g。

②中期（成脓期）：

治则：泻火解毒，凉血利湿，消肿止痛。

方药：仙方活命饮合黄连解毒汤加味。

金银花 12g，连翘 15g，蒲公英 30g，当归、浙贝母、天花粉、乳香、没药、黄连、黄芩、黄柏、栀子各 10g，丹参 18g，甘草 6g。

加减方法：热毒炽盛，高热神昏，或神昏谵语，身现出血点者，加水牛角 60g（先煎），生地黄 30g，牡丹皮、玄参各 12g。或配紫雪丹，每次 1g，每日 3 次，或安宫牛黄丸等。

高热不退、气阴亏损，心烦口燥，舌红少苔者，加玄参 15g，麦冬 20g，芦根 30g，知母 12g，生石膏 28g。

肿胀明显，久不溃者，加白芷 10g，皂刺、黄芪各 30g。

③后期（溃脓期）：

治则：托里透脓，清热解毒。

方药：托里消毒散加味。

生黄芪、皂角刺各 30g，金银花、桔梗、川芎、当归、白术、茯苓各 15g，党参 20g，白芍 12g，甘草 6g。

加减方法：热毒炽盛者，加蒲公英 30g，败酱草 20g，黄柏 12g。肿硬者，加鳖甲、浙贝母各 12g，乳香、没药各 6g。脾胃虚弱，纳谷不香者，加鸡内金、山楂各 12g，谷芽 30g。溃后疼痛，伤口肉色不鲜者，加丹参、骨碎补、续断各 15g。

为加强清热解毒，提高抗炎效果，以上三期皆可配合骨炎片，每次 6~8 片，每日 3 次。

（2）中药外治法

①初期：脓肿未成，可外用消肿止痛、软坚散结之药散或药膏，使炎症局限或消散，或脓肿早熟，促进浆液性渗出吸收，减轻后遗症。常用如意金黄散以开水加蜂蜜调匀外敷，也可用金黄膏外贴。一般认为散剂好于膏剂。如意金黄散的制法见附骨疽。如意金黄散更滋润，效果优于传统的金黄散。治疗期间患肢制动，以皮牵引或牵引袋牵引。也可用夹板或石膏托固定。

抗炎洗剂外洗：选用抗感染洗剂。黄柏、苦参、艾叶、金银花各 30g，川芎 10g，连翘、玄参各 15g，赤芍、大黄各 12g，甘草 6g。煎汤外洗，每日早晚各 1 次，每次 30 分钟。适合病情较轻者。也可先用洗剂，再敷如意金黄散。

②中后期：中期脓已形成，后期脓或将溃，或已溃破。对未破溃的可先穿刺抽液，抽得脓液后，即行切开引流，疮口内可用三黄液纱条引流换药。三黄液由黄连、黄芩、黄柏各等份，冰片少许，混合浸泡于蒸馏水中，3 日后过滤，取液灭菌后即得。后期脓溃后，用三黄液纱条引流。也可选用庆大霉素纱条引流换药。疮口肉芽新鲜红润，脓液已尽时，用生肌散掺三黄液纱条换药收口。

对中期，关节已有脓液，但抽出的脓液较少，可直接注入抗生素溶液，一般选青霉素 160 万～320 万 U。注射完毕后，保护针道，可继续外敷金黄散。每 2 日操作一次。牵引同初期，一般牵引 3～4 周，不能牵引太长，否则关节僵硬。

3. 恢复期的治疗 经过治疗后，炎症消失，病灶愈合，全身情况恢复良好，即应逐步进行关节功能锻炼，锻炼方法如肌肉自主收缩、关节屈伸等，须循序渐进，绝不可使用粗暴被动活动。如关节粘连，周围软组织挛缩，病员自己锻炼有困难者，选用理筋手法按摩，配合理疗。也可用五加皮汤或下肢损伤洗方熏洗僵硬关节。这些治疗和锻炼能促进血液循环和松解粘连，增加关节活动，以促进功能康复。

4. 后遗症的治疗 关节流注后遗症主要有病理性脱位、关节强直和周围软组织瘢痕挛缩。

（1）关节活动尚好，功能障碍不大，行走时关节不疼痛或轻度疼痛，可不作手术，给予温筋通络等药物内服或外治，消除疼痛。

（2）脱位严重，功能障碍大，影响工作和生活者，或行走疼痛明显者，需手术治疗。如髋关节，可作股骨转子下截骨术，以矫正畸形。现代人工关节技术发展快速，临床效果好，所以对关节畸形严重的痛性关节，应作人工关节全髋置换术。膝关节畸形者，亦可行截骨术，或关节切除融合术，以矫正畸形。施行这类手术必须等到炎症完全控制，窦道愈合半年至一年左右方可进行，以避免病灶炎症复发。

（3）周围软组织瘢痕挛缩者，通过恢复期的正规治疗无效，影响关节功能活动，需作松解术或瘢痕切除植皮术。

【预防与调护】

注意加强营养，避免感冒。在治疗过程中，高度重视保护关节功能，预防病理性关节脱位，在炎症得到控制后，应动静结合，积极功能锻炼，恢复关节功能。

【医案举隅】

杨某，男，16岁，于20**年4月15日来院就诊。

[主诉] 右膝关节红肿疼痛、活动受限2个月。

[病史] 患者于2个月前无明显诱因而出现右膝关节红肿疼痛、活动受限症状，当时症状较轻，未予重视，自行服用药物后症状未见明显缓解。于今日来我院就诊。现患者右膝关节红肿疼痛、活动受限，伴寒战、高热，汗出不解，食少倦怠，舌质红，苔黄腻，脉弦数。

[体格检查] 右膝关节皮肤色泽发红，可见明显肿胀，局部皮温高，触压痛(+)。余无明显异常体征。体温：39.0℃。

[辅助检查] 白细胞计数：$20 \times 10^9/L$。

右膝关节X线片：关节周围软组织肿胀阴影，局部骨小梁轻度紊乱，余未见明显异常。

关节穿刺：混浊关节液。

[临床诊断] 化脓性关节炎。

[治法] 治拟清热解毒，化瘀、消肿、止痛，配合西医抗炎治疗。

方药：解毒清蕴汤加减合骨髓炎丸。

薏苡仁（包）50g，金银花30g，蒲公英30g，玄参20g，穿心莲20g，土鳖虫15g，王不留行（包）15g，穿山甲（代，炮）10g，白花蛇舌草10g，赤芍10g，蜈蚣2条，牡丹皮10g，没药（炙）10g，陈皮10g。

上方水煎，每日1剂口服，分2次，每次冲服骨髓炎丸5g。

给予关节石膏托保护性外固定。

青霉素160万U，关节腔注射，每日1次。

治疗4日后，膝关节肿胀全消，疼痛减轻，服至12剂，肿胀基本消退。

二诊：4月18日。右膝关节肿胀完全消退，体温、血象正常，脉沉缓无力，舌苔薄白，于前方加茯苓15g，白术20g，砂仁5g，水煎服，连服20剂，每次冲服骨髓炎丸5g。膝关节仍用石膏托固定保护。

三诊：5月10日。X线片示关节周围软组织肿胀阴影基本消失，局部骨小梁轻度紊乱，余未见明显异常。

即日拆除石膏托，嘱患者进行适当功能锻炼，继续服用骨髓炎丸2个月，巩固治疗。

随访1年后，患者已经参加正常学习与劳动。

第二节　骨关节结核（脊柱结核）

脊柱结核是由结核杆菌侵犯脊柱，引起的化脓破坏性病变。中医称为"龟背痰""肾俞虚痰"。发病率高，占全身骨、关节结核的第一位，约为47.28％。在整个脊柱中，以腰椎结核发病率最高，其次是胸椎、颈椎、骶尾椎。单纯附件结核只占1％。本病多见于儿童及青壮年。发病缓慢、疼痛、寒性脓肿形成及脊柱畸形为其特征，有时可并发截瘫。

【病因病机】

1. 病因

（1）患者有与结核病员接触史，或患结核病史。

（2）患者多有先天禀赋不足，后天营养不良，以致正气虚弱，感染痨毒。

（3）儿童骨骼柔嫩，筋骨未坚，又因儿童活泼好动，易形成积累性损伤，使局部抗病邪能力降低。

（4）成年男人房劳过度，肾水干涸；女人真阴不足，经枯血闭，导致正气虚弱。

（5）平素脾虚胃弱，肾虚骼空，劳力过度，损伤筋骨。

（6）因跌仆闪挫，治疗失误，气血凝滞，复感风寒湿邪，客于脊骨，督脉等诸经络阻滞，气血不畅，痰浊凝聚，留于脊柱。

诸多因素，可造成痨毒入侵，蚀骨腐筋，发为本病。

2. 病机

本病主要病机是肾亏脾弱，寒凝痰滞，痨毒盘踞。脾主运化，脾虚则不能运化输布水谷之精微，濡养五脏六腑，四肢百骸。肾主骨，又主腰腿，其经贯肾络脊，肾虚则骨失所主，腰脊软弱。督脉为人身之阳经，具有运行气血，濡养全身的功能。督脉起于下极之俞，并于脊里，上至风府，入属于脑，对濡养脊柱、抗御外邪具有直接作用。督脉空虚，则椎骨软弱，脊柱本身承重大，最易积劳致损。在小儿，先天禀赋不足，肾气未充，骨骼柔弱，也易导致损伤。所以先天禀赋不足，后天脾肾两虚，外伤劳损，邪毒乘虚入侵，是导致本病发生的主要病因病机。

本病属本虚标实之证。先天不足，肾亏骼空为本虚；气血失和，痰浊凝聚为标实。

病情发展过程：初期，表现为虚寒，痰浊凝聚；中期，表现为寒热错杂，正虚邪实；后期，脓溃后多出现阴虚火旺或气血两虚之证候表现。

脊柱结核的病理特点是结核杆菌随动脉系统进入椎体，少数通过静脉及淋巴管逆流入椎体，在椎体形成椎体结核，约占 99%。仅 1%在椎弓，形成椎弓结核。椎体结核分为中心型、边缘型和韧带下型 3 种。

中心型结核：以儿童多见，好发于胸椎，病灶在椎体中央，以骨质被破坏为主，发展较快，常形成游离死骨，死骨吸收后，形成空洞，椎体塌陷。

边缘型结核：多见于成人，以腰椎为多见，病灶在椎体边缘，骨质破坏易被吸收，常形成病椎边缘局限性缺损，很少形成大块死骨。椎体的破坏和塌陷不如中心型结核明显。

韧带下型结核：少见，病灶主要累及椎后纵韧带，早期很少侵犯椎体和椎间盘，常有椎旁冷脓肿形成。冷脓肿可向体外或胸腹腔内脏器官穿破形成窦道，还可造成混合感染。当椎体、椎间盘均被广泛破坏，发生塌陷，产生脊柱后突畸形，状如龟背、驼峰。腰椎和颈椎结核，多表现为短缩僵直，生理前突消失或反弓畸形。当脊髓受到脓肿、干酪样物、死骨、肉芽组织或坏死的椎间盘压迫时，可发生病理性截瘫。

【诊断要点】

1. 临床表现　初起病势缓慢，症状不显，患处隐隐酸痛，继而全身倦怠，气弱无力，面色㿠白，食欲减退，夜间痛甚，舌质淡，苔薄白，脉沉细，或弦缓。检查时见病变棘突可有轻度压痛和叩击痛。脊柱前屈、后伸、侧屈活动受限，动则疼痛加重。化验时血沉增快。

中期时病变活跃，病变部位疼痛明显，可持续性痛或间歇疼痛，休息后减轻，劳累后加剧。颈椎结核疼痛放射到上肢和枕部，胸椎结核疼痛可放射到胸壁和腹壁；腰椎结核疼痛放射到下肢。潮热盗汗或寒热错杂，失眠、纳差，体倦无力，形体消瘦，舌质红或少苔，脉细数或沉细数无力。体格检查可见病变棘突压痛和叩击痛明显。颈椎结核，头部前倾，斜颈或短缩畸形，头部旋转受限，常用双手托住下颌部。在一侧或两侧锁骨上窝可摸到冷脓肿，也可在咽后壁发现冷脓肿，并压迫食管和气管。胸腰段结核和腰椎结核患者，头和躯干后伸，不能弯腰，拾物试验阳性。胸椎结核早期可出现局限性后突畸形。胸椎结核在脊柱两侧形成椎旁冷脓肿，胸腰段和腰椎结核多形成腰大肌寒性脓肿和髂窝脓肿，还可在臀部和大腿部发现冷脓肿。实验室检查，血沉增快。

后期时出现低热盗汗、心烦失眠、口燥咽干、食欲减退、形体消瘦、舌红少苔、脉细数等阴虚火旺表现。日久也可出现体倦无力、面色无华、气弱懒言、自汗食少、舌质淡、苔薄白、脉细弱等气血不足的表现。病变部位可见后突畸形，冷脓肿已溃，形成窦道，流脓清稀或夹有豆腐花样或干酪样物质，日久管口凹陷，周围皮色紫暗，还可发生混合感染，久不收口。脊柱功能障碍。若病灶侵犯脊髓，结核性肉芽组织和炎性水肿直接压迫脊髓，出现继发性痉挛性截瘫。多发生在胸 5~10椎。表现出下肢无力、发麻、括约肌功能障碍，严重时，感觉和自主运动功能丧失，肌张力增高，腱反射亢进，病理反射征阳性。

2. X 线检查 早期椎体骨质疏松，骨纹理紊乱，脊柱生理弧度改变，椎间隙变窄，椎旁软组织阴影增宽。中心型结核椎体内可见死骨，空洞、周围骨质疏松，有时也可骨质致密，呈磨砂玻璃样。边缘型结核表现为溶骨性破坏，椎体边缘或前角被侵蚀。椎体破坏严重，可有死骨，或发生椎体楔形压缩，或整个椎体完全消失，甚至有移位。椎体间隙模糊或消失。颈椎结核可见咽后壁或食管后冷脓肿；胸椎可有球形、梭形或烟筒形椎旁脓肿；腰椎可见腰大肌膨隆，即腰大肌脓肿。必要时也可作 CT 检查。

【鉴别诊断】

根据病史、症状、体征、X 线表现、实验室检查等，诊断多无困难。但在早期或症状不典型时，往往有一定困难，应定期检查，观察其演变。常与下列疾病相鉴别。

1. 化脓性脊柱炎 发病急骤，体温迅速升高，常在 39~40℃。全身中毒症状明显，白细胞计数及分类计数明显升高。病变部位疼痛明显。早期血培养可有细菌生长，多为金黄色葡萄球菌。发病前常有其他部位化脓感染病灶。X 线特征是在骨质破坏的同时，骨质增生和硬化更为明显。

2. 强直性脊柱炎 多见于青壮年男性。腰椎板直。晚期呈圆形后凸。各方向的脊柱运动都明显受限，其受限范围比椎体结核更大。早期 X 线片仅见骨质疏松，无骨质破坏，更无死骨形成。先从骶髂关节开始受累，由下向上发展，晚期可见竹节样强直，韧带及椎间盘骨化。髋关节可出现增生性骨赘形成。无脓肿或窦道形成。

3. 外伤性椎体压缩性骨折 有明显外伤史，一般局限于一个受损椎体，患椎呈楔形变，椎体前中部可见横形或斜形的密度增高的压缩骨折线，边缘锐利。椎体前可能有碎骨片存在。

4. 脊柱肿瘤 脊柱肿瘤常为恶性，良性者少。在恶性肿瘤中又以转移癌为多见。其次为网状细胞肉瘤、淋巴肉瘤、骨髓瘤等。转移癌多见于老年。疼痛明显，夜间更重。一般情况差，有时可找到原发病灶。X 线特征为椎体破坏，有时呈均匀压缩，常有椎弓根破坏，椎旁阴影多为圆型。在良性肿瘤中应与骨巨细胞瘤、骨软骨瘤、血管瘤相鉴别。

【天池伤科疗法】

1. 药物治疗

（1）中药内治法

①虚寒痰浊凝聚型：

治则：温经散寒，化痰行滞，益气养血。

方药：大防风汤加减。

防风 10g，白术 15g，杜仲 15g，当归 10g，生地黄 15g，白芍 15g，黄芪 30g，羌活 12g，怀牛膝 12g，制附片 6g（另包，先煎 15 分钟），川芎 10g，肉桂 10g，炙蜈蚣 3 条，甘草 6g。

加减方法：肿胀严重者，加皂角刺 15g，猪苓 10g，薏苡仁 30g。疼痛剧烈者，加延胡索 15g，骨碎补 30g，乳香 6~10g，没药 6~10g。纳谷不香者，加山楂 15g，鸡内金 15g，莱菔子 15g，白蔻 16g。体倦无力，腰膝酸软者，加枸杞子 15g，女贞子 15g，菟丝子 15g，川续断 15g。

②正虚邪实型：

治则：扶正托毒。

方药：神功内托散加减。

白术 15g，当归 10g，黄芪 30g，白芍 12g，茯苓 10g，陈皮 10g，制附片 6g（另包，先煎 15 分钟），木香 6g，川芎 6g，穿山甲（代，炒）6g，潞党参 30g，炙蜈蚣 3 条，甘草 6g。

加减方法：阴虚潮热重者去附片，加青蒿 15g，鳖甲 12g，银柴胡 10g。疼痛严重者加延胡索 15g，骨碎补 30g，乳香 10g，没药 10g。肿胀严重者，加皂角刺 15g，浙贝母 15g，穿山甲（代）10g。

③阴虚火旺型：

治则：滋阴清热，扶正托毒。

方药：清骨散加味。

银柴胡 10g，鳖甲 12g，秦艽 12g，青蒿 15g，地骨皮 15g，胡黄连 10g，知母 10g，花粉 15g，浙贝母 15g，黄精 30g，怀山药 30g，甘草 6g。

加减方法：内热较重，口渴甚者，加玄参 15g，白茅根 30g，生地黄 12g。大便燥结者，加火麻仁 30g，郁李仁 15g，蜂蜜少许（冲服）。脓肿泛红，加金银花 12g，连翘 15g，黄柏 12g。脓久不溃者，加皂角刺 30g，白芷 12g。失眠者，加酸枣仁 15g，首乌藤（夜交藤）30g。潮热盗汗者，加生地黄 15～30g，牡丹皮 12g，五味子 12g，浮小麦 30g。

④气血两虚型：

治则：健脾和胃，补益肝肾，补养气血。

方药：十全大补汤或人参养荣汤。常加补肾壮骨活血药，如川续断、骨碎补、鹿角胶、枸杞子等。

（2）中药外治法

初期：用温经活血、软坚散结的膏剂或散剂，如阳和解凝膏、回阳玉龙膏加桂麝散、活血散等外敷。

脓成期即中期，穿刺抽脓，保护针眼，继续用上述外用药物。

脓溃后或形成窦道，可用五五丹或七三丹药线引流，脓尽用生肌散收口。对窦道口较大的主张用五五丹或七三丹包在盐水纱条内作引流，避免丹药直接与肉接触，形成硬性管壁。窦道也可用白降丹或三品一条枪腐蚀，待腐蚀后，管壁肉芽新鲜后，改用五五丹或七三丹引流，脓尽后用生肌散收口。对一些久不愈合管壁，用白降丹后效果不好者，可用手术切除窦道。

（3）中成药治疗：脊柱结核治疗常用抗痨丸内服，每日 2～3 次，每次 1.5～3g。初期同时配合阳和汤煎剂，每日 1 剂，连服 4～6 周。也可选用抗痨丹，每次 2g（4粒），每日 2 次。长期服用，至骨痨全愈为止。

2. 手术治疗 一般手术治疗患者，术前必须正规卧床休息，抗痨治疗 3～4 周。由于病情轻重不同，所选择手术方式亦各有不同，常用手术指征如下。

（1）椎旁脓肿较大或有明显死骨者，需行病灶清除术。

（2）脊柱结核出现脊髓受压，发生截瘫者行病灶清除，脊髓减压术。

（3）病情稳定，留有驼背等畸形，影响工作生活者，宜行畸形矫正术。

必须严格掌握手术适应证和手术禁忌证，才能取得良好效果。

术后根据病情辨证论治，一般术后 1 周内治宜行气活血、解毒止痛。方用血府逐瘀汤加黄芪、金银花、连翘、蒲公英等药。术后 1 周后气血不足，治宜补益气血、健脾和胃，方用十全大补汤，加川续断、骨碎补、枸杞子之类。若脾胃虚弱，食欲不振者，治宜参苓白术散加补肾药。中成药可选用补中益气丸，有肾阴虚者可用枸杞地黄丸。以强筋壮骨，促进患者顺利康复，并能巩固疗效。

3. 局部休息制动和功能锻炼 脊柱结核病员卧硬床休息，限制活动。术后一般卧床 2～3 个月。植骨融合病员需卧床 3～6 个月。病情稳定后，逐步开始腰背肌功能锻炼。

4. 其他疗法　病情稳定，若有腰痛者，可用中药熏洗或中药离子透入，也可用灯照射等理疗。

【预防与调护】

注意全身调养和休息，加强营养，给予营养丰富的食物，如乳类、蛋类、鱼类、新鲜蔬菜、水果及肉类等。病灶稳定后注意功能锻炼，避免潮湿，预防感冒，卧床时避免褥疮，肺部及泌尿系感染等并发症。

【医案举隅】

刘某，女，38岁，职员，20**年8月16日初诊。

[主诉] 腰痛3年，加重2个月。

[病史] 该患腰痛时轻时重，曾按风湿治过，不见明显效果，近2个月症状加重，腰酸痛无力，夜间尤甚，腰及两腿怕冷，小便频数。

[体格检查] 体质瘦弱，面色苍白，腰活动受限，拾物试验（＋），胸腰段轻度角凸，棘上棘旁（右）压痛（＋），直腿抬高试验（－）。脉沉细无力，舌质淡，苔薄白。

[辅助检查] X线片示：腰1、2椎间隙变窄，椎体边缘不整。椎旁可见脓肿阴影。两肺门增大，肺纹理增粗。

血、尿常规正常，血沉80mm/h。

[临床诊断] 腰椎结核。

[辨证] 命门火衰，痰凝脊梁，腐骨蚀筋。

[治法] 补肾壮阳，温通经脉，化痰健骨。

方药：熟地黄30g，鹿角霜20g，熟附片15g，紫肉桂10g，炮姜10g，补骨脂15g，淫羊藿（仙灵脾）15g，白芥子15g，蜈蚣2条，守宫3条，山茱萸15g，当归15g，川芎15g。

水煎服，每日1剂，连服15剂。

二诊：9月1日。服药2周，畏寒乏力，尿频症状消失，食欲增加。下肢行走较前有力、腰痛减轻、腰部肿块渐小。嘱按前方加炮山甲（代）15g，山慈菇15g，服1个月。

三诊：9月30日。患者精神状态良好，面有华色，脉象沉缓，舌苔薄白。腰活动轻度受限，局部压痛轻度，腰部（右）肿块基本消散，触痛（－）。X线摄片复查：第1、2腰椎骨质有修复，轮廓清晰，骨密度增浓，椎旁肿块阴影基本消失。

辅助检查：血沉 25mm/h。

嘱按原方（9 月 1 日方）减炮山甲（代）继服 1 个月。后服骨结核散 1 个月，以巩固疗效。

第三节　骨性关节炎

骨性关节炎（osteoarthritis，OA）亦称肥大性关节炎、增生性关节炎、老年性关节炎、退行性关节炎、骨关节病等，是一种以关节软骨退行性变、软骨下及关节周围新骨形成为特征的慢性关节病，是骨科常见疾患之一。

骨性关节炎可分为原发性和继发性。老年人多见，男女均可发病。该病的始发部位在软骨，以髋关节、膝关节、手指间关节最为常见。

【病因与分类】

1. 病因

（1）肝肾亏损：肝藏血，血养筋，肝与筋合。肾主骨，生髓，为一身精气之根本。诸筋者，皆属于节，筋能约束骨节。由于中年以后肝肾两虚，肝虚则血不养筋，筋不能维持骨节之张弛，关节失滑利，肾虚而髓减，致使筋骨均失所养。

（2）慢性劳损：过度劳累，慢性损伤，日积月累，营卫失调，气血受阻，经脉凝滞，筋骨失养，致生本病。

2. 分类

（1）原发性骨性关节炎：可因遗传、年龄、体重、关节力学的改变而发病，多见于 50 岁以上的肥胖型患者。表现为多数关节受损，病情发展缓慢，预后较好。

（2）继发性骨性关节炎：可因关节畸形、感染或发育、代谢及神经源性疾病的影响而发病，在青壮年甚或儿童均可发生。表现为局限单个关节受损，病情发展较快，发病年龄较轻，预后较原发性骨性关节炎较差。

【诊查要点】

1. 临床表现　　主要为疼痛、僵硬、功能障碍。

（1）髋关节骨性关节炎：疼痛是髋关节 OA 最早期的症状，初期疼痛在活动多时发生，休息后缓解，晚期出现静息痛，可因寒冷潮湿而加重，疼痛常伴有跛行。疼痛部位可在髋关节的前方或侧方或大腿内侧，有时可放射至坐骨神经走行区域、膝关节附近。僵硬是髋关节 OA 的另一个主要症状，主要表现为关节僵硬感出现在早晨起床后或是白天一段时间不活动后，活动后缓解，时间通常少于 15 分钟。严重的髋关节骨性关节炎出现屈曲、外旋和内收畸形。当有游离体存在，可出现关节交锁症。

（2）膝关节骨性关节炎：早期的膝关节 OA 常呈间断性疼痛，性质是酸痛，运动时加重，休息后好转，晚期出现静息痛。疼痛部位局限于受累的关节间隙，当有滑膜炎症时则表现为全膝疼痛。髌股关节的 OA 则呈髌骨下疼痛，早期主动伸屈膝关节时引起髌下摩擦感及疼痛；被动伸屈时一般无症状，有时也有交锁现象、髌骨下压痛。膝关节 OA 亦有晨僵现象，时间很少超过 30 分钟。晚期多表现为膝内侧关节间隙狭窄、膝内翻畸形。

2. X 线检查　早期多表现为阴性，可见关节间隙变窄，在关节边缘出现软骨下骨硬化增生和囊性变。晚期关节面凹凸不平，骨端变形，边缘唇样变，关节内可有游离体。

【天池伤科疗法】

1. 药物治疗

（1）中药治疗：慢性劳损型，早期气血虚弱，治以补气补血，方选八珍汤、十全大补汤；晚期出现肝肾不足者，可用左归丸以滋补肝肾；若肾阳虚者，方用肾气丸以温补肾阳；若肾阴虚者，方用六味地黄丸以滋补肾阴。可用桃红四物汤加伸筋草、透骨草煎汤用毛巾热敷，或熏洗局部。

（2）西药治疗：口服时，可选用对乙酰氨基酚止痛，每日总量不超过 3g；亦可选用罗非昔布、塞来昔布或双氯芬酸、美洛昔康，以上无效者可选用曲马朵；局部外用时，当有局限性压痛者，可局部注射 0.5%～1% 普鲁卡因 5mL，加醋酸氢化泼尼松 12.5kg，每周 1 次，3 次为 1 个疗程。

2. 针灸疗法　针刺，根据病情辨证循经取穴或局部取穴；艾灸，根据病情辨证采用温针灸、直接灸或间接灸法等，也可选用多功能艾灸仪治疗；还有穴位注射、针刀疗法、火针疗法等，在临床应用多年，疗效确切。

3. 手术治疗　对于非手术治疗无明显疗效，持续性疼痛及关节功能明显障碍的患者，应该考虑手术治疗，以矫正畸形和改善关节功能。

（1）关节镜下关节清理术

适应证：早中期关节炎，伴关节内游离体、半月板退行性损伤。可关节镜下行关节清理，半月板成型或部分切除，软骨下钻孔。

（2）胫骨高位截骨术

适应证：男性小于 65 岁，女性小于 55 岁，存在先天性胫骨干骺端内翻畸形

（TBVA＞5°），外侧间室完好，膝关节活动接近正常，更适合体质指数（BMI）小于30的患者。

（3）单髁膝关节置换术

适应证：年龄大于55岁，内侧关节间室骨性关节炎，韧带完好，外侧间室完好，膝关节活动接近正常，无炎症性膝关节炎，更适合体质指数（BMI）小于30的患者。

（4）全膝关节置换术

适应证：年龄大于75岁，严重多间室关节炎，关节疼痛、畸形、活动受限，其他治疗方法无效。

（5）关节融合术

适应证：对于出现严重的关节功能障碍，或顽固的关节疼痛，影响工作和生活，经非手术治疗无效，又不适合用其他手术来保持关节的活动度者，可施行关节融合术。

【预防与调护】

1. 患者应适当休息，允许患者自理日常生活而不需要卧床休息，这样能延缓病情的进展，减轻患者关节负重。

2. 减轻患者关节的负重，一方面嘱患者扶手杖、拐等助行器械辅助行走；另一方面应嘱患者减轻体重，避免长时间站立工作，这样能够大大减轻关节的负担。

3. 应该每日适当进行肌肉锻炼，如小燕飞、五点支撑、直腿抬高等，游泳亦是很好的一个方法，但要注意不可过度劳累，避免超强运动造成损伤。同时可配合按摩、热敷等理疗方法改善气血运行。

【医案举隅】

李某，男，55岁，退休工人。于20**年11月就诊。

[主诉] 左膝关节疼痛10年，加重伴活动受限7天。

[病史] 患者10年前运动后出现左膝部疼痛，休息后减轻，下楼时偶有发软，早晨起来时左膝有僵硬感，活动后减轻，未经治疗休息后缓解。7天前出现夜间持续性疼痛，上楼时感觉膝部卡锁，不能伸直。

[体格检查] 左膝关节呈屈曲内翻畸形，左膝部无肿胀，肤温不高，左膝内侧关节间隙压痛，髌下摩擦感，左膝浮髌试验阴性，左膝抽屉试验阴性，左膝侧方试验阴性，左足背动脉搏动正常。

[辅助检查] X线片示：左膝内侧关节间隙变窄，关节边缘骨赘。

[临床诊断] 左膝关节骨性关节炎。

[治法]　中药口服左归丸合并桃红四物汤，每日 2 次；针刺犊鼻、阴陵泉、足三里、梁丘、血海，行毫针泻法，每次 30 分钟，每日 1 次，14 天为 1 个疗程。同时加强左膝部功能锻炼，注意保暖，避风寒，畅情志，调饮食。

二诊：经过 2 周治疗，患者左膝关节疼痛稍有缓解，夜间疼痛偶有发生，嘱其继续加强锻炼，继续口服左归丸合并桃红四物汤，每日 2 次；针刺犊鼻、血海、阳陵泉、阴陵泉、足三里、梁丘，行毫针泻法，每次 30 分钟，每日 1 次，15 天为 1 个疗程。

三诊：经过 1 个月治疗，患者左膝部疼痛基本缓解，但上楼时仍偶有疼痛，夜间疼痛基本缓解，嘱患者继续加强膝部功能锻炼，继续口服左归丸 1 周，以巩固疗效。

第四节　痛风性关节炎

痛风性关节炎是由于嘌呤代谢紊乱，使尿酸盐沉积在关节囊、滑囊、软骨和骨质等，引起病损及炎症的疾病。好发于 40 岁以上中老年男性，肥胖者多见。

痛风性关节炎属中医学"痹症"范畴，主要与肝、脾、肾三脏腑相关，由湿浊、痰癖、浊毒瘀阻、留滞关节经络，气血不畅所致。

【病因与分类】

1. 病因　"痛风"最早见于陶弘景的《名医别录》："独活，微温，无毒。主治诸贼风，百节痛风无久新者。"朱丹溪于《格致余论》进行了详细阐明："痛风者，大率因血受热已沸腾……寒凉外搏，热血得寒，汗浊凝滞，所以作痛，夜则痛甚，行下阳也。"

中医学认为本病的病因是先天禀赋不足，再加饮食不节，伤及脾肾，或年老体虚，久则肝、脾、肾亏虚，多食肥甘厚味伤及脾胃导致湿浊内蕴，化热生痰，痹阻肌肉、骨节、筋脉，以致营卫不和，经络不通，则发生红肿胀痛，肢体活动不利。脾失健运，无以运化痰湿，湿热内蕴，痰瘀聚集。肾失开合，不能分泌清浊，湿浊酝酿成毒，肝失疏泄，无以宣清导浊，浊毒稽留。痰浊瘀闭，经络痹阻而致关节疼痛。而痰瘀胶固，则变生痛风结节。病机以脾肾亏虚为本，湿浊、痰瘀、浊毒闭阻经脉、骨节为标，本虚标实之证。

2. 分类

（1）原发性痛风性关节炎：原发性痛风由遗传因素和环境因素共同致病，具有一定的家族易感性，但除极少部分由先天性嘌呤代谢酶缺陷引起外，绝大多数病因未明。

（2）继发性痛风性关节炎：继发性痛风性关节炎是血液病，如高白细胞白血病、淋巴瘤、溶血性贫血，恶性肿瘤放化疗后，慢性肾脏疾病（因肾小管分泌尿酸减少），药物等因素引起。由继发性血尿酸增高所导致的痛风称为继发性痛风。

【诊查要点】

该病特点为高尿酸血症。急性痛风性关节炎反复发作，痛风石沉积；慢性痛风性关节炎及发生关节畸形、肾实质性病变等。

1. 临床表现 常午夜起病，突发关节红肿热痛、功能障碍，首次发作多侵犯单关节，50%以上发生在第1跖趾关节。典型体征为第1跖趾关节红肿热痛，功能障碍，压痛明显，伴有痛风石。

2. 辅助检查

（1）实验室检查：血尿酸增高，急性发作期白细胞计数可增高。

（2）X线：早期一般无阳性表现，急性期可见非特征性肿胀，慢性期关节面可见不规则的穿凿样破坏。

3. 诊断标准 具备以下12项（临床、实验室和X线表现）中6项，即可明确诊断。

（1）急性关节炎发作＞1次；

（2）炎症反应在1天内达到高峰；

（3）单关节炎发作；

（4）可见关节发红；

（5）第一跖趾关节疼痛或肿胀；

（6）单侧第一跖趾关节受累；

（7）单侧跗骨关节受累；

（8）可疑痛风石；

（9）高尿酸血症；

（10）不对称关节内肿胀（X线证实）；

（11）无骨侵蚀的骨皮质下囊肿（X线证实）；

（12）关节炎发作时关节液微生物培养阴性。

【鉴别诊断】

本疾病应与风湿性关节炎、化脓性关节炎、创伤性关节炎相鉴别。

【天池伤科疗法】

1. 药物治疗

（1）中药内治法

湿热蕴结型：治宜清热渗湿健脾，方选四妙散加减。

瘀热阻滞型：治宜清热解毒、化痰祛瘀，方选化瘀通痹汤加减。

痰浊阻滞型：治宜化痰泄浊，方选平胃散合通痹汤加减。

肝肾阴虚型：治宜补肝益肾、利湿泄浊，方选肾气丸加减。

（2）外治法：可辨证使用中药外敷或外洗，亦可选择针刺疗法、放血治疗、针刀治疗等。物理治疗主要包括高频电磁波治疗等。

2. 手术治疗 慢性期患者若局部痛风石巨大，影响功能或经久不愈，可手术刮除痛风石。关节破坏可行关节矫形手术，如痛风性关节炎晚期导致的膝关节疼痛、畸形、活动受限，可选择人工关节置换术。

【预防与调护】

痛风属于终身性疾病，患者教育及良好生活方式非常重要。注意定期锻炼、保持理想体重、不喝酒和含糖饮料，不吃动物内脏、浓肉汤及过多的红肉与海鲜。平素血尿酸水平应控制在＜360mmol/L。痛风急性发作应尽早治疗，急性期宜卧床休息，局部冰敷，适当固定患病关节；局部破溃后可按一般外科处理。

【医案举隅】

杨某，男，47岁。于20**年8月16日初诊。

[主诉] 反复左膝关节肿痛2年，加重4天。

[病史] 2年前无明显诱因出现左膝关节肿胀、疼痛，程度不剧。2年来，上述症状反复发作，未经系统治疗，自行在家休息。4天前，上述症状加重，遂来我院就诊。

[体格检查] 左膝水肿明显，局部皮温升高，浮髌试验（＋），局部压痛（＋），过屈过伸试验（＋），抽屉试验（－），左足足趾无明显红肿。

[辅助检查] 左膝MRI示：左膝前交叉韧带损伤，左膝半月板后角变性；左膝关节积液伴部分滑膜囊肿形成。

[临床诊断] 痛风性关节炎。

[治法] 辨证属肝肾亏虚，瘀血阻络。治宜滋肾养肝，活血通络。

方药：熟地黄20g，当归20g，忍冬藤20g，丹参20g，枸杞子15g，何首乌

15g，酸枣仁 15g，川芎 10g，杜仲 10g，牛膝 10g，桑寄生 10g，独活 10g，桃仁 10g，红花 10g，地龙 10g，甘草 10g。

水煎服，每日 1 剂，分早晚 2 次服。

二诊：8 月 22 日，服药 6 剂后复诊，左膝关节肿痛减轻，夜间已能入睡，纳呆乏力。舌质淡红，少苔，脉细。上方加黄芪 20g，党参 10g，白术 10g。服用方法同上。

三诊：9 月 3 日，服药 12 剂后复诊，左膝关节肿痛症状消失，偶感乏力，饮食睡眠尚可。

第五节　类风湿关节炎

类风湿关节炎是一种以关节滑膜为主要病变的慢性、全身性、自身免疫性疾病。其特征是全身外周关节的多发性、对称性、非特异性炎症。本病属于中医学"尪痹"范畴，《素问·痹论》云："所谓痹者，各以其时，重感于风寒湿之气也。""风寒湿三气杂至，合而为痹也。"我国类风湿关节炎的患病率为 0.3%～0.4%，多见于女性，是男性发病率的 2～3 倍，好发于 25—30 岁，病情和病程有个体差异。受累关节以近端指间关节、掌指关节、腕、肘、肩、膝和足趾关节最为多见，髋关节较少受累。

【病因病机】

1. 病因　中医学认为本病多与先天禀赋不足或素体虚弱、风寒湿热外邪侵袭、痰瘀互结等因素有关。本病多属本虚标实，本虚为气血阴阳脏腑亏损失调，标实为外邪、瘀血、痰浊痹阻。病机特点为经络痹阻、气血运行不畅。

本病的现代病因尚不清楚，可能与下列因素有关。

（1）自身免疫反应：人类白细胞相关抗原 HLA-DR4 可能与本病有关，浆细胞可产生抗体，从而促进免疫复合物的形成，激活 T 细胞，产生自身免疫反应，导致滑膜增殖、血管翳形成、炎性细胞聚集和软骨退变。

（2）感染：本病发展过程的一些特征与病毒感染相符，多数人认为甲型链球菌感染为本病诱因。

（3）遗传因素：本病除环境因素外也有一定的遗传倾向，相关基因位于 Ⅱ 类组织相容性复合体的 HLA-DRβ1 位点的 5 肽上。

2. 病理　本病的基本病理变化是关节滑膜的慢性炎症。急性期滑膜充血、水肿，表现为渗出性和浸润性。慢性期滑膜增生、肥厚，形成绒毛状皱褶，突入关节腔内或侵入到软骨和软骨下骨。滑膜边缘部分增生形成肉芽组织血管翳，是造成关节破坏、畸形和功能障碍的病理基础。病变软骨面常被血管翳覆盖，晚期关节面肉芽组织血管翳逐渐纤维化，形成纤维性关节僵直，进一步发展为骨性强直。

除关节外，关节周围肌腱、腱鞘、韧带，以及心、肺、肾、眼等，均受病变累及。

【诊查要点】

1. 临床表现

（1）症状

①关节疼痛：开始可为酸痛，随着病情发展，日益加重，与气候、气压、气温变化有一定相关性。

②晨僵：晨起关节僵硬或全身发紧现象，活动一段时间后可缓解，多超过 30 分钟。

受累关节多为双侧性、对称性，常由掌指关节或指间关节发病。发病时受累关节常为 1~3 个关节，而以后受累关节可发展到 3 个以上。症状反复交替发作和缓解，关节症状可持续数月、数年或数十年。

（2）体征

①关节肿胀：关节局部积液、肿胀、压痛，温度增高；反复发作后，患肢肌肉萎缩，关节呈梭形肿胀。

②关节活动受限或畸形：随着病情发展，出现关节活动受限，晚期常见不同程度的关节畸形，如手指的鹅颈畸形，掌指关节尺偏畸形，膝关节内、外翻畸形等。

2. 辅助检查

（1）实验室检查：白细胞计数正常或降低，但淋巴细胞计数增加，血红蛋白减少。60%~80% 患者可测出类风湿因子阳性。90% 患者血沉加快。C- 反应蛋白及血清 IgG、IgA、IgM 增高。抗环瓜氨酸多肽（CCP）对类风湿关节炎的诊断有较高的诊断特异性，但敏感性较低。关节液检查在炎症活动期多为异常，无结晶，浑浊但无菌，黏度下降，黏蛋白凝固力差，糖含量降低。

（2）X 线：早期关节周围软组织肿大，关节间隙增宽，关节周围骨质疏松，随病变发展，周围骨质疏松逐渐加重，关节面边缘模糊不清，关节间隙逐渐狭窄。晚期关节间隙消失，最终出现骨性强直。

3. 诊断标准 目前国际上最常用的是 1987 年美国风湿病协会修订的诊断标准。

（1）晨起关节僵硬至少 1 小时（≥ 6 周）。

（2）3 个或 3 个以上关节肿胀（≥ 6 周），医生所诊查到的 14 个关节区（双侧近端指间关节、掌指关节、腕、肘、膝、踝关节及跖趾关节）至少 3 个关节区有软组织肿胀或积液。

（3）腕、掌指关节或近侧指间关节肿胀（≥ 6 周），腕、掌指、近端指间关节中，至少有 1 个区域肿胀。

（4）对称性关节肿胀（≥ 6 周），同时累及左右两侧相同关节区，近端指间、掌指关节、跖趾关节受累并不要求绝对对称。

（5）类风湿结节，位于骨突起部位、伸肌表面或关节旁的皮下结节。

（6）手、腕关节 X 线片有明确的骨质疏松或骨侵蚀，前后位手和腕关节 X 线有典型的类风湿关节炎改变，必须包括骨侵蚀或肯定的关节局限性脱钙，或受累关节邻近有明显脱钙。

（7）类风湿因子阳性（滴度＞ 1 ∶ 32），无论何种检测方式都应有对照，并要求正常对照组中阳性率小于 5%。

确认本病需具备 4 条或 4 条以上标准。

【鉴别诊断】

1. 骨性关节炎 骨性关节炎与类风湿关节炎均可见受累关节疼痛、肿胀、晨僵、畸形。但骨性关节炎发病年龄多在 45 岁以上，以关节退行性改变为特点，多发于膝、脊柱等承重关节，X 线示关节边缘唇样变及骨赘生成，类风湿因子多为阴性。

2. 风湿性关节炎 风湿性关节炎与类风湿关节炎均可见受累关节疼痛、肿胀、晨僵、畸形。但风湿性关节炎多见于儿童和青年，以急性发热和关节肿痛起病，主要侵犯大关节，游走性，炎症消退后不留永久性损害，类风湿因子阴性，溶血性链球菌感染史，抗 "O" 阳性。

3. 痛风性关节炎 痛风性关节炎与类风湿关节炎均可见手指、足趾等小关节疼痛肿胀，活动受限。急性期均可见发热等全身症状。但痛风性关节炎是由于血尿酸过高形成尿酸盐结晶沉淀于关节腔所致，多见于中老年男性，症状特点为夜间红肿热痛加剧，血尿酸明显高于参考值高限。好发于单侧第 1 跖趾关节或跗关节，也可侵犯膝、踝、肘、腕及手关节，高尿酸血症、慢性痛风性关节炎可在关节和耳廓等部位出现痛风石。

4. 骨关节结核 骨关节结核与类风湿关节炎均可见受累关节疼痛、肿胀、活动障碍，休息后减轻。但骨关节结核一般单发，局部皮肤无红、热等急性炎症表现，形成寒性脓肿，寒性脓肿破溃后形成窦道，经久不愈。全身可见低热、乏力、盗汗、消瘦、贫血等。多数有肺或其他部位结核病、或结核病接触史。

5. 银屑病性关节炎 银屑病性关节炎与痛风性关节炎均可见手指末端指间关节疼痛、肿胀和功能障碍。但银屑病性关节炎伴有银屑病皮肤改变，累及远端指间关节，关节受累呈非对称性和毁坏性，骨质疏松不明显，类风湿因子阴性。

6. 强直性脊柱炎 强直性脊柱炎与类风湿关节炎均可见受累关节僵硬，功能受限，活动后症状减轻。但强直性脊柱炎好发于青年男性，主要侵犯骶髂关节及脊柱，外周关节受累以下肢不对称性关节受累为主，常有肌腱端炎。90%~95%患者 HLA–B27 阳性。类风湿因子阴性。

【天池伤科疗法】

类风湿关节炎的治疗以缓解关节症状、控制病情发展、提高生活质量为目的。应早期、积极、多手段联合治疗，降低致残率。对于类风湿关节炎目前尚无特效疗法，应根据不同患者、不同病情制度综合治疗方案。

1. 药物治疗

（1）中药治疗：行痹治宜祛风除湿、通络止痛，方选防风汤加减；痛痹治宜散寒止痛、祛风通络，方选乌头汤或麻桂温经汤加减；着痹治宜除湿消肿、祛风散寒，方选薏苡仁汤或除湿蠲痹汤；热痹治宜清热通络、疏风除湿，方选白虎汤加减；尪痹治宜补肾祛寒、通经活络，方选补肾祛寒治尪汤或真武汤加减。

（2）西药治疗：一线用药为非甾体类药物，其中 COX–2 抑制剂消化道副作用较轻，其他非甾体抗炎药，如布洛芬、扶他林，其起效较快，但常见胃肠道不良反应，严重者可致出血、穿孔。二线慢作用抗风湿药物有抗疟药、金盐制剂、柳氮磺胺吡啶，免疫抑制剂如青霉胺、甲氨蝶呤、环磷酰胺等，其起效时间较长，一旦确诊应尽早使用，但此类药物毒副作用大，主要表现为消化道反应、骨髓造血抑制，心、肝、肾等内脏损伤，因此需依照患者自身情况使用，用药期间密切观察。三线药物主要是激素。对于初发症状明显，且经非甾体抗炎药与慢作用抗风湿药治疗效果不好，可用糖皮质激素治疗，但不宜长期使用，症状缓解后应逐步减量，至最小维持量。

对于病情较轻、进展缓慢的患者，多主张先应用一线药物，必要时联合二线药物。而对病情较重、进展较快的患者，在联合应用一、二线药物的同时，早期给予小剂量激素以迅速控制症状，见效后逐渐减轻药物。

（3）中药外治法：中药外用亦可达到温通经脉之效。《素问·阴阳应象大论》曰："其有邪者，渍形以为汗。""渍形"便是蒸汽治疗。可用海桐皮汤加减外用于患处，如关节红肿热痛则禁用。亦可采用麝香壮骨膏、伤湿止痛膏敷贴，或狗皮膏、宝珍膏等膏药烊化后温贴。此外，可应用骨科腾洗药、风伤洗剂等熏洗。

2. 推拿 类风湿关节炎后期可见关节变形、周围软组织萎缩等症。对关节及其周围软组织采用揉、拿、推法，力度适宜轻巧，以活血通经；活动关节，力度以患者能承受为度，以改善功能。

3. 手术治疗 早期可行关节滑膜切除术，也可在关节镜下行关节清理、滑膜切除术；晚期可根据病情行关节成形术或人工关节置换术。

【预防与调护】

应与患者充分沟通病情，鼓励患者积极配合治疗，改善居住环境，加强防寒保暖，加强营养，注意休息。过度的关节运动和关节废用都会加重症状，因此适当而循序渐进的运动必不可少。同时应避免寒凉，远离刺激性因素。同时应注意风湿性疾病对其他脏器的损害，及时诊断，对症治疗。急性期患者可适当制动，鼓励与指导患者系统康复锻炼，预防关节僵硬和畸形。

【医案举隅】

谢某，女，64岁，20**年5月28日初诊。

[主诉] 全身关节疼痛屈伸不利1年。

[病史] 患者1年前无明显诱因出现关节酸痛、屈伸不利症状，在长春市某医院诊断为类风湿关节炎。

[体格检查] 患者痛苦面容，面色苍白，全身关节疼痛，屈伸不利，尤以手部为重，手部关节肿大畸形，皮肤麻木不仁，畏寒喜温，有时心慌，神疲乏力，便秘，尿可，口干口苦，舌质红，少津，苔薄白，脉沉细弦。

[辅助检查] 20**年5月18日类风湿因子：107.5IU/mL，左腕部X线示：左手部指间关节缘骨质增生，关节间隙狭窄。

[临床诊断] 类风湿关节炎。

[治法] 祛风湿，止痹痛，补肝肾，益气血。

[处方] 乌头汤加减。

麻黄15g，黄芪15g，独活15g，桑寄生20g，防风10g，秦艽15g，细辛3g，白芍15g，川芎10g，甘草10g，赤芍15g，大黄10g。

7剂，每日1剂，煎服2次。

嘱患者避风寒，慎起居，可适当加强锻炼。

二诊：6月3日，服药后症情显著改善，口干口苦及便秘均减轻，手部关节疼痛稍有减轻，舌脉同前。仍守原方治疗，加杜仲10g，牛膝10g，口服，14剂。

三诊：6月24日，药后症情好转，手部疼痛明显减轻，舌脉同前。仍守原方治疗，同上方14剂。

第六节　骨质疏松症

骨质疏松症是以骨量减少、骨的脆性增加及易于发生骨折为特征的全身性骨骼疾病。该病属中医痿证范畴，病变在骨，其本在肾，《素问·痿论》云："肾主身之骨髓……肾气热，则腰脊不举，骨枯而髓减，发为骨痿。"

【病因与分类】

1. 病因　骨质疏松症是由多种原因引起的骨骼的系统性、代谢性骨病之一，其病因和发病机制比较复杂，可概括为激素调控、营养因素、物理因素、遗传因素的异常，以及与某些药物因素的影响有关。这些因素导致骨质疏松症的机理可为肠对钙的吸收减少；肾脏对钙的排泄增多，回吸收减少；或是引起破骨细胞数量增多且其活性增强，溶骨过程占优势，或是引起成骨细胞的活性减弱，骨基质形成减少。这样，骨代谢处于负平衡，骨基质和骨钙含量均减少。骨质疏松症的主要病理变化是骨基质和骨矿物质含量减少，由于骨量减少，钙化过程基本正常，使骨变脆而易发生骨折。

中医学认为本病的发生、发展与"肾气"密切相关，《素问·逆调论》曰："肾不生，则髓不能满。"《素问·六节脏象论》曰："肾者，主蛰，封藏之本，精之处也，其华在发，其充在骨。"因此，骨质疏松的病因病机可归纳为以下几个方面。

（1）肾虚精亏：肾阳虚衰，不能充骨生髓，致使骨松不健；肾阴亏损，精失所藏，不能养髓。

（2）正虚邪侵：正虚而卫外不固，外邪乘虚而入，气血痹阻，骨失所养，髓虚骨疏。

（3）先天不足：肾为先天之本，由于先天禀赋不足，致使肾脏素虚，骨失所养，不能充骨生髓。

2. 分类　骨质疏松症可分为三类：一类为原发性骨质疏松症，它是随着年龄增长而发生的一种生理性退行性病变；二类为继发性骨质疏松症，它是由其他疾病或药物等因素诱发的骨质疏松症；三类为特发性骨质疏松症，多见于 8—14 岁的青少年，多数有家族遗传史，女性多于男性。

原发性骨质疏松症可分为两型：Ⅰ型为绝经后骨质疏松症，为高转换型骨质疏松症。Ⅱ型为老年骨质疏松症，属低转换型，一般发生在 65 岁以上的老年人。

【诊查要点】

1. 临床表现　疼痛是骨质疏松症最常见、最主要的症状。其原因主要是骨转换过快，骨吸收增加。在骨吸收过程中，由于骨小梁的破坏、消失，骨膜下的皮质骨破坏，引起全身骨痛，以腰背痛最多见。另外，在受外力压迫或非外伤性脊椎椎体压缩性骨折、椎骨楔形变、鱼椎样变形，也可引起腰背痛。骨质疏松症患者躯干活动时，腰背肌经常处于紧张状态，导致肌肉疲劳、肌痉挛，从而产生肌肉及肌膜性腰背痛。

身长缩短、驼背也是骨质疏松症的重要临床体征之一。松质骨容易发生骨质疏松改变。脊椎椎体几乎全部由松质骨组成，而脊椎是身体的支柱，负重量大，因此容易产生以上体征。除驼背外，有的患者还出现脊柱后侧凸、鸡胸等胸廓畸形。

骨质疏松症患者受轻微的外力就易发生骨折。其骨折发生的特点是在扭转身体、持重物、跌坐等日常活动中，即使没有较大的外力作用也发生骨折。骨折发生的部位比较固定，好发部位为胸腰段椎体、桡骨远端、股骨上段、踝关节等。

骨质疏松症发生胸、腰椎椎体压缩性骨折后导致脊椎后凸、胸廓畸形，可引起呼吸系统功能障碍，肺活量和最大换气量减少，小叶型肺气肿发病率增加，胸廓严重畸形的病例，上叶前区域小叶型肺气肿的发病率可达到 40%。

骨质疏松症以骨量减少为主要特征，所以，骨密度的测定成为诊断的主要手段，其他如病史调查、生化检验等也可为诊断及鉴别诊断提供依据。

骨密度的测定由于所使用的仪器及方法的不同，检测的部位也有所区别，如单光子骨密度仪检测桡骨骨密度；超声骨密度仪一般检测胫骨和跟骨骨密度；双能 X 线骨密度可测量全身骨密度，目前常用于检测腰椎、股骨近端、前臂、跟骨等部位。

中国老年学会骨质疏松委员会骨质疏松诊断标准学科组 2000 年制定的《中国人骨质疏松症建议诊断标准（第二稿）》：必须具备全身疼痛，多以腰背疼痛为明显，轻微外伤可致骨折；或脊柱后突畸形；或骨密度减少二个标准差以上者。

骨密度的测定数据，1995 年以前，西方及日本以骨密度测量中的标准差作为骨质疏松诊断标准。由于仪器及精度不同、操作技术不同，对标准差大小有所影响。所以，1996年日本在修订骨质疏松标准中已抛弃用标准差表示方法，而采用百分率表示方法。

国人原发性骨质疏松症诊断，其骨密度值应与当地同性别的峰值骨密度相比。

减少1%~12%为基本正常。

减少13%~24%为骨量减少。

减少25%以上为骨质疏松症。

减少37%以上为严重骨质疏松症。

2. 辅助检查

（1）X线平片：主要表现为骨密度减低，骨小梁减少、变细、分支消失，脊椎骨小梁以水平方向的吸收较快，进而纵行骨小梁也被吸收，残留的骨小梁稀疏排列呈栅状。

（2）实验室检查：骨质疏松症伴有骨折的患者，血清钙低于无骨折者，而血清磷高于无骨折者。如伴有软骨病，血磷、血钙偏低，碱性磷酸酶增高。尿磷、尿钙检查一般无异常发现。尿羟脯氨酸增高，其排出量与骨吸收率成正相关。

【天池伤科疗法】

本疾病应辨证施治，肾虚精亏者治以补肾填精，方用左归丸加淫羊藿、鹿衔草；或用中成药骨疏康、骨松宝等；正虚邪侵者治以扶正固本，方用鹿角胶丸，方中虎骨改用代用品，治疗须考虑继发疾病的病因，审因而治；先天不足者治以填精养血、助阳益气，方用龟鹿二仙胶汤，治疗亦需考虑患者年龄、性别、原发病病因辨证施治。

1. 中药治疗　骨质疏松症的根本原因在于肾虚，外感风寒湿邪或外伤是导致本病发生，出现腰背痛等症状的诱因，是外部条件。临床上根据发病及症状的不同，分为缓解期与急性发作期。缓解期以慢性腰背痛及肾虚之象为主；急性期以骤然腰背疼痛为主症，在肾虚的基础上，或兼表实，或兼血瘀，出现虚实夹杂，以实为主的病机。

总之，本病以肾虚为本，风寒湿邪及外伤为标，在治疗上应遵循"治病求本"的治疗原则，分清轻重缓急，急则治其标，缓则治其本，或标本兼顾。

由于本病患者皆属于老年人，虽其本在先天，然而必影响到后天之脾胃。因此，在整个治疗过程中除时刻顾肾虚这一本因外，还要注意调理脾胃，以取后天养先天之效。《怡堂散记》中有"善补肾者，当于脾胃求之"的经验之谈。

临床上以"骨质疏松Ⅰ号"为基本方，然后根据辨证增减。

药物组成：熟地黄 50g，鸡血藤 25g，鹿角霜 20g，杜仲 15g，补骨脂 15g，龙骨 25g，牡蛎 50g，乳香 15g，没药 15g，甘草 10g。

水煎服，每日 1 剂。

方中熟地黄、鹿角霜合用以阴阳双补、益精填髓；杜仲、补骨脂补肝肾、强筋骨；鸡血藤补血活血，补中和胃；龙骨、牡蛎既能育阴潜阳，又能壮骨；乳香、没药活血行气止痛；甘草坚骨通络止痛，调和诸药。

（1）急性发作期

①外感型

[症状] 腰背冷痛、拘急或重着，转侧不利，虽卧床而症状不减，遇寒冷潮湿症状加重，得热则舒，兼见腰膝酸软，气短乏力，健忘少寐，小便频数。舌质淡，苔薄白，脉浮紧无力或沉缓。

[治法] 祛风散寒除湿，佐补肾活血止痛。

[方药] 骨质疏松 I 号加黄芪 30g，独活 15g，防风 15g，肉桂 15g，地龙 15g。水煎服，每日 1 剂。

②外伤血瘀型

[症状] 活动不当或外伤后，疼痛突然发作，刺痛不移，拒按，活动困难，兼见肾虚之象。舌淡、有瘀斑，苔白或微黄，脉涩细。

[治法] 活血化瘀，通络止痛，补益肾气。

[方药] 骨质疏松 I 号方加川续断 15g，牛膝 15g，地龙 15g，白芍 15g，当归 15g，桃仁 15g，红花 15g，延胡索 15g。水煎服，每日 1 剂。

（2）缓解期

①肝肾阴虚型

[症状] 腰膝酸软，隐隐作痛，头晕目眩，耳鸣耳聋，健忘少寐，齿摇发坠，口燥咽干，甚则五心烦热，潮热盗汗，小便清长，大便稀。舌淡，苔白滑，脉沉迟无力。

[治法] 补肾健脾，强筋壮骨。

[方药] 骨质疏松 I 号加川续断 15g，山茱萸 15g，肉苁蓉 15g，山药 15g，炮附子 10g，黄芪 30g，白术 20g。水煎服，每日 1 剂。

②阴阳两虚型

[症状] 腰膝酸痛，眩晕耳鸣，五心烦热，四末凉，失眠、健忘、多梦，疲乏无力、懒言，齿摇发枯，或足跗浮肿。舌红无苔，脉细数，或舌淡苔白，脉沉迟而弱。

[治法] 阴阳双补，强壮筋骨。

[方药] 骨质疏松 I 号加女贞子 10g，菟丝子 15g，山药 15g，黄精 15g，肉

桂 15g，黄芪 30g，白术 20g，茯苓 15g。水煎，每日 1 剂。

注：以上各型合并骨质增生者，在服用汤药的同时，服骨质增生丸 2 丸，每日 2 次。

2. 中药外敷

[处方] 威灵仙、防风、川乌、草乌、续断、透骨草各 100g，三棱、红花、干姜、花椒各 50g。

[用法] 将上药粉碎成细末，每次取 100g，用醋调成稀面糊状，放入纱布袋中。将布袋放于腰部疼痛明显处，将热水袋放于药袋上（勿烫伤皮肤），每次约 1 小时，每日 1~2 次。

[适应证] 用于各型骨质疏松症。

【预防与调护】

由于骨质疏松时骨骼蛋白质和钙盐均有损失，故应适量补充饮食中的蛋白质、钙盐，以及维生素 D、C。鼓励患者进行适当的体力活动，以刺激成骨细胞活动，有利于骨质形成。如为继发性或特发性骨质疏松症，在治疗时还需针对原发疾病进行治疗。

【医案举隅】

李某，女，55 岁，退休职员，19** 年 8 月 15 日初诊。

[主诉] 腰背痛 2 年。

[病史] 无明显诱因，自觉晨僵现象明显，四肢沉重，乏力，腰背酸痛，时轻时重，近 1 个月症状加重。50 岁绝经。服过大量补钙药物"盖中盖"等，无明显效果。

[体格检查] 轻度驼背，活动轻度受限，脊柱广泛压痛，直腿抬高试验（-）。

[辅助检查] X 线摄片显示：脊柱（胸腰段）后凸变形，各椎体呈鱼尾状改变，骨质疏松。脉沉弦，舌质淡，苔薄白。

[临床诊断] 骨质疏松症（骨痿）。

[辨证] 肾虚髓减，脾弱精衰，故骨失充养而致骨松变（骨痿）。

[治法] 补肾、益脾、壮骨。

[处方] 淫羊藿 25g，肉苁蓉 20g，鹿角霜 15g，熟地黄 15g，鹿衔草 15g，骨碎补 15g，全当归 15g，生黄芪 20g，生牡蛎 50g，川杜仲 15g，鸡血藤 15g，广陈皮 15g，制黄精 15g，炒白术 15g。

每日 2 剂，嘱服 2 周。

二诊：8 月 29 日。服药 2 周，症状逐渐减轻。唯唾、眠欠佳。拟前方加首乌藤（夜交藤）25g，生龙齿 25g。嘱再服 2 周。

三诊：9 月 13 日。晨僵、腰酸背痛明显减轻，步履较前轻快、有力，睡眠好转。嘱仍按前方继续治疗 1 个月余，后服健骨宝胶囊而收功。

第七节 股骨头坏死

股骨头坏死是由于血液循环障碍，导致股骨头因局部缺血而发生的坏死，又称股骨头缺血性坏死或股骨头无菌性坏死。晚期可因股骨头塌陷而发生严重的髋关节骨性关节炎。本病类似于古代医学文献所称髋骨部位的"骨痹""骨蚀"。正如《灵枢·刺节真邪》曰："虚邪之入于身也深，寒与热相搏，久留而内著，寒胜其热，则骨疼肉枯，热胜其寒，则烂肉腐肌为脓，内伤骨，内伤骨为骨蚀。"

1907 年，Axhausen 首先描述了股骨头无菌性坏死。本病在我国的发病率呈明显上升趋势，已成为临床常见病，好发于 20—50 岁人群，平均 36 岁左右的中青年，双侧患病者占 70% 以上，多数历经坏死、修复、塌陷、骨关节炎的病理过程，表现为疼痛、功能障碍、行走困难等一系列临床症状，严重影响患者的劳动能力与生活质量，双侧患病者可严重致残，因此越来越受到医学界的重视。发病年龄以青壮年多见，男性多于女性。

【病因及分类】

1. 病因 本病的致病因素和发病原因是多方面的。中医认为人体的筋、骨、肉与肝、脾、胃、肾的关系最为密切。肾为先天之本，主骨生髓，肾健则髓充，髓满则骨坚；反之，则髓枯骨痿。肝主筋、藏血，与肾同源，两脏荣辱与共，若肝血亏损，疏泄失职，则藏运不周，营养不济，可引起筋脉失养，筋骨不利，从而导致筋挛、筋弛及骨痿、骨蚀。脾胃为后天之本，万物生化之源，"使脾健胃和，则水谷腐熟，以化气血，以行营卫"，"若土失健运，生化无源，则筋骨肌肉皆无气以生"。脾主肌肉，《灵枢·本神》曰："脾气虚则四肢不用。"中医学认为本病发病过程中，气滞血瘀起着关键性的作用并贯穿始终，其他证型多为兼证。中医学辨证为一般分为以下三类。

气滞血瘀：激素为药邪，酒精为湿热之邪，脉络屡受邪毒戕伐，气血运行不畅，久则气滞血瘀，发为骨蚀。或外力所伤，骨断筋损，气滞血瘀，脉络瘀阻，骨失所养，则为骨蚀。

肝肾亏虚：激素（药邪）味入营血，酒性辛窜，久服均易伤肝肾，肝虚不能藏血，肾虚不能生髓养骨，发为骨蚀。

痰湿蕴结：长期酗酒、饮食膏粱厚味，易生湿热、化痰，痰湿互结，蕴阻于内，致气滞血瘀，精耗髓伤，骨失濡养而发病。

综上所述，其病因主要包括瘀、痰、虚三方面。其中瘀（血）、痰（浊）为实、为标，肝、肾气血虚为虚、为本。但同样情况下存在着很大的个体差异。

2. 分类

（1）Ficat 分期法

Ⅰ期（缺血期）：X线片显示正常。

Ⅱ期（血管再生期）：X线片显示股骨头轮廓正常，但有硬化透明区，其中"硬化"为新生骨集聚，"透明"为骨质被吸收。

Ⅲ期（骨骼塌陷期）：X线片显示有软骨下塌陷或股骨头变扁平。

Ⅳ期（塌陷静止期）：X线片显示关节腔变窄，髋臼发生退行性改变。

（2）Marcus 分期法

Ⅰ期：X线片有轻度密度增高，呈点状密度增高区或减低区。

Ⅱ期：X线片密度明显增高（全部或部分），头无塌陷，有分界明显的骨硬化区。

Ⅲ期：X线片有软骨下骨折或新月征，一般扇形骨折多见，而新月征较少见到。

Ⅳ期：X线片有股骨头扁平或死骨区塌陷。

Ⅴ期：X线片有死骨破裂，关节间隙狭窄，可见片状密度增高影。

Ⅵ期：X线片有股骨头肥大变形，髋臼不光滑，甚至硬化增生，部分有半脱位。

（3）世界骨循环研究学会（ARCO）国际骨坏死分期标准

O 期：活检结果符合坏死，其余检查正常。

Ⅰ期：骨扫描和（或）MRI 阳性。

Ⅰ-A：MRI 检查，病变范围小于股骨头 15%。

Ⅰ-B：MRI 检查，病变范围占股骨头 15%～30%。

Ⅰ-C：MRI 检查，病变范围大于股骨头 30%。

Ⅱ期：股骨头斑片状密度不均、硬化与囊肿形成，平片与 CT 没有塌陷表现，磁共振与骨扫描阳性，髋臼无变化。

Ⅱ-A：MRI 检查，病变范围小于股骨头 15%。

Ⅱ-B：MRI 检查，病变范围占股骨头 15%～30%。

Ⅱ-C：MRI 检查，病变范围大于股骨头 30%。

Ⅲ期：正侧位照片上出现新月征。

Ⅲ-A：新月征小于 15% 关节面长度，或塌陷 < 2mm。

Ⅲ-B：新月征占关节面 15%～30%，或塌陷 2～4mm。

Ⅲ–C：新月征大于 30% 的关节面长度，或塌陷 4mm 以上。

Ⅳ期：关节面塌陷变扁、关节间隙狭窄、髋臼出现坏死变化、囊性变、囊肿和骨刺。

【诊查要点】

1. 临床表现　患者常有髋部创伤史，如股骨颈骨折、髋关节外伤性脱位等；或长期大量服用激素史、嗜酒史等。早期多在劳累时感到髋关节酸痛或有静息痛，一般不影响活动，休息后好转；渐至疼痛加剧，跛行，肌肉萎缩。疼痛多位于髋关节的内外侧，髋关节活动受限。患髋"4"字试验阳性，髋关节屈曲挛缩试验阳性，髋外展、内旋试验阳性，臀中肌试验阳性。

2. 影像学检查

（1）X线片检查：X线片是本病诊断、分期的主要手段与依据，要求摄高质量的双髋正位和蛙式位或侧位X线片，必要时摄断层片。

（2）其他影像检查：ECT、CT、MRI都有助于股骨头坏死的早期诊断。ECT在X线出现异常之前即可显示放射性核素分布异常，灵敏度高，但特异性较差；CT检查可以清楚观察股骨头内部的骨结构改变；MRI有很高敏感性、特异性及准确率，是检查股骨头缺血性坏死最敏感的方法。

【鉴别诊断】

1. 中、晚期髋关节骨关节炎　当关节间隙变窄并出现软骨下囊性变时，与股骨头坏死不易鉴别。但股骨头坏死的CT表现为硬化并有囊性变，MRI改变以低信号为主，可据此鉴别。

2. 髋臼发育不良继发骨关节炎　X线表现为股骨头包裹不全，关节间隙变窄、消失，骨硬化及囊变，髋臼对应区出现类似改变，容易鉴别。

3. 强直性脊柱炎累及髋关节　常见于青少年男性，多为双侧骶髂关节受累，血清检测HLA–B27阳性，X线表现为股骨头保持圆形而关节间隙变窄、消失甚至融合，容易鉴别。部分患者长期应用皮质类固醇类药物可并发股骨头坏死，股骨头可出现塌陷，但往往不严重。

【天池伤科疗法】

1. 一般治疗　适用于青少年患者，因其有较好的潜在自身修复能力，随着青少年的生长发育，股骨头常可得到改建，获得满意结果。对成年人病变属Ⅰ、Ⅱ期，范围较小者，也可采用非手术疗法。一般病变范围越小，越易修复。对单侧髋关节病变，患侧应严格避免负重，可持拐杖、戴坐骨支架、用助行器行走；双髋同时受累，应卧床或坐轮椅；如髋部疼痛严重，可卧床同时行下肢牵引，常可缓解症状。理疗能缓解症状，但持续时间较长，一般需 6～24 个月或更长时间。治疗中应定期拍摄 X 线片检查，至病变完全愈合后才能负重。

2. 中药治疗

（1）气滞血瘀：多见于创伤性股骨头缺血性坏死及非创伤性股骨头缺血性坏死早期。

主要证候：髋部疼痛，时重时轻，痛有定处，胀痛或刺痛，轻度跛行，髋关节活动轻度受限，舌紫黯或有瘀点，脉弦涩。

治则：行气活血，通络止痛。

方药：桃红四物汤或身痛逐瘀汤加减。

（2）肝肾亏虚：多见于激素性股骨头缺血性坏死患者。

主要证候：疼痛渐减，下肢痿软无力，关节拘紧，转枢不利，活动明显受限，活动后疼痛加重，休息后疼痛可缓解，腰背酸软，舌质淡、苔薄白，脉沉细。

治法：行气活血，辅以补益肝肾、强壮筋骨。

方药：偏阳虚者右归丸加减，偏阴虚者左归丸加减。

（3）痰湿蕴结：多见于酒精性股骨头缺血性坏死患者。

主要证候：髋部酸胀不适，疼痛不甚，游走于髋膝关节间，轻度跛行，活动受限，休息与活动后疼痛相若，舌苔厚腻，舌体胖大、有齿痕。

治法：行气活血，辅以祛湿化痰。

方药：加味二陈汤或四妙散加减。

3. 中成药 选取复方鹿茸健骨胶囊（组方：牛膝、熟地、骨碎补、黄芪等 20 味中药。加工成胶囊，0.3g/ 粒）。给药方案：口服，每次 6 粒，每日 3 次。1 个月为 1 个疗程，一般观察 3 个疗程。

4. 中药外治法 基本方药为独活、桑寄生、当归、黄芪、威灵仙、透骨草、防风、荆芥等，每日外洗 1～2 次，3 个月为 1 个疗程。

5. 针灸治疗 患部就近取穴或远侧循经取穴，选取髀关、风市、承扶、阴谷。治疗仪温通经脉气血，皆能祛痹止痛。

6. 推拿——三步八法

（1）俯卧位

第一步：揉压舒筋法。用掌根，沿足太阳膀胱经第二条线，用揉、压两法，从上到下。

第二步：填精固肾法。双手多指交叉，两掌根置于两侧肾区，用揉、擦法。

第三步：温经通阳法。单掌揉，双拇指擦骶骨后面八髎穴区。

（2）侧卧位

第四步：活血通络法。双拇指重叠或肘尖按压髋关节周围，环跳穴为主要刺激部位。

第五步：行气展筋法。术者双手拇指重叠，按压风市、巨髎、髀关等穴，然后立于其后做屈膝屈髋，抬起后伸，握踝向下牵拉动作。

（3）仰卧位

第六步：温腹培元法。叠掌揉压腹部任脉、足阳明胃经、足厥阴肝经路线，重点揉压中脘，拿大腿内侧肌肉，掌根揉关元。

第七步："4"字开髋法。健侧腿伸直，提起患侧小腿置于伸直腿的膝上弯曲下压，形成"4"字，术者一手放置膝关节，一手放置对侧髂前上棘，适当向下压，以患者忍受疼痛为度。

第八法：抖腿松筋法。双手握住患侧踝部，向上、下、左、右抖动患肢，最后行放松手法。

7. 手术治疗

（1）保留自身髋关节（保髋）手术：保髋手术的目的是促进坏死修复、预防与纠正塌陷、避免或延缓人工关节置换。分为髓芯减压术，打压支撑植骨术，钽棒植入术，多条血管束植入术，带血管骨瓣移植术或吻合血管腓骨移植术。

（2）人工髋关节置换术：适用于各种症状严重的晚期坏死，但对于年轻患者要非常慎重，避免滥用。

【预防与调护】

1.应以主动锻炼为主，被动锻炼为辅。动作协调，活动应循序渐进、由小到大、由少到多、逐步增加，先进行简单的卧位或坐位功能锻炼（如跖踝屈伸、股肌收缩等），再根据股骨头坏死的程度选择合适的站立位进行功能锻炼（屈髋下蹲等）。

2.通过多种途径进行科普教育，宣传酗酒的危害，培养国民的健康饮酒习惯，能有效预防酒精性股骨头缺血性坏死。

3.使患者充分了解本病的性质与后果。本病影响关节活动功能，经过保髋治疗能避免或延缓人工关节置换。即使关节严重损坏，由于现代人工关节置换技术已经十分成熟，也可使绝大多数患者获得一个基本正常的关节功能。

【医案举隅】

吕某，男，55 岁，工人，20** 年 9 月 5 日。

[主诉] 右髋部疼痛、活动受限 5 个月，近 1 个月症状加重。

[病史] 5 个月前无明显诱因出现右髋疼痛，活动受限，休息后略缓解，但每当劳累后疼痛加重，怕凉，纳可，寐差，二便调。既往有激素药史。曾在某医院治疗无效。遂来我院就诊。

[体格检查] 心率 70 次 / 分钟，血压 120/80mmHg，痛苦面容，体格检查合作，右髋关节外展、内旋及下蹲活动受限，右腹股沟中点压痛（＋）。

[辅助检查] 骨盆 X 线平片示：右侧股骨头外形与关节间隙无明显异常，骨质硬化，头内囊泡性改变，皮质下呈"新月征"和条状透亮带。

[临床诊断] 右股骨头缺血性（无菌性）坏死（肝肾亏虚型）。

[辨证] 乃肝肾不足所致，肾气虚不能充髓养骨，肝血虚亏不能荣筋，而致骨蚀筋痿，遂成本病。

[治法] 补肾养肝，壮骨强筋，活血通经，化瘀止痛。

[方药] 复肢健骨胶囊，每次 8 粒，每日 3 次，口服。3 个月为 1 个疗程。嘱患者忌烟、酒，禁用激素类药物，扶拐缓慢行走，避风寒。

复诊：12 月 3 日，患肢疼痛有所减轻，活动受限有所改善。

三诊：次年 3 月 5 日来诊，患肢疼痛明显减轻，活动尚可，弃拐已能行 1500 米无障碍。嘱继服复肢健骨胶囊 1 个半月，以巩固疗效。

第八节　强直性脊柱炎

强直性脊柱炎（ankylosing spondylitis，AS）是一种主要累及脊柱、中轴骨和四肢大关节，以椎间盘纤维环及其附近结缔组织纤维、纤维化和骨化及关节强直为病变特点的慢性炎症性疾病。其特征是炎性病变从骶髂关节开始，逐步上行性蔓延至脊柱关节，造成骨性强直。病损以躯干关节为主，也可波及近躯干的髋关节，但很少波及四肢小关节。好发于 15—30 岁青年人，其中又以 16—25 岁年龄组发病率最高。发病率约占全人口的 0.1%，男性多见，男女比例约为 10：1。除心、肺合并症以外，本病对患者的寿命并无明显影响。

本病属中医学"骨痹""肾痹""腰痹""竹节风""龟背风"等范畴。李中梓《医宗必读·痹证》描述本病后期出现"在骨则重不能举，尻以代踵，脊以代头"的严重功能障碍与畸形，形象地描述了强直性脊柱炎晚期脊柱强直畸形的状态。

【病因病机】

1. 中医病因病机 中医学认为本病多以素体阳气虚、肝肾阴精不足为内因，风寒湿热之邪为外因。

（1）素体虚弱：肝肾不足，邪恋经脉，痰瘀形成。经脉闭阻，气血不行，督脉虚弱，而致椎骨变松、变形，不能直立、弯腰、垂项、突背，身体羸瘦。

（2）外邪侵袭：肝肾亏虚所致营卫气血涩滞不行，则筋骨无以充养，风寒湿邪乘虚侵入而发病。

2. 西医病因病理

（1）遗传学说：研究发现本病患者的一级亲属中 HLA-B27 阳性者占 10%~20%，患病的风险比一般人群高 20~40 倍。尽管基因因素的重要性已被公认，但其遗传方式仍不清楚。一般认为，本病是一种多基因遗传病。

（2）环境学说：环境因素中，肠道及泌尿系统的肺炎克雷伯杆菌、致病性肠道细菌和衣原体等造成的感染与强直性脊柱炎的发病关系最为密切。HLA-B27 和肺炎克雷伯杆菌之间存在分子模拟现象。

（3）免疫学异常：患者可有血清免疫球蛋白、循环免疫复合物等炎性细胞因子水平升高。此外，尚有研究发现，强直性脊柱炎患者血清中可以检测到抗果蝇唾液腺抗体。这些结果都表明免疫反应参与了本病的发生。

（4）其他因素：包括外伤、甲状旁腺疾病、肺结核、铅中毒、上呼吸道感染、淋病、局部化脓性感染、内分泌及代谢缺陷、过敏等，都曾被人提及，但都缺乏有力依据。

本病的病理学特征为脊柱及近脊柱大关节的滑膜炎，软骨变性、破坏，软骨下骨质破坏，血管翳形成，以及炎性细胞浸润等。镜下可见滑膜增生肥厚，绒毛形成、浆细胞和淋巴细胞浸润，这些炎性细胞多聚集在滑膜小血管周围，呈巢状。炎症过程引起肌肉附着点侵蚀，附近骨髓炎症、水肿乃至造血细胞消失，进而肉芽组织形成，最后受累部位钙化、新骨形成。在此基础上又发生新的附着点炎症、修复，如此反复，出现椎体方形变、韧带钙化、脊柱"竹节样"变、胸廓活动受限等临床表现。

本病如累及心，以主动脉瓣的肥厚、纤维化为特点，主动脉环扩大伴 Valsalva 窦膨隆。病变亦可延及腹中动脉，偶可见心肌炎及弥漫性心肌纤维化，二尖瓣很少受累。

【诊查要点】

1．临床表现

（1）多发生于青壮年男性。

（2）发病缓慢，初起时多表现为不明原因的下腰痛及腰部僵硬感，并伴有食欲减退、乏力、低热、消瘦、贫血等全身症状，逐步发展可出现背痛或伴有束带样胸痛，颈部疼痛及活动受限，最后整个脊柱发生强直。合并严重屈曲畸形，颌部抵于胸骨，影响张口。站立和行走时，眼不能平视，仅能看到自己足前小块地面。

（3）发作与缓解交替进行，病程可达数年或数十年。活动期以疼痛和发僵为主，病变部完全强直后，疼痛消失，后遗严重畸形。偶可累及髋膝关节。

（4）体格检查见骶髂关节处压痛，"4"字试验阳性，髋膝关节及整个脊柱活动度下降。

2．辅助检查

（1）X线表现：主要表现为骶髂关节的改变，表现为髂骨处骨质硬化，关节边缘模糊不清，随后关节边缘不整齐、硬化、关节间隙消失。其他变化有椎体出现骨质疏松、椎间小关节骨质模糊、椎间盘变窄、纤维环钙化，前纵韧带、后纵韧带均钙化，形成竹节样脊柱，髋关节也可逐步出现强直改变。

（2）实验室检查：血沉增快，HLA-B27阳性。

3．诊断标准　对于青年男性有持续腰痛、脊柱活动受限且血沉加快者应考虑本病。临床上较为常用的纽约诊断标准由临床所见和骶髂关节X线表现两个方面组成。

（1）临床所见：①腰椎的前屈、侧弯、后伸活动受限；②胸腰椎或腰椎部疼痛；③胸廓扩张受限，取第4肋间隙水平测量，扩张≤2.5cm。

（2）骶髂关节X线表现：可分为5级。①0级，正常；②Ⅰ级，为可疑骶髂关节炎；③Ⅱ级，骶髂关节边缘模糊，略有硬化和微小侵蚀病变，关节腔轻度变窄；④Ⅲ级，骶髂关节两侧硬化，关节边缘模糊不清，有侵蚀病变或关节腔消失；⑤Ⅳ级，为关节完全融合或强直。

确诊强直性脊柱炎的条件：①双侧骶髂关节炎Ⅲ或Ⅳ级，同时至少有上述临床标准中之一项者。②单侧骶髂关节炎Ⅲ或Ⅳ级，或双侧骶髂关节炎Ⅱ级，并具备临床标准第1项，或具备临床标准第2和第3项者。

可疑强直性脊柱炎：双侧骶髂关节炎Ⅲ级－Ⅳ级，但不具备任何一项临床标准者。

【鉴别诊断】

1. 骶髂关节的其他炎症 如骶髂关节结核、骶髂关节化脓性关节炎、致密性骶髂关节炎。

2. 脊柱的其他炎症 如脊柱结核、脊柱化脓性骨髓炎、布氏杆菌性脊柱炎、伤寒性脊柱炎。

3. 脊柱的其他疾病 如椎间盘突出症、青年性驼背、脊柱退行性骨性关节炎。

4. 合并脊柱炎和骶髂关节炎的其他疾病 如银屑病、瑞特（Reiter）病、溃疡性结肠炎、克罗恩病等。

【天池伤科疗法】

1. 中药疗法 本病总的病机为正虚邪实，因此总的治疗原则为扶正祛邪。扶正主要以补益肝肾，祛邪主要以活血化瘀、散寒化湿、祛瘀通络，从而达到正旺邪散，经络通畅，筋骨得养之功效。

辨证主要分两大类：①寒湿痹阻型，以邪实为主，正虚次之；②肝肾亏虚型，以正虚为主，邪实为次。

（1）寒湿痹阻型

[症状] 腰臀部及髋部疼痛，活动不便，阴雨天加重，得热痛减。甚至疼痛如针刺，脊柱活动受限。舌质淡白，苔白腻厚，脉沉弦或弦细。

[治法] 散寒除湿，祛瘀通络，兼补肝肾。

[处方] 五藤二草汤。

忍冬藤 30g，鸡血藤 25g，海风藤 15g，地龙 20g，络石藤 15g，豨莶草 20g，伸筋草 20g，地龙 20g，青风藤 15g，五加皮 20g，海桐皮 20g，乳香 10g，威灵仙 15g，蜈蚣 2 条，狗脊 20g，杜仲 20g，没药 10g，麻黄 10g，桂枝 10g。水煎服，每日 3 次。

（2）肝肾亏虚型

[症状] 腰臀部僵痛，脊柱强直或驼背，形体瘦弱，肢体酸软无力，行走困难。舌质淡，苔白，脉沉细或沉细而弦。

[治法] 补肝肾，强筋骨，活血通络。

[处方] 温肾通督汤。

淫羊藿（仙灵脾）20g，桑寄生 20g，熟地黄 30g，狗脊 20g，枸杞子 20g，骨碎补 30g，杜仲 20g，丹参 30g，鸡血藤 30g，蜈蚣 2 条，地龙 20g，没药 10g，萆薢 15g，白芍 30g，甘草 10g。水煎服，每日 3 次。

2. 推拿疗法 推拿具有舒筋活络、调和气血、滑利关节、除痹止痛、防止畸形等作用，具体操作方法如下。

（1）俯卧位：患者仰卧位于床上，上胸部及大腿前分别放两个枕头，使前胸及腰部悬空，两上肢上举，置于头前。术者站于其旁，于腰背部沿脊柱及两侧上下往返掖推，用手掌在背部沿脊柱按压，当患者呼气时下按，吸气时放松，然后用手指按法按压腰背膀胱经及秩边、环跳。

（2）仰卧位：患者取仰卧位，于髋部行滚法，拿捏大腿内侧肌肉，并被动活动髋关节。

（3）坐位：术者于后方在颈项两侧及肩胛部施滚法，并配合颈部屈伸旋转活动，用一指禅推颈椎两侧，拿捏风池及两侧斜方肌。然后患者上举上肢，双手指交叉放于枕后部，术者以膝部抵住患者背部，再以两手握住患者两肘部，做向后牵引及向前俯的扩胸俯仰动作（前俯时呼气，后仰时吸气），连续俯仰 5～8 次，最后令患者前屈，双手放于膝部，术者用肘压法施于脊柱两侧，再直擦背部督脉及足太阳经，横擦骶部，以透热为度，结束手法。

此手法每次 20～30 分钟，每日 1 次，注意手法宜轻柔和缓，禁用腰部旋转及斜扳手法。

3. 针灸疗法

（1）主穴：循督脉及膀胱经取穴：大椎、水沟、身柱、陶道、腰俞、肾俞、命门、腰阳关、八髎、华佗夹脊、阿是穴。

（2）配穴：环跳、悬钟、承山、委中、秩边、阳陵泉、足三里。

（3）操作：深刺留针，或兼用温针、电针、梅花针。有发热者，只针不灸。每次取穴 10 个左右，每日 1 次，半个月为 1 个疗程。

4. 西药

（1）非甾体抗炎药：非甾体抗炎药主要用于缓解疼痛、晨僵，增加关节活动度。常用药物有双氯芬酸、萘丁美酮、美洛昔康、塞来昔布、吲哚美辛栓（肛入）。

（2）改善病情抗风湿药：用于控制病情活动，抑制病变的发展。常用药物有柳氮磺吡啶、甲氨蝶呤、硫唑嘌呤、沙利度胺等。

（3）糖皮质激素：临床上一般不全身应用糖皮质激素，但在合并急性虹膜睫状体炎等关节外表现者可考虑。对顽固性关节积液者，也可给予关节腔糖皮质激素注射治疗。

（4）肿瘤坏死因子拮抗剂：包括重组人可溶性肿瘤坏死因子受体融合蛋白（如依那西普）、抗肿瘤坏死因子的单克隆抗体（如英利西单抗和阿达木单抗）。这些制剂在治疗强直性脊柱炎的晨僵、腰背痛和肌腱末端炎等方面有显著疗效。

5. 理疗 中药外用及超短波、脉冲磁疗、中频脉冲等均对缓解关节及软组织疼痛有益，可选择使用。间断使用支具可预防和矫正各种畸形，有一定意义。

6. 手术治疗 经保守治疗无效者，可配合手术治疗，以挽救、改善关节功能。早期可做滑膜切除术；中期可行关节清理术；晚期可根据病情选择关节松解术、关节融合术、关节成形术及人工关节置换术。对严重驼背畸形而影响平视者，可在腰椎行脊柱截骨成形术。

【预防与调护】

1. 适量活动 缓解期患者可随意活动，以不感到疲倦为度。急性期应适当休息。疼痛明显者，可以制动。

2. 注意姿势 本病呈渐进性，故日常生活中应注意姿势，特别是睡卧时应卧硬板床，仰卧位，以免驼背加重。

3. 防止外伤 本病在椎骨或周围软组织外伤后病情会加重，故日常生活中应注意防止意外伤害的发生，以免加重病情。

4. 交代病情 向患者讲明本病的性质及其本人的病情，鼓励患者树立起同疾病作斗争的信心。

5. 饮食调节 日常饮食应富含蛋白质及维生素；针对贫血及骨质疏松患者，可补充铁剂、维生素 D 等。

【医案举隅】

周某，男，27 岁，20** 年 2 月 22 日

[主诉] 背腰部僵硬，疼痛 3 年。

[病史] 患者 3 年前出现颈胸背及腰部僵硬，时轻时重，遇冷加重，曾去其他医院就诊并治疗，效果不显。

[体格检查] 腰背活动轻度受限，颈部活动轻度受限，颈胸段压痛阳性，压顶试验阳性。脉沉弦细，舌苔薄白。

[辅助检查] 自带 CT 显示：双侧骶髂关节模糊、硬化。实验室检查：HLA-B27 阳性。

[临床诊断] 强直性脊柱炎。

[治法] 温阳补肾，通督壮腰。

处方：鸡血藤 25g，申姜 20g，狗脊 20g，杜仲 20g，鹿角霜 20g，寸云 15g，枸杞 15g，延胡索 15g，豨莶草 15g，牛膝 15g，泽泻 15g，丹参 15g，明天麻 15g，砂仁 5g，桑寄生 30g，羌活 15g，独活 15g，鸡屎藤 15g，山萸肉 20g，巴

戟天 20g，炙附子 10g（先煎 30 分钟），葛根 20g，白术 20g。7 剂，水煎服。

二诊：4 月 7 日

颈部疼痛减轻，腰背部仍僵硬，臀下痛，脉沉弦细，舌苔薄白，前方去葛根，加淫羊藿（仙灵脾）20g，炙附子加 5g。7 剂，水煎服。

三诊：5 月 5 日

颈已不痛，腰背僵硬减轻，臀下仍痛，脉沉涩无力，舌苔薄白。前方炙附子去 5g，加海螵蛸 20g（先煎）。7 剂，水煎服。

四诊：5 月 11 日

颈部已不痛，腰基本不痛，腰部僵硬感减轻，现尾骶骨疼痛，脉沉弦细，舌苔薄白。

前方巴戟天加 10g，加乌贼骨 20g（先煎）。7 剂，水煎服。

五诊：5 月 18 日

颈腰背部疼痛消失，腰背偶感不适，脉沉弦紧，舌苔薄白。前方加徐长卿 15g。7 剂，水煎服。

中成药：壮骨伸筋胶囊 6 粒，每日 3 次，口服。

治疗效果：经随访，患者症状消失，无明显不适。

下 篇

天池伤科流派优势病种临床路径

锁骨骨折中医临床路径

一、锁骨骨折中医临床路径标准住院流程

（一）适用对象

第一诊断为锁骨骨折（TCD 编码：BGG000、ICD-10 编码：S42.001）。

（二）诊断依据

1. 疾病诊断

（1）中医诊断标准：参照中华人民共和国中医药行业标准《中医病证诊断疗效标准》（ZY/T001.9—94）及《中医正骨学》第二版（董福慧等主编，人民卫生出版社，2005 年）。

（2）西医诊断标准：参照《临床诊疗指南——骨科学分册》（中华医学会编著，人民卫生出版社，2009 年）。

2. 疾病分期

（1）早期：伤后 2 周以内。

（2）中期：伤后 2~4 周。

（3）晚期：伤后 4 周以上。

3. 分型　青枝型骨折；横断型骨折；粉碎型骨折。

4. 证候诊断　参照"国家中医药管理局'十一五'重点专科协作组锁骨骨折诊疗方案"。

锁骨骨折临床常见的证型：血瘀气滞证；瘀血凝滞证；肝肾不足证。

（三）治疗方案

参照"国家中医药管理局'十一五'重点专科协作组锁骨骨折诊疗方案"。

1. 诊断明确，第一诊断为锁骨骨折。

2. 患者适合并接受中医治疗。

（四）标准住院日

≤ 14 天。

（五）进入路径标准

1. 第一诊断必须符合锁骨骨折（TCD 编码：BGG000，ICD-10 编码：S42.001）的患者。

2. 外伤引起的单纯性、新鲜闭合锁骨骨折，有闭合复位外固定适应证。

3. 患者接受闭合复位外固定治疗并同意住院。

4. 除外以下情况

（1）合并有锁骨下神经、血管损伤者。

（2）开放性骨折者。

（3）多发骨折，尤其同一肢体多发骨折者。

（4）患处严重皮肤疾病者。

（5）合并其他无法耐受闭合复位外固定治疗的疾病（如严重心脑血管疾病、癫痫、帕金森病）等。

5. 患者同时具有其他疾病，但在住院期间不需特殊处理，也不影响第一诊断的临床路径流程实施时，可以进入本路径。

（六）中医证候学观察

四诊合参，收集该病种不同证候的主症、次症，舌、脉特点。注意证候的动态变化。

（七）入院检查项目

1. **必需的检查项目**

（1）血常规

（2）尿常规

（3）便常规

（4）肝功能、肾功能

（5）血糖

（6）凝血功能

（7）心电图

（8）胸部 X 线片

（9）锁骨正位 X 线片

2. **可选择的检查项目**　根据病情需要而定，如血脂、无机元素等。

（八）治疗方法

1. 手法复位治疗　适用于有移位的锁骨骨折。

2. 外固定治疗

（1）三角巾悬吊：适用于幼儿青枝骨折或其他不全骨折。

（2）"8"字绷带固定或锁骨带固定。

3. 辨证选择口服中药汤剂或中成药

（1）血瘀气滞证：活血祛瘀，消肿止痛。

（2）瘀血凝滞证：和营生新，接骨续筋。

（3）肝肾不足证：补益肝肾，强壮筋骨。

4. 功能锻炼

5. 护理　辨证施护。

（九）出院标准

1. 骨折处肿胀减退，疼痛明显缓解。

2. X线片复查显示骨折对位、对线满意。

3. 肘腕关节活动良好。

4. 无其他需住院治疗的并发症。

（十）有无变异及原因分析

1. 闭合复位后骨折对位对线差，或合并血管、神经损伤，骨缺损；闭合复位后不稳定或复位失败等无法通过手法闭合复位进行治疗者需行手术治疗时，退出本路径。

2. 合并心血管疾病、内分泌疾病等其他系统疾病者，住院期间病情加重，需要特殊处理，导致住院时间延长、费用增加，退出本路径。

3. 发生药物反应等不良反应需特殊处理，导致住院时间延长、费用增加，退出本路径。

4. 因患者及其家属意愿而影响本路径执行时，退出本路径。

二、锁骨骨折中医临床路径住院表单

适用对象：第一诊断为锁骨骨折（TCD 编码：BGG000，ICD-10 编码：S42.001）。

患者姓名：　　　性别：　　　年龄：　　　门诊号：　　　住院号：

发病时间：　年　月　日　时　住院日期：　年　月　日　出院日期：　年　月　日

标准住院日≤ 14 天　　　　　　　实际住院日：　　　天

时间	年　月　日 （第1天）	年　月　日 （第2天）	年　月　日 （第3—7天）
主要诊疗工作	□询问病史、体格检查 □下达医嘱、开出各项检查单 □完成首次病程记录 □完成入院记录 □完成初步诊断 □签署"麻醉知情同意书"（必要时） □麻醉（必要时） □闭合复位、外固定治疗 □骨折复位评估，如需要再次复位，由上级医师完成 □与家属沟通，交代病情及注意事项 □密切观察、防治并发症	□完成上级医师查房及记录 □骨折复位评估 □观察血运、感觉、功能活动、外固定松紧度等情况 □完成各项辅助检查 □向患者或家属交代病情和注意事项 □相关科室会诊与治疗（必要时）	□完成上级医师查房及病程记录 □根据患者病情变化及时调整治疗方案 □观察舌脉象、肿胀、疼痛情况，及时调整外固定松紧度 □更换中药制剂（必要时）
重点医嘱	长期医嘱 □骨伤科常规护理 □分级护理 □普食 □中药辨证施治 临时医嘱 □血、尿、便常规 □心电图 □肝功能、肾功能 □凝血功能 □胸部X线片 □复位后复查X线片评估	长期医嘱 □骨伤科常规护理 □分级护理 □普食 □中药辨证施治 临时医嘱 □对异常检查结果进行评估，必要时复查相关检查	长期医嘱 □骨伤科常规护理 □分级护理 □普食 □中药辨证施治 临时医嘱 □调整外固定 □复查X线片（必要时）
主要护理工作	□入院介绍 □入院健康教育 □介绍入院检查前注意事项 □按照医嘱执行诊疗护理措施 □完成麻醉前各项护理操作（必要时） □观察肿胀、疼痛、末梢血循、外固定松紧度等情况及护理 □指导功能锻炼 □夜间巡视	□按医嘱进行治疗 □中医情志疏导、健康教育与生活护理 □饮食指导 □观察肿胀、疼痛、末梢血循、外固定松紧度等情况及护理 □指导功能锻炼 □夜间巡视	□按医嘱进行治疗 □中医情志疏导、健康教育与生活护理 □饮食指导 □观察肿胀、疼痛、末梢血循、外固定松紧度等情况及护理 □指导功能锻炼 □夜间巡视

（续表）

时间	年　月　日 （第 1 天）	年　月　日 （第 2 天）	年　月　日 （第 3—7 天）
病情 变异 记录	□无 □有，原因： 1. 2.	□无 □有，原因： 1. 2.	□无 □有，原因： 1. 2.
责任 护士 签名			
医师 签名			

时间	年　月　日 （第 8—13 天）	年　月　日 （出院日，住院 14 天内）
主要 诊疗 工作	□上级医师查房与诊疗评估，明确出院时间 □观察舌脉象、肿胀、疼痛情况，及时调整 外固定松紧度 □更换中药制剂（必要时）	□完成出院记录 □开具出院诊断书 □开具出院带药 □向患者或家属交代出院注意事项及随诊 方案 □通知出院
重点 医嘱	长期医嘱 □骨伤科常规护理 □分级护理 □普食 □中药辨证施治 临时医嘱 □调整外固定 □复查 X 线片（必要时）	长期医嘱 □停止所有长期医嘱 临时医嘱 □开具出院医嘱 □出院带药
主要 护理 工作	□按医嘱进行治疗 □中医情志疏导、健康教育与生活护理 □饮食指导 □观察肿胀、疼痛、末梢血循、外固定松紧 度等情况及护理 □指导功能锻炼 □夜间巡视	□指导患者出院后功能康复训练 □交代出院后注意事项，进行卫生宣教 □指导出院带药的煎法服法及用药注意 事项 □协助办理出院手续 □送患者出院

（续表）

时间	年 月 日 （第8—13天）	年 月 日 （出院日，住院14天内）
病情 变异 记录	□无 □有，原因： 1. 2.	□无 □有，原因： 1. 2.
责任 护士 签名		
医师 签名		

肱骨外科颈骨折中医临床路径

一、肱骨外科颈骨折中医临床路径标准住院流程

（一）适用对象

第一诊断为肱骨外科颈骨折（TCD编码：BGG000，ICD–10编码：S42.201）。

（二）诊断依据

1. 疾病诊断

（1）中医诊断：参照中华人民共和国中医药行业标准《中医病证诊断疗效标准》（ZY/T001.9—94）。

（2）西医诊断：参照《临床诊疗指南——骨科分册》（中华医学会编著，人民卫生出版社，2009年）。

2. 疾病分期

（1）早期：伤后2周以内。

（2）中期：伤后2~4周。

（3）晚期：伤后4周以上。

3．分型

（1）外展型骨折。

（2）内收型骨折。

（3）粉碎型骨折。

4．证候诊断

参照国家中医药管理局重点专科协作组制定的《肱骨外科颈骨折中医诊疗方案（试行）》。

肱骨外科颈骨折临床常见证候：血瘀气滞证；瘀血凝滞证；肝肾不足证。

（三）治疗方案的选择

参照国家中医药管理局重点专科协作组制定的《肱骨外科颈骨折中医诊疗方案（试行）》。

1.诊断明确，第一诊断为肱骨外科颈骨折。

2.患者适合并接受中医治疗。

（四）标准住院日

≤ 14 天。

（五）进入路径标准

1.第一诊断必须符合肱骨外科颈骨折的患者。

2.外伤引起的单纯性、新鲜闭合性骨折，有闭合复位外固定治疗的适应证。

3.患者接受闭合复位外固定治疗并同意住院。

4.以下情况除外

（1）合并有腋神经、血管损伤者。

（2）开放性骨折。

（3）多发骨折。

（4）同时有严重的其他疾病（如严重心脑血管疾病、癫痫等）。

（六）中医证候学观察

四诊合参，收集该病种不同证候的主症、次症，舌、脉特点。注意证候的动态变化。

（七）入院检查项目

1．必需的检查项目

（1）肩关节正侧位片（穿胸位片）。

（2）血常规、尿常规。

（3）凝血功能。

（4）乙肝、丙肝、梅毒、艾滋病等检查。

（5）肝功能、肾功能。

（6）心电图。

（7）胸部透视或胸部 X 线片。

2. 可选择的检查项目 根据病情需要而定，如 CT、MRI、心脏彩超、动态心电图、肺功能检查等。

（八）治疗方法

1. 手法复位治疗 适用于有移位的肱骨外科颈骨折。

2. 外固定治疗

（1）三角巾悬吊：适用于无移位骨折或不全骨折。

（2）超肩关节夹板固定：适用于复位后骨折处稳定的外展型骨折或粉碎型骨折。

（3）外展支架固定：适用于复位后骨折处稳定的内收型骨折。

3. 闭合复位穿针内固定 适用于复位后骨折处不稳定的患者。

4. 辨证选择口服中药汤剂或中成药，配合外敷中药膏剂或洗剂

（1）血瘀气滞证：行气活血，消肿止痛。

（2）瘀血凝滞证：活血和营，接骨续筋。

（3）肝肾不足证：补益肝肾，调养气血。

5. 针灸治疗

6. 其他疗法

7. 功能锻炼

8. 护理调摄

（九）出院标准

1. 骨折局部肿胀减轻、疼痛缓解。

2. X 线片复查达到功能复位标准或解剖复位。

（十）有无变异及原因分析

1. 手法复位后骨折对位对线未达到功能复位的要求，或合并有血管、神经损伤等并发症，需要手术者，退出本路径。

2. 合并有心脑血管疾病等，在住院期间病情进一步加重，导致住院时间延长、费用增加者，退出本路径。

3. 发生药物反应等不良反应需特殊处理，导致住院时间延长、费用增加者，退出本路径。

4. 因患者及其家属意愿而影响本路径的执行，退出本路径。

二、肱骨外科颈骨折中医临床路径住院表单

适用对象：第一诊断为肱骨外科颈骨折（TCD 编码：BGG000，ICD-10 编码：S42.201）。

患者姓名：　　性别：　　年龄：　　门诊号：　　住院号：

发病时间：　年　月　日　时　住院日期：　年　月　日　出院日期：　年　月　日

标准住院日 ≤ 14 天　　　　　　　　　　　实际住院日：　　　天

时间	年　月　日（第 1 天）	年　月　日（第 2 天）
主要诊疗工作	□询问病史、体格检查 □下达医嘱、开具各项检查单 □完成首次病程记录 □完成入院记录 □完成初步诊断 □签署"手术知情同意书""麻醉知情同意书"（必要时） □颈丛麻醉或联合麻醉或局部麻醉（必要时） □闭合复位外固定治疗（必要时在 X 线透视下进行复位）或手术治疗 □骨折复位评估，如需要再次复位或保守治疗改为手术治疗，由上级医师完成 □密切观察、防治并发症， □与家属沟通，交代病情及注意事项	□完成上级医师查房及记录 □骨折复位评估 □观察血运、感觉、功能活动、外固定松紧度等情况 □完成各项辅助检查 □向患者或家属交代病情和注意事项 □相关科室会诊与治疗（必要时）
重点医嘱	长期医嘱 □骨伤科常规护理 □分级护理 □普食（或臂麻后 6 小时普食） □中药辨证施治 临时医嘱 □血常规　　　□尿常规 □肝功能　　　□心电图 □肾功能　　　□凝血功能 □胸部透视或胸部 X 线片 □复位后 X 线片检查 □其他：	长期医嘱 □骨伤科常规护理 □分级护理 □普食 □中药辨证施治 临时医嘱 □对异常检查结果进行评估，必要时复查 □心脏彩超、肺功能试验、支气管扩张试验等（必要时）

（续表）

时间	年　月　日 （第1天）	年　月　日 （第2天）
主要 护理 工作	□入院介绍 □入院健康教育 □介绍入院检查前注意事项 □按照医嘱执行诊疗护理措施 □完成麻醉前各项护理操作（必要时） □观察肿胀、疼痛、末梢血循、夹板松紧度等情况及护理 □指导功能锻炼 □夜间巡视	□按医嘱进行治疗 □中医情志疏导、健康教育与生活护理 □饮食指导 □观察肿胀、疼痛、末梢血循、夹板松紧度等情况及护理 □指导功能锻炼 □夜间巡视
病情 变异 记录	□无 □有，原因： 1. 2.	□无 □有，原因： 1. 2.
责任 护士 签名		
医师 签名		

时间	年　月　日 （第3—7天）	年　月　日 （第8—13天）	年　月　日 （出院日，第14天）
主要 诊疗 工作	□完成上级医师查房及病程记录 □根据患者病情变化及时调整治疗方案 □观察舌脉象、肿胀、疼痛情况，及时调整夹板松紧度，或术后换药 □更换中药外用制剂（必要时） □术后拔除引流管、导尿管等	□上级医师查房与诊疗评估，明确出院时间 □观察舌脉象、肿胀、疼痛情况，及时调整夹板松紧度，或术后换药 □更换中药外用制剂（必要时）	□制定康复计划，指导患者如期拆线 □交代出院注意事项、复查日期 □开具出院诊断书 □完成出院记录 □通知出院
重点 医嘱	长期医嘱 □骨伤科常规护理 □分级护理 □普食 □中药辨证施治 临时医嘱 □调整夹板或换药 □X线片检查	长期医嘱 □骨伤科常规护理 □分级护理 □普食 □中药辨证施治 临时医嘱 □调整夹板或换药 □X线片检查	长期医嘱 □停止所有长期医嘱、临时医嘱 □开具出院医嘱 □出院带药

（续表）

时间	年　月　日 （第3—7天）	年　月　日 （第8—13天）	年　月　日 （出院日，第14天）
主要护理工作	□按医嘱进行护理 □中医情志疏导、健康教育与生活护理 □饮食指导 □观察肿胀、疼痛、末梢血循、夹板松紧度等情况及护理 □指导功能锻炼 □夜间巡视	□按医嘱进行护理 □中医情志疏导、健康教育与生活护理 □饮食指导 □观察肿胀、疼痛、末梢血循、夹板松紧度等情况及护理 □指导功能锻炼 □夜间巡视	□介绍康复计划 □交代出院后注意事项 □协助办理出院手续 □送患者出院
病情变异记录	□无 □有，原因： 1. 2.	□无 □有，原因： 1. 2.	□无 □有，原因： 1. 2.
责任护士签名			
医师签名			

肱骨髁上骨折中医临床路径

一、肱骨髁上骨折中医临床路径标准住院流程

（一）适用对象

第一诊断为肱骨髁上骨折（TCD编码：BGG000、ICD-10编码：S42.4051）。

（二）诊断依据

1. 疾病诊断

（1）中医诊断标准：参照中华人民共和国中医药行业标准《中医病证诊断疗效标准》（ZY/T001.9—94）及《中医正骨学》第二版（董福慧等主编，人民卫生出版社，2005年）。

（2）西医诊断标准：参照《临床诊疗指南——骨科学分册》（中华医学会编著，人民卫生出版社，2009年）。

2．疾病分期

（1）早期：伤后 2 周以内。

（2）中期：伤后 2~4 周。

（3）晚期：伤后 4 周以上。

3．分型 伸直型；屈曲型。

4．证候诊断 参照"国家中医药管理局'十一五'重点专科协作组肱骨髁上骨折诊疗方案"。

肱骨髁上骨折临床常见的证型：血瘀气滞证；瘀血凝滞证；肝肾不足证。

（三）治疗方案

参照"国家中医药管理局'十一五'重点专科协作组肱骨髁上骨折诊疗方案"。

1.诊断明确，第一诊断为肱骨髁上骨折。

2.患者适合并接受中医治疗。

（四）标准住院日

≤ 21 天。

（五）进入路径标准

1. 第一诊断必须符合肱骨髁上骨折（TCD 编码：BGG000、ICD–10 编码：S42.4051）的患者。

2.外伤引起的单纯性、新鲜闭合锁骨骨折，有闭合复位外固定适应证。

3.患者接受闭合复位外固定治疗并同意住院。

4.除外以下情况

（1）合并有神经、血管损伤者。

（2）开放性骨折者。

（3）多发骨折，尤其同一肢体多发骨折者。

（4）患处严重皮肤疾病者。

（5）合并其他无法耐受闭合复位外固定治疗的疾病（如严重心脑血管疾病、癫痫、帕金森病）等。

5. 患者同时具有其他疾病，但在住院期间不需特殊处理，也不影响第一诊断的临床路径流程实施时，可以进入本路径。

（六）中医证候学观察

四诊合参，收集该病种不同证候的主症、次症，舌、脉特点。注意证候的动态变化。

（七）入院检查项目

1. 必需的检查项目

（1）血常规

（2）尿常规

（3）便常规

（4）肝功能、肾功能

（5）血糖

（6）凝血功能

（7）心电图

（8）胸部 X 线片

（9）肱骨正侧位 X 线片

2. 可选择的检查项目　根据病情需要而定，如血脂、无机元素、骨折部位 CT 等。

（八）治疗方法

1. 手法复位治疗　适用于有移位的肱骨髁上骨折。

2. 外固定治疗

（1）位置：伸直型骨折固定于屈肘 90°位。屈曲型骨折固定于伸肘位，1 周后改功能位固定。

（2）时间：固定 2~3 周。

（3）要点

①压垫：伸直型骨折，梯形垫置于肘后，平垫分别置于远近端的尺桡侧，矫正远端向尺侧的残余移位。

②夹板：尺、桡侧板，后侧板超肘关节，固定完毕后，以胶布将三块夹板拉紧，并用绷带将肘部作"8"字固定。

③小夹板固定后，患肢用三角巾悬吊于胸前。

3. 辨证选择口服中药汤剂或中成药

（1）血瘀气滞证：活血祛瘀，消肿止痛。

（2）瘀血凝滞证：和营生新，接骨续筋。

（3）肝肾不足证：补益肝肾，强壮筋骨。

4. 功能锻炼

5. 护理　辨证施护。

（九）出院标准

1. 骨折处肿胀减退，疼痛明显缓解。

2. X 线片复查显示骨折对位、对线满意。

3. 无其他需住院治疗的并发症。

（十）有无变异及原因分析

1. 闭合复位后骨折对位对线差，或合并血管、神经损伤，骨缺损；闭合复位后不稳定或复位失败等无法通过手法闭合复位进行治疗者需行手术治疗时，退出本路径。

2. 合并心血管疾病、内分泌疾病等其他系统疾病者，住院期间病情加重，需要特殊处理，导致住院时间延长、费用增加，退出本路径。

3. 发生药物反应等不良反应需特殊处理，导致住院时间延长、费用增加，退出本路径。

4. 因患者及其家属意愿而影响本路径执行时，退出本路径。

二、肱骨髁上骨折中医临床路径住院表单

适用对象：第一诊断为肱骨髁上骨折（TCD 编码：BGG000、ICD-10 编码：S42.4051）。

患者姓名：　　　　性别：　　　　年龄：　　　　门诊号：　　　　住院号：

发病时间：　年　月　日　时　住院日期：　年　月　日　出院日期：　年　月　日

标准住院日≤ 21 天　　　　　　实际住院日：　　　　天

时间	年 月 日 （第 1 天）	年 月 日 （第 2 天）	年 月 日 （第 3—7 天）
主要诊疗工作	□询问病史、体格检查 □下达医嘱、开出各项检查单 □完成首次病程记录 □完成入院记录 □完成初步诊断 □签署"麻醉知情同意书"（必要时） □麻醉（必要时） □闭合复位、外固定治疗 □骨折复位评估，如需要再次复位，由上级医师完成 □与家属沟通，交代病情及注意事项 □密切观察、防治并发症	□完成上级医师查房及记录 □骨折复位评估 □观察血运、感觉、功能活动、外固定松紧度等情况 □完成各项辅助检查 □向患者或家属交代病情和注意事项 □相关科室会诊与治疗（必要时）	□完成上级医师查房及病程记录 □根据患者病情变化及时调整治疗方案 □观察舌脉象、肿胀、疼痛情况，及时调整外固定松紧度 □更换中药制剂（必要时）

（续表）

时间	年　月　日 （第 1 天）	年　月　日 （第 2 天）	年　月　日 （第 3—7 天）
重点医嘱	长期医嘱 □骨伤科常规护理 □分级护理 □普食 □中药辨证施治 临时医嘱 □血常规，尿、便常规 □心电图 □肝功能、肾功能 □凝血功能 □胸部 X 线片 □复位后复查 X 线片评估	长期医嘱 □骨伤科常规护理 □分级护理 □普食 □中药辨证施治 临时医嘱 □对异常检查结果进行评估，必要时复查相关检查	长期医嘱 □骨伤科常规护理 □分级护理 □普食 □中药辨证施治 临时医嘱 □调整外固定 □复查 X 线片（必要时）
主要护理工作	□入院介绍 □入院健康教育 □介绍入院检查前注意事项 □按照医嘱执行诊疗护理措施 □完成麻醉前各项护理操作（必要时） □观察肿胀、疼痛、末梢血循、外固定松紧度等情况及护理 □指导功能锻炼 □夜间巡视	□按医嘱进行治疗 □中医情志疏导、健康教育与生活护理 □饮食指导 □观察肿胀、疼痛、末梢血循、外固定松紧度等情况及护理 □指导功能锻炼 □夜间巡视	□按医嘱进行治疗 □中医情志疏导、健康教育与生活护理 □饮食指导 □观察肿胀、疼痛、末梢血循、外固定松紧度等情况及护理 □指导功能锻炼 □夜间巡视
病情变异记录	□无 □有，原因： 1. 2.	□无 □有，原因： 1. 2.	□无 □有，原因： 1. 2.
责任护士签名			
医师签名			

时间	年　月　日 （第8—21天）	年　月　日 （出院日，住院21天内）
主要诊疗工作	□上级医师查房与诊疗评估，明确出院时间 □观察舌脉象、肿胀、疼痛情况，及时调整外固定松紧度 □更换中药制剂（必要时）	□完成出院记录 □开具出院诊断书 □开具出院带药 □向患者或家属交代出院注意事项及随诊方案 □通知出院
重点医嘱	长期医嘱 □骨伤科常规护理 □分级护理 □普食 □中药辨证施治 临时医嘱 □调整外固定 □复查X线片（必要时）	长期医嘱 □停止所有长期医嘱 临时医嘱 □开具出院医嘱 □出院带药
主要护理工作	□按医嘱进行治疗 □中医情志疏导、健康教育与生活护理 □饮食指导 □观察肿胀、疼痛、末梢血循、外固定松紧度等情况及护理 □指导功能锻炼 □夜间巡视	□指导患者出院后功能康复训练 □交代出院后注意事项，进行卫生宣教 □指导出院带药的煎法服法及用药注意事项 □协助办理出院手续 □送患者出院
病情变异记录	□无 □有，原因： 1. 2.	□无 □有，原因： 1. 2.
责任护士签名		
医师签名		

孟氏骨折中医临床路径

一、孟氏骨折中医临床路径标准住院流程

（一）适用对象

第一诊断为孟氏骨折（TCD 编码：BGG000、ICD–10 编码：S52.203）。

（二）诊断依据

1. 疾病诊断

（1）中医诊断：参照中华人民共和国中医药行业标准《中医病证诊断疗效标准》（ZY/T001.9—94）。

（2）西医诊断：参照《临床诊疗指南——骨科分册》（中华医学会编著，人民卫生出版社，2009 年）。

2. 疾病分期

（1）早期：伤后 2 周以内。

（2）中期：伤后 2～4 周。

（3）晚期：伤后 4 周以上。

3. 分型　青枝型骨折；单纯型骨折；双骨折型骨折。

4. 证候诊断　参照"国家中医药管理局'十一五'重点专科协作组孟氏骨折诊疗方案"。

孟氏骨折临床常见的证型：血瘀气滞证；营血不调证；肝肾不足证。

（三）治疗方案

参照"国家中医药管理局'十一五'重点专科协作组孟氏骨折诊疗方案"。

1. 诊断明确，第一诊断为孟氏骨折。

2. 患者适合并接受中医治疗。

（四）标准住院日

≤ 14 天。

（五）进入路径标准

1. 第一诊断必须符合孟氏骨折的患者。

2. 外伤引起的单纯性、新鲜闭合孟氏骨折。

3. 符合外固定器适应证的开放、合并多发骨折、不稳定或局部软组织条件较差者，或伴有糖尿病并发症。

4. 患者同时具有其他疾病，但不需特殊处理也不影响第一诊断的临床路径流程实施时，可以进入本路径。

5. 除外以下情况

（1）合并有尺骨下神经、血管损伤者。

（2）开放性骨折者。

（3）多发骨折，尤其同一肢体多发骨折者。

（4）患处有严重皮肤疾病者。

（5）合并其他无法耐受闭合复位外固定治疗的疾病（如严重心脑血管疾病、癫痫、帕金森病）等。

（六）中医证候学观察

四诊合参，收集该病种不同证候的主症、次症，舌、脉特点。注意证候的动态变化。

（七）入院检查项目

1. 必需的检查项目

（1）血常规

（2）尿常规

（3）便常规

（4）肝功能、肾功能

（5）血糖

（6）凝血功能

（7）心电图

（8）胸部 X 线片

（9）前臂正侧位 X 线片

2. 可选择的检查项目　根据病情需要而定，如血脂、无机元素等。

（八）治疗方法

1. 手法复位治疗　适用于有移位的孟氏骨折。

2. 外固定治疗

3. 辨证选择口服中药汤剂或中成药

（1）血瘀气滞证：活血祛瘀，消肿止痛。

（2）营血不调证：和营生新，接骨续筋。

（3）肝肾不足证：补益肝肾，强壮筋骨。

4. 功能锻炼

5. 护理　辨证施护。

（九）出院标准

1. 局疼痛减轻或消失。

2. 局部肿胀减退或消失，压痛、纵轴叩击痛减轻。

3. X 线片复查达到功能复位标准。

4. 初步形成具有中医特色的个体化的康复方案。

（十）有无变异及原因分析

1. 病情加重，需要延长住院时间，增加住院费用。

2. 尺骨复位不理想、桡骨头反复脱位，需行手术治疗，退出本路径。

3. 外固定期间出现张力性水疱、压迫性溃疡、皮肤过敏、骨筋膜室综合征等并发症，需换用外固定器治疗导致住院时间延长，增加住院费用。

4. 因患者及其家属意愿而影响本路径的执行，退出本路径。

二、孟氏骨折中医临床路径住院表单

适用对象：第一诊断为孟氏骨折（TCD 编码：BGG000，ICD-10 编码：S52.203）。

患者姓名：　　　　性别：　　　　年龄：　　　门诊号：　　　　住院号：

发病时间：　年　月　日　时　住院日期：　年　月　日　出院日期：　年　月　日

标准住院日 ≤ 14 天　　　　　　　　实际住院日：　　　天

时间	年　月　日 （第1天）	年　月　日 （第2天）	年　月　日 （第3—7天）
主要诊疗工作	□询问病史、体格检查 □下达医嘱、开出各项检查单 □完成首次病程记录 □完成入院记录 □完成初步诊断 □签署"麻醉知情同意书"（必要时） □麻醉（必要时） □闭合复位、外固定治疗 □骨折复位评估，如需要再次复位，由上级医师完成 □与家属沟通，交代病情及注意事项 □密切观察、防治并发症	□完成上级医师查房及记录 □骨折复位评估 □观察血运、感觉、功能活动、外固定松紧度等情况 □完成各项辅助检查 □向患者或家属交代病情和注意事项 □相关科室会诊与治疗（必要时）	□完成上级医师查房及病程记录 □根据患者病情变化及时调整治疗方案 □观察舌脉象、肿胀、疼痛情况，及时调整外固定松紧度 □更换中药制剂（必要时）

时间	年　月　日 （第1天）	年　月　日 （第2天）	年　月　日 （第3—7天）
重点医嘱	长期医嘱 □骨伤科常规护理 □分级护理 □普食 □中药辨证施治 临时医嘱 □血常规，尿、便常规 □心电图 □肝功能、肾功能 □凝血功能 □胸部X线片 □复位后复查X线片评估	长期医嘱 □骨伤科常规护理 □分级护理 □普食 □中药辨证施治 临时医嘱 □对异常检查结果进行评估，必要时复查相关检查	长期医嘱 □骨伤科常规护理 □分级护理 □普食 □中药辨证施治 临时医嘱 □调整外固定 □复查X线片（必要时）
主要护理工作	□入院介绍 □入院健康教育 □介绍入院检查前注意事项 □按照医嘱执行诊疗护理措施 □完成麻醉前各项护理操作（必要时） □观察肿胀、疼痛、末梢血循、外固定松紧度等情况及护理 □指导功能锻炼 □夜间巡视	□按医嘱进行治疗 □中医情志疏导、健康教育与生活护理 □饮食指导 □观察肿胀、疼痛、末梢血循、外固定松紧度等情况及护理 □指导功能锻炼 □夜间巡视	□按医嘱进行治疗 □中医情志疏导、健康教育与生活护理 □饮食指导 □观察肿胀、疼痛、末梢血循、外固定松紧度等情况及护理 □指导功能锻炼 □夜间巡视
病情变异记录	□无 □有，原因： 1. 2.	□无 □有，原因： 1. 2.	□无 □有，原因： 1. 2.
责任护士签名			
医师签名			

时间	年　月　日 （第 8—13 天）	年　月　日 （出院日，住院 14 天内）
主要诊疗工作	□上级医师查房与诊疗评估，明确出院时间 □观察舌脉象、肿胀、疼痛情况，及时调整外固定松紧度 □更换中药制剂（必要时）	□完成出院记录 □开具出院诊断书 □开具出院带药 □向患者或家属交代出院注意事项及随诊方案 □通知出院
重点医嘱	长期医嘱 □骨伤科常规护理 □分级护理 □普食 □中药辨证施治 临时医嘱 □调整外固定 □复查 X 线片（必要时）	长期医嘱 □停止所有长期医嘱 临时医嘱 □开具出院医嘱 □出院带药
主要护理工作	□按医嘱进行治疗 □中医情志疏导、健康教育与生活护理 □饮食指导 □观察肿胀、疼痛、末梢血循、外固定松紧度等情况及护理 □指导功能锻炼 □夜间巡视	□指导患者出院后功能康复训练 □交代出院后注意事项，进行卫生宣教 □指导出院带药的煎法服法及用药注意事项 □协助办理出院手续 □送患者出院
病情变异记录	□无 □有，原因： 1. 2.	□无 □有，原因： 1. 2.
责任护士签名		
医师签名		

桡骨远端骨折中医临床路径

一、桡骨远端骨折中医临床路径标准住院流程

（一）适用对象

中医诊断：第一诊断为桡骨远端骨折（TCD 编码：BGG000）。

西医诊断：第一诊断为桡骨下端骨折（ICD-10 编码：S52.501）。

（二）诊断依据

1. 疾病诊断

（1）中医诊断标准：参照中华人民共和国中医药行业标准《中医病证诊断疗效标准》（ZY/T001.9—94）。

（2）西医诊断标准：参照《临床诊疗指南——骨科分册》（中华医学会编著，人民卫生出版社，2009 年）。

2. 疾病分期

（1）早期：伤后 2 周以内。

（2）中期：伤后 2~4 周。

（3）晚期：伤后 4 周以上。

3. 分型 无移位型；伸直型；屈曲型；半脱位型。

（三）治疗方案的选择

参照"国家中医药管理局'十一五'重点专科协作组桡骨远端骨折诊疗方案"。

1. 诊断明确，第一诊断为桡骨远端骨折。

2. 患者适合并接受中医治疗。

（四）标准住院日

≤ 14 天。

（五）进入路径标准

1. 第一诊断必须符合桡骨远端骨折（TCD 编码：BGG000）和桡骨下端骨折（ICD-10 编码：S52.501）的患者。

2. 外伤引起的单纯性、新鲜闭合桡骨远端骨折，有闭合复位外固定适应证。

3. 除外以下情况

（1）桡骨远端骨折无移位者。

（2）并发血管、神经损伤者。

（3）局部肿胀严重者。

（4）患处严重皮肤疾病者。

（5）合并其他无法耐受闭合复位外固定治疗的疾病（如严重心脑血管疾病、癫痫）等。

4. 患者同时具有其他疾病，但在住院期间不需特殊处理也不影响第一诊断的临床路径流程实施时，可以进入本路径。

（六）中医证候学观察

四诊合参，收集该病种不同证候的主症、次症，舌、脉特点。注意证候的动态变化。

（七）入院检查项目

1. 必需的检查项目

（1）血常规

（2）尿常规

（3）凝血功能

（4）肝功能、肾功能

（5）心电图

（6）胸部透视或胸部 X 线片

（7）骨折部位 X 线片检查

2. 可选择的检查项目　根据病情需要而定，如骨折部位 CT、MRI，骨密度测定等。

（八）治疗方法

1. 手法整复、外固定

2. 药物治疗

3. 康复治疗

4. 并发症的防治

5. 护理

（九）出院标准

1. 病情稳定，局部肿痛好转，X 线片复查达到功能复位标准，外固定稳定。

2. 没有需要住院治疗的并发症。

3. 初步形成具有中医特色的个体化康复方案。

（十）有无变异及原因分析

1. 病情加重，需要延长住院时间，增加住院费用。

2. 复位后关节面塌陷大于 2mm，或稳定性差，复位后桡骨长度、生理角度等仍有持续丢失者，需行手术治疗，退出本路径。

3. 合并有严重心脑血管疾病、骨质疏松症等，住院期间病情加重而需要特殊处理，导致住院时间延长、费用增加。

4. 出现张力性水疱、压迫性溃疡、皮肤过敏、骨筋膜室综合征等并发症，轻者会导致延期治疗，重者退出本路径。

5. 因患者及其家属意愿而影响本路径的执行，退出本路径。

二、桡骨远端骨折临床路径住院表单

适用对象：第一诊断：桡骨远端骨折（TCD 编码：BGG000）和桡骨下端骨折（ICD-10 编码：S52.501）。

患者姓名：　　　性别：　　　年龄：　　　岁 门诊号：　　　　住院号：

发病时间：　年　月　日 住院日期：　年　月　日 出院日期：　年　月　日

标准住院日 ≤ 14 天时间　　　　实际住院日：　　　天

时间	年　　月　　日 （第 1 天）	年　　月　　日 （第 2 天）
主要诊疗工作	□询问病史、体格检查 □下达医嘱、开出各项检查单 □完成首次病程记录 □完成入院记录 □完成初步诊断 □签署"麻醉知情同意书"（必要时） □臂麻或局部麻醉（必要时） □闭合复位夹板外固定治疗（必要时在 X 线透视下进行复位） □骨折复位评估，如需要再次复位，由上级医师完成 □密切观察、防治并发症， □与家属沟通，交代病情及注意事项	□完成上级医师查房及记录 □骨折复位评估 □观察血运、感觉、功能活动、夹板松紧度等情况 □完成各项辅助检查 □向患者或家属交代病情和注意事项 □相关科室会诊与治疗（必要时）

时间	年　　月　　日 （第 1 天）	年　　月　　日 （第 2 天）
重点 医嘱	长期医嘱 □骨伤科常规护理 □分级护理 □普食（或臂麻后 6 小时普食） □中药辨证施治 临时医嘱 □血常规 □尿常规 □肝功能 □心电图 □肾功能 □凝血功能 □胸部透视或胸部 X 线片 □复位后复查 X 线片 □其他：	长期医嘱 □骨伤科常规护理 □分级护理 □普食 □中药辨证施治 临时医嘱 □对异常检查结果进行评估，必要时复查 □拍片复查，必要时骨折再次整复
主要 护理 工作	□入院介绍 □入院健康教育 □介绍入院检查前注意事项 □按照医嘱执行诊疗护理措施 □完成麻醉前各项护理操作（必要时） □观察肿胀、疼痛、末梢血循、夹板松紧度等 情况及护理 □指导功能锻炼 □夜间巡视	□按医嘱进行治疗 □中医情志疏导、健康教育与生活护理 □饮食指导 □观察肿胀、疼痛、末梢血循、夹板松紧度等情况及护理 □指导功能锻炼 □夜间巡视
病情 变异 记录	□无 □有，原因： 1. 2.	□无 □有，原因： 1. 2.
责任 护士 签名		
医师 签名		

时间	年　月　日 （第3—7天）	年　月　日 （第8—13天）	年　月　日 （出院日，住院14天内）
主要诊疗工作	□完成上级医师查房及病程记录 □根据患者病情变化及时调整治疗方案 □观察舌脉象、肿胀、疼痛情况，及时调整夹板松紧度 □更换中药外用制剂（必要时）	□上级医师查房与诊疗评估，明确出院时间 □观察舌脉象、肿胀、疼痛情况，及时调整夹板松紧度 □更换中药外用制剂（必要时）	□制定康复计划，指导患者出院后功能锻炼 □交代出院注意事项、复查日期 □开具出院诊断书 □完成出院记录 □通知出院
重点医嘱	长期医嘱 □骨伤科常规护理 □分级护理 □普食 □中药辨证施治 临时医嘱 □调整夹板外固定 □复查X线片（必要时）	长期医嘱 □骨伤科常规护理 □分级护理 □普食 □中药辨证施治 临时医嘱 □调整夹板外固定 □复查X线片（必要时）	长期医嘱 □停止所有长期医嘱、临时医嘱 □开具出院医嘱 □出院带药
主要护理工作	□按医嘱进行治疗 □中医情志疏导、健康教育与生活护理 □饮食指导 □观察肿胀、疼痛、末梢血循、夹板松紧度等情况及护理 □指导功能锻炼 □夜间巡视	□按医嘱进行治疗 □中医情志疏导、健康教育与生活护理 □饮食指导 □观察肿胀、疼痛、末梢血循、夹板松紧度等情况及护理 □指导功能锻炼，练功指导。 □夜间巡视	□介绍康复计划 □交代出院后注意事项 □协助办理出院手续 □送患者出院
病情变异记录	□无 □有，原因： 1. 2.	□无 □有，原因： 1. 2.	□无 □有，原因： 1. 2.
责任护士签名			
医师签名			

股骨颈骨折中医临床路径

一、股骨颈骨折中医临床路径标准住院流程

（一）适用对象

1. 中医诊断：第一诊断为股骨颈骨折（骨折病的中医疾病分类名称代码为：BGG000）。

2. 西医诊断：第一诊断为股骨颈骨折（ICD-10 编码为：S72.002）。

（二）诊断依据

1. 疾病诊断

（1）中医诊断标准：参照中华人民共和国中医药行业标准《中医病证诊断疗效标准》（ZY/T001.1—94）及全国中医药高等院校教材《中医正骨学》（黄桂成、王庆普主编，人民卫生出版社，2012 年）。

（2）西医诊断标准：参照《外科学》第 8 版（陈孝平、汪建平主编，人民卫生出版社，2013 年）。

2. 疾病分期　根据病程，可分为早期、中期、后期三期。

（1）早期：伤后 2 周内。

（2）中期：伤后 2 ~ 4 周。

（3）后期：伤后 4 周以上。

3. 分型

（1）按骨折线部位分型：股骨头下骨折；经股骨颈骨折；股骨颈基底骨折。

（2）按骨折移位的程度分型（Garden 分型法）

Ⅰ型：不完全骨折或外展嵌插型骨折，伴有股骨头一定程度后倾。

Ⅱ型：完全骨折，没有发生移位。

Ⅲ型：完全骨折，部分移位，股骨头外展，股骨颈轻度上移并外旋。

Ⅳ型：完全骨折，完全移位，股骨颈明显上移外旋。

（三）治疗方案的选择

参考国家中医药管理局印发的"股骨颈骨折中医诊疗方案（2017 年版）"。

1. 诊断明确，第一诊断为股骨颈骨折。

2. 患者适合并接受中医治疗。

（四）标准住院日

≤ 18 天。

（五）进入路径标准

1. 第一诊断必须符合股骨颈骨折诊断标准（ICD–10 编码：S72.002 股骨颈骨折）的患者。

2. 分期：属于早、中期。

分型：（1）年龄 ≤ 75 岁，属于头下、经颈型 Garden Ⅰ – Ⅲ型。

（2）年龄＞ 75 岁，属于头下、经颈型 Garden Ⅰ – Ⅱ型。

（3）所有基底型的患者。

3. 因患者意愿及病情需要接受人工关节置换者，进入本路径。

4. 患者同时具有其他疾病，但在住院期间不需特殊处理也不影响第一诊断的临床路径流程实施时，可以进入本路径。

（六）中医证候学观察

四诊合参，收集该病种不同证候的主症、次症，舌、脉特点。注意证候的动态变化。

（七）入院检查项目

1. 必需的检查项目

（1）血常规 + 血型 +Rh、尿常规、便常规。

（2）肝功能、肾功能、电解质、血糖。

（3）凝血功能。

（4）心电图。

（5）胸部透视或胸部 X 线片。

（6）髋关节 X 线片。

（7）下肢血管彩超。

2. 可选择的检查项目　根据病情需要而定，如髋关节 CT 或 MRI、心脏彩超、ESR 等。

（八）治疗方法

1. 复位固定法

2. 按照骨折三期辨证论治

早期（证属血瘀气滞）：活血化瘀，消肿止痛。

中期（证属营血不调）：和营止痛，接骨续筋。

后期（证属肝肾气血亏虚）：补益肝肾，强壮筋骨。

3. 可选择的检查项目 根据病情需要而定，如髋关节 CT 或 MRI、心脏彩超、ESR 等。

（九）出院标准

1. 伤口愈合好。

2. X 线片显示骨折复位好，内固定位置好。

（十）变异及原因分析

1. 伤口愈合不良及疼痛，需要延长住院时间，增加住院费用。

2. 合并有原发疾病者，住院期间病情加重，需要特殊处理，导致住院时间延长、费用增加。

3. 治疗过程中发生了病情变化，出现严重并发症时，退出本路径。

4. 因患者及其家属意愿而影响本路径执行时，退出本路径。

二、股骨颈骨折中医临床路径住院表单

适用对象：第一诊断为股骨颈骨折（TCD 编码：BGG000，ICD–10 编码：S72.002）。

患者姓名： 性别： 年龄： 门诊号： 住院号：

发病时间： 年 月 日 时 住院日期： 年 月 日 出院日期： 年 月 日

标准住院日≤ **21 天** 实际住院日： 天

日期	年 月 日 （第1天）	年 月 日 （第2—7天）
主要诊疗工作	□询问病史与体格检查 □采集中医四诊信息 □进行中医证候判断 □进行股骨颈骨折分型 □完成病历书写和病程记录 □初步拟定诊疗方案 □完善辅助检查 □密切观察基础疾病，必要时请专科会诊 □与家属沟通，交待病情及注意事项 □行胫骨结节牵引或皮肤牵引	□采集中医四诊信息 □进行中医证候判断 □完成上级医师查房，根据病情需要，制定诊疗方案，及时调整或补充诊疗方案 □签署知情同意书 □行复位固定治疗 □术后基础疾病诊治 □术后伤口护理 □密切观察基础疾病 □完成病历书写和病程记录 □完成入院检查

（续表）

日期	年　月　日 （第1天）	年　月　日 （第2—7天）
重 点 医 嘱	长期医嘱 □骨伤科常规护理 □分级护理 □中医辨证 □口服中药汤剂 □静脉滴注中药注射液 □口服中成药 □内科基础治疗 临时医嘱 □完善入院检查 □血常规、尿常规 □肝功能 □肾功能 □电解质 □血糖 □凝血功能 □心电图 □髋关节X线片 □胸部透视或胸部X线片 □下肢血管彩超 □其他依据病情需要而定项目	长期医嘱 □骨伤科术后护理常规 □分级护理 □饮食护理 □中医辨证 □口服中药汤剂 □静脉滴注中药注射液 □基础疾病治疗 □康复治疗 □其他疗法 临时医嘱 □继续完善入院检查 □手术医嘱 □术后监护 □伤口换药 □对症处理
主 要 护 理 工 作	□入院介绍 □介绍入院检查前注意事项 □观察并记录基础疾病病情变化 □进行入院健康教育 □按医嘱进行治疗	□按医嘱进行治疗 □配合基础疾病治疗 □肢体主动和被动运动 □制定规范的护理措施 □观察患髋疼痛及活动范围等情况及护理 □中医情志疏导、健康教育与生活护理 □根据患者病情指导患者的康复和锻炼 □戒烟戒酒 □配合康复
病情 变异 记录	□无 □有，原因： 1. 2.	□无 □有，原因： 1. 2.
责任 护士 签名		
医师 签名		

时间	年　月　日 （第8—20天）	年　月　日 （第21天）
主要诊疗工作	□上级医师查房与诊疗评估，确定出院时间 □完成上级医师查房记录 □采集中医四诊信息 □进行中医证候判断 □基础疾病治疗 □治疗效果和预后评估	□形成康复和二级预防方案，指导患者出院后功能锻炼 □交待出院注意事项、复查日期 □开具出院诊断书 □完成出院记录 □通知出院
重点医嘱	长期医嘱 □骨伤科术后护理常规 □分级护理 □饮食护理 □中医辨证 □口服中药汤剂 □静脉滴注中药注射液 □肢体主动和被动运动 □康复治疗 □其他疗法 临时医嘱 □复查X线片 □异常项目复查 □对症处理	长期医嘱 □停止所有长期医嘱 临时医嘱 □开具出院医嘱 □出院带药
主要护理工作	□配合治疗 □肢体主动和被动运动 □生活与心理护理 □根据患者病情指导患者的康复和锻炼 □配合康复 □配合健康宣教	□介绍康复计划 □交代出院后注意事项 □协助办理出院手续 □送患者出院
病情变异记录	□无 □有，原因： 1. 2.	□无 □有，原因： 1. 2.
责任护士签名		
医师签名		

股骨粗隆间骨折中医临床路径

一、股骨粗隆间骨折中医临床路径标准住院流程

（一）适用对象

1. 中医诊断：第一诊断为股骨粗隆间骨折（TCD 编码为：BGG040）。

2. 西医诊断：第一诊断为股骨粗隆间骨折（ICD-10 编码为：S72·101）。

（二）诊断依据

1. 疾病诊断

（1）中医诊断：参照中华人民共和国中医药行业标准《中医病证诊断疗效标准》（ZY/T001.9—94）及全国中医药高等院校教材《中医正骨学》第二版（董福慧、朱云龙主编，人民卫生出版社，1991 年）。

（2）西医诊断：参照《实用骨科学》第三版（胥少汀主编，人民军医出版社，2008 年）和《临床疾病诊断依据治愈好转标准》（孙传兴主编，人民军医出版社，1987 年）。

2. 疾病分期

（1）早期：伤后 2 周内。

（2）中期：伤后 2~4 周。

（3）后期：伤后 4 周以上。

3. 分型

（1）根据骨折线的走向和骨折端的位置分型：顺粗隆间型；反粗隆间型；粗隆间粉碎型。

（2）根据《实用骨科学》第三版（胥少汀主编，人民军医出版社，2008 年），采用 Evans 分型系统分型。

Ⅰ型：顺粗隆间骨折，无骨折移位，为稳定型骨折。

Ⅱ型：骨折线至小粗隆上缘，该处骨皮质可压陷或否，骨折移位呈内翻畸形。

ⅢA型：粗隆间骨折＋小粗隆骨折，内翻畸形。

ⅢB型：粗隆间骨折＋大粗隆骨折，成为单独骨折块。

Ⅳ型：粗隆间骨折＋大小粗隆骨折，亦可粉碎骨折。

Ⅴ型：反粗隆骨折，即骨折线自小粗隆至大粗隆下。

4．证候诊断 参照国家中医药管理局重点专科协作组制定的《股骨粗隆间骨折中医诊疗方案（试行）》。

股骨粗隆间骨折临床常见证候：

早期：血瘀气滞证。

中期：营血不调证。

后期：肝肾亏虚证。

（三）治疗方案的选择

参照国家中医药管理局重点专科协作组制定的《股骨粗隆间骨折中医诊疗方案（试行）》。

1. 诊断明确，第一诊断为股骨粗隆间骨折。

2. 患者适合并接受中医治疗。

（四）标准住院日

≤ 21 天。

（五）进入路径标准

1. 第一诊断必须符合股骨粗隆间骨折诊断标准（TCD 编码：BGG040 骨折病；ICD–10 编码：S72·101 股骨粗隆间骨折）的新鲜骨折患者。

2. 外伤引起的单纯性闭合性新鲜股骨粗隆间骨折属 Evans Ⅰ、Ⅱ、ⅢA 型，有闭合复位支架外固定适应证者。

3. 当患者同时具有其他疾病，但在住院期间不需特殊处理也不影响第一诊断的临床路径流程实施时，可以进入本路径。

4. 除外以下情况

（1）病理性骨折。

（2）患处严重皮肤疾病者。

（3）合并其他无法耐受闭合复位外固定治疗的疾病（如严重心脑血管疾病、癫痫、帕金森病）等。

（六）中医证候学观察

四诊合参，收集该病种不同证候的主症、次症，舌、脉特点。注意证候的动态变化。

（七）入院检查项目

1. 必需的检查项目

（1）血常规＋血型＋Rh、尿常规、便常规。

（2）肝功能、肾功能、电解质、血糖。

（3）凝血功能。

（4）心电图。

（5）胸部透视或胸部 X 线片。

（6）髋关节 X 线片。

（7）下肢血管彩超。

2. 可选择的检查项目　根据病情需要而定，如髋关节 CT 或 MRI、心脏彩超、ESR 等。

（八）治疗方法

1. 整复和固定　无移位或有移位的骨折经牵引和手法复位后可行支架外固定术。

2. 辨证选择口服中药汤剂、中成药

（1）早期：行气活血，消肿止痛。

（2）中期：和营止痛。

（3）后期：补益肝肾。

3. 外治法

4. 物理疗法

5. 对症处理　根据病情需要选择。

6. 内科疾病及原发疾病治疗

7. 功能锻炼

8. 护理调摄　辨证施护。

（九）出院标准

1.骨折处肿痛明显缓解。

2.髋膝关节活动尚好，支架针口干洁无渗液。

3. X 线片复查显示骨折对位、对线满意。

4. 没有需要住院治疗的并发症。

（十）有无变异及原因分析

1. 因并发其他部位损伤致使治疗时间或卧床时间延长，增加住院费用。

2. 合并心血管、内分泌等其他内科疾病导致治疗时间延长，增加住院费用。

3. 治疗过程中发生了病情变化，出现中风、DVT 等严重并发症，退出本路径。

4. 因患者及其家属意愿而影响本路径的执行，退出本路径。

二、股骨粗隆间骨折临床路径住院表单

适用对象：第一诊断：股骨粗隆间骨折（TCD 编码：BGG040 骨折病、ICD-10 编码：S72·101 股骨粗隆间骨折）。

患者姓名： 性别： 年龄： 岁 门诊号： 住院号：

发病时间： 年 月 日 住院日期： 年 月 日 出院日期： 年 月 日

标准住院日≤ 21 天 实际住院日： 天

时间	年 月 日 （第 1 天）	年 月 日 （第 2—5 天）	年 月 日 （第 6—14 天）
主要诊疗工作	□询问病史、体格检查 □下达医嘱、开出各项检查单 □完成首次病程记录 □完成入院记录 □完成初步诊断 □与家属沟通，交代病情及注意事项 □密切观察、防治并发症	□完成上级医师查房及记录 □签署"麻醉知情同意书"（必要时） □完成各项辅助检查 □向患者或家属交代病情和注意事项 □相关科室会诊与治疗（必要时） □麻醉（必要时） □闭合复位、外固定治疗 □骨折复位评估，如需要再次复位，由上级医师完成 □观察血运、感觉、功能活动、外固定松紧度等情况 □必要时行皮牵引或骨牵引	□完成上级医师查房及病程记录 □根据患者病情变化及时调整治疗方案 □观察舌脉象、肿胀、疼痛情况，及时调整外固定松紧度

（续表）

时间	年　月　日 （第1天）	年　月　日 （第2—5天）	年　月　日 （第6—14天）
重点医嘱	长期医嘱 □骨伤科常规护理 □分级护理 □普食 □中药辨证施治 临时医嘱 □血常规 □尿常规 □大便常规 □肝功能 □肾功能 □电解质 □血糖 □凝血功能 □胸部透视或胸部X线片 □心电图 □髋关节X线片 □下肢血管彩超 □骨密度检查（必要时）	长期医嘱 □骨伤科常规护理 □分级护理 □普食 □中药辨证施治 临时医嘱 □对异常检查结果进行评估，必要时复查 □支架针 □换药	长期医嘱 □骨伤科常规护理 □分级护理 □普食 □中药辨证施治 临时医嘱 □调整外固定 □复查X线片（必要时） □指导功能锻炼
主要护理工作	□入院介绍 □入院健康教育 □介绍入院检查前注意事项 □按照医嘱执行诊疗护理措施 □指导功能锻炼	□按医嘱进行治疗 □中医情志疏导、健康教育与生活护理 □完成麻醉前各项护理操作（必要时） □观察肿胀、疼痛、末梢血循、外固定松紧度等情况及护理 □指导功能锻炼 □夜间巡视	□按医嘱进行治疗 □中医情志疏导、健康教育与生活护理 □饮食指导 □观察肿胀、疼痛、末梢血循、外固定松紧度等情况及护理 □夜间巡视
病情变异记录	□无 □有，原因： 1. 2.	□无 □有，原因： 1. 2.	□无 □有，原因： 1. 2.
责任护士签名			
医师签名			

（续表）

时间	年　月　日 （第15—20天）	年　月　日 （第21天）
主要诊疗工作	□上级医师查房与诊疗评估，明确出院时间 □观察舌脉象、肿胀、疼痛情况，及时调整外固定松紧度	□完成出院记录 □开具出院诊断书 □开具出院带药 □向患者或家属交代出院注意事项及随诊方案
重点医嘱	长期医嘱 □骨伤科常规护理 □分级护理 □普食 □中药辨证施治 临时医嘱 □调整外固定 □复查X线片（必要时）	长期医嘱 □停止所有长期医嘱 临时医嘱 □开具出院医嘱 □出院带药
主要护理工作	□按医嘱进行治疗 □中医情志疏导、健康教育与生活护理 □饮食指导 □观察肿胀、疼痛、末梢血循、外固定松紧等情况及护理 □指导外固定支架自我护理 □指导功能锻炼 □夜间巡视	□指导患者出院后功能康复训练 □交代出院后注意事项，进行卫生宣教 □指导出院带药的煎法服法及用药注意事项 □协助办理出院手续 □送患者出院
病情变异记录	□无 □有，原因： 1. 2.	□无 □有，原因： 1. 2.
责任护士签名		
医师签名		

外伤性髋关节后脱位中医临床路径

一、外伤性髋关节后脱位中医临床路径标准住院流程

（一）适用对象

第一诊断为外伤性髋关节后脱位（TCD 编码：BGT000、ICD-10 编码：835.001）。

（二）诊断依据

1. 疾病诊断

（1）中医诊断标准：参照中华人民共和国中医药行业标准《中医病证诊断疗效标准》（ZY/T001.9—94）及《中医正骨学》第二版（董福慧等主编，人民卫生出版社，2005 年）。

（2）西医诊断标准：参照《外科学》第 8 版（陈孝平、汪建平主编，人民卫生出版社 2013）。

2. 疾病分期

（1）早期：伤后 1~2 周内。

（2）中期：伤后 2~3 周。

（3）后期：伤后 3 周以后。

3. 分型　髋关节后脱位；髋关节前脱位；髋关节中心性脱位。

4. 证候诊断　参照"国家中医药管理局'十一五'重点专科协作组'外伤性髋关节后脱位'诊疗方案"。

外伤性髋关节后脱位临床常见的证型：血瘀气滞证；瘀血凝滞证；肝肾不足证。

（三）治疗方案

参照"国家中医药管理局印发的'外伤性髋关节后脱位'中医诊疗方案（2017 年版）"。

1. 诊断明确，第一诊断为外伤性髋关节后脱位。

2. 患者适合并同意接受中医治疗。

（四）标准住院日

≤ 21 天。

（五）进入路径标准

1. 第一诊断必须符合外伤性髋关节后脱位诊断标准的患者（TCD 编码：BGT000、ICD-10 编码：835.001）。

2. 因患者意愿及陈旧性脱位接受切开复位者，不进入本路径。

3. 患者同时具有其他疾病，但在住院期间不需要特殊处理且不影响第一诊断的临床路径流程实施时，可以进入本路径。

（六）中医证候学观察

四诊合参，收集该病种不同证候的主症、次症，舌、脉特点。注意证候的动态变化。

（七）入院检查项目

1. 必需的检查项目

（1）血常规

（2）尿常规

（3）便常规

（4）肝功能、肾功能

（5）血糖

（6）凝血功能

（7）心电图

（8）髋关节 X 线片

2. 可选择的检查项目　根据病情需要而定，如下肢血管彩超、胸部 X 线片、血脂、血液流变学、感染性疾病筛查、髋关节 CT、MRI、骨密度等。

（八）治疗方法

1. 闭合手法复位。

2. 中药及其他治疗方法。

3. 辨证选择口服中药汤剂或中成药

（1）脱位早期（血瘀气滞证）：活血祛瘀，行气消肿止痛。

（2）脱位中期（瘀血凝滞证）：和营生新，接骨续筋。

（3）脱位后期（肝肾不足证）：补益肝肾，强壮筋骨。

4. 功能锻炼。

5. 护理：辨证施护。

（九）出院标准

1. 髋关节功能良好。

2. X线片显示髋关节关系正常。

（十）有无变异及原因分析

1. 髋关节功能恢复良，需要延长住院时间，增加住院费用。

2. 合并有原发疾病者，住院期间病情加重，需要特殊处理，导致住院时间延长，费用增加。

3. 治疗过程中发生了病情变化，出现严重并发症时退出本路径。

4. 因患者及其家属意愿而影响本路径执行时，退出本路径。

二、外伤性髋关节后脱位中医临床路径住院表单

适用对象：第一诊断为外伤性髋关节后脱位（ICD-10 编码为：835.001）。

患者姓名： 　　性别： 　　年龄： 　　门诊号： 　　住院号：

发病时间： 年 月 日 时 分 住院日期： 年 月 日 出院日期： 年 月 日

标准住院日≤ 21 天 　　　　　　　实际住院日： 　　天

时间	年 月 日 （第1天）	年 月 日 （第2—20天）	年 月 日 （第21天，出院日）
主要诊疗工作	□询问病史与体格检查 □采集中医四诊信息 □进行中医证候判断 □初步拟定诊疗方案 □签署知情同意书 □行复位治疗 □与家属沟通，交代病情及注意事项 □行皮肤牵引	□采集中医四诊信息 □进行中医证候判断 □完成入院检查	□形成康复和二级预防方案，指导患者出院后功能锻炼 □交代出院注意事项、复查日期 □开具出院诊断书 □完成出院记录 □通知出院

（续表）

时间	年　月　日 （第1天）	年　月　日 （第2—20天）	年　月　日 （第21天，出院日）
重点医嘱	长期医嘱 □骨伤科护理常规 □分级护理 □中医辨证 □口服中药汤剂 □口服中成药 临时医嘱 □髋关节X线片 □血常规 □尿常规 □便常规 □肝功能 □肾功能 □电解质 □血糖 □凝血功能 □心电图 □其他根据病情需要而定项目	长期医嘱 □骨伤科术后护理常规 □分级护理 □饮食护理 □中医辨证 □口服中药汤剂 □康复治疗 临时医嘱 □复查X线片 □异常项目复查 □对症处理	长期医嘱 □停止所有长期医嘱 临时医嘱 □开具出院医嘱 □出院带药
主要护理工作	□入院介绍 □介绍入院检查前注意事项 □进行入院健康教育 □按医嘱进行治疗	□按医嘱进行治疗 □观察患髋疼痛及活动范围 □护理调摄	□介绍康复计划 □交代出院后注意事项 □协助办理出院手续 □送患者出院
病情变异记录	□无 □有，原因： 1. 2.	□无 □有，原因： 1. 2.	□无 □有，原因： 1. 2.
责任护士签名			
医师签名			

膝关节骨性关节炎中医临床路径

一、膝关节骨性关节炎中医临床路径标准住院流程

（一）适用对象

诊断：膝关节骨性关节炎（ICD-10 编码：M17.901）。

（二）诊断依据

1. 疾病诊断

（1）中医诊断：参照 1994 年国家中医药管理局发布的中华人民共和国行业标准《中医病证诊断疗效标准》（ZY/T001.9—94）。

（2）西医诊断：参照《临床诊疗指南——骨科分册》（中华医学会编著，人民卫生出版社，2009 年）。

2. 疾病分期

（1）早期：症状与体征表现为膝关节疼痛，多见于内侧，上下楼或站起时犹重，无明显畸，关节间隙及周围压痛，髌骨研磨试验（+），关节活动可。X线表现（0-Ⅰ级）。

（2）中期：疼痛较重，可合并肿胀，内翻畸形，有屈膝畸形及活动受限，压痛，髌骨研磨验（+），关节不稳。X线表现（Ⅱ-Ⅲ级）。

（3）晚期：疼痛严重，行走需支具或不能行走，内翻及屈膝畸形明显，压痛，髌骨研磨试（+），关节活动度明显缩小，严重不稳。X线表现（Ⅳ级）。

3. 证候诊断　参照"国家中医药管理局'十一五'重点专科协作组膝痹病（膝关节骨性关节炎）诊疗方案"膝关节骨性关节炎临床常见证型：风寒湿痹证；风湿热痹证；瘀血痹阻证；肝肾亏虚证。

（三）治疗方案的选择

参照"国家中医药管理局'十一五'重点专科协作组膝痹病（膝关节骨性关节炎）诊疗方案"。

1. 诊断明确，第一诊断必须符合膝痹病（TCD 编码：BNV090）和膝关节骨性关节炎（ICD-10 编码：M17.901）的患者。

2. 患者适合并接受中医治疗。

（四）标准住院日

≤ 21 天。

（五）进入路径标准

1. 第一诊断必须符合膝关节骨性关节炎（TCD 编码：BNV090，ICD–10 编码：M17.901）。

2. 患者同时并发其他疾病，但在治疗期间无需特殊处理，也不影响第一诊断的临床路径流程实施时，可以进入本路径。

3. 有以下情况者不能进入本路径

（1）各种保守治疗无效半年以上。

（2）X 线片显示为晚期改变。

（3）有全膝置换术指征。

（4）患有严重心脏病、高血压、肝肾等疾病患者。

（5）体表皮肤破损、溃烂或皮肤病患者；有出血倾向的血液病患者。

（六）中医证候学观察

四诊合参，收集该病种不同证候的主症、次症，舌、脉特点，注意证候动态变化。

（七）入院检查项目

1. 必需的检查项目

（1）膝关节 X 线片。

（2）血常规、尿常规、便常规。

（3）肝功能、肾功能、血糖、血沉、凝血功能。

（4）C– 反应蛋白。

（5）心电图。

（6）胸部 X 线片。

2. 可选择的检查项目　根据病情需要而定，骨密度、血脂、电解质、抗“O”、类风湿因子等。

（八）治疗方法

1. 辨证选择口服中药汤剂

（1）风寒湿痹证：祛风散寒，除湿止痛。

（2）风湿热痹证：清热疏风，除湿止痛。

（3）瘀血闭阻证：活血化瘀，舒筋止痛。

（4）肝肾亏虚型：补肝肾，强壮筋骨。

2. 手法治疗　整体放松和局部点按。

3. 辨证选择中成药口服

4. 辨证选择中药外治

5. 针灸治疗　①局部取穴：阳陵泉、阴陵泉、足三里、内外膝眼、血海、梁丘、鹤顶等；②远端取穴：昆仑、悬钟、三阴交、太溪等。

6. 物理治疗　激光红外线照射、蜡疗、中药离子导入、电脑中频、电磁疗法等。

7. 针刀治疗　根据不同分期选用不同的部位进行针刀松解。

8. 关节腔内治疗　根据病情需要选择关节腔冲洗和关节腔内注射治疗。

9. 其他疗法　根据病情需要选择熏洗、牵引、外敷、蜡疗、火龙、中药离子导入、足浴等疗法。

10. 护理　辨证施护。

（九）出院标准

1. 肿胀、疼痛、关节活动障碍等症状好转或消失。

2. 日常生活及工作能力基本恢复。

3. 没有需要住院治疗的并发症。

（十）有无变异及原因分析

1. 在治疗过程中发生了病情变化，或辅助检查结果异常，需要复查和明确异常原因，从而延长治疗时间和增加住院费用或退出本路径。

2. 临床症状改善不明显，导致住院时间延长或退出本路径。

3. 治疗过程中出现严重并发症时，退出本路径。

4. 因患者及其家属意愿而影响本路径的执行，退出本路径。

二、膝痹病（膝关节骨性关节炎）中医临床路径住院表单

适用对象：第一诊断为膝痹病（膝关节骨性关节炎）（TCD 编码：BNV090、ICD–10 编码：M17.901）。

患者姓名：　　　　性别：　　　年龄：　　　门诊号：　　　　住院号：

住院日期：　　　年　　月　　日　　　　　出院日期：　　　年　　月　　日

标准住院日≤ 21 天　　　　　　　　　　实际住院日：　　　　天

时间	年　月　日 （第 1 天）	年　月　日 （第 2—10 天）	年　月　日 （第 11—20 天）	年　月　日 （第 21 天）
主要诊疗工作	□询问病史、体格检查 □中医四诊信息采集 □下达医嘱、开出各项检查单 □完成首次病程记录 □完成入院记录 □完成初步诊断 □对症处理 □向患者及家属交代病情和注意事项	□实施各项实验室检查和影像学检查 □完成上级医师查房，进一步明确诊断指导治疗 □向家属交代病情和治疗注意事项 □实施手法等治疗措施 □确定治疗方案 □关节腔内治疗 □防止并发症	□根据患者病情变化及时调整治疗方案 □上级医师查房与诊疗评价，明确出院时间 □关节腔内治疗 □运动疗法	□制定康复计划，指导患者出院后功能锻炼 □交代出院注意事项、复查日期 □开具出院诊断书 □完成出院记录 □通知出院
重点医嘱	长期医嘱 □专科护理常规 □分级护理 □普食 □中药汤剂或相应中成药 □手法 □针灸 □外治法 临时医嘱 □血常规、尿常规、便常规＋隐血 □肝功能、肾功能、血糖、血沉、凝血时间 □ C- 反应蛋白 □心电图 □胸部透视或胸部 X 线片 □膝关节 X 线片 □患者病情需要的其他检查 □对症处理	长期医嘱 □专科护理常规 □分级护理 □普食 □中药汤剂或相应中成药 □手法 □针灸 □外治法 临时医嘱 □必要时复查异常项目 □根据患者具体情况确定其他检查 □对症处理 □关节腔内治疗	长期医嘱 □专科护理常规 □分级护理 □普食 □中药汤剂或相应中成药 □手法 □针灸 □外治法 □运动疗法 临时医嘱 □根据患者具体情况确定其他检查 □对症处理 □关节腔内治疗	长期医嘱 □停止所有长期医院 临时医嘱 □开具出院医嘱 □出院带药

（续表）

时间	年 月 日 （第1天）	年 月 日 （第2—10天）	年 月 日 （第11—20天）	年 月 日 （第21天）
主要护理工作	□入院介绍 □进行入院教育 □一般状况评估 □接受各项检查前注意事项 □饮食日常护理指导 □按照医嘱执行诊疗护理措施	□按照医嘱执行诊疗护理措施 □专科护理指导 □关节功能锻炼指导 □饮食日常护理指导 □健康教育	□按照医嘱执行诊疗护理措施 □专科护理指导 □关节功能锻炼指导 □饮食日常护理指导 □健康教育	□交代出院后注意事项 □协助办理出院手续 □送患者出院
病情变异记录	□无 □有，原因： 1. 2.	□无 □有，原因： 1. 2.	□无 □有，原因： 1. 2.	□无 □有，原因： 1. 2.
责任护士签名				
医师签名				

骨蚀（儿童股骨头坏死）中医临床路径

一、儿童骨蚀（股骨头坏死）中医临床路径标准住院流程

（一）适用对象

第一诊断为儿童骨蚀（股骨头坏死）（TCD 编码：BGG000、ICD-10 编码：M87.951）。

（二）诊断依据

1. 疾病诊断

（1）中医诊断标准：参照中华中医药学会《中医骨伤科常见病诊疗指南》（ZY/T001.9—94）及十二五教材《中医骨病学》（张俐等主编，人民卫生出版社，2012 年）。

（2）西医诊断标准：参照《临床诊疗指南——骨科学分册》（中华医学会编著，人民卫生出版社，2009年）。

2. 疾病分期

（1）基于病变范围的分期系统

① Catterall 分型：是 1971 年由 Catterall 根据正位和轴位 X 线片上股骨头病变涉及范围所做的分型，并且 Catterall 还特别指出了预后的危险征表现。

分型与表现。

Ⅰ型：只有前外象限受累。

Ⅱ型：股骨头前半部受累。

Ⅲ型：股骨头 3/4 受累，仅后方小部分完整。

Ⅳ型：整个股骨头受累。

危险征表现。

外侧钙化：X 线片上股骨头外侧出现钙化影。

半脱位：股骨头中心向外侧移位。

干骺端受累：干骺端和骺板交界处出现囊变表现。

Gage 征：股骨头外侧出现三角形的低密度影。

水平骺板：股骨头骺板的走行接近水平位。

② Herring 分型：1992 年，Herring 提出基于正位 X 线片上股骨头外侧柱形态的分期系统。Anthony Herring 医师从 1983 年开始成立了 Perthes 病的研究小组，对诊断分型、治疗结果及其他一些临床经验都进行了详尽的分析，至今他们的研究结果仍被广泛引用。外侧柱分型更方便、更可靠，因而得到越来越多的认可。

分型与表现。

A 型：外侧柱完整。

B 型：外侧住保留＞ 50% 的高度。

C 型：外侧住保留＜ 50% 的高度。

（2）基于病变修复过程的分期系统：Perthes 病从开始发病到完成修复可能经历数年的时间。发病年龄和病程成反比。判断不同病程阶段，对于治疗方法的选择具有重要参考价值。

分期与表现。

坏死期：X 线片上股骨头密度轻度增高，关节间隙可增宽，一般持续 6 个月。

碎裂期：X 线片上股骨头骨临碎裂，可见密度降低和硬化区，一般持续 6 个月。

修复期：股骨头进一步骨化，X 线片上密度趋于正常，一般持续 18 个月。

晓期：修复完成后不同程度畸形表现（正常形态、扁平髋、髋臼增大等），一般持续 3 年。

（3）基于晚期病变表现的分期系统：Stulberg 分型是 1981 年 Stulberg 根据 Perthes 病晚期股骨头畸形表现所做的分期，以联系发生骨关节炎的相关性。

分型与表现。

Ⅰ型：股骨头圆形、正常股骨头。

Ⅱ型：股骨头圆形、髋关节变大。

Ⅲ型：股骨头椭圆形或蘑菇形、髋关节变大。

Ⅳ型：股骨头扁平、与髋臼形态匹配。

Ⅴ型：股骨头扁平、与髋臼形态不匹配。

3. 证候诊断　参照"十二五教材《中医骨病学》（张俐等主编，人民卫生出版社，2012 年）"。

骨蚀临床常见的证型：气滞血瘀证；气滞血瘀兼肝肾不足证；肝肾不足证。

（三）治疗方案

参照"十二五教材《中医骨病学》（张俐等主编，人民卫生出版社，2012 年）"。

1. 诊断明确，第一诊断为骨蚀。

2. 患者适合并接受中医治疗。

（四）标准住院日

≤ 21 天。

（五）进入路径标准

1. 第一诊断必须符合儿童骨蚀（股骨头坏死）（TCD 编码：BGG000、ICD-10 编码：M87.951）的患者。

2. 患者接受治疗并同意住院。

3. 以下情况除外。

（1）同时接受其他相关治疗者。

（2）合并有肝肾功能异常、心脑血管疾病等严重内科疾病者。

（3）患髋处皮肤病、皮肤红肿热痛、皮肤感觉异常、精神异常者。

（4）排除研究疾病：髋臼发育不良继发骨关节炎、强直性脊柱炎累及髋关节、类风湿疾病、暂时性骨质疏松症、软骨下不全骨折、骨梗死、骨肿瘤等及其他特异性关节炎者。

4. 患者同时具有其他疾病，但在住院期间不需特殊处理，也不影响第一诊断的临床路径流程实施时，可以进入本路径。

（六）中医证候学观察

四诊合参，收集该病种不同证候的主症、次症，舌、脉特点。注意证候的动态变化。

（七）入院检查项目

1. 必需的检查项目

（1）血常规。

（2）尿常规。

（3）肝功能、肾功能。

（4）糖代谢。

（5）血脂常规。

（6）感染类。

（7）心电图。

（8）骨盆平片（双髋关节）。

（9）髋关节 MRI。

2. 可选择的检查项目　根据病情需要而定，如电解质等。

（八）治疗方法

1. 内治法

（1）辨证治疗：Perthes 病的临床辨证表现可能不典型。本章参照 1995 年国家中医药管理局《中医病证诊断疗效标准》进行辨证分型，分为气滞血瘀型、气滞血瘀兼肝肾不足型、肝肾不足型。

①气滞血瘀

症状：患处疼痛，关节活动受限，跛行，舌质紫黯或舌有瘀斑，脉弦涩。

治则：行气止痛，活血祛瘀。

方药：桃红四物汤加味。

②气滞血瘀兼肝肾不足

症状：患处疼痛、跛行，舌质紫黯或舌有瘀斑，脉弦涩。发病隐蔽，四肢酸软，疼痛绵绵，神疲乏力，舌淡苔白，脉沉细无力。

治则：活血祛瘀，兼补肝肾。

方药：桃红四物汤合六味地黄汤加减。

③肝肾不足

症状：神疲乏力，发病隐蔽，四肢酸软，疼痛绵绵，舌淡苔白，脉沉细无力。

治则：补益肝肾。

方药：六味地黄汤加减，可加健脾和胃中药。

（2）中成药：由于Perthes病患儿普遍年龄较小，对于饮片中药，因为气味等原因难以适应，中成药更易被患儿和家长接受。中成药给药时也需根据辨证分型给予适合方药，如气滞血淤型可以给予通络生骨胶囊、肝肾不足型可以给予六味地黄丸等。

（3）西药：目前生长因子和二膦酸盐的治疗研究正被大家所关注，但临床上尚未得到广泛认可。

2. 外治法

（1）卧床休息和牵引：①一般采用单纯卧床休息或患肢皮肤牵引，可缓解疼痛，解除筋肉痉挛，减轻滑膜炎症。②牵引治疗也可以作为进一步治疗的基础，特别是对怀疑为本病而不能立即确诊的病例尤为重要，这时候牵引治疗既是治疗，又是观察，有助于进一步明确诊断。

（2）外展支具和石膏固定：对于依从性差的患儿从开始用石膏固定逐渐过渡到外展支具固定。依从性好的患儿可以直接采用矫形支具固定。将髋关节固定在外展 35°~45°、内旋 5°~10° 的位置，目的是增加对股骨头的包容。同时将股骨头深置于髋臼内，既能缓解疼痛、解除软组织痉挛，又有利于骨骺正常发育塑形，防止坏死股骨头的变形。每3个月复查一次X线，了解头骺生长情况。整个疗程一般需要 1~1.5 年。

（3）手法治疗：根据"筋束骨"理论。①点按揉捏：用拇指、中指点压腹股沟中点、环跳等，揉捏髋部周围肌肉，达到止痛、活血通络之功。②屈伸回旋：轻柔屈伸髋关节，范围逐渐加大，屈曲挤压髋部，回旋活动关节，以松解挛缩筋肉、活络关节、减轻滑膜炎症。③牵拉放松：抓住患儿足踝部，牵拉髋关节，轻轻摇动，做外展、内收动作，以减少关节压力。手法宜轻柔，每天 1~2 次，每次 20~30 分钟。

（4）练功：每天指导患儿进行臀肌及股四头肌的舒缩活动，逐渐进行关节活动度的训练。

3. 手术治疗 手术疗法很多，主要是改善股骨头和髋臼匹配关系的手术，如 Salter 截骨术、Chiari 截骨本、股骨近端内翻截骨术、髋臼加盖术等。由于 Perths 病是一种自限性疾病，近年对于手术方法的选择更为慎重。

4. 其他方法 以"筋能束骨"理论为主导，建立具有中医特色的康复技术与方法，防止本病发展过程中股骨头半脱位的发生。以外展运动疗法为中心，设计适合儿童天性的趣味运动项目，达到训练有用肌群、矫正畸形步态等作用。形成患儿及家长健康资料中心，有利于解决儿童发育过程中的病态心理及家长的心理顾虑。

正确运用现代康复理论研究光、热、电、磁等在本病治疗过程中的协同作用，起到早期促进炎症吸收、减轻疼痛，中后期缓解痉挛、加强血液循环、改善组织营养的作用，以及防治肌萎缩、缩短疗程等作用。

5. 功能锻炼

6. 护理 辨证施护。

（九）出院标准

1. 患髋处疼痛明显缓解。

2. X 线示负重区骨小梁紊乱、中断现象有改变；髋关节 MRI 示信号有改变。

3. 髋关节活动良好。

4. 无其他需住院治疗的并发症。

（十）有无变异及原因分析

1. 合并心血管疾病、内分泌疾病等其他系统疾病者，住院期间病情加重，需要特殊处理，导致住院时间延长、费用增加，退出本路径。

2. 发生药物反应等不良反应需特殊处理，导致住院时间延长、费用增加，退出本路径。

3. 因患者及其家属意愿而影响本路径执行时，退出本路径。

二、儿童骨蚀（股骨头坏死）中医临床路径住院表单

适用对象：第一诊断为儿童骨蚀（股骨头坏死）（TCD 编码：BGG000、ICD-10 编码：M87.951）。

患者姓名：　　　　　性别：　　　　年龄：　　　门诊号：　　　　　住院号：

发病时间：　年　月　日　时　住院日期：　年　月　日　出院日期：　年　月　日

标准住院日 ≤ 21 天　　　　　　　　实际住院日：　　　天

时间	年　月　日 （第 1 天）	年　月　日 （第 2 天）	年　月　日 （第 3—7 天）
主要 诊疗 工作	□询问病史、体格检查 □下达医嘱、开出各项检查单 □完成首次病程记录 □完成入院记录 □完成初步诊断 □签署"麻醉知情同意书" （必要时） □麻醉（必要时） □与家属沟通，交代病情及注意事项 □密切观察、防治并发症	□完成上级医师查房及记录 □骨折复位评估 □完成各项辅助检查 □向患者或家属交代病情和注意事项 □相关科室会诊与治疗（必要时）	□完成上级医师查房及病程记录 □根据患者病情变化及时调整治疗方案 □观察舌脉象、肿胀、疼痛情况 □更换中药制剂（必要时）
重点 医嘱	长期医嘱 □骨伤科常规护理 □分级护理 □普食 □中药辨证施治 临时医嘱 □血常规、尿常规 □心电图 □肝功能、肾功能 □骨盆平片 □髋关节 MRI	长期医嘱 □骨伤科常规护理 □分级护理 □普食 □中药辨证施治 临时医嘱 □对异常检查结果进行评估，必要时复查相关检查	长期医嘱 □骨伤科常规护理 □分级护理 □普食 □中药辨证施治 临时医嘱 □调整外固定 □复查 X 线片（必要时）
主要 护理 工作	□入院介绍 □入院健康教育 □介绍入院检查前注意事项 □按照医嘱执行诊疗护理措施 □完成麻醉前各项护理操作（必要时） □观察肿胀、疼痛、末梢血循 □指导功能锻炼 □夜间巡视	□按医嘱进行治疗 □中医情志疏导、健康教育与生活护理 □饮食指导 □观察肿胀、疼痛、末梢血循 □指导功能锻炼 □夜间巡视	□按医嘱进行治疗 □中医情志疏导、健康教育与生活护理 □饮食指导 □观察肿胀、疼痛、末梢血循 □指导功能锻炼 □夜间巡视
病情 变异 记录	□无 □有，原因： 1. 2.	□无 □有，原因： 1. 2.	□无 □有，原因： 1. 2.

492

（续表）

时间	年　月　日 （第 1 天）	年　月　日 （第 2 天）	年　月　日 （第 3—7 天）
责任 护士 签名			
医师 签名			

时间	年　月　日 （第 8—13 天）	年　月　日 （出院日，住院 21 天内）
主要 诊疗 工作	□上级医师查房与诊疗评估，明确出院时间 □观察舌脉象、肿胀、疼痛情况 □更换中药制剂（必要时）	□完成出院记录 □开具出院诊断书 □开具出院带药 □向患者或家属交代出院注意事项及随诊方案 □通知出院
重点 医嘱	长期医嘱 □骨伤科常规护理 □分级护理 □普食 □中药辨证施治 临时医嘱 □调整外固定 □复查 X 线片（必要时）	长期医嘱 □停止所有长期医嘱 临时医嘱 □开具出院医嘱 □出院带药
主要 护理 工作	□按医嘱进行治疗 □中医情志疏导、健康教育与生活护理 □饮食指导 □观察肿胀、疼痛、末梢血循 □指导功能锻炼 □夜间巡视	□指导患者出院后功能康复训练 □交代出院后注意事项，进行卫生宣教 □指导出院带药的煎法服法及用药注意事项 □协助办理出院手续 □送患者出院
病情 变异 记录	□无 □有，原因： 1. 2.	□无 □有，原因： 1. 2.
责任 护士 签名		
医师 签名		

骨蚀（成人股骨头坏死）中医临床路径

一、骨蚀（股骨头坏死）中医临床路径标准住院流程

（一）适用对象

第一诊断为骨蚀（股骨头坏死）（TCD 编码：BGG000、ICD-10 编码：M87.951）。

（二）诊断依据

1. 疾病诊断

（1）中医诊断标准：参照中华中医药学会《中医骨伤科常见病诊疗指南》（ZY/T001.9—94）及十二五教材《中医骨病学》（张俐等主编，人民卫生出版社，2012 年）。

（2）西医诊断标准：参照《临床诊疗指南——骨科学分册》（中华医学会编著，人民卫生出版社，2009 年）。

2. 疾病分期

（1）Ficat 分期：根据 X 线表现和骨的功能性检查将股骨头坏死分为四期，以便于诊断、选择治疗方法和评价治疗效果。

0 期：患者无症状，X 线片正常。

Ⅰ期：X 线片表现正常，或有轻度弥漫性骨质疏松，患者有疼痛和髋关节活动受限症状，骨的功能性检查可能检测出阳性结果。

Ⅱ期：X 线片显示广泛的骨质疏松，有骨硬化或囊性变，股骨头的轮廓正常，髓芯活检有组织病理学的改变，临床症状明显。

Ⅲ期：X 线片显示股骨头内硬化、囊变，股骨头塌陷，有新月征，关节间隙正常，临床症状明显加重。

Ⅳ期：骨关节炎期，X 线片显示股骨头塌陷，关节间隙变窄，临床症状疼痛明显，髋关节各向活动明显受限。

（2）采用世界骨循环研究学会（ARCO）分期

0 期：活检结果符合坏死，其余检查正常。

Ⅰ期：MRI 阳性或骨核素扫描阳性，或二者均呈阳性但 X 线及 CT 阴性，骨

细胞坏死，骨组织坏死。

Ⅰ–A：股骨头受累＜15%。

Ⅰ–B：股骨头受累15%～30%。

Ⅰ–C：股骨头受累＞30%。

Ⅱ期：轻微或无临床症状，骨扫描及MRI呈阳性，X线片无异常或异常（股骨头斑点状表现，囊肿形成，骨硬化），在X线、CT上没有股骨头塌陷，骨组织修复，坏死灶吸收。

Ⅱ–A：股骨头受累＜15%。

Ⅱ–B：股骨头受累15%～30%。

Ⅱ–C：股骨头受累＞30%。

Ⅲ期：疼痛起始，中重度，跛行明显，内旋痛，内旋活动受限，X线股骨头外轮廓中断，新月征，CT示软骨下骨折，MRI像示骨髓水肿，股骨头塌陷。

Ⅲ–A：＜15%或股骨头塌陷＞2mm。

Ⅲ–B：新月征15%～30%或股骨头塌陷2～4mm。

Ⅲ–C：新月征＞30%或股骨头塌陷＞4mm。

Ⅳ期：疼痛重，跛行严重，活动丧失，X股骨头关节面变扁，囊性变及边缘骨软骨受累，髋臼出现硬化，关节间隙变窄，骨关节炎。

（3）Steinberg分期

0期：正常或不能诊断。

Ⅰ期：正常X线片，异常放射性核素骨扫描和（或）MRI。

A（轻度）：＜15%股骨头受累。

B（中度）：15%～30%股骨头受累。

C（重度）：＞30%股骨头受累。

Ⅱ期：X线片显示囊性变和硬化。

A（轻度）：＜15%股骨头受累。

B（中度）：15%～30%股骨头受累。

C（重度）：＞30%股骨头受累。

Ⅲ期：软骨下塌陷（新月征），无股骨头变扁。

A（轻度）：＜15%关节面。

B（中度）：15%～30%关节面。

C（重度）：＞30%关节面。

Ⅳ期：股骨头变扁。

A（轻度）：＞15%关节面和＜2mm下沉。

B（中度）：15%～30% 关节面和 2～4mm 下沉。

C（重度）：＞30% 关节面和＞4mm 下沉。

V期：关节间隙变窄或膜日改变。

VI期：晚期退行性改变。

3. 证候诊断 参照"十二五教材《中医骨病学》（张俐等主编，人民卫生出版社，2012 年）"。

骨蚀临床常见的证型：气滞血瘀证；肝肾亏虚证；痰湿蕴结证。

（三）治疗方案

参照"十二五教材《中医骨病学》（张俐等主编，人民卫生出版社，2012 年）"。

1. 诊断明确，第一诊断为骨蚀。

2. 患者适合并接受中医治疗。

（四）标准住院日

≤ 21 天。

（五）进入路径标准

1．第一诊断必须符合骨蚀（股骨头坏死）（TCD 编码：BGG000、ICD–10 编码：M87.951）的患者。

2. 患者接受治疗并同意住院。

3. 以下情况除外。

（1）同时接受其他相关的治疗者。

（2）合并有肝肾功能异常、心脑血管疾病等严重内科疾病者。

（3）患髋处皮肤病、皮肤红肿热痛、皮肤感觉异常、精神异常者。

（4）排除研究疾病：髋臼发育不良继发骨关节炎、强直性脊柱炎累及髋关节、类风湿疾病、暂时性骨质疏松症、软骨下不全骨折、骨梗死、骨肿瘤等及其他特异性关节炎者。

（5）无法禁烟酒者及妊娠、哺乳期妇女。

4. 患者同时具有其他疾病，但在住院期间不需特殊处理，也不影响第一诊断的临床路径流程实施时，可以进入本路径。

（六）中医证候学观察

四诊合参，收集该病种不同证候的主症、次症，舌、脉特点。注意证候的动态变化。

（七）入院检查项目

1. 必需的检查项目

（1）血常规。

（2）尿常规。

（3）肝功能、肾功能。

（4）糖代谢。

（5）血脂常规。

（6）感染类。

（7）心电图。

（8）骨盆平片（双髋关节）。

（9）髋关节 MRI。

2. 可选择的检查项目　根据病情需要而定，如电解质等。

（八）治疗方法

1. 内治法

（1）辨证治疗

①气滞血瘀：多见于创伤性股骨头缺血性坏死及非创伤性股骨头缺血性坏死早期。

主要证候：髋部疼痛，时重时轻，痛有定处，胀痛或刺痛，轻度跛行，髋关节活动轻度受限，舌紫黯或有瘀点，脉弦涩。

治则：行气活血，通络止痛。

方药：桃红四物汤或身痛逐瘀汤加减。

②肝肾亏虚：多见于激素性股骨头缺血性坏死患者。

主要证候：疼痛渐减，下肢痿软无力，关节拘紧，转枢不利，活动明显受限，活动后疼痛加重，休息后疼痛可缓解，腰背酸软，舌质淡、苔薄白，脉沉细。

治法：行气活血，辅以补益肝肾、强壮筋骨。

方药：偏阳虚者右归丸加减，偏阴虚者六味地黄丸加减。

③痰湿蕴结：多见于酒精性股骨头缺血性坏死患者。

主要证候：髋部酸胀不适，疼痛不甚，游走于髋膝关节间，轻度跛行，活动受限，休息与活动后疼痛相若，舌苔厚腻，舌体胖大、有齿痕。

治法：行气活血，辅以祛湿化痰。

方药：加味二陈汤或四妙散加减。

（2）中成药：可选用复肢健骨胶囊、仙灵骨葆胶囊等。

（3）西药：目前尚未有疗效确切的西药，有报道针对高凝低纤溶状态使用抗凝药，以及扩血管药物等。

2. 外治法

（1）药浴法：基本方药为骨碎补、透骨草、伸筋草、莪术、丹参、川药等。

（2）中药外洗法：基本方药为威灵仙、透骨草、钩藤、苏木、荆芥等，每日外洗 1~2 次，3 个月为 1 个疗程。

（3）中药敷贴法：对于疼痛明显者，采用双柏散等以清营凉血、消肿止痛；活动不利者，采用疗筋膏、坎离砂等舒筋活络、温经散寒、活血通痹类药物；肝肾阳虚者，则用补肝益肾、强筋壮骨兼以舒筋活血类药物。将制好的膏药贴于患处，每日 1~2 次，每次 1 贴。

（4）针灸、小针刀治疗：患部就近取穴或远侧循经取穴，或远侧全息对应取穴。功能宜通经络，温针则温通经脉气血，皆能祛痹止痛。

（5）理筋手法：用点按、弹拨、揉法、推法及牵引等手法能舒筋通络而减轻疼痛，改善关节活动。

3. 手术治疗

（1）髓心减压术。

（2）打压支撑植骨术。

（3）钽棒植入术。

（4）多条血管束植入术。

（5）带血管骨骨瓣移植术或吻合血管腓骨移植术。

（6）人工髋关节置换术。

4. 其他方法

（1）高频磁场。

（2）体外震波。

5. 功能锻炼

6. 护理 辨证施护。

（九）出院标准

1. 患髋处疼痛明显缓解。

2. X 线示负重区骨小梁紊乱、中断现象有改变；髋关节 MRI 示信号有改变。

3. 髋关节活动良好。

4. 无其他需住院治疗的并发症。

（十）有无变异及原因分析

1. 合并心血管疾病、内分泌疾病等其他系统疾病者，住院期间病情加重，需要特殊处理，导致住院时间延长、费用增加，退出本路径。

2. 发生药物反应等不良反应需特殊处理，导致住院时间延长、费用增加，退出本路径。

3. 因患者及其家属意愿而影响本路径执行时，退出本路径。

二、骨蚀（成人股骨头坏死）中医临床路径住院表单

适用对象：第一诊断为骨蚀（股骨头坏死）（TCD 编码：BGG000、ICD-10 编码：M87.951）。

患者姓名： 性别： 年龄： 门诊号： 住院号：

发病时间： 年 月 日 时 住院日期： 年 月 日 出院日期： 年 月 日

标准住院日 ≤ 21 天 实际住院日： 天

时间	年 月 日 （第 1 天）	年 月 日 （第 2 天）	年 月 日 （第 3—7 天）
主要诊疗工作	□询问病史、体格检查 □下达医嘱、开出各项检查单 □完成首次病程记录 □完成入院记录 □完成初步诊断 □签署"麻醉知情同意书"（必要时） □麻醉（必要时） □与家属沟通，交代病情及注意事项 □密切观察、防治并发症	□完成上级医师查房及记录 □骨折复位评估 □完成各项辅助检查 □向患者或家属交代病情和注意事项 □相关科室会诊与治疗（必要时）	□完成上级医师查房及病程记录 □根据患者病情变化及时调整治疗方案 □观察舌脉象、肿胀、疼痛情况 □更换中药制剂（必要时）
重点医嘱	长期医嘱 □骨伤科常规护理 □分级护理 □普食 □中药辨证施治 临时医嘱 □血常规、尿常规 □心电图 □肝功能、肾功能 □骨盆平片 □髋关节 MRI	长期医嘱 □骨伤科常规护理 □分级护理 □普食 □中药辨证施治 临时医嘱 □对异常检查结果进行评估，必要时复查相关检查	长期医嘱 □骨伤科常规护理 □分级护理 □普食 □中药辨证施治 临时医嘱 □调整外固定 □复查 X 线片（必要时）

（续表）

时间	年 月 日 （第 1 天）	年 月 日 （第 2 天）	年 月 日 （第 3—7 天）
主要护理工作	□入院介绍 □入院健康教育 □介绍入院检查前注意事项 □按照医嘱执行诊疗护理措施 □完成麻醉前各项护理操作（必要时） □观察肿胀、疼痛、末梢血循 □指导功能锻炼 □夜间巡视	□按医嘱进行治疗 □中医情志疏导、健康教育与生活护理 □饮食指导 □观察肿胀、疼痛、末梢血循 □指导功能锻炼 □夜间巡视	□按医嘱进行治疗 □中医情志疏导、健康教育与生活护理 □饮食指导 □观察肿胀、疼痛、末梢血循 □指导功能锻炼 □夜间巡视
病情变异记录	□无 □有，原因： 1. 2.	□无 □有，原因： 1. 2.	□无 □有，原因： 1. 2.
责任护士签名			
医师签名			

时间	年 月 日 （第 8—13 天）	年 月 日 （出院日，住院 21 天内）
主要诊疗工作	□上级医师查房与诊疗评估，明确出院时间 □观察舌脉象、肿胀、疼痛情况 □更换中药制剂（必要时）	□完成出院记录 □开具出院诊断书 □开具出院带药 □向患者或家属交代出院注意事项及随诊方案 □通知出院
重点医嘱	长期医嘱 □骨伤科常规护理 □分级护理 □普食 □中药辨证施治 临时医嘱 □调整外固定 □复查 X 线片（必要时）	长期医嘱 □停止所有长期医嘱 临时医嘱 □开具出院医嘱 □出院带药

（续表）

时间	年　月　日 （第 8—13 天）	年　月　日 （出院日，住院 21 天内）
主要 护理 工作	□按医嘱进行治疗 □中医情志疏导、健康教育与生活护理 □饮食指导 □观察肿胀、疼痛、末梢血循 □指导功能锻炼 □夜间巡视	□指导患者出院后功能康复训练 □交代出院后注意事项，进行卫生宣教 □指导出院带药的煎法服法及用药注意事项 □协助办理出院手续 □送患者出院
病情 变异 记录	□无 □有，原因： 1. 2.	□无 □有，原因： 1. 2.
责任 护士 签名		
医师 签名		

胫腓骨骨折中医临床路径（胫腓骨干双骨折）

一、胫腓骨骨折中医临床路径标准住院流程

（一）适用对象

第一诊断为胫腓骨干双骨折（TCD 编码：S82.201、ICD-10 编码：S82.201）。

（二）诊断依据

1. 疾病诊断

（1）中医诊断标准：参照中华人民共和国中医药行业标准《中医病证诊断疗效标准》（ZY/T001.9—94）及《中医正骨学》第二版（董福慧等主编，人民卫生出版社，2005 年）。

（2）西医诊断标准：参照《临床诊疗指南——骨科学分册》（中华医学会编著，人民卫生出版社，2009 年）。

2. 疾病分期

（1）早期：伤后 2 周以内。

（2）中期：伤后 2～4 周。

（3）晚期：伤后 4 周以上。

3. 分型　青枝骨折；横断骨折；斜形骨折；螺旋骨折；粉碎性骨折。

4. 证候诊断　参照"国家中医药管理局'十一五'重点专科协作组胫腓骨骨折诊疗方案"。

胫腓骨骨折临床常见的证型：血瘀气滞证；瘀血凝滞证；肝肾不足证。

（三）治疗方案

参照"国家中医药管理局'十一五'重点专科协作组胫腓骨骨折诊疗方案"。

1. 诊断明确，第一诊断为胫腓骨干双骨折。

2. 患者适合并接受中医治疗。

（四）标准住院日

≤ 14 天。

（五）进入路径标准

1. 第一诊断必须符合胫腓骨干双骨折（TCD 编码：S82.201，ICD-10 编码：S82.201）的患者。

2. 外伤引起的单纯性、新鲜闭合胫腓骨干双骨折，有闭合复位外固定适应证。

3. 患者接受闭合复位外固定治疗并同意住院。

4. 以下情况除外。

（1）合并有腓总神经、血管损伤者。

（2）开放性骨折者。

（3）多发骨折，尤其同一肢体多发骨折者。

（4）患处严重皮肤疾病者。

（5）合并其他无法耐受闭合复位外固定治疗的疾病（如严重心脑血管疾病、癫痫、帕金森病）等。

5. 患者同时具有其他疾病，但在住院期间不需特殊处理，也不影响第一诊断的临床路径流程实施时，可以进入本路径。

（六）中医证候学观察

四诊合参，收集该病种不同证候的主症、次症，舌、脉特点。注意证候的动态变化。

（七）入院检查项目

1. 必需的检查项目

（1）血常规。

（2）尿常规。

（3）便常规。

（4）肝功能、肾功能。

（5）血糖。

（6）凝血功能。

（7）心电图。

（8）胸部 X 线片。

（9）胫腓骨正侧位 X 线片。

2. 可选择的检查项目　根据病情需要而定，如血脂、无机元素等。

（八）治疗方法

1. 手法复位治疗　适用于有移位的胫腓骨干双骨折。

2. 外固定治疗　超膝夹板固定法；不超关节夹板固定法；超踝夹板固定法。

3. 辨证选择口服中药汤剂或中成药

（1）血瘀气滞证：活血祛瘀，消肿止痛。

（2）瘀血凝滞证：和营生新，接骨续筋。

（3）肝肾不足证：补益肝肾，强壮筋骨。

4. 功能锻炼

5. 护理　辨证施护。

（九）出院标准

1. 骨折处肿胀减退，疼痛明显缓解。

2. X 线片复查显示骨折对位、对线满意。

3. 肘腕关节活动良好。

4. 无其他需住院治疗的并发症。

（十）有无变异及原因分析

1. 闭合复位后骨折对位对线差，或合并血管、神经损伤，骨缺损；闭合复位后不稳定或复位失败等无法通过手法闭合复位进行治疗者需行手术治疗时，退出本路径。

2. 合并心血管疾病、内分泌疾病等其他系统疾病者，住院期间病情加重，需要特殊处理，导致住院时间延长、费用增加，退出本路径。

3. 发生药物反应等不良反应需特殊处理，导致住院时间延长、费用增加，退出本路径。

4. 因患者及其家属意愿而影响本路径执行时，退出本路径。

二、胫腓骨骨折中医临床路径住院表单

适用对象：第一诊断为胫腓骨干双骨折（TCD 编码：S82.201，ICD–10 编码：S82.201）

患者姓名：　　　　性别：　　　年龄：　　　门诊号：　　　住院号：

发病时间：　年　月　日　时　住院日期：　年　月　日　出院日期：　年　月　日

标准住院日 ≤ 14 天　　　　　　实际住院日：　　　天

时间	年 月 日 （第1天）	年 月 日 （第2天）	年 月 日 （第3—7天）
主要诊疗工作	□询问病史、体格检查 □下达医嘱、开出各项检查单 □完成首次病程记录 □完成入院记录 □完成初步诊断 □签署"麻醉知情同意书"（必要时） □麻醉（必要时） □闭合复位、外固定治疗 □骨折复位评估，如需要再次复位，由上级医师完成 □与家属沟通，交代病情及注意事项 □密切观察、防治并发症	□完成上级医师查房及记录 □骨折复位评估 □观察血运、感觉、功能活动、外固定松紧度等情况 □完成各项辅助检查 □向患者或家属交代病情和注意事项 □相关科室会诊与治疗（必要时）	□完成上级医师查房及病程记录 □根据患者病情变化及时调整治疗方案 □观察舌脉象、肿胀、疼痛情况，及时调整外固定松紧度 □更换中药制剂（必要时）
重点医嘱	长期医嘱 □骨伤科常规护理 □分级护理 □普食 □中药辨证施治 临时医嘱 □血常规，尿、便常规 □心电图 □肝功能、肾功能 □凝血功能 □胸部 X 线片 □复位后复查 X 线片评估	长期医嘱 □骨伤科常规护理 □分级护理 □普食 □中药辨证施治 临时医嘱 □对异常检查结果进行评估，必要时复查相关检查	长期医嘱 □骨伤科常规护理 □分级护理 □普食 □中药辨证施治 临时医嘱 □调整外固定 □复查 X 线片（必要时）

（续表）

时间	年　月　日 （第 1 天）	年　月　日 （第 2 天）	年　月　日 （第 3—7 天）
主要护理工作	□入院介绍 □入院健康教育 □介绍入院检查前注意事项 □按照医嘱执行诊疗护理措施 □完成麻醉前各项护理操作（必要时） □观察肿胀、疼痛、末梢血循、外固定松紧度等情况及护理 □指导功能锻炼 □夜间巡视	□按医嘱进行治疗 □中医情志疏导、健康教育与生活护理 □饮食指导 □观察肿胀、疼痛、末梢血循、外固定松紧度等情况及护理 □指导功能锻炼 □夜间巡视	□按医嘱进行治疗 □中医情志疏导、健康教育与生活护理 □饮食指导 □观察肿胀、疼痛、末梢血循、外固定松紧度等情况及护理 □指导功能锻炼 □夜间巡视
病情变异记录	□无 □有，原因： 1. 2.	□无 □有，原因： 1. 2.	□无 □有，原因： 1. 2.
责任护士签名			
医师签名			

时间	年　月　日 （第 8—13 天）	年　月　日 （出院日，住院 14 天内）
主要诊疗工作	□上级医师查房与诊疗评估，明确出院时间 □观察舌脉象、肿胀、疼痛情况，及时调整外固定松紧度 □更换中药制剂（必要时）	□完成出院记录 □开具出院诊断书 □开具出院带药 □向患者或家属交代出院注意事项及随诊方案 □通知出院
重点医嘱	长期医嘱 □骨伤科常规护理 □分级护理 □普食 □中药辨证施治 临时医嘱 □调整外固定 □复查 X 线片（必要时）	长期医嘱 □停止所有长期医嘱 临时医嘱 □开具出院医嘱 □出院带药

（续表）

时间	年 月 日 （第8—13天）	年 月 日 （出院日，住院14天内）
主要 护理 工作	□按医嘱进行治疗 □中医情志疏导、健康教育与生活护理 □饮食指导 □观察肿胀、疼痛、末梢血循、外固定松 紧度等情况及护理 □指导功能锻炼 □夜间巡视	□指导患者出院后功能康复训练 □交代出院后注意事项，进行卫生宣教 □指导出院带药的煎法、服法及用药注意 事项 □协助办理出院手续 □送患者出院
病情 变异 记录	□无 □有，原因： 1. 2.	□无 □有，原因： 1. 2.
责任 护士 签名		
医师 签名		

跟骨骨折中医临床路径

一、跟骨骨折中医临床路径标准住院流程

（一）适用对象

中医诊断：第一诊断为跟骨骨折（TCD编码：BGG000）。

西医诊断：第一诊断为跟骨骨折（ICD-10编码：S92.001）。

（二）诊断依据

1. 疾病诊断

中医诊断：参照中华人民共和国中医药行业标准《中医病证诊断疗效标准》（1995）（ZY/T001.9—94）。

西医诊断：参照《临床诊疗指南——骨科分册》（中华医学会编著，人民卫生出版社，2009 年）。

2．骨折分类

（1）不波及跟距关节面的骨折。

（2）关节面轻度受累的骨折。

（3）关节面严重受累的骨折。

3．证候诊断　参照国家中医药管理局重点专科协作组制定的《跟骨骨折中医诊疗方案（试行）》。

常见证型：骨断筋伤，气滞血瘀证；瘀血未尽，筋骨未愈证；肝肾不足，气血亏虚证。

（三）治疗方案的选择

参照国家中医药管理局重点专科协作组制定的《跟骨骨折中医诊疗方案（试行）》。

1.诊断明确，第一诊断为跟骨骨折。

2.患者适合并接受中医治疗。

（四）标准住院日

≤ 14 天。

（五）进入路径标准

1.第一诊断必须符合跟骨骨折诊断标准的新鲜骨折患者。

2.除外开放性骨折、跟距关节面严重受累的骨折和病理性骨折。

3. 当患者同时具有其他疾病，但在住院期间不需特殊处理也不影响第一诊断的临床路径流程实施时，可以进入本路径。

（六）中医证候学观察

四诊合参，收集该病种不同证候的主症、次症、体征，舌、脉特点。注意证候的动态变化。

（七）入院检查项目

1．必需的检查项目

（1）跟骨正侧位、轴位 X 线片。

（2）血常规、凝血功能、尿常规。

（3）肝功能、肾功能。

（4）心电图。

（5）胸部透视或胸部 X 线片。

2. 可选择的检查项目 根据病情需要而定，必要时行 CT 或 MRI 检查。

（八）治疗方法

1. 手法复位、钢针撬拨经皮内固定及夹板或石膏外固定。

2. 辨证选择口服中药汤剂或中成药。

3. 外治法。

4. 功能锻炼。

5. 其他疗法。

6. 护理调摄。

（九）出院标准

1. 骨折局部疼痛缓解，肿胀减轻。

2. 进针点无感染征象。

3. X 线片检查显示 Böhler's 角、跟骨外形基本恢复或达到功能复位。

4. 无需要住院治疗的其他并发症。

（十）有无变异及原因分析

1. 因并发其他部位损伤致使治疗时间或卧床时间延长，增加住院费用者，退出本路径。

2. 合并糖尿病等其他内科疾病，住院期间病情加重，需要特殊处理者，退出本路径。

3. 治疗过程中出现并发症，需要特殊处理者，退出本路径。

4. 因患者及其家属意愿而影响本路径的执行时，退出本路径。

二、跟骨骨折中医临床路径标准住院表单

适用对象：第一诊断为跟骨骨折（TCD 编码：BGG000、ICD-10 编码：S92.001）。

患者姓名： 性别： 年龄： 住院号： 门诊号：
发病时间： 年 月 日 时 住院日期： 年 月 日 出院日期： 年 月 日
标准住院日 ≤ 14 天 实际住院日： 天

时间	年 月 日 （第1—3天）	年 月 日 （第4—7天）	年 月 日 （第8—14天）
主要诊疗工作	□询问病史及体格检查 □上级医师查房 □制定诊疗方案 □完成住院志、首次病程、上级医师查房等医疗文书 □完成必要理化检查并评估病情 □跟骨侧位、轴位X线片 □手法复位 □撬拨复位固定 □夹板或石膏固定 □中药内服 □中药外敷	□上级医师查房 □中药内服 □中药外敷 □观察进针点、患肢远端感觉运动情况等并作出相应处理 □调整固定 □跟骨侧位、轴位X线片 □完成常规病程记录等医疗文件	□上级医师查房 □中药内服 □中药外敷 □观察进针点、患肢远端感觉运动情况等并作出相应处理 □调整固定 □跟骨侧位、轴位X线片 □完成常规病程记录、出院小结等医疗文件 □出院指导
重点医嘱	长期医嘱： □骨科护理常规 □分级护理 □普食 □患肢夹板或石膏固定 □中药内服 □中药外敷 临时医嘱： □跟骨侧位、轴位X线片 □血常规、尿常规 □凝血功能 □肝功能、肾功能 □胸部X线片、心电图 □根据病情：跟骨CT（平扫或三维重建）或MRI □手法复位 □麻醉下行跟骨骨折手法复位钢针撬拨固定术 □对症处理	长期医嘱： □骨科护理常规 □分级护理 □普食 □夹板或石膏屈膝跖屈位固定 □患肢抬高 □中药内服 □中药外敷 临时医嘱： □复查血常规 □换药 □跟骨侧位、轴位X线片 □对症处理	长期医嘱： □骨科护理常规 □分级护理 □普食 □夹板或石膏屈膝跖屈位固定 □患肢抬高 □中药内服 □中药外敷 临时医嘱： □换药 □跟骨侧位、轴位X线片 □对症处理 □出院带药 □继续夹板或石膏屈膝跖屈位固定 □出院后门诊复查

（续表）

时间	年 月 日 （第1—3天）	年 月 日 （第4—7天）	年 月 日 （第8—14天）
主要 护理 工作	□入院介绍（病房环境、设 施等） □入院护理评估 □观察患肢制动情况及护理 □观察患者病情变化并及时 报告医师 □心理与生活护理 □指导患者功能锻炼	□观察患肢末梢血运及感 觉、运动情况并作相关记录 □心理与生活护理 □指导患者功能锻炼	□观察患肢末梢血运及感 觉、运动情况并作相关记录 □心理与生活护理 □指导患者功能锻炼 □指导患者办理出院手续 □出院宣教
病情 变异 记录	□无 □有，原因： 1. 2.	□无 □有，原因： 1. 2.	□无 □有，原因： 1. 2.
护士 签名			
医师 签名			

踇外翻中医临床路径

一、踇外翻中医临床路径标准住院流程

（一）适用对象

第一诊断为踇外翻（ICD-10 编码：M20.102）。

（二）诊断依据

1. 疾病诊断 参照《踇外翻治疗专家共识》（《中华医学杂志》，2017 年 9 月 19 日第 97 卷第 35 期）。

2. 疾病分类 畸形在筋，畸形在骨。

3. 证候诊断 参照"国家中医药管理局'十一五'重点专科协作组踇外翻诊疗方案"。

踇外翻临床常见证候：湿热痹阻证，肝肾亏虚夹瘀证。

（三）治疗方案的选择

参照"国家中医药管理局'十一五'重点专科协作组踇外翻诊疗方案"。

1. 诊断明确，第一诊断为踇外翻。

2. 患者适合并接受中医治疗。

（四）标准住院日

≤ 14 天。

（五）进入路径标准

1. 第一诊断必须符合踇外翻诊断标准（ICD–10 编码：M20.102）。

2. 负重位 X 线片检查，踇外翻角（HVA 角）≤ 35°，第 1、2 跖间角（IMA 角）≤ 16°。

3. 足部无其他畸形。

4. 除外严重皮肤、心脑血管、糖尿病等影响治疗的疾病。

5. 当患者同时具有其他疾病，但在住院期间不需特殊处理，也不影响第一诊断的临床路径流程实施时，可以进入本路径。

（六）中医证候学观察

四诊合参，收集该病种不同证候的主症、次症，舌、脉特点。注意证候的动态变化。

（七）入院检查项目

1. 必需的检查项目

（1）血常规、尿常规、便常规。

（2）肝功能、肾功能、血脂、血糖、电解质。

（3）凝血功能。

（4）心电图。

（5）胸部透视或胸部 X 线片。

（6）负重位足部正、侧、轴位 X 线片。

2. 可选择的检查项目　根据病情需要而定，如足底应力静态分析、足底应力动态分析、足印分析等。

（八）治疗方法

1. 外治法

（1）辨证选择中药外用。

（2）使用踇外翻矫形支具。

（3）微创手术治疗。

（4）手法治疗。

2. 辨证选择口服中药汤剂

（1）湿热痹阻证：清热利湿，通络止痛。

（2）肝肾亏虚夹瘀证：补益肝肾，活血通经。

3. 护理　辨证施护。

（九）出院标准

1. 踇趾处无明显疼痛，足趾活动良好。

2. 穿宽松鞋徒步行走 3~5 天，无症状加重、出现其他并发症。

3. 负重位 X 线片复查 HVA 角、IMA 角较治疗前明显减少。

（十）有无变异及原因分析。

1. 因并发皮肤疾病、胼胝体疼痛导致住院时间延长，住院费用增加。

2. 合并有心脑血管、糖尿病等其他内科疾病者，住院期间病情加重，需特殊处理，导致住院时间延长，住院费用增加。

3. 经治疗，踇外翻畸形变化不明显或加重时，须改复杂手术治疗者，退出本路径。

4. 踇外翻畸形合并趾间神经瘤、小趾畸形等其他疾病，需进行其他手术治疗者，退出本路径。

二、踇外翻临床路径住院表单

适用对象：第一诊断为踇外翻（ICD-10 编码：M20.102）。

患者姓名： 性别： 年龄： 门诊号： 住院号：

发病时间： 年 月 日 时 住院日期： 年 月 日 出院日期： 年 月 日

标准住院日 ≤ 14 天 实际住院日： 天

时间	年 月 日 （第 1 天）	年 月 日 （第 2—7 天）	年 月 日 （第 8—13 天）
主要诊疗工作	□询问病史、体格检查 □下达医嘱、开出各项检查单 □完成首次病程记录 □完成入院记录 □完成初步诊断	□实施各项实验室检查和影像学检查 □向家属交代病情和治疗注意事项 □完成上级医师查房，进一步明确诊断，指导治疗 □铍针局部松解治疗 □签署知情同意书 □制定微创手术方案并实施	□根据患者病情变化及时调整治疗方案 □铍针局部松解治疗 □调整外固定方法 □调整理筋手法 □调整内服中药 □上级医师查房与诊疗评估，明确拆线和出院时间
重点医嘱	长期医嘱： □骨科常规护理 □分级护理 □普食 □辨证足浴 临时医嘱： □血常规　　□尿常规 □肝功能　　□肾功能 □血脂　　　□血糖 □电解质 □凝血功能 □心电图 □胸透或胸部 X 线片 □负重位足部正、侧、轴位 X 线片 □足底应力测试（步态分析）	长期医嘱： □硅胶垫或支具外固定 □手法治疗 □口服中药汤剂 临时医嘱： □必要时口服抗炎镇痛药物	长期医嘱： □硅胶垫或支具外固定 □手法治疗 □口服中药汤剂 临时医嘱： □必要时口服抗炎镇痛药物
主要护理工作	□入院介绍 □入院健康教育 □介绍入院检查前注意事项 □按照医嘱执行诊疗护理措施 □指导选择宽松鞋子	□按医嘱完成护理操作、日常治疗 □完成常规生命体征的监测 □指导夜间外固定支具使用	□按医嘱完成日常治疗 □完成常规生命体征的监测 □配合医师完成内外治法的调整 □指导夜间外固定支具使用
病情变异记录	□无 □有，原因： 1. 2.	□无 □有，原因： 1. 2.	□无 □有，原因： 1. 2.

（续表）

时间	年 月 日 （第1天）	年 月 日 （第2—7天）	年 月 日 （第8—13天）
责任 护士 签名			
医师 签名			

时间	年 月 日 （出院日 第14天）	年 月 日 （出院后3个月门诊复诊）
主要 诊疗工 作	□制定康复计划，指导患者出院后功能锻炼 □交代出院注意事项、复查日期 □开具出院诊断书 □完成出院记录 □通知出院	□再次查体，测量X线片角度，评价治疗 效果
重 点 医 嘱	长期医嘱： □停止所有长期医嘱 临时医嘱： □开具出院医嘱 □出院带药	门诊医嘱： □负重位足部正、侧、轴位X线片 □依病情： 治愈——停止治疗 效果好，但未达治愈——继续治疗 效果不佳——住院择期手术治疗
主要 护理 工作	□交代出院后注意事项 □协助办理出院手续 □送患者出院	
病情 变异 记录	□无 □有，原因： 1. 2.	□无 □有，原因： 1. 2.
责任 护士 签名		
医师 签名		

项痹病（神经根型颈椎病）中医临床路径

一、项痹病（神经根型颈椎病）中医临床路径标准住院流程

（一）适用对象

第一诊断为项痹病（神经根型颈椎病）（TCD 编码：BGS000、ICD-10 编码：M47.221+G55.2*）。

（二）诊断依据

1. 疾病诊断

（1）中医诊断标准：参考国家中医药管理局制定的《中医病证诊断疗效标准》（ZY/T001.1—94）。

（2）西医诊断标准：参考 2010 年中国康复医学会颈椎病专业委员会发布的《颈椎病诊治与康复指南》。

2. 分期诊断　参考国家中医药管理局印发的"项痹病（神经根型颈椎病）中医诊疗方案（2017 年版）"。

（1）急性期。

（2）慢性期。

（3）恢复期。

3. 证候诊断　参考国家中医药管理局印发的"项痹病（神经根型颈椎病）中医诊疗方案（2017 年版）"。

常见证型：风寒痹阻证；血瘀气滞证；痰湿阻络证；肝肾不足证；气血亏虚证。

（三）治疗方案

参考国家中医药管理局印发的"项痹病（神经根型颈椎病）诊疗方案（2017 年版）"。

1. 诊断明确，第一诊断为项痹病（神经根型颈椎病）。

2. 患者适合并接受中医治疗。

（四）标准住院日

≤ 21 天。

（五）进入路径标准

1. 第一诊断必须符合项痹病（神经根型颈椎病）的患者。

2. 本病出现肌肉麻痹无力（≤Ⅲ级）者；合并发育性椎管狭窄者（椎管比值＝椎管矢状径 / 椎体矢状径＜ 0.75）；治疗部位有严重皮肤损伤或皮肤病者；曾经接受颈椎手术治疗或颈椎畸形者，不进入本路径。

3. 患者同时具有其他疾病，但在治疗其间不需特殊处理也不影响第一诊断的临床路径流程实施时，可进入本路径。

（六）中医证候学观察

四诊合参，收集该病种不同证候的主症、次症，舌、脉特点。注意证候的动态变化。

（七）入院检查项目

1. 必需的检查项目　颈椎张口位、正侧位、双斜位 X 线片；血常规、尿常规；肝功能、肾功能、血糖、电解质、出凝血时间、血沉；心电图；胸片。

2. 可选择的检查项目　根据病情需要而定，如肌电图、颈椎 CT 或 MRI、血脂、抗 "O"、类风湿因子、C- 反应蛋白等。

（八）治疗方法

1. 辨证论治

（1）风寒痹阻证：祛风散寒，祛湿通络。

（2）血瘀气滞证：行气活血，通络止痛。

（3）痰湿阻络证：祛湿化痰，通络止痛。

（4）肝肾不足证：补益肝肾，通络止痛。

（5）气血亏虚证：益气温经，和血通痹。

2. 特色疗法

（1）手法治疗。

（2）针刺治疗。

（3）艾灸治疗。

（4）针刀治疗。

（5）牵引治疗。

3．其他疗法

（1）其他外治法。

（2）物理治疗。

（3）运动疗法。

4．护理调摄要点

（九）出院标准

1.颈项部及上肢疼痛症状消失或明显好转。

2.日常生活能力基本恢复。

3.无需继续住院治疗的并发症。

（十）变异及原因分析

1.病情加重，需要延长住院时间，增加住院费用。

2.合并有其他系统疾病者，住院期间病情加重，需要特殊处理，导致住院时间延长、费用增加。

3.治疗过程中发生了病情变化，出现严重并发症，退出本路径。

4.因患者及其家属意愿而影响本路径的执行，退出该路径。

二、项痹病（颈椎病神经根型）中医临床路径标准住院表单

适用对象：第一诊断为项痹病（颈椎病神经根型）（TCD 编码：BGS000、ICD-10 编码：M47.221+G55.2*）

患者姓名：　　　性别：　年龄：　门诊号：　　　住院号：

发病时间：　年 月 日 时 住院日期：　年 月 日 出院日期：　年 月 日

标准住院日 ≤ 21 天　　　　　　　　实际住院日：　　　天

时间	年　月　日 （第1天）	年　月　日 （第2天）	年　月　日 （第3—7天）
主要诊疗工作	□询问病史、体格检查 □下达医嘱、开出各项检查单 □完成首次病程记录 □完成入院记录 □完成初步诊断	□实施各项实验室检查和影像学检查 □完成上级医师查房，进一步明确诊断，指导治疗 □向家属交代病情和治疗注意事项 □实施治疗措施	□上级医师查房明确诊断及诊疗评估 □根据患者病情变化及时调整治疗方案

（续表）

时间	年 月 日 （第 1 天）	年 月 日 （第 2 天）	年 月 日 （第 3—7 天）
重点医嘱	长期医嘱 □专科护理常规 □口服中药汤剂 □牵引疗法 □物理治疗 临时医嘱 □血、尿、便常规 □颈椎 X 线片 □颈椎 CT □颈椎 MRI □生化检查 □心电图 □胸部 X 线片	长期医嘱 □专科护理常规 □分级护理 □普食 □口服中药汤剂 □松解类手法 □调整类手法 □牵引疗法 □物理治疗 □针刺 □灸法 □其他外治法 临时医嘱 □实施中药调理	长期医嘱 □专科护理常规 □分级护理 □普食 □口服中药汤剂 □松解类手法 □整复类手法 □牵引疗法 □物理治疗 □针刺 □灸法 □针刀疗法 □其他外治法 □运动疗法 临时医嘱 □必要时复查异常项目 □必要时请相关科室会诊
主要护理工作	□入院介绍 □入院健康教育 □介绍入院检查前注意事项 □按照医嘱执行诊疗护理措施	□按医嘱完成护理操作、日常治疗 □完成常规生命体征的监测 □治疗前中医情志疏导、健康教育 □饮食指导 □安排并指导陪护工作 □晨晚间护理、夜间巡视	□按照医嘱执行诊疗护理措施 □饮食指导 □安抚疏导、健康教育
病情变异记录	□无 □有，原因： 1. 2.	□无 □有，原因： 1. 2.	□无 □有，原因： 1. 2.
责任护士签名			
医师签名			

时间	年　月　日 （第8—15天）	年　月　日 （第16—20天）	年　月　日 （第21天，出院日）
主要诊疗工作	□根据患者病情变化及时调整治疗方案 □上级医师查房做出进一步的诊疗评估	□根据患者病情变化及时调整治疗方案 □上级医师查房做出进一步的诊疗评估 □强调运动疗法及康复疗法的应用	□交代出院注意事项、复查日期 □完成出院记录 □通知出院 □制定康复计划，指导患者出院后功能锻炼 □开具出院诊断书
重点医嘱	长期医嘱： □专科护理常规 □分级护理 □普食 □口服中药汤剂 □松解类手法 □整复类手法 □牵引疗法 □物理治疗 □针刺 □灸法 □针刀疗法 □其他外治法 □运动疗法 临时医嘱： □必要时复查异常项目 □必要时请相关科室会诊	长期医嘱： □专科护理常规 □分级护理 □普食 □口服中药汤剂 □松解类手法 □整复类手法 □牵引疗法 □物理治疗 □针刺 □灸法 □运动疗法 临时医嘱： □必要时复查异常项目 □必要时请相关科室会诊	长期医嘱： □停止所有长期医嘱 临时医嘱： □开具出院医嘱 □出院带药
主要护理工作	□按照医嘱执行诊疗护理措施 □饮食指导 □安抚疏导、健康教育	□按照医嘱执行诊疗护理措施 □饮食指导 □安抚疏导、健康教育	□协助办理出院手续 □送患者出院 □交代出院后注意事项
病情变异记录	□无 □有，原因： 1. 2.	□无 □有，原因： 1. 2.	□无 □有，原因： 1. 2.
责任护士签名			
医师签名			

腰椎间盘突出症中医临床路径

一、腰椎间盘突出症中医临床路径标准住院流程

（一）适用对象

诊断：腰椎间盘突出症（ICD–10 编码：M51.202）。

（二）诊断依据

1. 疾病诊断

（1）中医诊断：参照 1994 年国家中医药管理局发布的中华人民共和国行业标准《中医病证诊断疗效标准》（ZY/T001.9—94）。

（2）西医诊断：参照《临床诊疗指南——骨科分册》（中华医学会编著，人民卫生出版社，2009）。

2. 疾病分期　急性期；缓解期；康复期。

3. 证候诊断　参照国家中医药管理局重点专科协作组制定的《腰椎间盘突出症中医诊疗方案（试行）》。

腰椎间盘突出症临床常见证型：血瘀气滞；寒湿痹阻；湿热痹阻；肾虚腰痛。

（三）治疗方案的选择

参照国家中医药管理局重点专科协作组制定的《腰椎间盘突出症中医诊疗方案（试行）》。

1. 诊断明确，第一诊断为腰椎间盘突出症。

2. 患者适合并接受中医治疗。

（四）标准住院日

≤ 14 天。

（五）进入路径标准。

1. 第一诊断必须符合腰椎间盘突出症（TCD 编码：BNS050.ICD–10 编码：M51.202）。

2. 患者同时并发其他疾病，但在治疗期间无特殊处理，也不影响第一诊断的临床路径流程实施时，可以进入本路径。

3. 有以下情况者不能进入本路径。

（1）有明确手术指征者。

（2）合并严重发育性椎管狭窄或其他严重畸形者。

（3）体质较弱，或者孕妇等。

（4）患者有严重心脏病、高血压、肝肾疾病等患者。

（5）体表皮肤破损、溃烂或皮肤病患者；有出血倾向的血液病患者。

（六）中医症候学观察

四诊合参，收集该病种不同证候的主症、次症，舌、脉特点。注意证候动态变化。

（七）入院检查项目

1．必须的检查项目

（1）腰椎正侧位及功能位 X 线片、腰椎 CT 或腰椎 MRI。

（2）血常规、尿常规、便常规。

（3）肝功能、肾功能、血糖。

（4）心电图。

（5）胸部 X 线片。

2．可选择的检查项目　根据病情需要而定，如腰椎管造影、肌电图、骨密度、血脂、电解质、抗"O"、类风湿因子、C- 反应蛋白、血沉。

（八）治疗方法

1．手法治疗

（1）松解类手法。

（2）整复类手法：俯卧拔伸法；斜扳腰椎法；牵引按压法；腰椎旋转扳法。

（3）其他特色手法。

2．辨证选择中药汤剂

（1）血瘀气滞证：行气活血，祛瘀止痛。

（2）寒湿痹阻证：温经散寒，祛湿通络。

（3）湿热痹阻证：清利湿热，通络止痛。

（4）肾虚腰痛证：补肾壮阳，温煦经脉。滋补肾阴，濡养筋脉。

3．辨证选择中成药口服

4．辨证选择中药外治

5. 腰椎牵引治疗 电动牵引、三维多功能牵引床等牵引方式。

6. 针灸治疗 选择应用体针、腹针、平衡针等。

7. 物理治疗 激光红外线照射、蜡疗、中药离子导入、电脑中频、电磁疗法等。

8. 运动疗法 "游泳疗法""仰卧架桥""飞燕式"等方法。

9. 其他疗法 在急性期根据疼痛程度，选择性使用脱水、止痛、消除神经根炎症药物等对症治疗。

10. 护理 辨证施护。

（九）出院标准

1. 腰部及下肢痹痛症状和体征消失或明显好转。

2. 日常生活及工作能力基本恢复。

3. 没有需要住院治疗的并发症。

4. 按照 JOA 评价标准：治疗改善率 ≥ 50%。

（十）有无变异及原因分析

1. 治疗过程中病情进一步加重，出现下肢放射痛或麻木加重，需要延长住院时间，增加住院费用。

2. 合并有其他系统疾病者，住院期间病情加重，需要特殊处理，导致住院时间延长，费用增加，退出本路径。

3. 出现下肢神经明显损伤等并发症，需要特殊处理，退出本路径。

4. 因患者及其家属意愿而影响本路径的执行，退出本路径。

二、腰椎间盘突出症中医临床路径住院表单

适用对象：腰椎间盘突出症（ICD–10 编码： M51.202）

患者姓名： 性别： 年龄： 门诊号： 住院号：

发病时间： 年 月 日 时 住院日期： 年 月 日 出院日期： 年 月 日

标准住院日 ≤ 14 天 实际住院日： 天

时间	年 月 日 （第1天）	年 月 日 （第2天）	年 月 日 （第3—6天）
主要诊疗工作	□询问病史、体格检查 □下医嘱，开出各项检查单 □完成入院记录、初步诊断 □初步拟定诊疗方案 □密切观察基础疾病，必要时请专科会诊	□实施各项实验室检查和影像学检查 □完成上级医师查房，进一步明确诊断，指导治疗 □向家属交代病情和治疗注意事项	□上级医师查房明确诊断及诊疗评估 □根据患者病情变化及时调整治疗方案

（续表）

时间	年　月　日 （第1天）	年　月　日 （第2天）	年　月　日 （第3—6天）
重点医嘱	长期医嘱 □专科护理常规 □饮食调摄 □卧床休息 □疾病分期 □辨证分型 □腰椎牵引疗法 □物理治疗 □其他治疗方法 临时医嘱 □血、尿、便常规 □腰椎 X 线片、CT/MRI □生化检查 □心电图 □胸部 X 线片 □对症治疗	长期医嘱 □专科护理常规 □分级护理 □饮食调摄 □卧床休息 □疾病分期 □辨证分型 □中药汤剂辨证口服 □中成药辨证口服 □中药辨证外治 □松解类手法治疗 □整复类手法治疗 □其他手法治疗 □腰椎牵引疗法 □物理治疗 □针刺 □灸法 □其他治疗方法 临时医嘱 □必要时相关科室会诊 □对症治疗	长期医嘱 □专科护理常规 □分级护理 □饮食调摄 □卧床休息 □疾病分期 □辨证分型 □中药汤剂辨证口服 □中成药辨证口服 □中药辨证外治 □松解类手法治疗 □整复类手法治疗 □其他手法治疗 □腰椎牵引疗法 □物理治疗 □针刺 □灸法 □其他治疗方法 临时医嘱 □必要时复查异常项目 □必要时相关科室会诊 □对症治疗
护理工作	□入院介绍 □入院健康教育、饮食指导 □介绍检查前注意事项 □执行诊疗护理措施	□按医嘱完成护理操作、日常治疗 □完成常规生命体征监测 □功能指导训练	□按医嘱执行护理措施 □饮食指导 □安抚疏导、健康教育 □功能指导训练
病情变异记录	□无 □有，原因： 1. 2.	□无 □有，原因： 1. 2.	□无 □有，原因： 1. 2.
责任护士签名			
医师签名			

523

时间	年 月 日 （第 7 天）	年 月 日 （第 8—13 天）	年 月 日 （出院日 第 14 天）
主要诊疗工作	□分析总结临床治疗效果 □根据患者病情变化及时调整治疗方案 □上级医师查房作出进一步的诊疗评估	□根据患者病情变化及时调整治疗方案 □上级医师查房作出进一步的诊疗评估 □强调运动疗法及康复疗法的应用	□交代出院注意事项、复查日期 □完成出院记录 □通知出院 □制定康复计划，指导患者出院后功能锻炼 □开具出院诊断书
重点医嘱	长期医嘱： □专科护理常规 □分级护理 □饮食调摄 □卧床休息 □疾病分期 □辨证分型 □中药汤剂辨证口服 □中成药辨证口服 □中药辨证外治 □松解类手法治疗 □整复类手法治疗 □其他手法治疗 □腰椎牵引疗法 □物理治疗 □针刺 □灸法 □其他治疗方法 临时医嘱： □必要时复查异常项目 □必要时相关科室会诊 □对症治疗	长期医嘱： □专科护理常规 □分级护理 □饮食调摄 □卧床休息 □疾病分期 □辨证分型 □中药汤剂辨证口服 □中成药辨证口服 □中药辨证外治 □松解类手法治疗 □整复类手法治疗 □其他手法治疗 □腰椎牵引疗法 □物理治疗 □针刺 □灸法 □其他治疗方法 临时医嘱： □必要时复查异常项目 □必要时相关科室会诊 □对症治疗	长期医嘱： □停止所有长期医嘱 临时医嘱： □开具出院医嘱 □出院带药
护理工作	□按照医嘱执行诊疗护理措施 □饮食指导 □安抚疏导、健康教育 □功能指导训练	□按照医嘱执行诊疗护理措施 □饮食指导 □安抚疏导、健康教育 □功能指导训练	□协助办理出院手续 □送患者出院 □交代出院后注意事项 □功能指导训练
病情变异记录	□无 □有，原因： 1. 2.	□无 □有，原因： 1. 2.	□无 □有，原因： 1. 2.
责任护士签名			
医师签名			

单纯性胸腰椎压缩骨折中医临床路径

一、单纯性胸腰椎压缩骨折中医临床路径标准住院流程

（一）适用对象

第一诊断为单纯性胸腰椎压缩骨折（TCD 编码：BGG000、ICD-10 编码：S32.001）。

（二）诊断依据

1. 疾病诊断

（1）中医诊断标准：参照中华人民共和国中医药行业标准《中医病证诊断疗效标准》（ZY/T001.9—94）及《中医骨伤科学》（赵文海等主编，科学出版社，2017 年）。

（2）西医诊断标准：参照《临床诊疗指南——骨科学分册》（中华医学会编著，人民卫生出版社，2009 年）。

2. 疾病分期

（1）早期：伤后 2 周以内。

（2）中期：伤后 2~4 周。

（3）晚期：伤后 4 周以上。

3. 分型 屈曲型压缩骨折。

（三）治疗方案

1. 诊断明确，第一诊断为单纯性胸腰椎骨折。

2. 患者适合并接受中医治疗。

（四）标准住院日

≤ 14 天。

（五）进入路径标准

1. 第一诊断必须符合单纯性胸腰椎骨折（TCD 编码：BGG000、ICD-10 编码：S32.001）的患者。

2.外伤引起的单纯性胸腰椎骨折，有保守治疗适应证。

3.患者接受保守治疗并同意住院。

4.除外以下情况

（1）合并有神经、血管损伤者。

（2）椎体粉碎性骨折者。

（3）多发骨折，尤其胸腰段多发骨折者。

（4）有较大截瘫风险者。

（5）患者无法接受长期卧床者。

5. 患者同时具有其他疾病，但在住院期间不需特殊处理，也不影响第一诊断的临床路径流程实施时，可以进入本路径。

（六）中医证候学观察

四诊合参，收集该病种不同证候的主症、次症，舌、脉特点。注意证候的动态变化。

（七）入院检查项目

1. 必需的检查项目

（1）血常规。

（2）尿常规。

（3）便常规。

（4）肝功能、肾功能。

（5）血糖。

（6）凝血功能。

（7）心电图。

（8）胸腰椎正侧位 X 线片。

（9）胸腰椎 CT、MRI。

2. 可选择的检查项目　根据病情需要而定，如血脂、无机元素、胸腰椎三维重建 CT 等。

（八）治疗方法

1.手法复位治疗：适用于轻度压缩骨折。

2.辨证选择口服中药汤剂或中成药

（1）血瘀气滞证：活血祛瘀，消肿止痛。

（2）瘀血凝滞证：和营生新，接骨续筋。

（3）肝肾不足证：补益肝肾，强壮筋骨。

3. 功能锻炼。

4. 护理：辨证施护。

（九）出院标准

1. 腰背部疼痛明显缓解。

2. X线片复查显示骨折对位、对线满意。

3. 胸腰椎活动良好。

4. 无其他需住院治疗的并发症。

（十）有无变异及原因分析

1. 闭合复位后骨折对位对线差，或合并血管、神经损伤，骨缺损；闭合复位后不稳定或复位失败等无法通过手法闭合复位进行治疗者需行手术治疗时，退出本路径。

2. 合并心血管疾病、内分泌疾病等其他系统疾病者，住院期间病情加重，需要特殊处理，导致住院时间延长、费用增加，退出本路径。

3. 发生药物反应等不良反应需特殊处理，导致住院时间延长、费用增加，退出本路径。

4. 因患者及其家属意愿而影响本路径执行时，退出本路径。

二、单纯胸腰椎骨折中医临床路径住院表单

适用对象：第一诊断为单纯胸腰椎骨折（TCD 编码：BGG000、ICD-10 编码：S32.001）。

患者姓名：　　　性别：　　　年龄：　　门诊号：　　　住院号：

发病时间：　年 月 日 时　住院日期：　年 月 日　出院日期：　年 月 日

标准住院日≤ 14 天　　　　　实际住院日：　　　天

时间	年 月 日 （第 1 天）	年 月 日 （第 2 天）	年 月 日 （第 3—7 天）
主要诊疗工作	□询问病史、体格检查 □下达医嘱、开出各项检查单 □完成首次病程记录 □完成入院记录 □完成初步诊断 □签署"麻醉知情同意书"（必要时） □麻醉（必要时） □闭合复位、外固定治疗 □骨折复位评估，如需要再次复位，由上级医师完成 □与家属沟通，交代病情及注意事项 □密切观察、防治并发症	□完成上级医师查房及记录 □骨折复位评估 □观察血运、感觉、功能活动、外固定松紧度等情况 □完成各项辅助检查 □向患者或家属交代病情和注意事项 □相关科室会诊与治疗（必要时）	□完成上级医师查房及病程记录 □根据患者病情变化及时调整治疗方案 □观察舌脉象、肿胀、疼痛情况，及时调整外固定松紧度 □更换中药制剂（必要时）
重点医嘱	长期医嘱 □骨伤科常规护理 □分级护理 □普食 □中药辨证施治 临时医嘱 □血、尿、便常规 □心电图 □肝功能、肾功能 □凝血功能 □胸部 X 线片 □复位后复查 X 线片评估	长期医嘱 □骨伤科常规护理 □分级护理 □普食 □中药辨证施治 临时医嘱 □对异常检查结果进行评估，必要时复查相关检查	长期医嘱 □骨伤科常规护理 □分级护理 □普食 □中药辨证施治 临时医嘱 □调整外固定 □复查 X 线片（必要时）
主要护理工作	□入院介绍 □入院健康教育 □介绍入院检查前注意事项 □按照医嘱执行诊疗护理措施 □完成麻醉前各项护理操作（必要时） □观察肿胀、疼痛、末梢血循、外固定松紧度等情况及护理 □指导功能锻炼 □夜间巡视	□按医嘱进行治疗 □中医情志疏导、健康教育与生活护理 □饮食指导 □观察肿胀、疼痛、末梢血循、外固定松紧度等情况及护理 □指导功能锻炼 □夜间巡视	□按医嘱进行治疗 □中医情志疏导、健康教育与生活护理 □饮食指导 □观察肿胀、疼痛、末梢血循、外固定松紧度等情况及护理 □指导功能锻炼 □夜间巡视

（续表）

时间	年 月 日 （第1天）	年 月 日 （第2天）	年 月 日 （第3—7天）
病情 变异 记录	□无 □有，原因： 1. 2.	□无 □有，原因： 1. 2.	□无 □有，原因： 1. 2.
责任 护士 签名			
医师 签名			

时间	年 月 日 （第8—13天）	年 月 日 （出院日，住院14天内）
主要 诊疗 工作	□上级医师查房与诊疗评估，明确出院时间 □观察舌脉象、肿胀、疼痛情况，及时调整外固定松紧度 □更换中药制剂（必要时）	□完成出院记录 □开具出院诊断书 □开具出院带药 □向患者或家属交代出院注意事项及随诊方案 □通知出院
重点 医嘱	长期医嘱 □骨伤科常规护理 □分级护理 □普食 □中药辨证施治 临时医嘱 □调整外固定 □复查X线片（必要时）	长期医嘱 □停止所有长期医嘱 临时医嘱 □开具出院医嘱 □出院带药
主要 护理 工作	□按医嘱进行治疗 □中医情志疏导、健康教育与生活护理 □饮食指导 □观察肿胀、疼痛、末梢血循、外固定松紧度等情况及护理 □指导功能锻炼 □夜间巡视	□指导患者出院后功能康复训练 □交代出院后注意事项，进行卫生宣教 □指导出院带药的煎法服法及用药注意事项 □协助办理出院手续 □送患者出院

（续表）

时间	年　月　日 （第8—13天）	年　月　日 （出院日，住院14天内）	
病情 变异 记录	□无 □有，原因： 1. 2.	□无 □有，原因： 1. 2.	
责任 护士 签名			
医师 签名			

腰痛病（退行性腰椎滑脱症）中医临床路径

一、腰痛病（退行性腰椎滑脱症）中医临床路径标准住院流程

（一）适用对象

第一诊断为腰痛病（退行性腰椎滑脱症）（TCD编码：BNS150、ICD-10编码：M51.801）。

（二）诊断依据

1. 疾病诊断

（1）中医诊断标准：参照中华人民共和国中医药行业标准《中医病证诊断疗效标准》（ZY/T001.9—94）及《中医骨伤科学》（赵文海等主编，科学出版社，2017年）。

（2）西医诊断标准：参照《临床诊疗指南——骨科学分册》（中华医学会编著，人民卫生出版社，2009年）。

2. 分型　退行性腰椎滑脱症。

（三）治疗方案

1. 诊断明确，第一诊断为退行性腰椎滑脱症。

2. 患者适合并接受中医治疗。

（四）标准住院日

≤ 14 天。

（五）进入路径标准

1. 第一诊断必须符合退行性腰椎滑脱症（TCD 编码：BNS150、ICD-10 编码：M51.801）的患者。

2. 患者接受保守治疗并同意住院。

3. 除外以下情况

（1）合并严重血管、神经症状者。

（2）患者不接受保守治疗者。

4. 患者同时具有其他疾病，但在住院期间不需特殊处理，也不影响第一诊断的临床路径流程实施时，可以进入本路径。

（六）中医证候学观察

四诊合参，收集该病种不同证候的主症、次症，舌、脉特点。注意证候的动态变化。

（七）入院检查项目

1. 必需的检查项目

（1）血常规。

（2）尿常规。

（3）便常规。

（4）肝功能、肾功能。

（5）血糖。

（6）凝血功能。

（7）心电图。

（8）腰椎正侧位 X 线片。

（9）腰椎 CT、MRI。

2. 可选择的检查项目　根据病情需要而定，如血脂、无机元素、胸腰椎三维重建 CT 等。

（八）治疗方法

1. 二步十法手法治疗。

2. 辨证选择口服中药汤剂或中成药

① 风湿痹阻证

治法：祛风除湿，蠲痹止痛。

推荐方药：独活寄生汤（《备急千金要方》）加减。独活、桑寄生、牛膝、杜仲、熟地黄、当归、川芎等。或同类功效的中成药。

②寒湿痹阻证

治法：温经散寒，祛湿通络。

推荐方药：附子汤（《金匮要略》）加减。附子、茯苓、人参、白术、白芍等。或同类功效的中成药。

③气滞血瘀证

治法：行气活血，通络止痛。

推荐方药：身痛逐瘀汤（《医林改错》）加减。秦艽、川芎、桃仁、红花、羌活、没药、五灵脂、香附子、牛膝、地龙、当归等。或同类功效的中成药。

④湿热痹阻证

治法：清热祛湿，通络止痛。

推荐方药：清火利湿汤（《中医骨伤证治》）加减。茵陈、黄柏、薏苡仁、栀子、苍术、防己等。或同类功效的中成药。

⑤肾阳虚衰证

治法：温肾壮阳，通痹止痛。

推荐方药：温肾壮阳方（《中医骨伤证治》）加减。巴戟天、熟地黄、枸杞子、制附子、补骨脂、仙茅等。或同类功效的中成药。

⑥肝肾阴虚证

治法：滋阴补肾，强筋壮骨。

推荐方药：养阴通络方（《中医骨伤证治》）加减。南沙参、北沙参、麦冬、五味子、桂枝、生地黄、丹参、川芎、益母草等。或同类功效的中成药。

3. 功能锻炼。

4. 护理：辨证施护。

（九）出院标准

1. 腰部疼痛明显缓解。

2. 腰椎活动良好。

3. 无其他需住院治疗的并发症。

（十）有无变异及原因分析

1. 合并心血管疾病、内分泌疾病等其他系统疾病者，住院期间病情加重，需要特殊处理，导致住院时间延长、费用增加，退出本路径。

2. 发生药物反应等不良反应需特殊处理，导致住院时间延长、费用增加，退出本路径。

3. 因患者及其家属意愿而影响本路径执行时，退出本路径。

二、退行性腰椎滑脱症中医临床路径住院表单

适用对象：第一诊断为单纯胸腰椎骨折（TCD 编码：BNS150、ICD-10 编码：M51.801）

患者姓名：　　　　性别：　　　年龄：　　　门诊号：　　　住院号：

发病时间：　年　月　日　时　住院日期：　年　月　日　出院日期：　年　月　日

标准住院日 ≤ 14 天　　　　　　　实际住院日：　　　　天

时间	年　月　日 （第 1 天）	年　月　日 （第 2 天）	年　月　日 （第 3—7 天）
主要诊疗工作	□询问病史、体格检查 □下达医嘱、开出各项检查单 □完成首次病程记录 □完成入院记录 □完成初步诊断 □签署"麻醉知情同意书"（必要时） □麻醉（必要时） □闭合复位、外固定治疗 □骨折复位评估，如需要再次复位，由上级医师完成 □与家属沟通，交代病情及注意事项 □密切观察、防治并发症	□完成上级医师查房及记录 □骨折复位评估 □观察血运、感觉、功能活动、外固定松紧度等情况 □完成各项辅助检查 □向患者或家属交代病情和注意事项 □相关科室会诊与治疗（必要时）	□完成上级医师查房及病程记录 □根据患者病情变化及时调整治疗方案 □观察舌脉象、肿胀、疼痛情况，及时调整外固定松紧度 □更换中药制剂（必要时）
重点医嘱	长期医嘱 □骨伤科常规护理 □分级护理 □普食 □中药辨证施治 临时医嘱 □血、尿、便常规 □心电图 □肝功能、肾功能 □凝血功能 □胸部 X 线片 □复位后复查 X 线片评估	长期医嘱 □骨伤科常规护理 □分级护理 □普食 □中药辨证施治 临时医嘱 □对异常检查结果进行评估，必要时复查相关检查	长期医嘱 □骨伤科常规护理 □分级护理 □普食 □中药辨证施治 临时医嘱 □调整外固定 □复查 X 线片（必要时）

（续表）

时间	年 月 日 （第1天）	年 月 日 （第2天）	年 月 日 （第3—7天）
主要 护理 工作	□入院介绍 □入院健康教育 □介绍入院检查前注意事项 □按照医嘱执行诊疗护理措施 □完成麻醉前各项护理操作 （必要时） □观察肿胀、疼痛、末梢血 循、外固定松紧度等情况及 护理 □指导功能锻炼 □夜间巡视	□按医嘱进行治疗 □中医情志疏导、健康教育 与生活护理 □饮食指导 □观察肿胀、疼痛、末梢血 循、外固定松紧度等情况及 护理 □指导功能锻炼 □夜间巡视	□按医嘱进行治疗 □中医情志疏导、健康教育 与生活护理 □饮食指导 □观察肿胀、疼痛、末梢血 循、外固定松紧度等情况及 护理 □指导功能锻炼 □夜间巡视
病情 变异 记录	□无 □有，原因： 1. 2.	□无 □有，原因： 1. 2.	□无 □有，原因： 1. 2.
责任 护士 签名			
医师 签名			

时间	年 月 日 （第8—13天）	年 月 日 （出院日，住院14天内）
主要 诊疗 工作	□上级医师查房与诊疗评估，明确出院时 间 □观察舌脉象、肿胀、疼痛情况，及时调 整外固定松紧度 □更换中药制剂（必要时）	□完成出院记录 □开具出院诊断书 □开具出院带药 □向患者或家属交代出院注意事项及随诊 方案 □通知出院
重点 医嘱	长期医嘱 □骨伤科常规护理 □分级护理 □普食 □中药辨证施治 临时医嘱 □调整外固定 □复查X线片（必要时）	长期医嘱 □停止所有长期医嘱 临时医嘱 □开具出院医嘱 □出院带药

（续表）

时间	年 月 日 （第8—13天）	年 月 日 （出院日，住院14天内）
主要 护理 工作	□按医嘱进行治疗 □中医情志疏导、健康教育与生活护理 □饮食指导 □观察肿胀、疼痛、末梢血循、外固定松 紧度等情况及护理 □指导功能锻炼 □夜间巡视	□指导患者出院后功能康复训练 □交代出院后注意事项，进行卫生宣教 □指导出院带药的煎法、服法及用药注意 事项 □协助办理出院手续 □送患者出院
病情 变异 记录	□无 □有，原因： 1. 2.	□无 □有，原因： 1. 2.
责任 护士 签名		
医师 签名		

附骨疽（慢性骨髓炎）中医临床路径

一、慢性骨髓炎中医临床路径标准住院流程

（一）适用对象

第一诊断为慢性骨髓炎（TCD编码：BWC131、ICD-10编码：M86.608）。

（二）诊断依据

1. 疾病诊断

（1）中医诊断标准：参照中华人民共和国中医药行业标准《中医病证诊断疗效标准》（ZY/T001.9—94）及《中医骨病学》（张俐主编，人民卫生出版社，2012年）。

（2）西医诊断标准：参照《临床诊疗指南——骨科学分册》（中华医学会编著，人民卫生出版社，2009年）。

2. 证候诊断 参照"国家中医药管理局'十一五'重点专科协作组慢性骨髓炎诊疗方案"。

（三）治疗方案

参照"国家中医药管理局'十一五'重点专科协作组慢性骨髓炎诊疗方案"。

1. 诊断明确，第一诊断为慢性骨髓炎。

2. 患者适合并接受中医治疗。

（四）标准住院日

≤ 28 天。

（五）进入路径标准

1. 第一诊断必须符合慢性化脓性关节炎（TCD 编码：BWC131、ICD-10 编码：M86.608）的患者。

2. 患者接受中医治疗并同意住院。

3. 诊断的临床路径流程实施时，可以进入本路径。

（六）中医证候学观察

四诊合参，收集该病种不同证候的主症、次症，舌、脉特点。注意证候的动态变化。

（七）入院检查项目

1. 必需的检查项目

（1）血常规。

（2）尿常规。

（3）便常规。

（4）肝功能、肾功能。

（5）血糖。

（6）凝血功能。

（7）心电图。

（8）分泌物细菌培养＋药敏检查。

2. 可选择的检查项目 根据病情需要而定，如血沉、C- 反应蛋白等。

（八）治疗方法

1. 一般治疗 加强营养，注意休息，预防感冒及病理骨折的发生。

2. 分证论治（内治法）

（1）脾胃虚弱证

治则：健脾益气，清解余毒。

方药：参苓白术散加味。

党参 30g，茯苓、怀白术、扁豆各 15g，炒陈皮 10g，山药、莲子、薏苡仁各 20g，砂仁（后下）10g，桔梗 10g，丹参 18g，金银花、连翘各 12g，蒲公英30g，甘草 6g。

若兼见肾虚者，加枸杞子、川续断、骨碎补各 15g。

（2）气血两虚证

治则：气血双补，清解余毒。

方药：八珍汤加味。

党参 30g，炒白术、茯苓、当归、川芎各 12g，白芍 15g，生地黄 20g，续断、骨碎补、榆枳子各 25g，黄芪 30g，鸡血藤、金银花、连翘各 16g，蒲公英 30g，甘草 6g。

（3）气滞血瘀证

治则：行气活血，清解毒邪。

方药：血府逐瘀汤加味。

当归、川药、赤芍各 12g，生地黄 15g，柴胡、桔梗、枳壳、川牛膝各 10g，桃仁、红花各 8g，金银花、连翘各 18g，蒲公英各 30g，甘草 6g。

（4）脾肾不足证

治则：补肾健脾，生新壮骨。

方药：参苓白术散加黄芪 30g，枸杞、续断各 15g，骨碎补 12g，熟地黄20g。

3. 外治法　附骨疽有死骨形成或窦道长期不愈，手术治疗是关键性措施。但必须正确掌握好手术指征。

（1）手术治疗

①适应证与禁忌证：适应证为死骨形成并与活骨已明显分离者，反之则为禁忌证。窦道长期不愈合者。无死骨但有骨脓疡形成者。慢性骨髓炎急性发作者，不宜病灶清除术。待急性炎症控制后，再行病灶清除术。

②手术方法：有单纯病灶清除术，死骨摘除连续灌洗术，死骨摘除带蒂肌瓣填充术，蝶形开窗疗法等。

（2）非手术治疗

①慢性急发，无瘘道者，局部红肿热痛者，用金黄散（膏）、双柏散外敷，

每日1次。用蜂蜜加开水调药最好。

②成脓后，即行切开引流术，排出脓液。

③已溃破或切开引流疮口，用冰黄液或三黄液冲洗，黄连液纱条填入疮口引流，外敷玉露膏或生肌玉红膏等。也可用庆大霉素或0.1%新洁尔灭液纱条引流换药。

④皮肤瘘道经久不愈者，用八二丹或七星丹药线插入疮口内，外贴生肌玉红膏。

⑤死骨、死腔、瘘道并存，脓腐多又不能作死骨摘除时，用冰黄液灌注引流，亦可用清热解毒、化腐中药制剂持续冲洗疮口。少数患者效果不好者，也可选用生理盐水加庆大霉素或青霉素（对青霉素不过敏者）持续灌注引流或洗疮口。

（九）出院标准

1. 肿痛明显缓解。

2. X线片复查显示无死骨。

3. 窦道愈合。

4. 无其他需住院治疗的并发症。

（十）有无变异及原因分析

1. 合并心血管疾病、内分泌疾病等其他系统疾病者，住院期间病情加重，需要特殊处理，导致住院时间延长、费用增加，退出本路径。

2. 因患者及其家属意愿而影响本路径执行时，退出本路径。

二、慢性骨髓炎中医临床路径住院表单

适用对象：第一诊断为慢性骨髓炎（TCD编码：BWC131、ICD-10编码：M86.608）。

患者姓名： 性别： 年龄： 门诊号： 住院号：

发病时间： 年 月 日 时 住院日期： 年 月 日 出院日期： 年 月 日

标准住院日≤ 28 天 实际住院日： 天

时间	年 月 日 （第 1 天）	年 月 日 （第 2 天）	年 月 日 （第 3—7 天）
主要诊疗工作	□询问病史、体格检查 □下达医嘱、开出各项检查单 □完成首次病程记录 □完成入院记录 □完成初步诊断 □签署"麻醉知情同意书"（必要时） □麻醉（必要时） □由上级医师指导治疗 □与家属沟通，交代病情及注意事项 □密切观察、防治并发症	□完成上级医师查房及记录 □骨折复位评估 □观察血运、感觉、功能活动、窦道等情况 □完成各项辅助检查 □向患者或家属交代病情和注意事项 □相关科室会诊与治疗（必要时）	□完成上级医师查房及病程记录 □根据患者病情变化及时调整治疗方案 □观察舌脉象、肿胀、疼痛情况 □更换中药制剂（必要时）
重点医嘱	长期医嘱 □骨伤科常规护理 □分级护理 □普食 □中药辨证施治 临时医嘱 □血、尿、便常规 □心电图 □肝功能、肾功能 □凝血功能 □提取分泌物细菌培养＋药敏试验 □复查 X 线片评估	长期医嘱 □骨伤科常规护理 □分级护理 □普食 □中药辨证施治 临时医嘱 □对异常检查结果进行评估，必要时复查相关检查	长期医嘱 □骨伤科常规护理 □分级护理 □普食 □中药辨证施治 临时医嘱 □复查 X 线片（必要时）
主要护理工作	□入院介绍 □入院健康教育 □介绍入院检查前注意事项 □按照医嘱执行诊疗护理措施 □完成麻醉前各项护理操作（必要时） □观察肿胀、疼痛、末梢血循、窦道分泌物等情况及护理 □指导功能锻炼 □夜间巡视	□按医嘱进行治疗 □中医情志疏导、健康教育与生活护理 □饮食指导 □观察肿胀、疼痛、末梢血循、窦道分泌物等情况及护理 □指导功能锻炼 □夜间巡视	□按医嘱进行治疗 □中医情志疏导、健康教育与生活护理 □饮食指导 □观察肿胀、疼痛、末梢血循、窦道分泌物等情况及护理 □指导功能锻炼 □夜间巡视
病情变异记录	□无 □有，原因： 1. 2.	□无 □有，原因： 1. 2.	□无 □有，原因： 1. 2.

（续表）

时间	年 月 日 （第1天）	年 月 日 （第2天）	年 月 日 （第3—7天）
责任 护士 签名			
医师 签名			

时间	年 月 日 （第8—13天）	年 月 日 （出院日，住院14天内）
主要 诊疗 工作	□上级医师查房与诊疗评估，明确出院时间 □观察舌脉象、肿胀、疼痛情况 □更换中药制剂（必要时）	□完成出院记录 □开具出院诊断书 □开具出院带药 □向患者或家属交代出院注意事项及随诊方案 □通知出院
重点 医嘱	长期医嘱 □骨伤科常规护理 □分级护理 □普食 □中药辨证施治 临时医嘱 □复查X线片（必要时）	长期医嘱 □停止所有长期医嘱 临时医嘱 □开具出院医嘱 □出院带药
主要 护理 工作	□按医嘱进行治疗 □中医情志疏导、健康教育与生活护理 □饮食指导 □观察肿胀、疼痛、窦道分泌物等情况及护理 □指导功能锻炼 □夜间巡视	□指导患者出院后功能康复训练 □交代出院后注意事项，进行卫生宣教 □指导出院带药的煎法、服法及用药注意事项 □协助办理出院手续 □送患者出院
病情 变异 记录	□无 □有，原因： 1. 2.	□无 □有，原因： 1. 2.
责任 护士 签名		
医师 签名